LA VIDA SEXUAL

Textos

Dr. med.
Karl Horst Wrage

Dibujos
Gerhard Kapitzke

Fotografías
Agencia Cifra, Salmer,
Keystone y Joaquín Vilanova

Prólogo
Dr. Enrique Salgado

LA VIDA SEXUAL

EDICIONES NAUTA

La Vida Sexual

Título original
Mann und Frau

Traducción
Jaime Barnat

Dirección artística
Marc Sagalés

Realización
Martín de la Torre

Balmes, 357 - Barcelona-6

EMOGRAPH, S. A. — Almirante Oquendo, 1
Barcelona (5)
PRINTED IN SPAIN IMPRESO EN ESPAÑA
Depósito Legal: B. 45.523-75
ISBN: 84-278-0240-4

PROLOGO

1

El Gran Libro de la Vida Sexual, del doctor Karl Horst Wrage, que *Ediciones Nauta* lanza hoy al mundo de habla castellana, constituye una obra modélica por su valor lógico y por su valor expresivo, es decir, por lo que de modo práctico entendemos como fondo y forma.
El secreto de toda creación estriba en ligar formas y fuerzas entre sí, y que las sintamos equivalentes. Unicamente así penetran en el espectador, a quien adivino inquieto ahora ante las páginas a las que está presto a acercarse. Si tal le acaeciera, sería negativo. Este libro, más que otros, precisa acogerse con serenidad. Con frialdad, me parece oportuno decir. La desmitificación requiere un apacible discurso. Eliminar emociones que la mayor parte de las veces no son sino niebla u hojarasca. Cualquier momento es bueno para derribar tabús. Este puede ser uno de ellos.
El primer acierto de la aparición del presente libro radica en su oportunidad. Urge revisar profundamente el amor y el sexo. Ambas cuestiones están experimentando singulares variaciones en cuanto a su concepción y desarrollo. Chicos de pelo largo que parecen chicas, y chicas con pantalones –y otras cosas– que parecen chicos, *hippies* amontonados sin distinción de sexos, y en los bolsos de las señoritas cajas de píldoras anticonceptivas, y en su boca sandeces más que estímulos o atractivos, pretenden dar la razón a Mac Luhan cuando profetiza el fin de los sexos. Pero no; la música viene de siglos, y por siglos perdurará. A pesar de las desviaciones, a pesar de las mixtificaciones que, generalmente, sólo quedan en meras muecas. No obstante, hoy más que nunca es necesario saber, tener claros y profundos conocimientos respecto al sexo.
La función biológica del sexo es la reproducción. Por lo tanto, su

impulso, que, al fin y al cabo, va a perpetuarnos en el espacio y en el tiempo, ha de ser tan fuerte como las ganas de vivir. Tan fuerte y tan certeramente dirigido. Cada especie tiene su *complejo de reproducción.* De resultas, los seres humanos actuamos en gran parte bajo los efectos de un mecanismo que nos lleva a la posesión de la pareja, a la consumación del acto sexual. Vinculado a ello existen estímulos que impelen a formar un hogar y a otras actividades muy útiles para la vida de la descendencia.

Aunque tanto el amor como el deseo sexual pertenecen al instinto de vida (Eros), mientras los impulsos agresivos corresponden al de muerte (Tánatos), mucho de la agresividad funciona al servicio de Eros y es indispensable para la conservación de la propia vida y la de la prole.

En la organización humana el sexo juega su papel como un determinante de ciertas formas y características de conducta. Los modos normales de la conducta sexual se heredan y se aprenden. Obramos, en este sentido, sometidos a mandatos hereditarios y a los que día a día incorporamos a nuestro ser. Esta es la síntesis del problema sexual. ¿Lo conocemos a fondo?

Está claro que no. Las generaciones han venido resultando víctimas de la represión sexual. La civilización ha impuesto severas restricciones a las satisfacciones instintivas del hombre, tanto eróticas como agresivas. Freud desarrolló magistralmente los diferentes aspectos de este conflicto en su obra *El malestar de la cultura,* precisando que el hombre civilizado, al aceptar las limitaciones que le ha impuesto la cultura, ha sacrificado una parte de posible felicidad por una parte de seguridad. Para destacar aún más claramente la naturaleza de las tendencias instintivas, que debieron ser cortadas o sublimadas, Freud agrega: "La verdad oculta tras todo esto, que negaríamos de buen grado, es la de que el hombre no es sólo una criatura tierna y necesitada de amor que sólo osaría defenderse si se le atacara, sino por el contrario un ser entre cuyas disposiciones instintivas también debe incluirse una buena dosis de agresividad. Por consiguiente, el prójimo no le representa únicamente un posible colaborador y objeto sexual, sino también un motivo de tentación para satisfacer en él su agresividad." Así, Freud elabora su teoría de que la civilización necesita una rígida restricción del *principio del placer*. Así toma forma la represión sexual hasta que Herbert Marcuse, en *Eros y Civilización,* aporta nuevas luces y nuevos planteamientos del problema.

Nos interesa considerar, como una de tantas consecuencias de la mencionada represión, que el intentar inhibir el *principio del placer* en aras de la civilización ha llevado al fenómeno aberrante de no dar educación sexual a los hijos. Considerado el sexo como un tabú, como algo esencialmente prohibido, durante tiempo y tiempo se ha contribuido masivamente, bajo el efecto de una especie de colectivo y silencioso pacto, a la autoeducación sexual de los hijos. Ya se apañarán ellos, parece haber sido la consigna.

El hecho obedece, entre otras razones, a la cadena creada a lo largo del tiempo y a los espasmódicos, raquíticos y absurdos conceptos sexuales de los padres, víctimas de la represión que han querido sostener y fomentar. Lo normal ha sido que la mujer, en quien la represión debía mantenerse a ultranza, tuviese la primera demostración práctica cuando el primer novio le *metía mano*. El devenir del tiempo inicia otros caminos. Y en esta ruta de información y desmitificación, de liberación, surge el libro *La Vida Sexual*.

El doctor Karl Horst Wrage sitúa al hombre y la mujer en la sociedad –*Mann und Frau in der Gesellschaft*– atrayéndose, tratando de comprenderse y realizándose, recíprocamente, el uno en el otro. Pero hombres y mujeres son anatómica y emocionalmente distintos. Lo segundo es consecuencia, además del nacimiento, de que así se les adiestra. Lágrimas y caprichos afectan a ambos sexos. Sin embargo, el origen y las consecuencias no son iguales. La diferencia estriba, precisamente, en el sexo.

Los dos sexos crecen juntos pero avanzan por caminos distintos. Frecuentemente se hallan y se aparejan sin entenderse. Barreras de vacío e incomprensión alteran la convivencia aunque el hombre y la mujer se fundan en una cama. Para *eso* no es necesario el amor, aunque *eso* sea uno de los medios del amor. Nunca su exclusivo fin. El amor, en el fondo, se acuesta más a aquella frase de Aldous Huxley: "el amor es conversación..." Empero, el fruto habitual del amor y del sexo son los hijos. Y este es el libro de los hijos y para los hijos.

En efecto, su autor analiza la familia y las funciones a cumplir por sus componentes. Y dedica una especial y dilatada atención al estudio de las preguntas de tipo sexual que los hijos hacen a los padres. Y por supuesto al estudio de las respuestas. En estos sentidos este libro puede resolver grandes problemas. Hace poco tiempo un amigo me contaba que se le hacía muy cuesta arriba revelar el *misterio* a uno de sus hijos. Me habló de ello varias veces y a mí no se me ocurrió sino que le mostrase las ilustraciones del presente libro, que a la sazón leía yo en su versión original alemana. Haciéndolo, mi amigo resolvió su problema al resolver el problema de su hijo, inquieto y parcial y morbosamente informado de lo que sólo debe conocerse a través de un camino.

A continuación se revisa la pubertad y la adolescencia desde la vertiente física y desde la síquica. La comprensión de las personas exige el conocimiento de su biología. El despertar a la vida sexual ejerce una impronta en la personalidad que marca decisivamente la adolescencia. En este caso son los padres los que necesitan conocer el proceso. Solamente así estarán en condiciones de atender, ayudar y orientar a sus hijos. Y, para cumplir todos los objetivos, el autor comienza a revelar *misterios.*

2

Misterio por misterio, el amor es uno de los más grandes.
Mucha gente piensa, en principo, que el amor es ante todo atracción. Sin embargo, hablando biológicamente, sabemos que su calidad primitiva es la expansión, lo cual explica su aspecto absorbente y posesivo que destaca en algunas personalidades primarias.
Si observamos una ameba, u otro organismo unicelular, veremos que en ellos acaecen los fenómenos de inhibición y excitación, característicos de la presencia de las dos fuerzas primarias que engendran, a través de la evolución, las emociones del miedo y de la ira. Unas y otras se hacen evidentes cuando las condiciones del ambiente de ese organismo resultan adversas.
Persistiendo en la observación, sorprenderemos un momento en que el crecimiento protoplásmico del ser alcanza una plenitud y una turgencia tales que empiezan a dificultar su propia existencia individual. Un exceso de vida perturba la propia vida. Y entonces, a tan simple estructura

vital se le presenta, tras alcanzar su máximo volumen y lozanía, el trágico dilema enunciado por Gabriel D'Annunzio: *rinnovarse o perire,* o sea transformarse –lo que, en parte, es morir–, para vivir nueva vida, o anquilosarse y momificarse –lo que, en parte, es persistir– para perdurar anacrónicamente en la sombra de lo que fue.

Al abordar ese momento crucial cualquier organismo vivo, vemos diáfanamente la imposibilidad de separar la vida de la muerte. Ambas no son sino aspectos complementarios del mismo concepto fundamental de la ciclomorfosis: la vida procede de la muerte y retorna a ella. Y en el vértice del ángulo que marca tal tránsito surge el fenómeno de la reproducción que, fisicoquímicamente, constituye la raíz ancestral del amor.

En el minúsculo ser al que estamos refiriéndonos acontece el fenómeno de la bipartición. El centro de su cuerpo comienza a estrangularse hasta adquirir la forma de un huso y, pronto, la de un 8. Por fin, se divide en dos células que en seguida se distanciarán y vivirán independientemente, iniciando su proceso de crecimiento y expansión hasta que cada una de ellas sufra idéntica bipartición. Así, la sustancia viva más elemental se asegura la pervivencia gracias a una fuerza simbolizada en el *Eros* de los griegos, en el *élan vital* de Bergson, en el *impulso creador.* Pero, ante la proximidad de la vida y de la muerte, la primera raíz del amor, *raíz metabólica,* insinúa todo lo que de complejo y contradictorio existirá en su desarrollo. Su energía es grande y diversa, lo que le lleva, hartas veces, a aumentar en razón directa de los obstáculos o resistencias que se le oponen. Y, sin embargo, nada, como el amor, acusa mayor delicadeza y sensibilidad, es constante y variable, tierno y cruel, audaz y tímido. Aunque toda antinomia cabe en él, su gran paradoja biológica estriba en el hecho de existir en forma bifásica determinando un flujo y reflujo mediante el cual el enamorado se siente simultáneamente más turgente y más exhausto, más pleno y más vacío, más *vivo* y más *muerto*. La conducta sexual entraña a la vez una posesión y una cesión, un recíproco intercambio de energías que alteran esencialmente el habitual tono existencial del individuo. Para comprender tales fenómenos es necesario conocer las otras raíces del amor.

La llamada raíz *tanática y nihilista* del amor motiva que los más antiguos pensadores hiciesen profundas reflexiones acerca de la relación del amor con la muerte. Y es ya curioso el hecho, observa Mira, de que en una lengua latina, el catalán, ambas palabras sean tan semejantes –*l'amor* y *la mort*– que casi se confunden cuando se las oye pronunciar de prisa. De modo análogo, en muchos poemas surge la evocación mortal como imagen expresiva de la intensidad del amor. Esto se traduce, prácticamente, en esa vaga tristeza, en esa inefable sensación melancólica que siempre invade a los que aman. La razón estriba en la vinculación del amor y la muerte debida a la esencia biológica del amor. Proviene del acto inicial de la partición de la sustancia viva cuando la misma célula muere como madre y renace como hija de sí misma. Así se explica la existencia de las denominadas *bodas tanáticas* en las que la cópula fecundante va seguida de la muerte de uno o ambos cónyuges. También, tras el coito humano completo, invade una tendencia al sueño, laxitud o tristeza, especie de muerte temporal que le llevó a García Lorca a hablar del orgasmo como de la *muerte chiquitita*. Este lógico fenómeno ha sido –y seguirá siendo– origen de disturbios entre los amantes que se sienten desatendidos, olvidados, después de haber consumado su pasión.

La *raíz tanática* del amor resuena en otros aspectos más amplios y difusos del mismo. En la impresión general de desvitalización, de vaciamiento, que caracteriza la frase *morirse de amor*. Los normales ataques eróticos van seguidos de pérdida del apetito, de desinterés por la realidad y el trabajo, etcétera. Todo ello configura una curiosa e indefinible sensación afectiva de dulce anulación vital o *morencia* que remeda una constante evasión, una crónica tristeza. Con tales premisas, estos oscuros impulsos del amor de retornar al no-ser primitivo hallan su expresión de un modo activo en el deseo de *dar la vida* por el ser amado. A diario esta vivencia se hace patente en el ansia que uno siente de sufrir y sacrificarse por quien ama. A nivel siquiátrico, las perversiones masoquistas no son sino las exageraciones patológicas de esa misteriosa tendencia autoagresiva y autoanuladora del amor. La misma explicación tiene el "muero porque no muero", de Teresa de Jesús.

No todo es tristeza, inhibición y muerte en el amor. También tiene su *raíz agresiva, posesiva,* responsable de lo absorbente y tiránico, lo cruel y lo sádico del dinamismo amoroso. Factores debidos a impulsos tan destructivos como los tanáticos pero que, por proceder de la irritabilidad, no toman la forma de autoanulación sino la de dominio y conquista de la persona amada.

En las primeras fases del proceso, la personalidad más agresiva pasa al ataque en tanto que la menos agresiva se defiende. Todo ello sucede de un modo simbólico. Gestos, palabras y conductas tratan de resaltar los valores personales del conquistador, ora en sus atributos sexuales directos –coraje, fuerza física, potencia viril– ora en sus equivalentes indirectos –capacidad económica, prestigio social, etc.–. A esto se contrapone la actitud femenina, la táctica de una *pudorosa coquetería:* del arreglo y el vestido más atractivo, del estudio de las menores expresiones. Así aparece el famoso juego del *tira y afloja,* o sea, de incitar y frenar, aternativamente, a su cortejador. En ocasiones, esta batalla representa el principal contenido de la dialéctica amorosa. La consumación no llega y todo queda reducido al superficial *flirt.*

Pero si la *raíz posesiva* del amor alcanza su pleno desarrollo, emana intensidad, frenesí, porque el otro se identifique con el *yo.* U opresión absurda cuya más frecuente manifestación son los celos. Diversas manifestaciones *–me la comería,* por ejemplo– demuestran esa fuerza arrolladora de instinto amoroso. También puede demostrarla el crimen pasional.

No voy, por supuesto, a disecar aquí y ahora el trascendental fenómeno del amor ni el del sexo. Exigiría un muy dilatado espacio. Sólo diré que aunque el sexo y el amor están fundidos, no son, ni mucho menos, lo mismo. Esto explica, entre otras cosas, que hasta los niños pueden enamorarse mucho antes de que la pubertad y sus hormonas hayan despertado completamente al impulso sexual. El amor tanto puede ser un proceso lento como surgir incluso de repente. Respecto a los niños, consideremos el caso de Dante que se enamoró de Beatriz cuando ella acababa de cumplir ocho años y él tenía cerca de nueve. En su *Vita Nuova,* el poeta ha dejado una descripción inmortal de aquel episodio, que prestó color al resto de su existencia: "En aquel instante, el espíritu de la vida que mora en la cámara más secreta del corazón empezó a temblar con tal violencia, que todos los pulsos de mi cuerpo se estremecieron, y temblando dije estas palabras: he aquí un dios más fuerte que yo, que viene a dominarme." Dante sólo volvió a ver a Beatriz unas pocas veces más, y ella murió a los veinticinco años; pero su amor hacia ella dominó su vida e inspiró sus grandes obras. La dife-

rencia entre amor y sexo es aquí muy evidente. Dante reservó su amor más perfecto y elevado para una mujer de quien ni siquiera había tocado una mano. Y tuvo cuatro hijos de su esposa. No obstante, a fin de completar el presente *cliché,* hablaremos algo de la *raíz genital* del amor.
Lo genital, lo *natural,* lo fecundante del amor, proporciona el placer orgánico conocido con el término de *orgasmo.* Enorme incentivo de la relación hombre-mujer, no constituye ni la finalidad ni la esencia del amor, que es mucho más que *eso* aunque no puede existir plenamente sin *eso.*
En la fusión corporal de ambos sexos la mujer busca recibir y el hombre dar, pero, al propio tiempo, ella quiere ser poseída y él poseer. Profundísima y prístina ambivalencia que rige la cumbre física del amor. Magnus Hirschfeld destacó la importancia que las manifestaciones vasculares, dependientes de efectos hormonales y nerviosos, tienen en la producción del *trieb, craving, besoin, impulso* o *necesidad* genital. Mas –como ha escrito Mira– la mejor prueba de que tal impulso es distinto del complejo dinamismo amoroso nos la da el hecho de que es capaz de ponerse en marcha y torturar a quien lo siente en ausencia de objetivos profundos. O sea, que es posible sufrirlo o gozarlo intensamente sin estar enamorado ni amar a nadie. E inversamente, también pueden vivirse con plenitud todos los momentos, buenos y malos, de un gran amor sin someterse a sus exigencias.

Los animales, periódicamente, viven el estado de *celo.* Para el hombre corresponde a una sed, hambre o frenesí libidinoso. Entonces la distensión de las vesículas seminales, en donde se almacena el esperma elaborado en los testículos, provoca una congestión del área genital, con tumescencia y erección espontánea y frecuente del pene, aun en ausencia de toda imagen, idea o deseo de ayuntamiento carnal. Todo ello se potencia mediante fantasías, recuerdos y, máximo, ante la mujer que pasa a ser objeto de la *agresión* real o imaginaria, directa o indirecta. La mujer experimenta también un período de aumento de la tumescencia genital –y del pecho– casi siempre en los días anteriores a la menstruación que, generalmente, no repercute tanto en su vida mental como en el varón, a no ser en los casos de constitución hipersexual. Entonces la necesidad de intromisión de *algo* en la vagina puede alcanzar una violencia equiparable a la necesidad de eyaculación masculina.

El orgasmo genital suele ser en la mujer más lento y duradero que en el hombre. Esta es la razón de que frecuentemente el varón termina el acto sexual sin que la mujer haya obtenido el placer buscado. Por otra parte, y teniendo en cuenta el mecanismo de la cópula, a la mujer le es mucho más fácil que al hombre simular la descarga genésica, fingir la plenitud perseguida en la fusión frenética de dos cuerpos.

A pesar de ser tan básico e importante lo expuesto, el amor es más amplio. Con múltiples orígenes y consecuencias. Está presidido en gran parte por una *raíz creadora*. Las mayores creaciones de la humanidad han sido y seguirán siendo inspiradas por el amor. Y el fruto más habitual del amor son los hijos.

El amor compensa de la muerte; da lo que ella quita. Unicamente el amor disipa las tinieblas que nos cercan. Unicamente el amor nos salva de la soledad. Aunque sea más un ser futuro que presente –en el amor sólo hay principios– nos pasamos, presa de él, imaginando el futuro y recordando el pasado. Otra de sus paradojas nos impide vivir con intensidad el presente. Sedientos de permanencia, el amor destroza

la serenidad. Quien ama quiere asegurarse el porvenir. El amor es perpetua hambre que tortura. Alberga una teoría de infinito inalcanzable. ¿Serás, amor –dice Pedro Salinas–, un largo adiós que no se acaba?
El amor sabe que la sombra, que el paso del tiempo, lo devora todo. Por tal motivo, en el fondo, se dirige exclusivamente a las almas. Cuando estamos alegres, la alegría es nuestra persona. Cuando estamos tristes, solemos amar. Pero probablemente no amamos nosotros. Quien ama es el amor irrealizable sin nuestra presencia. Traspasados por él, tentamos a la muerte para saborear la vida. El amor, como el futuro, como la gloria, pertenece a los que sufren, a los que viven. La pasión del amor siempre crea. Cuando no engendra un hijo, engendra un espectro. O un Dios.
Bajo el efecto del amor todo puede presentársenos a través de una visión plena de atractivos e incitantes a la acción creadora. Junto a llantos anudados, el amor nos hace realizar las mejores esperanzas. Nos impide detenernos y perder el tiempo. Su cuerpo enfermo está sujeto a frecuentes ataques nerviosos. Cada uno es una nueva ola que tiene, a la vez, calidad de cadáver flotando en el río y de niño partiendo de cero. El futuro le pertenece. Muerte en sí, es el único ímpetu capaz de destruir a la muerte. No cabe dentro de fórmulas ni de reglas. Atraído por lo lejano, minuto a minuto nos lleva más lejos. Y empalidece los semblantes ante la sospecha de su extinción. La alegría del amor exalta. Y su dolor no deprime, fortalece. En el fondo representa el medio más importante para el desarrollo de la personalidad. Nos permite aprender lo necesario acerca de nosotros mismos y de los demás. Se siente en posesión de la Verdad. Y seguramente acierta…

Para tratar extensamente del amor, de lo básico concerniente a la relación entre el hombre y la mujer, tenemos aquí las densas páginas que siguen a este prólogo. A mí sólo me cabe la satisfacción de anunciarlas. Lo que hay en él de más profundo y verdadero es la presentación del origen. De ese origen que en seguida, lector, verás. Aunque te interesen más las almas que los cuerpos, hormonas y una placenta fueron tu lecho inicial.

3

El Gran Libro de la Vida Sexual, después del clima sicológico y social que integra su primera parte, presenta al hombre y a la mujer desnudos, como nacen y mueren. A fin de cuentas, cualquier mortaja desaparece en la tumba cuando uno queda preso en las tres dimensiones últimas.

La exposición de la anatomía y de la fisiología sexual que aquí se hace es clara, completa y precisa. Los hombres y las mujeres se diferencian esencialmente por *esto* y por *aquello,* que sirve, además, para ejecutar tal cosa. Para concebir o engendrar hijos. Y por ser portadores de estas facultades, los hombres y las mujeres *son como son.* Diferencias anatómicas establecen diferencias vitales.

El lector penetrará, tras descubrir los cimientos, en la vida sexual, en *Das Geschlechstleben,* descrita en sus fragmentos y episodios físicos y morales. El cuerpo es tan delicado como lo que llamamos alma. En el bosque donde ambos se funden no hay distancias. Y el mundo, mayor que el amor, como la vida es más grande que la historia, constantemente produce sorpresas, constantemente plantea problemas que hay que resolver. Nos rodean desiertos y voces en acecho. Al mismo tiempo somos marionetas dirigidas por familiares inalcanzables en el recuerdo. Somos uno y quinientos –o quinientos mil– anteriores. En todos clama el grito de la herencia.

Como demuestra la historia, la observación de los fenómenos hereditarios es antiguo. En la obra *De la reproducción,* de Hipócrates, se mencionan unas teorías para explicar la herencia. Según ellas, ambos progenitores tienen una idéntica misión en la procreación del nuevo ser. Posteriormente, Aristóteles no acepta tales ideas sobre la igualdad de los sexos.

A lo largo de la vida del hombre se había, pues, intuido el concepto actual de la herencia; esto es, la transmisión al ser procreado de la mayoría de los caracteres, atributos y propiedades de los procreadores y aun de los ascendientes más o menos lejanos.

Todo lo que a herencia se refiere ha sido objeto de profundos estudios y de una fecunda labor de investigación orientada hoy en sentido bioquímico. Lo que más interés humano tiene es que existe un importante número de enfermedades hereditarias. Muchas características anormales en un sentido estructural, funcional o reactivo se transmiten a la descendencia por mecanismos idénticos a los de la herencia biológica normal.

Tras el descubrimiento del espermatozoide, por Louis van Hamm, y el del óvulo, por Graf, se sustentó la teoría *preformista* según la cual las características biológicas del hijo estaban contenidas íntegramente en el espermatozoide o animalículo –animaliculistas– o en el óvulo –ovistas–, no haciendo más que desarrollarse en el futuro ser.

Con anterioridad había surgido la teoría *epigenista*. Para sus partidarios, los caracteres no estaban preformados, se iban formando y superponiendo progresivamente.

La discusión entre *preformistas* y *epigenistas* terminó, a favor de estos últimos, cuando se descubrió la formación del tubo digestivo por un mecanismo epigenético.

La primera tentativa de explicar los hechos básicos de la herencia y de las enfermedades hereditarias se basa en la teoría de Weissmann sobre la continuidad en la especie del plasma germinativo. De acuerdo con ella, es en el núcleo y en los cromosomas donde yacen los caracteres determinantes que corresponden a los *genes* actuales. Tales ideas han llevado al concepto de individualidad cromosómica. Cada cromosoma es como una especie de unidad táctica militar, que actúa con su individualidad propia, pero que está integrada por unidades menores. De todo esto se habla diáfanamente en el presente libro, lo que contribuye a aclarar las dudas de tantos matrimonios, y aspirantes a ello, en relación con el destino biológico que puede esperar a su descendencia.

Debe pensarse en la herencia antes de pasar a la concepción y al modo de regularla. *El Gran Libro de la Vida Sexual* describe, a este respecto, los métodos naturales –admitidos en confesionarios, familias y tertulias– y el empleo de la píldora, de la *Anti-Baby-Pill,* objeto de una de las más grandes conmociones dialécticas de nuestro tiempo.

Los aspectos morales de este problema rebasan, por supuesto, los límites que el autor se ha fijado para el desarrollo de su obra. Y mucho más aún los de este prologuista.

A nivel científico, incluso con el carácter de divulgación de las próxi-

mas páginas, sólo cabe el informar sobre la existencia de unos hechos y de unos medios, que los lectores seguirán o no recurriendo a otros parámetros alejados completamente del campo biológico aquí presentado.
Si entre los campos energéticos del hombre podemos incluir el campo moral, éste no corresponde totalmente a las descripciones de índole médica. Sólo en cuanto ello afecte a la salud y a la conservación de la especie. El problema planteado por la encíclica *Humanae Vitae,* y las controversias en torno a ella, están candentes en cada país, en cada casa, en cada cama, de los vinculados a la religión de la que el manifiesto procede.

4

Enterados de las bases, los lectores penetrarán en el estudio del embarazo, de la formación, en el claustro materno, del ser engendrado por la fusión del hombre y la mujer. De eso que, según leemos en *Contrapunto,* comienza siendo una simple célula, un grupo de células, una bolsa de tejido, una especie de gusano, un pez en potencia con sus agallas que se agita en el seno de la madre y llegará a ser un hombre o una mujer con el tiempo, que se darán al goce, y al sufrimiento, al odio y al amor, al pensamiento, al recuerdo y a la imaginación. Que buscarán un Dios y seguirán un culto, que contemplarán las estrellas, escucharán música o leerán versos...
El embarazo es el período funcional de la mujer durante el cual alberga en su organismo un huevo fecundado y lo incuba, por decirlo así,

hasta que el fruto de la concepción es capaz de vivir fuera del organismo materno en las condiciones ordinarias del medio ambiente. No hay otro acontecimiento que tenga tanta importancia en la vida de la mujer.

El embarazo determina cambios notables no sólo materiales, sino también síquicos. Y todo lo que puede agredir a la madre ejerce el mismo efecto sobre el ser que alberga. De aquí el gran valor que tiene el desenvolvimiento de la vida materna en esa época. Qué debe hacer, qué debe comer, cómo ha de comportarse. Los peligros de la agitación, del alcohol, del tabaco, etc. Tales factores se analizan en este libro. Cada vez hay que prestar mayor atención a la vida prenatal, a la vida del feto. Y el progreso va por estos caminos. El *Génesis* que es toda mujer requiere especialísimos cuidados siempre pero, sobre todo, cuando actúa como tal. En virtud de ello, conviene que la embarazada continúe el mismo género de vida a que está acostumbrada –dando por supuesto que su vida anterior era higiénica– evitando cualquier transgresión. Estas transgresiones se refieren tanto a la esfera corporal como a la síquica, lo mismo al trabajo que al placer.

El incumplimiento de los postulados referentes a ello –ampliamente descritos en esta obra– no siempre pone en peligro la continuación del embarazo, pero la embarazada ha de saber que, especialmente si comete transgresiones corporales, se expone a una interrupción precoz del embarazo o bien a experimentar, como consecuencia de otros excesos, una intensa agravación de las molestias propias de la gestación.

¿Y lo concerniente a las relaciones sexuales durante el embarazo? La experiencia dice que no es de aconsejar una abstención absoluta en la primera mitad del embarazo, máxime porque casi nunca se tendría en cuenta tal recomendación. Pero también es cierto que los coitos practicados con demasiada frecuencia, y con gran excitación sexual, pueden provocar el aborto en algunas mujeres, sobre todo en los primeros meses. En cambio, en los dos últimos meses del embarazo no debe realizarse ninguna relación sexual a causa de la introducción de gérmenes patógenos que pueden infectar las heridas del parto. Pero, en fin, de todo esto y más cumplidamente informa el texto que el lector tiene en las manos.

5

La última parte de *El Gran Libro de la Vida Sexual* presenta, al atónito pasmo de las gentes, el parto, cuyo resultado es el fruto de la imperecedera pasión eterna.

El proceso del parto en la especie humana, desde que ésta adoptó la bipedestación y como consecuencia del gran desarrollo del cráneo en comparación con el resto de los mamíferos, trae consigo numerosos peligros y dificultades. En este sentido, la Obstetricia es tan antigua como el género humano aunque, según señala Jaschke, la historia pone de manifiesto que, en lugar de medidas racionales, toda la asistencia consistía primitivamente en burdas supersticiones y en manipulaciones basadas en ideas míticas. La Medicina dedicada a la asistencia al parto progresó, en el transcurso de los siglos, cuando fueron adquiriéndose paso a paso ideas claras sobre su proceso en circunstancias normales y patológicas. Pero para la generalidad de la gente ha seguido siendo un hecho extraordinario, mítico, taumatúrgico. De aquí –recientemente lo hemos comprobado– cómo una película que ofrecía un parto se ha visto asaltada por ingentes multitudes de espectadores. Como si no hubieran asistido ni al parto que provocó su propio nacimiento...

Desde estos puntos de vista, el comentado libro *La Vida Sexual,* salpicado de profusas e interesantes ilustraciones, va a cumplir una grande y diversa misión. Aunque no fuera más que por esto, exige un lugar destacado en las bibliotecas de aquellas familias conscientes de su destino humano. Como médico y como escritor saludo con alborozo su aparición. Ya es hora que, de un modo serio, científico y claro, se rompa el *misterio* de la vida sexual. Este libro contribuye decisivamente a ello. Este libro contribuye, a su modo y dentro de lo específico de su temática, al surgimiento de gentes no represivas, señalando los hechos biológicos que han de presidir las tendencias que actúan en ese sentido.

Si, como se ha escrito, cada autor escribe siempre lo mismo, éste podría haber sido un libro escrito por todos porque a todos absorbe el tema desarrollado en sus páginas. En cualquier caso, se trata de un libro para todos. La obra titulada *La Vida Sexual* llama a las puertas con la verdad. Pero el camino de la verdad no es ahora estrecho y difícil como el filo de una navaja. Es natural. Nada más y nada menos.

Doctor Enrique Salgado

PRESENTACION

La mayor parte de los hombres y mujeres de nuestro mundo esperan hallar la felicidad de sus vidas partiendo de las relaciones conyugales. Si esa felicidad no se alcanza, el peligro para la buena continuación del matrimonio se hace evidente. Pero la felicidad en el matrimonio no depende tan sólo del buen éxito de las relaciones sexuales, sino también de una buena compenetración en el terreno sicosomático, del espíritu y del cuerpo.

Para muchos, esa compenetración entre el hombre y la mujer se hace tanto más difícil cuanto más insuficiente es el conocimiento mutuo, y por ello uno y otro no saben llevarse convenientemente. La comprensión exige un conocimiento previo. Un conocimiento del otro cónyuge adquirido a tiempo puede llegar a ocultar los fallos de comprensión, pero sólo cuando es un conocimiento de buena fe, desprovisto de toda prevención. Conocimiento y comprensión son la clave para que uno llegue a interpretarse a sí mismo y, posteriormente, a su cónyuge.

Ese conocimiento, esa comprensión, esa interpretación, no deben entenderse solamente en el terreno de lo corporal, sino también en el de lo espiritual. Cuanto antes se adquieran, mayor será su efectividad y máxima la posibilidad de que el hombre y la mujer aprendan a respetarse y protegerse.

El libro que estamos comentando quiere contribuir a esos fines. Se inicia tratando del desarrollo mental del niño conforme va creciendo, y explica detalladamente las circunstancias físicas de la sexualidad y sus funciones. A partir de ahí se va adentrando cada vez más en la interdependencia sicosomática de la sexualidad entre el hombre y la mujer.

Es una obra nacida de una experiencia de más de quince años de actividad médica en el tratamiento sicológico de jóvenes y matrimonios, y en la preparación de los jóvenes para el matrimonio y la vida familiar.

Las ilustraciones han dado prueba de su eficacia expositiva en numerosas conversaciones, conferencias y seminarios. Se ha expuesto todo lo necesario para un buen conocimiento de la cuestión, y en parte se ha expresado esquemáticamente. El texto está dispuesto de forma temática y se orienta hacia la explicación de los grabados; describe los órganos, los sistemas y sus funciones, pero va más allá de estas cuestiones anatómicofuncionales para introducirse en la componente espiritual de esas relaciones. Se han tenido en cuenta numerosos temas de última hora puestos de relieve en conversaciones y conferencias.

Debo dar las gracias a la Iglesia Territorial Evangelista-Luterana de Hannover, que me ha proporcionado los medios para la realización de los dibujos. Igualmente expreso desde aquí mi agradecimiento a todos los autores y editoriales de obras médicas, que han permitido la utilización de ilustraciones científicas; igualmente al pintor y grafista Gerhard Kapitzke, preocupado fundamentalmente por hacer más comprensible todas mis observaciones y expresar gráficamente las cuestiones científicas; no olvido a la editorial que ha hecho posible la publicación de esta obra. Termino incluyendo en mi agradecimiento a todos los que, ayudándome con material o dándome ánimos, han colaborado a hacer de este libro una realidad.

Dr. med. Karl Horst Wrage

PRIMERA PARTE

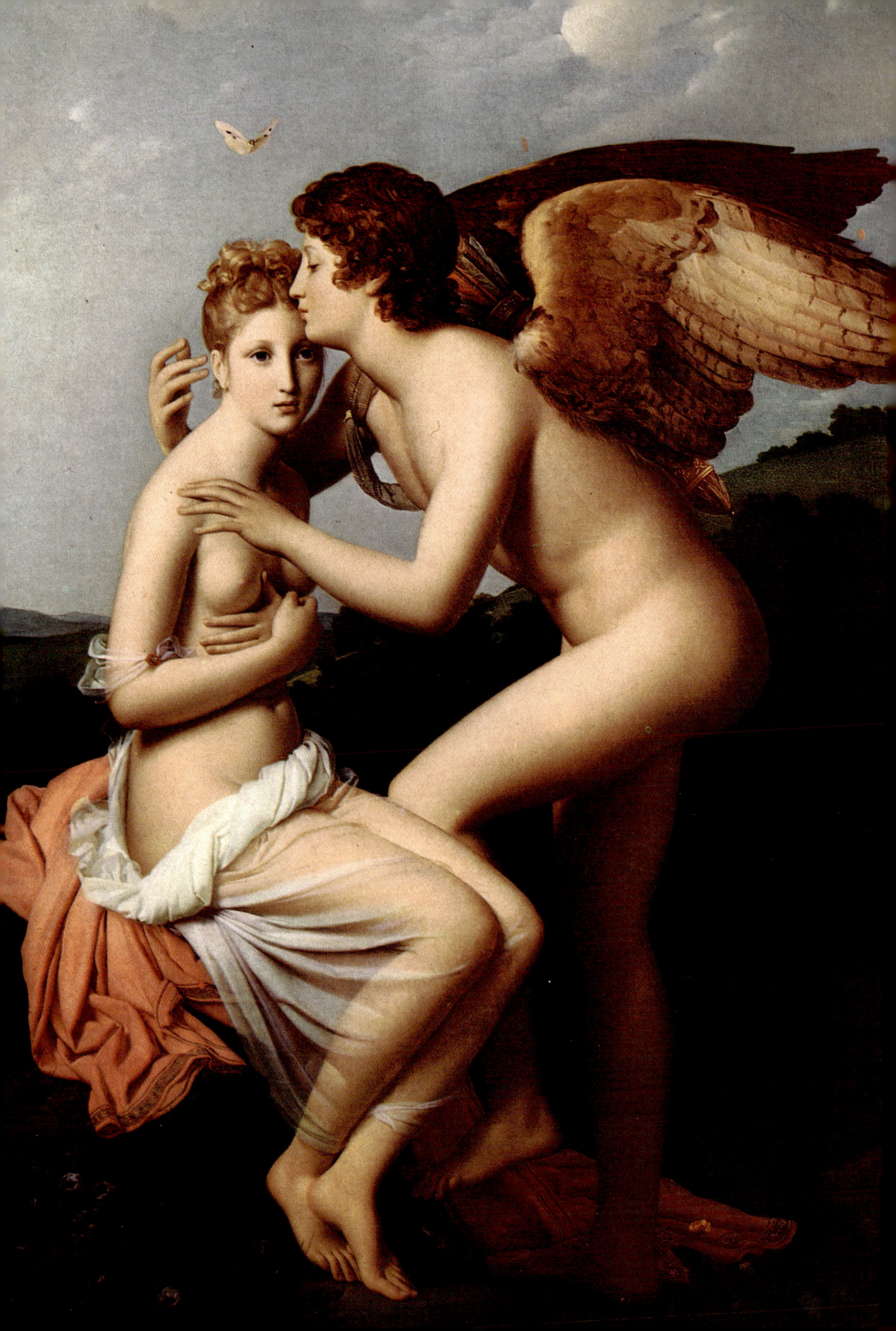

DESARROLLO Y EDUCACION DE LA SEXUALIDAD

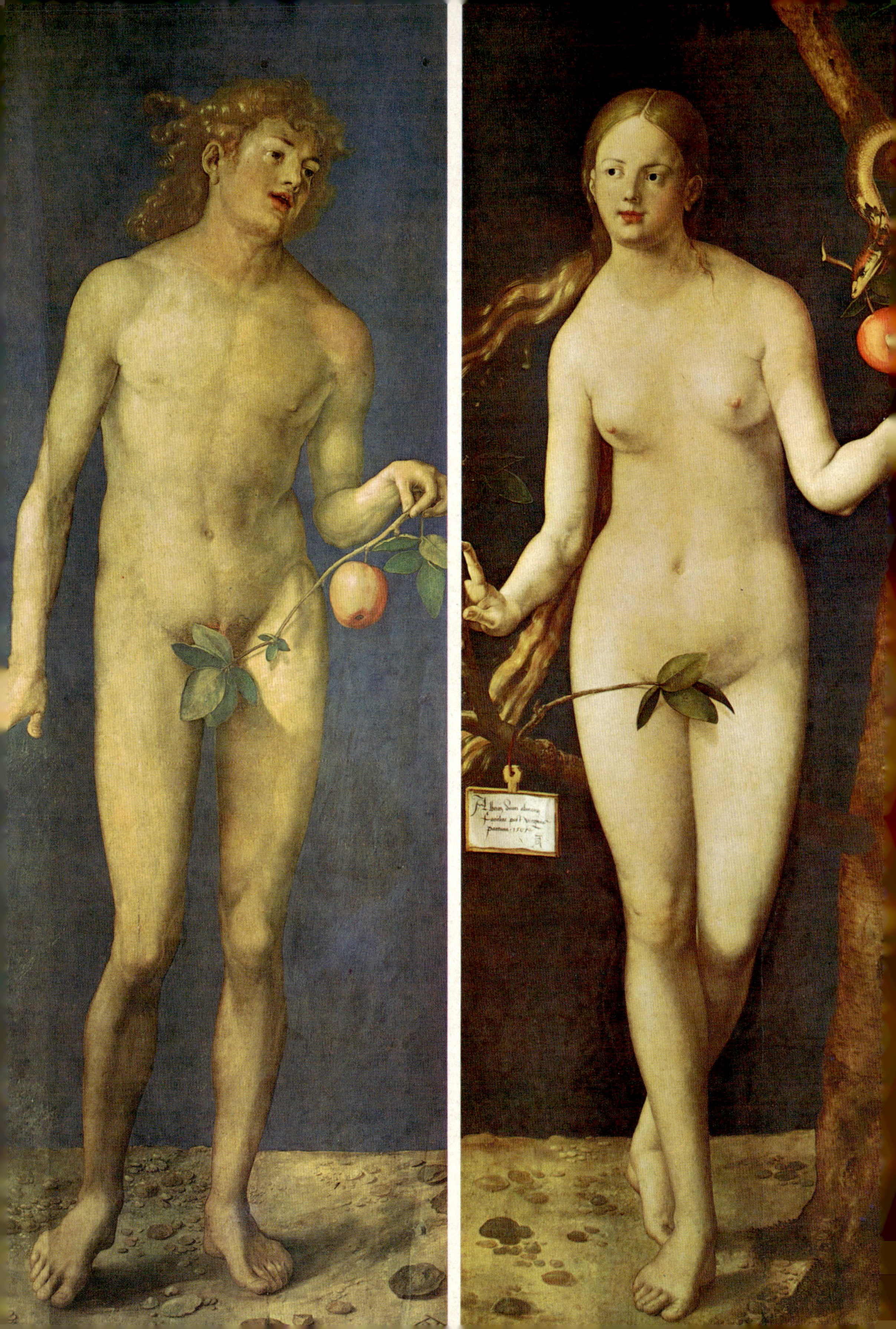

EL HOMBRE Y LA MUJER EN LA SOCIEDAD

La Humanidad se compone únicamente de hombres y mujeres. El ser humano siente, piensa, reacciona y se comporta de forma masculina o de forma femenina. La «sexualidad» del ser humano no se apoya exclusivamente en los órganos sexuales y en sus diferentes actuación y funciones, sino que compromete en su totalidad al hombre o a la mujer, tanto en sus expresiones vitales espirituales como en las físicas. El ser humano es un ente sexual.
Por ello la vida humana sobre nuestro planeta se desarrolla siempre en un plano de polaridad: la contraposición entre el hombre y la mujer. Pero ambos permanecen siempre en constante y estrecha relación, y ello porque forman parte de la Humanidad y porque constituyen un grupo especialmente diferenciado de toda la restante vida sobre la Tierra. En este sentido hablaremos del «compañerismo» entre el hombre y la mujer.

Formas comunitarias. Todas las formas comunitarias que incluimos en el concepto de sociedad proceden de la forma en que se unen los hombres y las mujeres. En todas las formas de la sociedad, el grupo Hombre-Mujer, el matrimonio, posee una especial significación. Después, esa unión, con la interposición de otras uniones distintas, va creciendo, albergando un número de personas cada vez mayor: el matrimonio evoluciona hasta constituir una familia, las familias se reúnen igualmente, formando estirpes ligadas por lazos de parentesco, y a partir de ahí se van formando otras y mayores agrupaciones, a impulsos de las exigencias del medio ambiente, cuyas dificultades son más fácilmente superables para las grandes agrupaciones que para los grupos aislados o pequeños. Asegurarse el propio alimento y defenderse de los peligros son las motivaciones más frecuentes para la formación de grandes agrupaciones familiares.
La consiguiente división del trabajo y especialización en el interior de una gran agrupación, lleva a que los distintos miembros de la misma dependan cada

vez más estrechamente unos de otros. También el grupo hombre-mujer, por los mismos motivos, debe encuadrarse en la agrupación. Y así, la descendencia debe estar ordenada a hacer posible asegurar y ampliar las condiciones favorables para el establecimiento de la agrupación. La agrupación está interesada en la salud síquica y física de cada uno de sus miembros, lo mismo que en la integridad de matrimonios y familias. Castiga a quien perjudique los intereses de la agrupación y promociona todos los proyectos que puedan mejorarla. El orden que de ahí nace, y que incide directamente en la vida común del hombre y la mujer, y en la del matrimonio y la familia, está, sin embargo, como todos los órdenes, condicionado por el tiempo y el ambiente. Cuanto mayor sea la especialización y, consecuencia de ella, la dependencia entre todos los miembros, en mayor grado la actuación de cada uno se valorará de acuerdo con su aportación al bien común (cooperación) y de acuerdo con su ordenación a las restantes funciones (coordinación). El funcionamiento de la comunidad será tanto mejor cuanta mayor precisión se ponga en la dirección del trabajo de cada miembro.

Pero la palabra «función» no se refiere exclusivamente al lugar de trabajo, sino igualmente a la actividad en todas las instituciones de la agrupación. En nuestra sociedad industrial hay muchas subagrupaciones, con sus propios intereses de grupo, constituidas sólo por una parte de la comunidad. A ellas pertenecen, por ejemplo, los gremios, los partidos, los sindicatos, las empresas, los colegios, y tantos otros. Cada hombre y cada mujer, aisladamente, están en relación con varios de esos grupos. Es de notar que cada grupo aislado tiene su propio orden, pero está igualmente sujeto a coordinación, como parte de una agrupación mayor que es, con lo que cada vez se favorecerá más que el comportamiento del hombre y la mujer aislados deba orientarse en múltiples sentidos, dirigiendo cada actividad hacia el grupo correspondiente. Así, pues, para el hombre y la mujer la sociedad está ordenada de modo pluralístico.

Pluralidad de funciones (papeles). Lo que cada persona debe hacer en el ámbito de un grupo suele denominarse «papel». En el transcurso de un solo día, los papeles a representar son casi innumerables; así, por ejemplo, el de compañero de trabajo, de subordinado, de jefe, de conductor, de vendedor, de padre, de esposo, de inquilino, etc. Y así, tiene mayor éxito en la vida aquel que, en cada situación, domina mejor cada uno de los papeles que se le exigen. Pero no siempre se representan todos los papeles con igual perfección. Ocurre a menudo que se produce un intercambio de papeles, que, exteriormente, aparece como un comportamiento desordenado, fuera de medida. Así, el que, por ejemplo, actúa como un jefe con respecto a su esposa, o aquel que trata a sus hijos como subordinados. ¿Cómo se aprende a interpretar el papel requerido en cada caso, y en la forma más adecuada? Ha de mediar el conocimiento de los hechos elementales (información), pero han de conocerse también, previamente, las formas correctas de comportamiento. No basta un conocimiento casuístico, técnico e intelectual, sino que se ha de aprender igualmente a utilizarlo en la forma correcta, es decir, ordenadamente.
Mucha gente, en el curso de su vida, se ha visto a menudo impulsada a interpretar

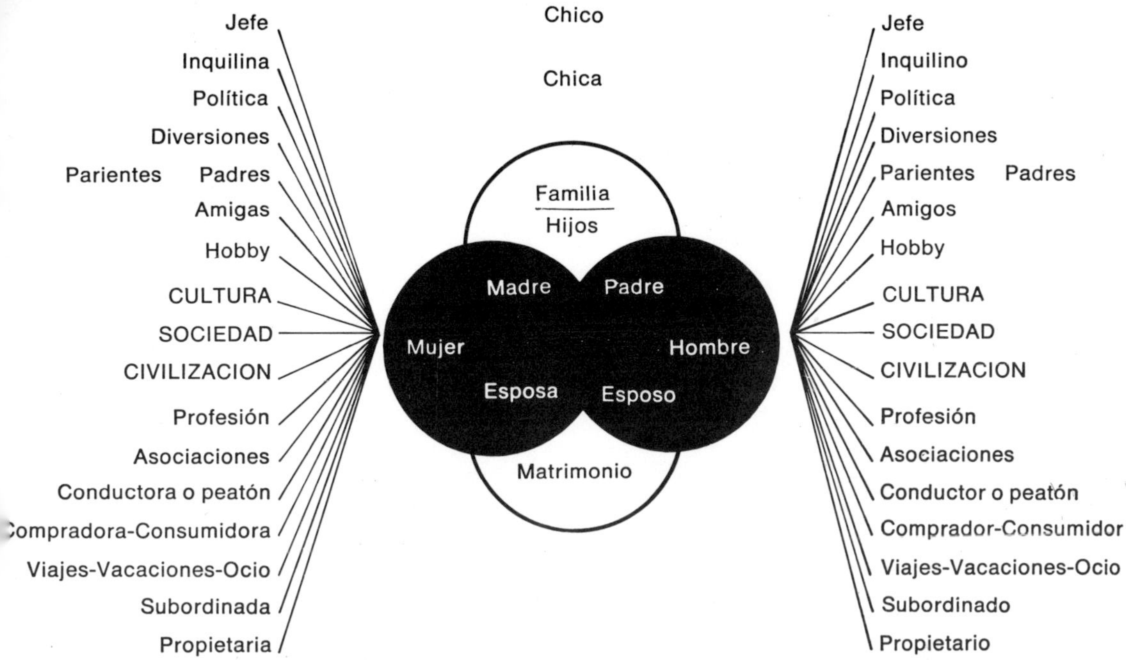

Fig. 1. Exposición esquemática de las funciones del hombre y la mujer en nuestra sociedad. — El hombre y la mujer, en el matrimonio, en la familia y ante las exigencias del mundo, están llamados a representar papeles diversos y deben realizar un intercambio en dichos papeles.

papeles para los que no estaba preparada. Inseguros, han empezado, casi siempre con poco éxito, por interpretar un papel distinto del exigido, pero que conocen bien. Finalmente acaban hallando su propia medida y la de la efectividad de su interpretación, o bien adoptan un comportamiento usual y corrientemente aceptado en aquella situación. De esta forma se inclinan por la forma en que generalmente se interpreta aquel papel, pero renuncian a la oportunidad que se les ha presentado de hacerlo de forma personal. En el desempeño de una función, un hombre puede ser sustituido por otro, pero la forma en que esa función se desempeñe, el modo de interpretar el propio papel, depende exclusivamente de la personalidad de quien lo desempeñe, y será distinto en cada caso. Así, en nuestra sociedad pluralista cada papel puede ser interpretado de acuerdo con el estilo personal de cada uno.

El matrimonio y la familia en la sociedad. El matrimonio es solamente uno más de los papeles que el hombre y la mujer deben interpretar en el curso de su vida. Pero la característica diferencial del matrimonio es que, como ningún otro papel, ocupa en la sociedad una posición central, porque en él halla su máxima expresión la relación y enfrentamiento directo entre seres humanos de distinto sexo. En ningún otro papel el hombre y la mujer, en cuerpo y alma, dependen tan estrechamente uno del otro como en el matrimonio. En todos los demás, el ser humano tiene la oportunidad de actuar correctamente aunque lo haga sólo de forma parcial: en el matrimonio ello no es posible. En los últimos capítulos de este libro hablaremos del alto grado en que la asociación íntima del hombre con la mujer, basc

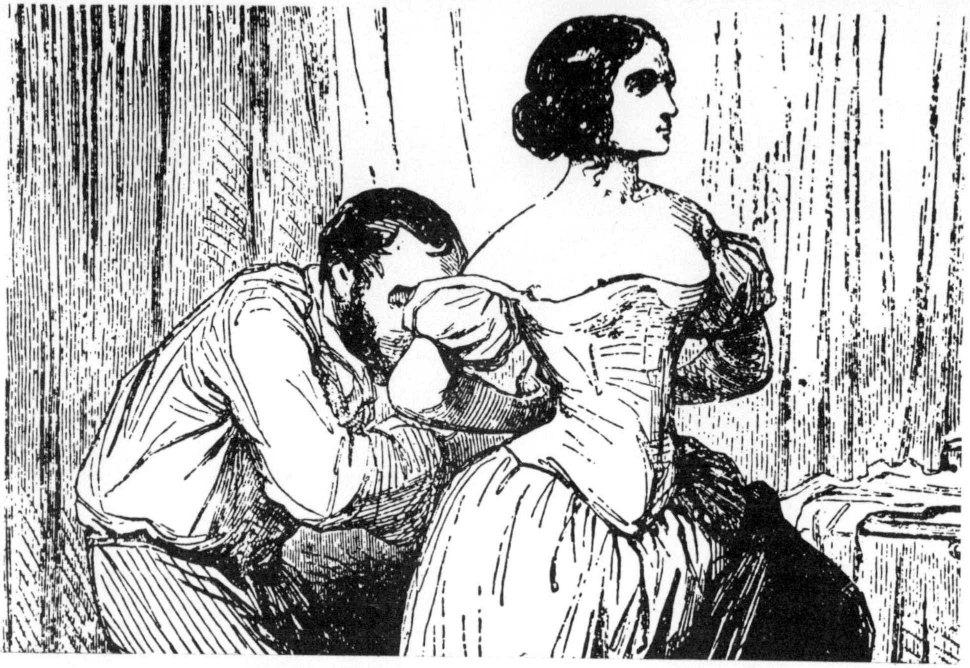

de la mutua comprensión, es asunto síquico y no únicamente físico. Aquí diremos solamente que el matrimonio, pese a lo directo de sus relaciones, no significa la absorción de un cónyuge por el otro, sino que cada uno, el hombre y la mujer, siguen siendo individuos distintos.

Si queremos expresar gráficamente las diversas relaciones (figura 1), resulta muy difícil delimitar el ámbito del matrimonio. Con la intersección parcial de los círculos «Hombre» y «Mujer» queremos significar que el matrimonio es sólo una parte del conjunto de relaciones del hombre y la mujer en este mundo. Pero no es menos cierto que es algo nuevo, que va más allá de los individuos y sus relaciones, algo que podríamos sintetizar en la palabra «nosotros». El matrimonio es el resultado de la vida en común de *este* hombre y *esta* mujer (y viceversa): un camino común en el que cada uno vive para el otro y en el que ambos quedan ligados, dejando a un lado todas las diferencias. Pero esta íntima sociedad puede también disolverse. Los círculos interiores pueden irse separando, hasta el extremo de no llegar a cortarse, ni siquiera a tocarse. Corresponde entonces a quienes viven en común la posibilidad de, a través de una reflexión y un mejor conocimiento, llegar de nuevo al acercamiento de los círculos. En el caso de la separación del matrimonio se quebrantan las formas, pero lo que cada uno aportó a la sociedad común no se ha perdido, aun cuando se llegue al odio. Por ello el círculo «Matrimonio» no se ha dibujado separadamente, sino que está formado por porciones de los correspondientes al hombre y a la mujer; porque cada matrimonio es único e insustituible. Es el resultado de la vida en común de *este* hombre con *esta* mujer.

La familia no es lo mismo que el matrimonio. Es una forma de vida adicional que llena la preocupación común por los hijos. Pero, incluso cuando los hijos han abandonado el domicilio en que vive la familia, sigue vivo lo que el hombre

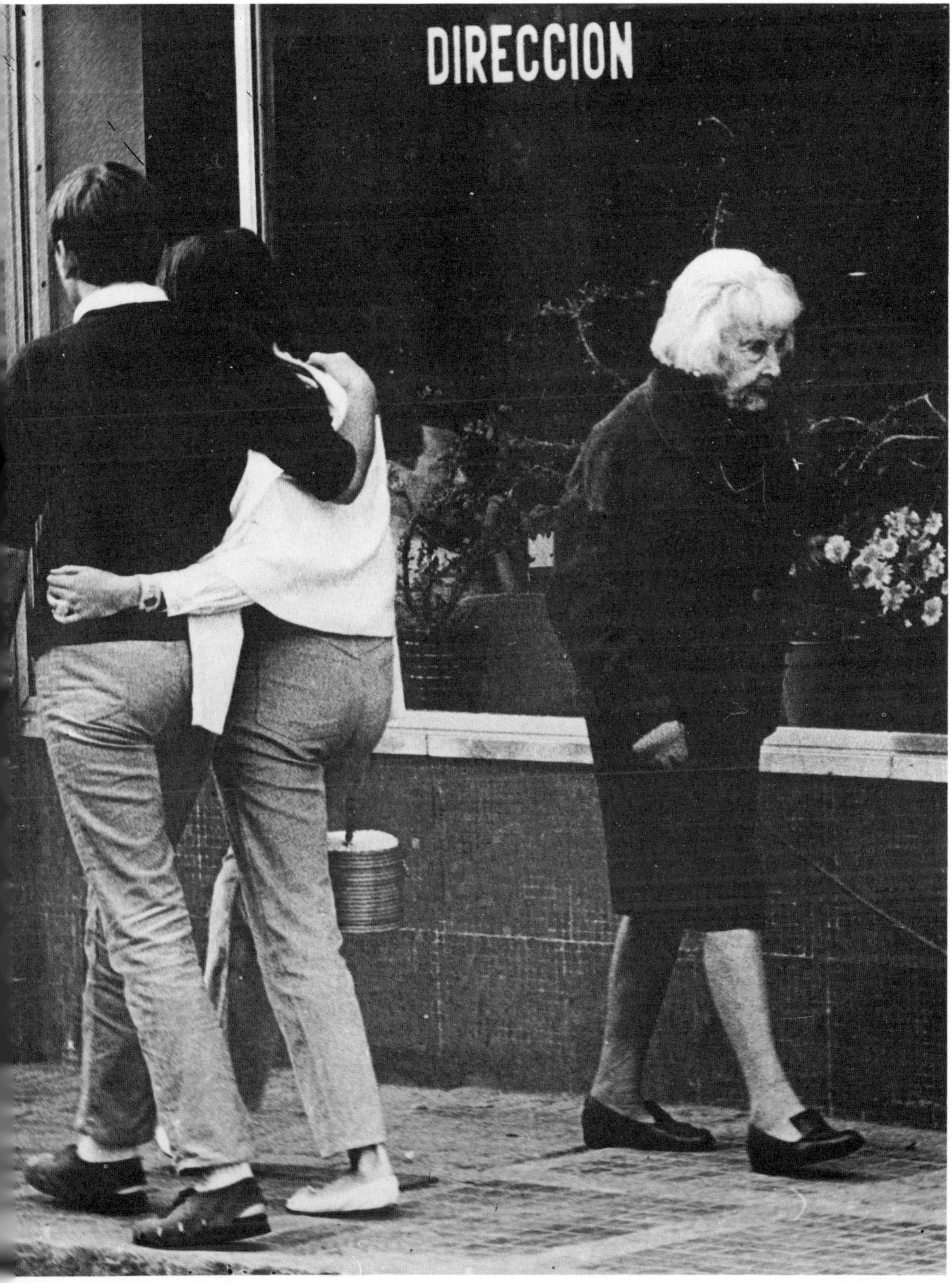
DIRECCION

y la mujer, como padre y madre y como cónyuges, han realizado: una unidad de vida en común. Por encima de todo, sin embargo, sigue estando el matrimonio que conserva todo su sentido y su capacidad funcional, aún en el momento en que la sociedad formada por padres e hijos se ha disuelto, en sentido estricto. En la figura 1 se ha tratado de dejar bien establecido que los hijos, desde el principio, entran en el mundo como un hombre o una mujer. El número de círculos correspondiente a cada hijo es evidentemente variable. Su diferente colocación en el interior del círculo familiar y sus distintos tamaños quieren indicar que, al proceder de una sociedad de base sexual entre el hombre y la mujer, en sus distintas fases de desarrollo dependen más o menos del padre o de la madre; finalmente, escapan de su familia original, provistos ya de toda su responsabilidad y comprensión, y entran por su propio pie en el mundo. Por eso el círculo de la familia no está cerrado, sino que se ha dibujado con aberturas. La familia ha de estar siempre abierta al mundo: ha de permitir que el mundo penetre en ella, y ha de terminar entregándole sus hijos. Así, no es casual que a la familia no la hayamos ilustrado con un dibujo especialmente dedicado, porque el medio en que se desarrolla la familia viene determinado precisamente por las relaciones entre el hombre y la mujer. Las familias en que el número de hombres predomina sobre el de mujeres se desarrollan en un medio distinto de aquélla en que las mujeres son mayoría.
El hombre y la mujer, sin embargo, en su matrimonio y en su familia, estarán siempre bajo la influencia de la sociedad en que viven. La sociedad determina la forma del matrimonio y tiene una enorme influencia sobre el desarrollo de la familia. Matrimonio y familia son precisamente las células básicas de la sociedad. Pero su constitución está condicionada por el tiempo y la historia, y depende estrechamente de la cultura y las formas de la civilización. Aunque de hecho los papeles sean de común aplicación al hombre y a la mujer, en el dibujo se ha establecido una diferenciación para indicar que la forma de desempeñar el papel no sólo es diferente para el hombre y para la mujer, sino que también es distinta individualmente, dentro de cada uno de los sexos.
Las expectativas que ofrece la sociedad de los hombres están hoy en día sometidas a un continuo cambio, mucho más que en épocas anteriores. Ello trae consigo especiales problemas de educación, y en ello se basan también los hoy frecuentes conflictos intergeneracionales, originados por la falta de comprensión. La educación debe preparar para los papeles que habrá que desempeñar en el futuro. En otras palabras, ocurre que lo que la generación mayor, en su propia juventud aprendió a considerar como la mejor expresión de las exigencias de la sociedad en que ellos vivieron, puede que no sea ya válido para sus hijos y sus hijas. La inseguridad de los padres, basada a menudo en una insuficiente orientación, tiene, por otra parte, una consecuencia provechosa: la de que los jóvenes no se sienten ligados al actual estado de cosas, sino que se manifiestan abiertamente en pro de nuevos órdenes sociales. A su vez, tiene también una importantísima consecuencia: quien desee formar parte de la sociedad ha de aprender muy pronto a saber renunciar. El ejercicio de la renuncia se ha descuidado muchas veces; aunque sea transitoriamente, para la generación joven es más importante el intercambio de las necesidades individuales que la consideración de la interdependencia entre unos y otros. Con anterioridad a que se tenga una experiencia propia de la interdepen-

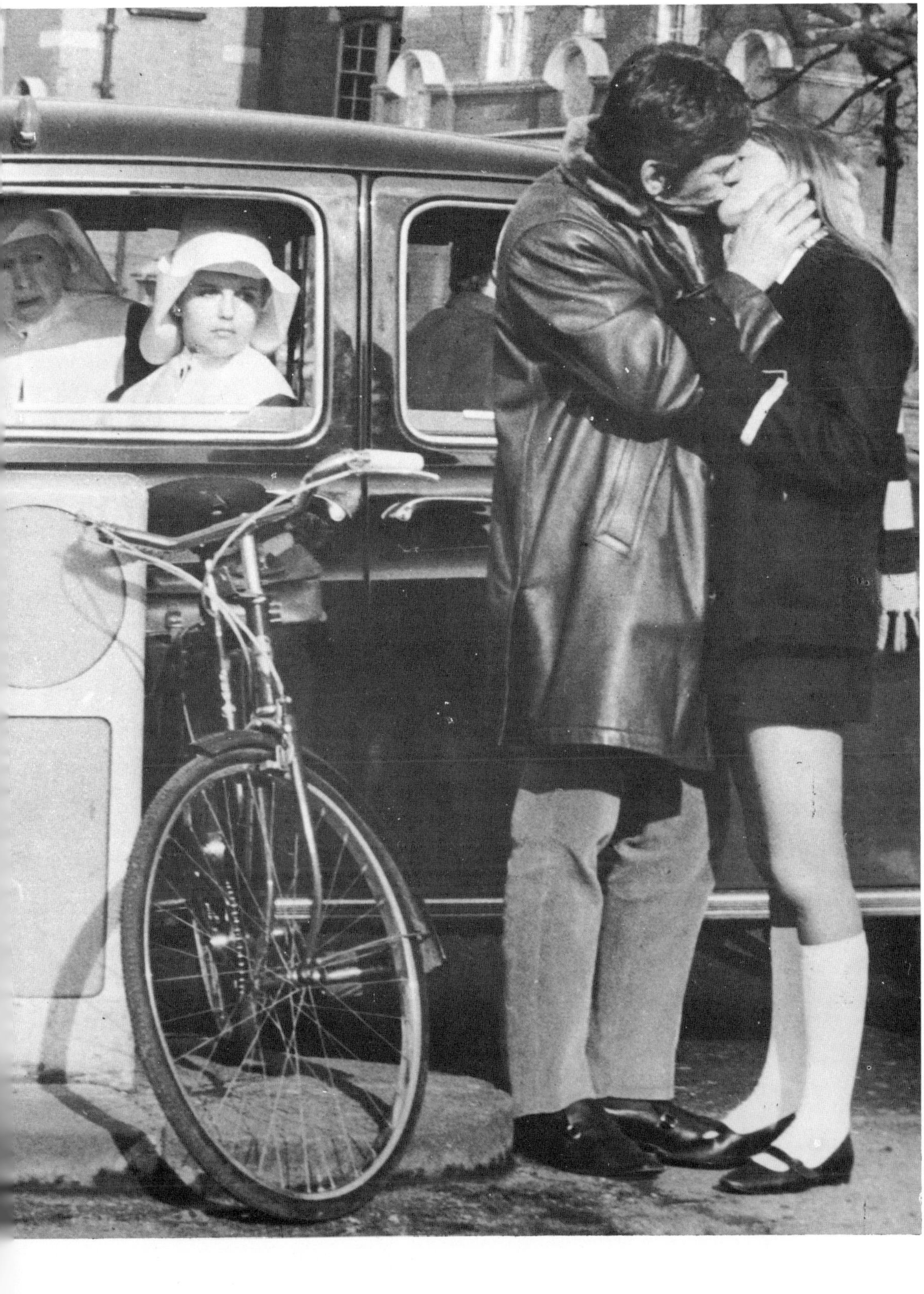

dencia en nuestra sociedad altamente especializada, es preciso que cada uno conozca sus propias limitaciones, y comience a actuar responsablemente en pro de la comunidad. Los adolescentes experimentan repetidamente que ya no se hallan en el mismo orden social en que vivieron sus padres y sus abuelos. Por ello, a menudo no aceptan ya el comportamiento, ante la sociedad, que les ofrecen sus padres y sus abuelos, sino que quieren alcanzar la capacidad de orientarse por sí mismos en una dirección nueva. En palabras de un sociólogo americano, antes, el joven se orientaba merced a una brújula interna que le habían colocado sus padres y sus educadores; en aquellas épocas, las formas de la sociedad permanecían estacionarias durante largos períodos de tiempo. El joven entonces sabía que toda su vida transcurriría cómodamente dentro de aquel orden. Hoy en día, en cambio, los jóvenes deben poseer una perfecta estación de radar, merced a la cual puedan orientarse en cada momento y determinar el punto en que se encuentran. Sólo así podrán vivir como hombre o como mujer en nuestra sociedad pluralista (Riesmann).

Pero educar a un ser humano significa colocarle en el camino que lleva al correcto desarrollo del hombre y la mujer en la sociedad. Se alcanzará la madurez cuando cada uno, individualmente, por su propia responsabilidad y respetando el orden establecido, sea capaz de orientarse en la sociedad y en cada uno de sus grupos, e interpretar sus diversos papeles de forma individual y personal. Por ello, el ser humano nacido en este mundo, sea chico o chica, hombre o mujer, está siempre inmerso en el campo de las relaciones y de la polaridad sexual. Y en definitiva, toda educación debe ser, al mismo tiempo, educación sexual. Para esta educación, como para todas las demás, vale decir que no bastará con establecer un intercambio de conocimientos, sino que habrán de intercambiarse también puntos de vista individuales, nacidos de la propia experiencia; de ahí surgirán las formas de comportamiento que la sociedad pueda considerar correctas.

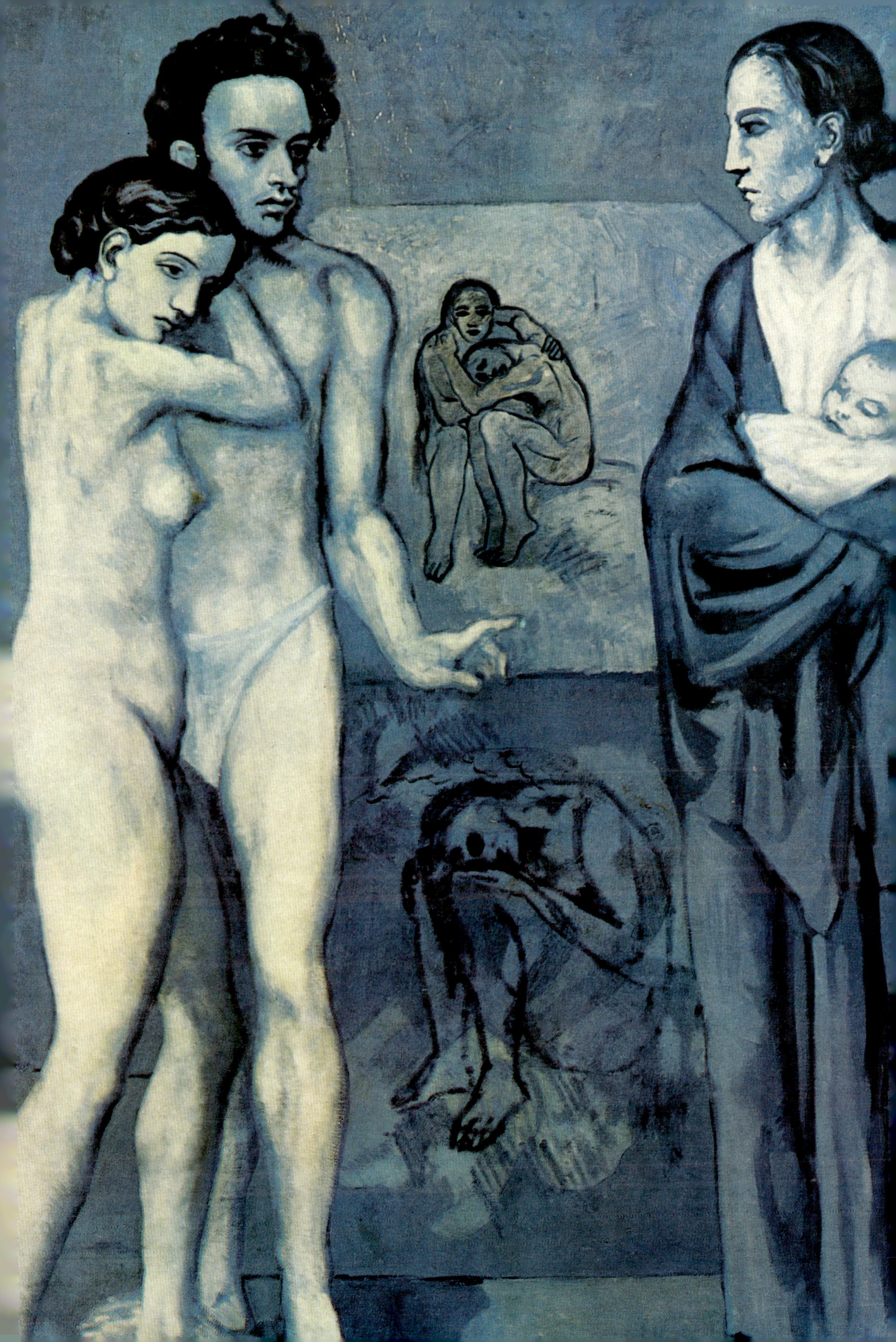

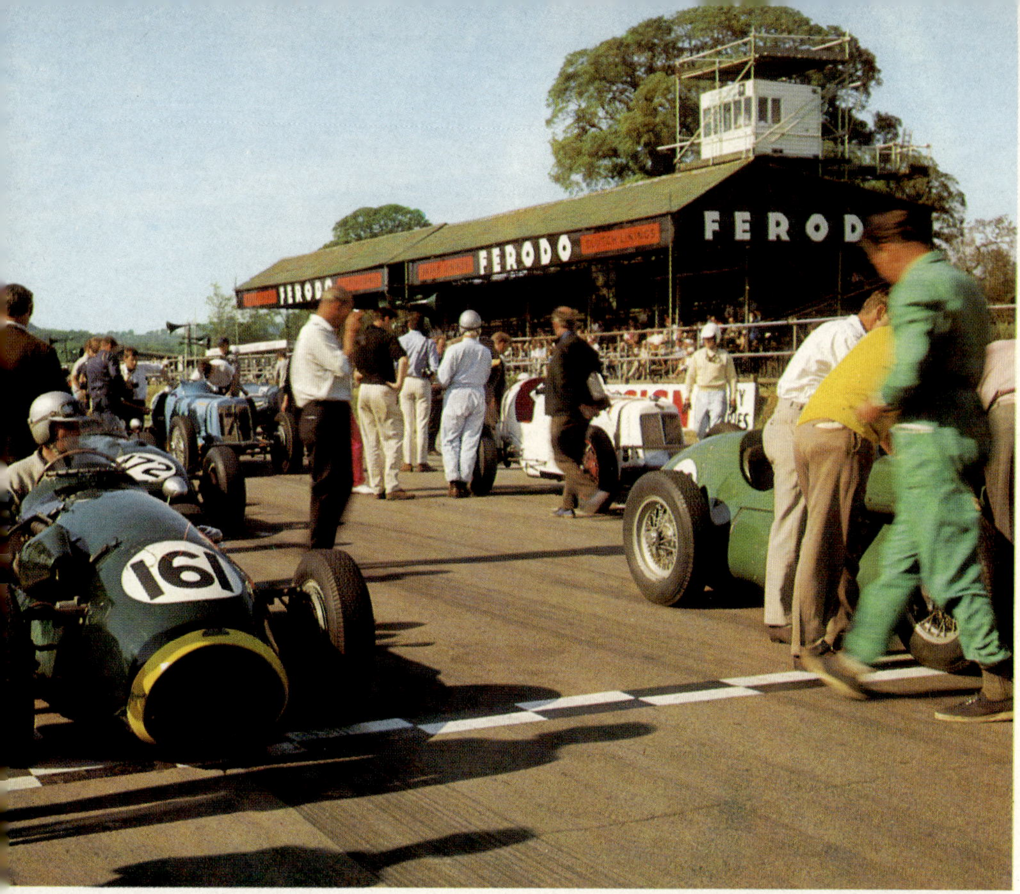

La civilización
impuesto sever
restricciones a
satisfacciones
instintivas del
hombre tanto
eróticas como
agresivas

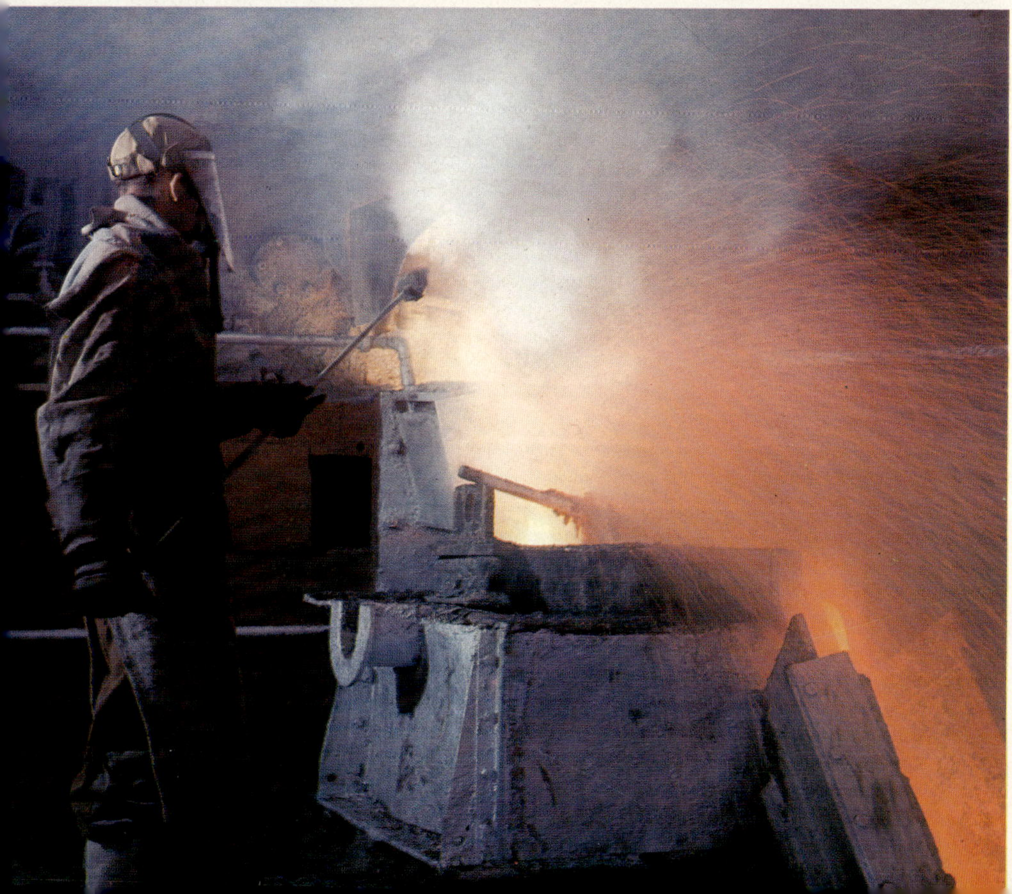

Al aceptar las
limitaciones q
ha impuesto la
cultura, ha
sacrificado un
parte de posib
felicidad por u
parte de segu

ombre no es
una criatura
a y necesitada
amor, sino por
ontrario un ser
e cuyas
osiciones
intivas debe
uirse una buena
s de agresividad

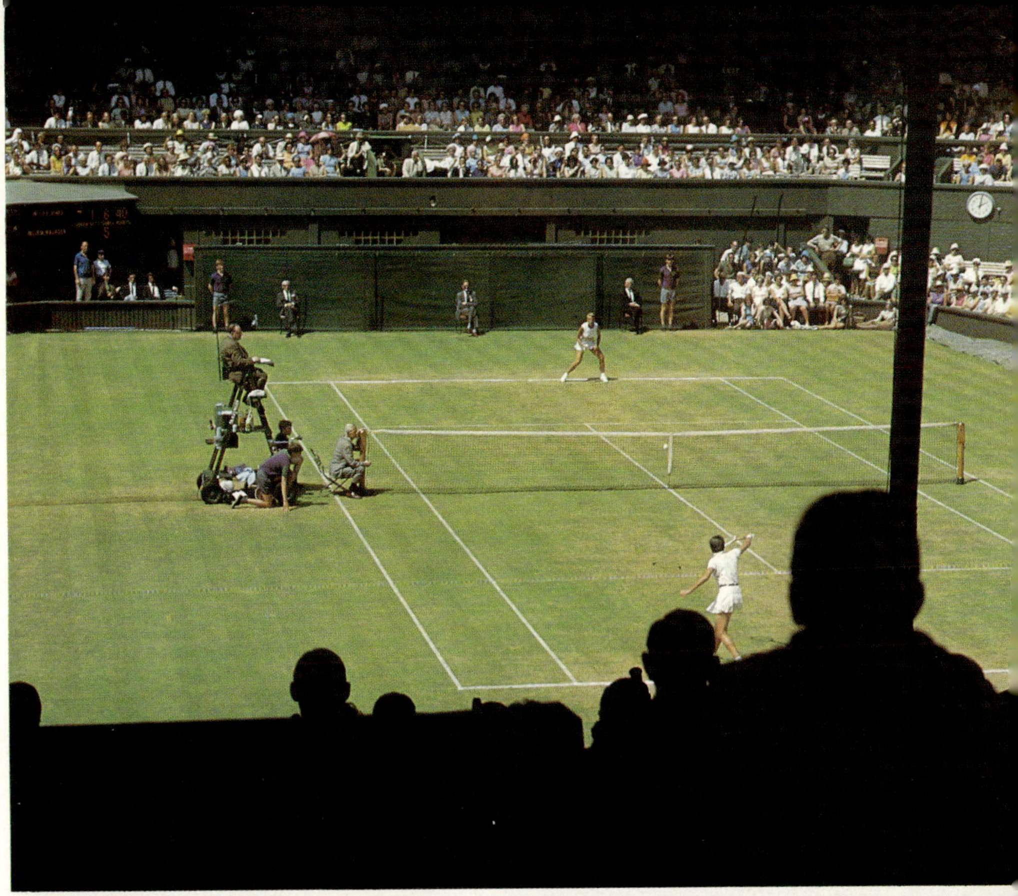

ert Marcuse
ta nuevas luces
evos
teamientos a la
esión sexual
orada por
d

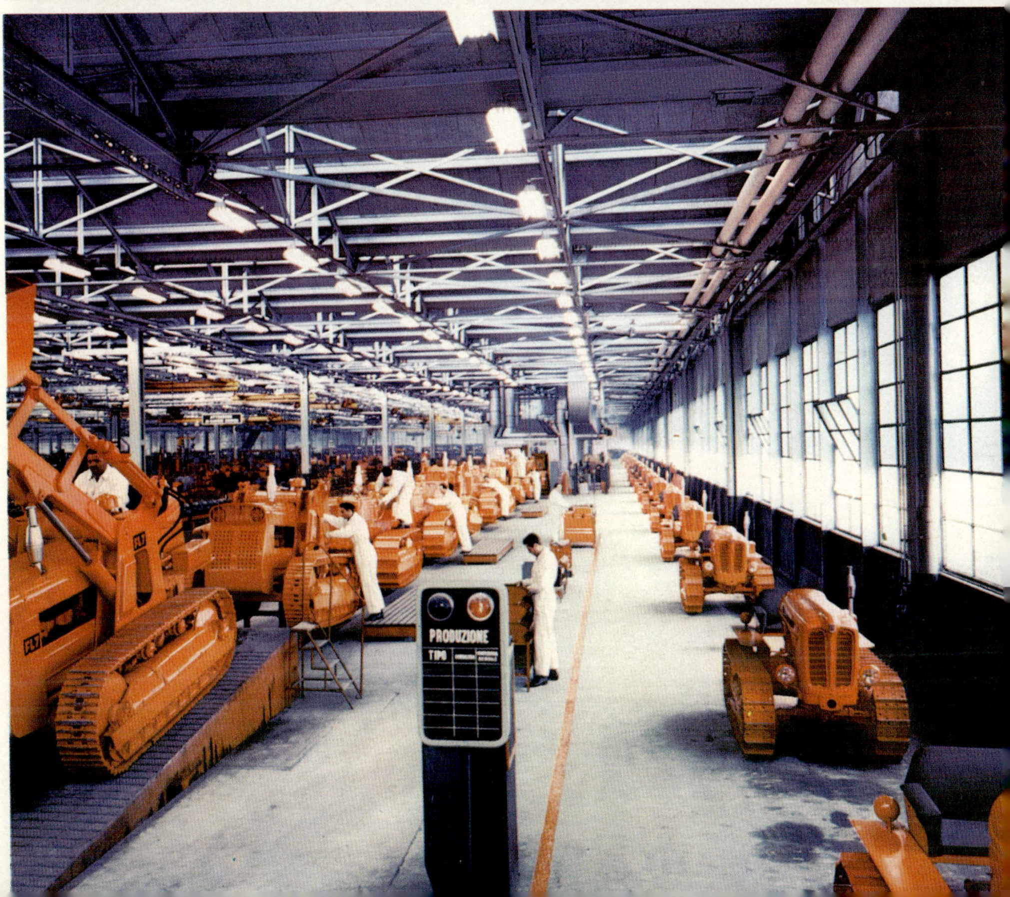

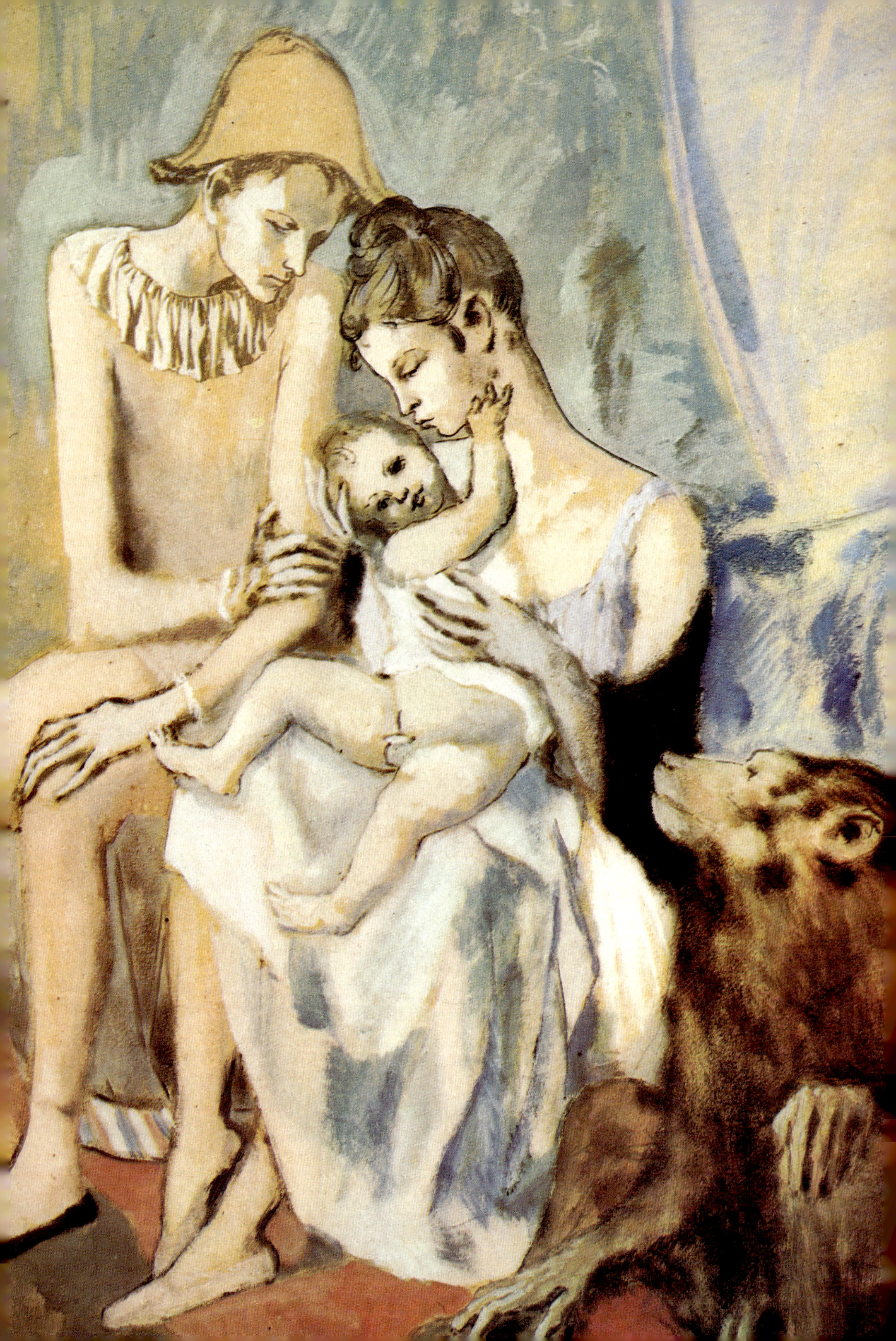

EDUCACION SEXUAL EN LA NIÑEZ

EDUCACION E INSTRUCCION

La educación sexual —en nuestra opinión— es la educación dirigida a formar hombres y mujeres adultos. Queremos hablar de educación sexual y no de educación del sexo. Seguramente pueda haber confusión entre los conceptos de sexualidad y de sexo. Como hablamos de órganos sexuales y de sus funciones en el acto sexual, puede que muchos, por educación sexual entiendan exclusivamente la enseñanza de la conformación y funciones de estos órganos y las instrucciones para su utilización fisiológicamente correcta. Eso será así cuando nos refiramos a la educación del sexo. Por el contrario, cuando hablemos de sexualidad nos referiremos a toda la serie de relaciones que se despliegan en la vida sexual del hombre y la mujer. En aquellos momentos, la mayor parte del libro, en que nos refiramos a la sexualidad de un modo general, utilizaremos precisamente este término «sexualidad», y hablaremos entonces de la persona humana como un todo, y no simplemente de sus funciones reproductoras. En cambio, cuando demos información exclusivamente sobre los órganos del sexo, hablaremos de funciones genitales o simplemente de órganos genitales.

Lo mismo que hasta ahora hemos utilizado el concepto de «ser humano» como superior al de hombre y mujer, en las páginas siguientes daremos unas sumarias descripciones de los siguientes conceptos: «lactante o bebé», «niño», «adolescente», «joven» y «adulto». El ser humano nunca es asexuado, sino que en todas las fases de su desarrollo su actuación tiene un sentido masculino o femenino. Si entendemos la educación sexual en esa forma, estaremos hablando de una verdadera formación. La educación sexual será como una guía en el camino hacia la madurez. Desgraciadamente, la educación, especialmente en el campo de la sexualidad, se considera todavía como de importancia secundaria, voluntariamente dejada de lado. Nadie duda de que sea necesario informar acerca de los órganos sexuales y su función, pero la opinión general es que no debe pasarse de ahí mediando siempre amenazas de castigos y de pecado, pero sin ofrecer a cambio unos preceptos morales estrictos. El joven, el ser humano joven, merece otras posibilidades de desarrollo que las permitidas a un árbol en crecimiento, al cual se le liga a un espaldar que no le permite crecer sino en la forma y dirección deseada. Muchos padres y educadores no pueden comprender que sea preciso descubrir y desarrollar las fuerzas de la sexualidad. Toda educación debe ser una compañía, una guía cuidadosa, y una ayuda para el desarrollo y la vida futura, de manera que el concepto de desarrollo lo sea de forma efectiva, facilitando al educando las mayores posibilidades de desenvolvimiento en su vida.

Problemas de la educación sexual. ¿Dónde reside lo que molesta al mundo de los adultos de este libre desarrollo? En primera línea, una larga serie de acontecimientos ocurridos en su propia niñez; el recuerdo de sucesos en los que se hallan mezcladas sus propias investigaciones y curiosidades sexuales, un mundo prohibido; experiencias que les enseñaron que la sexualidad estaba llena de cuestiones ocultas que no podían destruirse con el simple conocimiento; algo sucio de lo que debía huirse; algo inquietante, temible, contra lo que debía prevenirse. Estas experiencias que los adultos tuvieron en su niñez determinan su comportamiento como educadores y les llevan, a menudo involuntariamente, a actuar con respecto a sus hijos casi exactamente de la misma manera en que los demás les trataron. La carga sentimental de su propio pasado impide a los adultos aguardar pacientemente hasta observar la forma en que el niño se desarrolla y se enfrenta a la vida, obligándole a actuar en algún sentido en lugar de fomentar su propia capacidad de decisión. De ahí que la educación de la sexualidad se comprenda exclusivamente como una educación dirigida al dominio de uno mismo y a la renuncia. Pero a un hombre no puede obligársele a renunciar a algo si previamente no ha aprendido a aceptar y conocer todas sus facultades físicas y espirituales. La renuncia efectiva, como producto de la propia libertad, presupone siempre el perfecto conocimiento de las propias facultades.

Otra fuente de dificultades puede basarse en que la sociedad está especialmente interesada en no admitir más forma de comportamiento que la hasta entonces considerada correcta. Pero la sociedad no es una entidad anónima, la sociedad somos nosotros mismos. Hay que contar también con la influencia religiosa, especialmente en el pasado, que se esforzó por quitar importancia a la sexualidad, en gravarla con sentimientos de culpabilidad, o en tratar de eludirla, como algo desprovisto de todo valor. Esa minusvaloración se refirió principalmente a los órganos sexuales. Se consideraba que la relación espiritual entre el hombre y la mujer era algo mucho más elevado que la relación física. En el conjunto de las relaciones sexuales se daba especial importancia a la ternura y al cariño y, por el contrario, se quitaba toda validez al goce carnal, a la pasión. La meta de una educación en tal sentido era la de diferenciar al hombre de los animales, por su comportamiento. Después, luego de haber igualado la sexualidad humana y la animal, y de haber considerado superiores los sentimientos espirituales, se intentó separar totalmente dichos sentimientos de la unión sexual y aislarla. Así, se llegó por fin a elaborar un acto sexual desprovisto de todo rastro de ternura, de cariño, a hacerlo impersonal y objetivo. Con ello se había dado ya base suficiente para atacar por todos los medios a la sexualidad, ya aislada, a la que desde entonces se confundiría con el simple comercio de los aparatos genitales. No es extraño, pues, que el resultado fuera una sexualidad para la que no se preveía en absoluto la enseñanza de formas de comportamiento y que, por añadidura, se consideraba temible; tampoco es extraño que se intentara mantener a los hijos, el mayor tiempo posible, alejados de dicha sexualidad.

Hoy en día faltan motivos para un rechazo tal de la sexualidad sobre bases religiosas. La teología moderna de las dos grandes confesiones cristianas ha dicho claramente que la sexualidad del hombre, con todo su apetito sexual y su pasión, es una donación de Dios beneficiosa, que debemos aceptar y desarrollar. La moderna teología hace ya más de un siglo que ha liberado a la sexualidad de las penas a que de una forma tan poco cristiana se la había condenado, y avanza hacia la conquista de nuevos conocimientos, precisamente porque se ha arriesgado a plantearse las cuestiones más graves y a resolverlas a la luz de las Sagradas Escrituras. ¿Por qué tales conocimientos no han llegado sino a muy pocos padres y educadores, obligándoles a corregir su propio concepto de las cuestiones sexuales? Su enfoque de la sexualidad está basado en sus propios conocimientos adquiridos tiempo atrás; confían y prefieren parapetarse cómodamente tras ellos, defendiéndose de todas las novedades que les resulten desconocidas y que no hayan sido experimentadas. La consecuencia es que los padres y los educadores mantienen un constante conflicto entre los conocimientos ulteriores —a través de los cuales podrían aceptar la sexualidad— y la postura de rechazo anclada atávicamente en su conocimiento. Estos conflictos conducen a que los adultos adopten una posición contraria a los nuevos conocimientos, y a las ideas y convicciones internas —en su mayor parte involuntarias— que luego serán decisivas para su separación del mundo de los adolescentes. No es raro que se rechace un nuevo conocimiento como malo, falso, inmoral, no cristiano y artificial, sólo para permanecer fiel a una convicción interna atávica y eludir así el enfrentamiento con uno mismo. Pero hay que decidirse, y especialmente en el terreno de la educación, a adoptar la postura correcta en esta cuestión, porque toda postura basada en comportamientos antiguos, y no en los conocimientos confirmados recientemente, a menudo eliminará toda posibilidad de ayuda a los niños y a los adolescentes. La reacción de los adultos se basa precisamente en los prejuicios y en la inseguridad que a menudo les aqueja cuando de opinar sobre determinadas cuestiones se trata.

Puesto que en la personalidad lo susceptible de admitir cambios va disminuyendo con la edad, no es de extrañar que las diferencias entre generaciones en cuanto al concepto que se tenga y en cuanto a la forma de comportarse respecto a ello —y especialmente en el terreno de la educación sexual— sean cada vez más acusadas. Por ese camino se llega a que la generación mayor no sienta la necesidad de hallar nueva respuesta a esas cuestiones puesto que sus hijos son ya adultos. Y no se dedican al estudio de estas cuestiones, precisamente porque, de otro modo, su actuación podría parecer incorrecta a sus propios hijos. De esta forma cristaliza este proceso perjudicial, cuando cada uno, para sí y ante los demás, y también para su propia generación, justifica las creencias ideológicas legales y morales del pasado.

De esta forma se dificulta enormemente la posibilidad de una nueva forma, más responsable, de educación sexual. Para la experimentación en el terreno ético ha de darse especial valor a la frase de que las «normas morales no son leyes inmutables», lo cual tan a menudo, desgraciadamente, se ha olvidado. De otra forma, partiendo de ese comportamiento de las viejas generaciones podrían aclararse cada vez más los conocimientos y puntos de vista de las generaciones más jóvenes. Pero este problema se mezcla ya con la legalidad histórica, según la cual toda modificación en el equilibrio entre tradición y renovación debe ser siempre revisada una y otra vez.

La educación sexual, por ello, a menudo no pasa de ser una simple instrucción. La simple instrucción, por definición, no exige revisión alguna del propio comportamiento del educador. Quienes se muestran tan celosamente partidarios de la mera instrucción, lo hacen porque hay otros que se lo exigen —los padres, la escuela, la iglesia, los médicos y el Estado se piden cuentas constantemente entre sí en cuanto a estas cuestiones—, o bien porque se lleva a la práctica, o se encarga a otros de hacerlo, como una enseñanza lineal, simple, en un marco especialmente solemne. Pero con ello se pospone lo más importante; es decir, el propio comportamiento frente a la sexualidad que sólo puede nacer de un esfuerzo mental. Con ello hemos llegado a determinar la característica diferencial de la educación sexual: el conocimiento lineal, despersonalizado, no es de utilidad para una formación que quiera ser correcta.

El niño, y no menos el adolescente, no pregunta para saber, sino para actuar. Lo que despierta su interés es lo que ve que hacen los demás. Para él, no merece ningún crédito quien no predica con el ejemplo. Porque, precisamente, y también en las cuestiones sexuales, el conocimiento significa, en definitiva, acción. El conocimiento proporciona seguridad y conciencia de uno mismo, pero sólo cuando dicho conocimiento basta para enfrentarse al mundo. Sobre estas bases, la adquisición de un conocimiento ayuda siempre a determinar el propio comportamiento. La entrega de conocimientos, la educación, ha de ser verdadera, de primera mano y apropiada a los estadios de desarrollo de cada uno y a sus posibilidades receptivas, y con repeticiones reiteradas suficientemente, debe ampliar, fijar y, en definitiva, profundizar en lo hasta entonces aprendido. La simple repetición de lo ya conocido determina un conocimiento cada vez más profundo. Por ello, el ambiente en que se establece la relación educacional es tanto o más decisivo que las palabras que se empleen, porque el ambiente proporciona un especial sentido a lo que se dice. ¿Para qué sirve un conocimiento que está marcado con el sello de «penoso» o «perjudicial»?

Primeras cuestiones sobre la sexualidad. Puesto que el niño se interesa muy pronto en su propio cuerpo y en el de las personas que le rodean, sus padres y eventualmente sus hermanos, tampoco es de extrañar que comience muy pronto a hacer preguntas sobre la sexualidad. Sin embargo, percibe inmediatamente que los padres se sienten molestos al oírle plantear tal tipo de preguntas, o, por el contrario, se da cuenta de si le responden abiertamente. En el caso de que no se satisfaga suficientemente su impulso de investigar y conocer el mundo, preguntará nuevamente, pero quizá ya solapadamente, con doblez, para dar a sus padres la posibilidad de batirse en retirada. Sabe ya, por experiencia, que las preguntas molestas que plantea a sus padres redundan en una disminución de cariño en las mutuas relaciones. Y al niño le asusta la falta de cariño. Sin embargo, mantiene abiertas sus posibilidades receptivas en busca de las respuestas queridas, de forma que seguirá preguntando, a fin de profundizar sus conocimientos a través de la repetición y de la adición de nuevos elementos, lo que significa que interrogará a las personas del mundo que le rodea (parientes, vecinos y amigos). Cuando se halle frente a alguna contradicción, sea de concepto o de comportamiento, y sólo entonces, se volverá hacia sus padres, siempre que éstos le resulten dignos de crédito en el sentido que más arriba hemos descrito. En otro caso, aunque no se le haya prohibido formular tales preguntas, no les dirá nada.

Muchos progenitores opinan que su hijo no está todavía lo bastante crecido para tales cuestiones. Quienes piensen así caen en un peligroso error, porque el niño no detendrá ahí sus pesquisas. Y a partir de entonces, en forma completamente distinta a como ocurre entre los adultos, ante el niño se abrirá, en toda su amplitud, el reino de las fábulas y la fantasía. Así, son muchos los niños que inventan extrañísimas teorías sexuales infantiles, que mantienen largo tiempo en secreto, pero que les bastan inicialmente para frenar su impulso de conocimiento. De esta forma, a menudo el niño llega a interpretaciones que en tiempos antiguos creó efectivamente el pensamiento mítico-mágico de la Humanidad. En cualquier caso, con la diferencia de que entonces todos los hombres creían en las fuerzas mágicas, mientras que hoy en día tales teorías sexuales acaban por naufragar frente a la realidad y deben ser desmentidas. En el caso de que el niño encuentre una confirmación de tales teorías a través de las respuestas inciertas y elusivas de los padres, queda satisfecho durante largo tiempo, hasta que, a través de otras fuentes, experimenta hechos que corresponden mejor con su inteligencia, entretanto desarrollada. Es lógico, pues, que crea tales hechos y confíe en quien le haya transmitido tales conocimientos. Esa es la causa principal de que muchos niños tengan ya una opinión más o menos clara sobre la sexualidad —esté o no desfigurada y sea o no obscena—, mientras sus padres siguen opinando que el niño no se interesa aún por «esas cosas». Esa discrepancia es una demostración de la pérdida de confianza entre padres e hijos, que comenzó con la primera pregunta respondida con falsedad, incorrectamente o de modo elusivo.

Toda la preocupación del niño, una vez se le ha instruido acerca de las cuestiones genitales o sexuales, nace de su temor hacia lo desconocido. Lo que se conoce, muy rara vez asusta. Los efectos principales de una formación correcta, es decir, confirmada por el propio comportamiento de los adultos, se despliegan en el campo de lo sentimental. La información correcta y real permite eliminar el miedo y conduce a la seguridad y conocimiento de uno mismo con respecto a la sexualidad. Cuando, al proceder a esta información, se tropiece con teorías y fantasías sexuales muy arraigadas, que hasta entonces, de modo temporal, confirieron al niño la seguridad que tenía, en ningún caso debe el adulto, el educador, derrumbarlas de un manotazo como cosas risibles, porque de tal forma se reproducirá la inseguridad en el niño, ya que éste, en la situación a que se le ha llevado, no puede confiar inmediatamente en los nuevos conocimientos, por muy verdaderos que sean. Sólo después de que la información real le ha sido repetida varias veces y de que, por sí mismo, ha comprobado su solidez, puede decidirse el niño a abandonar sus representaciones mítico-mágicas y confiar plenamente en los conocimientos recién adquiridos.

Iniciación errónea de la instrucción. Llegados a este punto de nuestra conversación sobre la información —básicamente dirigida al niño pequeño—, debemos hacer especial hincapié en que es muy importante que las primeras experiencias que sobre la sexualidad tenga el niño se basen en sí mismo, en sus padres, o en sus hermanos, si los tiene; es decir, en seres humanos, y nunca en animales, y mucho menos en plantas. No es sólo disparatado, sino también peligroso, el que algunos adultos traten de explicar a los niños la sexualidad del hombre a través de la de los animales o las plantas. Por una parte, porque tal explicación es posible tan sólo cuando el niño cuenta con experiencia de esta especie, es decir cuando está algo crecido. Y por otra, porque la explicación de la sexualidad animal y vegetal puede despertar la impresión de que en ésta falta totalmente una componente sentimental. La ligazón emocional entre la sexualidad puramente genital y el cariño se pierde, para abrir el camino hacia un peligroso aislamiento de la sexualidad. Si al niño se le explican las cuestiones sexuales tan sólo a través de la comparación del hombre con los animales y las plantas, no será extraño que el concepto que el niño extraiga de todo ello sea el de una sexualidad impersonal, basada únicamente en los órganos de la reproducción. Lo cual está muy por debajo de la dignidad de los propios animales, porque éstos, al menos, actúan a impulsos de su instinto.
El hombre, en cambio, carece de instinto. Esa falta de instinto y la inseguridad a que ello le condena le preparan para someterse a la cultura y a la civilización. Mediante su comprensión y su lógica puede determinar cuál será su comportamiento, incluso oponiéndose a sus exigencias más íntimas; a diferencia de los animales, no responde siempre de igual forma a los mismos impulsos. Por ello, nunca nos cansaremos de advertir que jamás hay que iniciar la educación sexual poniendo como ejemplo los animales y las plantas.
Un tercer error, a evitar en este primer estadio de la instrucción, se halla en estrecha relación con un equivocado modo de comportarse en la educación sexual, desgraciadamente muy extendido. La sexualidad de los animales y las plantas está exclusivamente dirigida a la obtención de descendencia, a la reproducción. Siguiendo este ejemplo, la instrucción que se ha venido dando a los niños se basaba también exclusivamente en este punto; al niño, incluso una vez llegado a su pubertad, se le hablaba de la sexualidad en el ser humano únicamente como de una necesidad para la perpetuación de la especie. Lo cual es cierto para las plantas y los animales, pero no para el hombre. La sexualidad del hombre y la mujer sirve en primer lugar a la fusión en uno solo de la pareja, y el placer sexual y la pasión, la excitación y la laxitud, la ternura y el cariño no son simplemente una recompensa para el acto reproductor, sino que son base de la mutua donación del hombre y la mujer, de las relaciones entre los cónyuges,

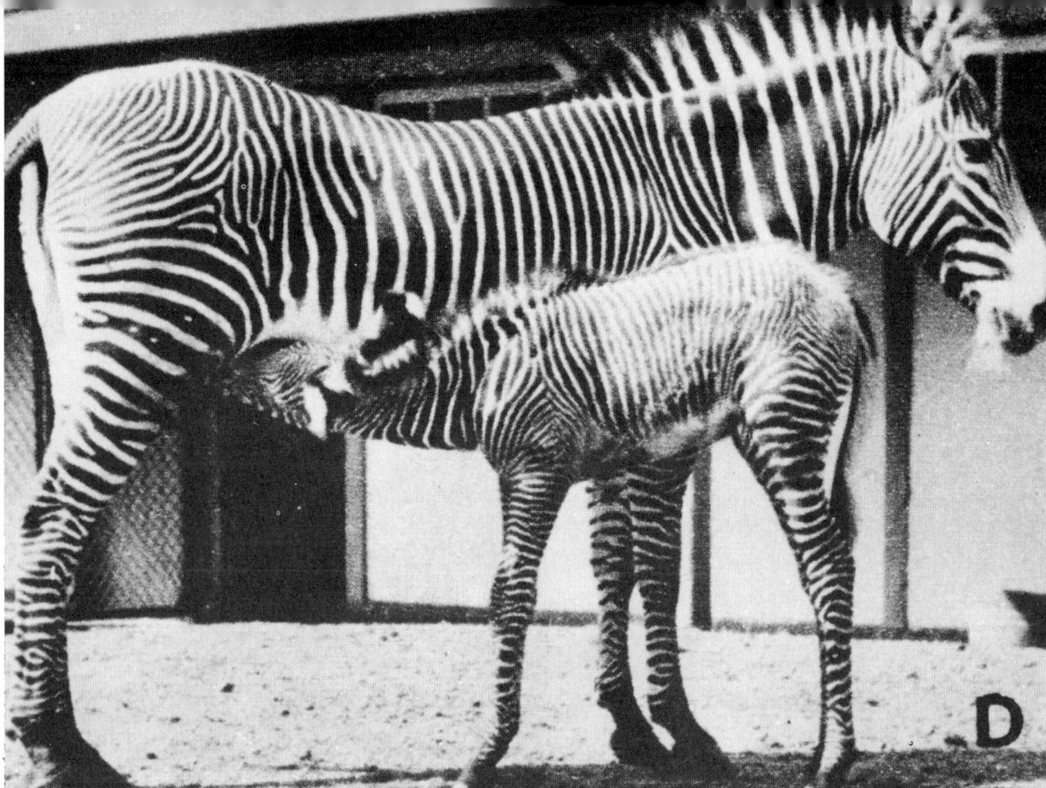
D

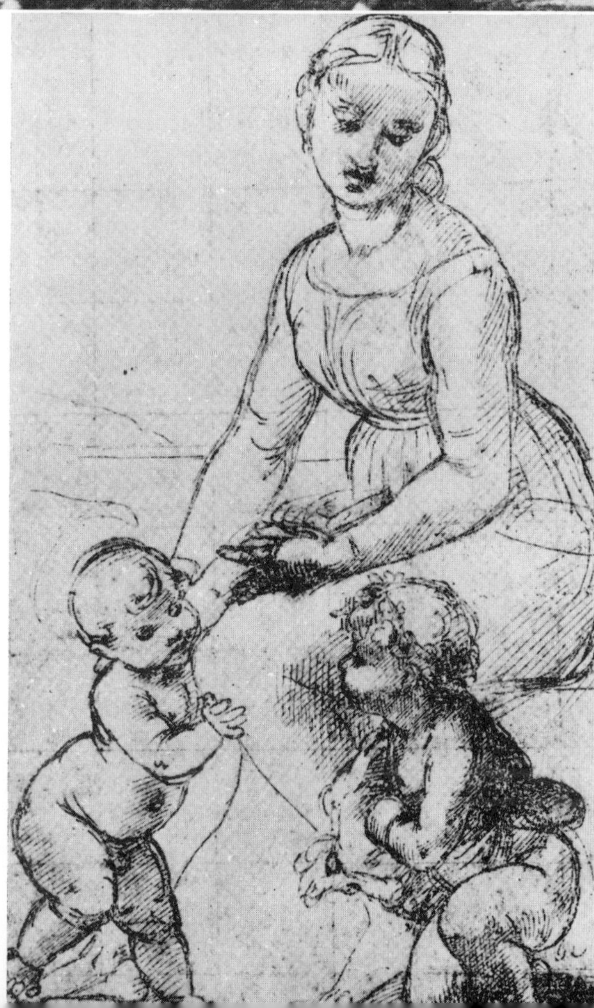

y expresión de la máxima unión posible. Los padres modernos, en su mayor parte, incluso aquellos que instruyen a sus hijos en el momento apropiado, descuidan hablarles del placer y la felicidad obtenidos a través de la función sexual.
Fatalmente, en esta cuestión tiene importancia capital la idea de que el placer, y especialmente el placer sexual, es pecado, que en el matrimonio se permite única y exclusivamente porque al ser la idea básica del acto sexual la de la procreación, el placer aparece simplemente como una especie de recompensa (también fue éste el pensamiento de Martín Lutero). Puesto que nadie quiere impulsar a los propios hijos a que pequen, tampoco habrá que hablarles del placer sexual.
Sin embargo, toda instrucción o información sexual resulta increíble y falta de sentido si no incluye una explicación suficiente del placer que entraña la sexualidad. El disfrute logrado con la sexualidad y con el comercio sexual merece una existencia independiente. Se dice que el niño, al principio, pregunta acerca del origen de la vida humana, y que sus interrogatorios sobre el nacimiento, el embarazo y la crianza constituyen sus principales motivos de interés. Ello es cierto, pero sólo al principio. Muy pronto descubre, en su propia sexualidad, la existencia de un placer que ha de serle confirmado y no prohibido. Es éste también el momento en que habrá que ampliar las explicaciones, diciéndole que la unión sexual de hombre y mujer importa un placer, y que el comercio sexual no sólo está dirigido a la reproducción. Inmediatamente habrá que poner en claro —a menudo será el propio niño quien lo pregunte, si los padres le han respondido abiertamente— que no todo acto de comercio sexual va dirigido a la procreación, sino que sólo es así cuando los padres quieren tener un hijo y pueden responsabilizarse del nacimiento y educación de este hijo. De tal forma se puede descubrir al niño la responsabilidad del hombre y la mujer con respecto a sus hijos, iniciándole en el concepto de la paternidad.
Sólo mediante una información así, unida a una educación correcta y basada en los sentimientos, es posible vencer el miedo y eliminar o corregir las fantasías y teorías sexuales infantiles. Mediante la oportuna comunicación de estos conceptos, elaborados correctamente, se proporcionarán datos suficientes para la formación de su propia sexualidad, mucho antes de que llegue a la madurez en tal sentido; es decir, en el momento en que se están acuñando las bases de su comportamiento. En la pubertad puede explicarse más ampliamente la regulación de la concepción, tema que de esta forma ya se ha iniciado.

La comprensión del propio sexo. Es necesario que el niño sea consciente de que es chico o chica. Y ello es sólo posible cuando los padres se lo indican inequívocamente. Cuando se viste a un niño con ropas del otro sexo, y se comportan con él como si tal fuera, en realidad están diciéndole: «Si tú, en lugar de niño fueras niña, o en lugar de niña fueras niño, no te querríamos.» De esta forma, los padres dificultan que sus hijos puedan comprender correctamente su respectivo y futuro papel sexual en la comunidad. Por regla general esto ocurre al niño cuyos padres han olvidado lo que hicieran anteriormente y la forma en que se comportaron. Tales actitudes erróneas cristalizan claramente en el trágico ejemplo del hermafrodita (véase la página 258). Pero también las formas menos

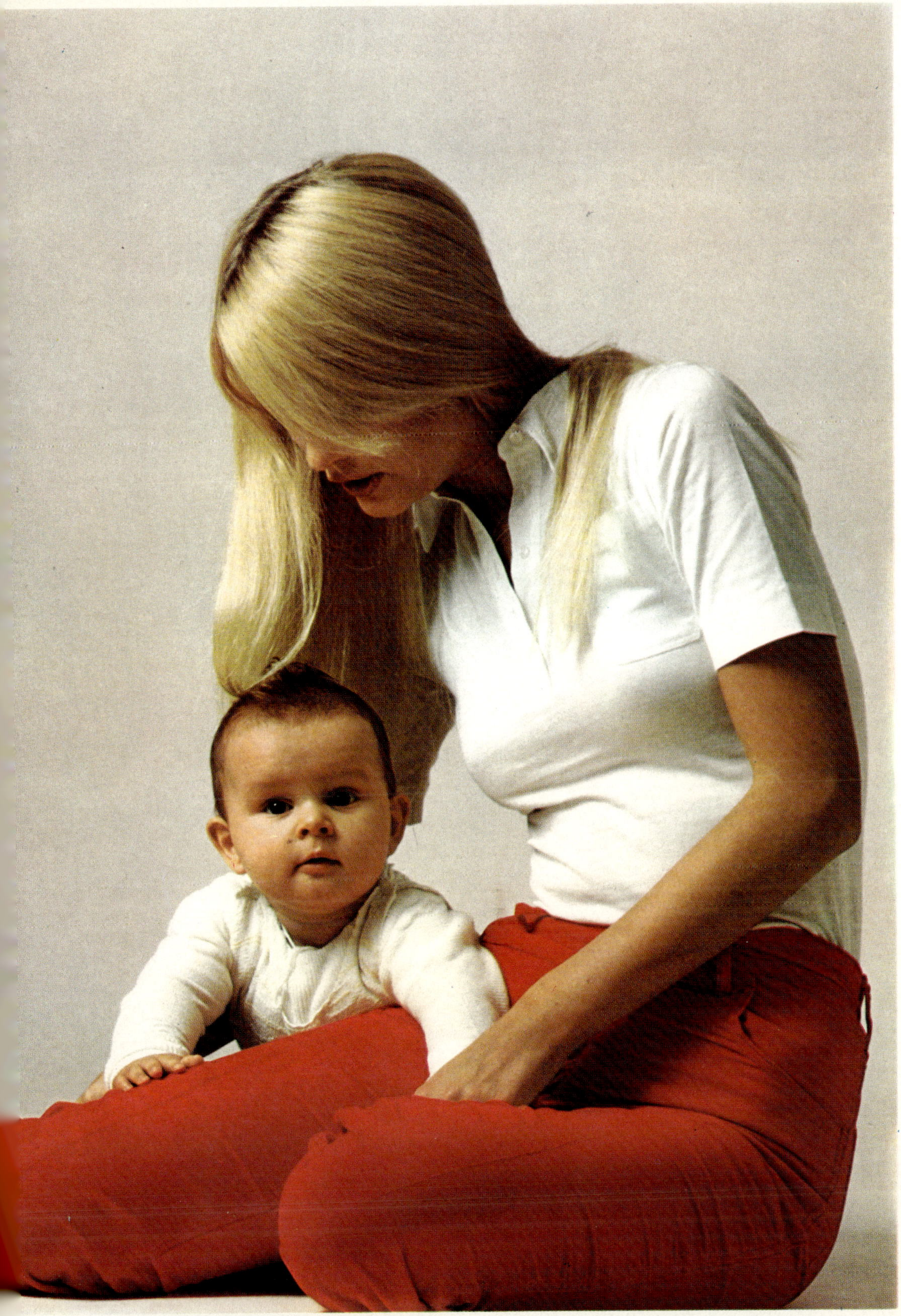

Al niño le asusta la falta de cariño

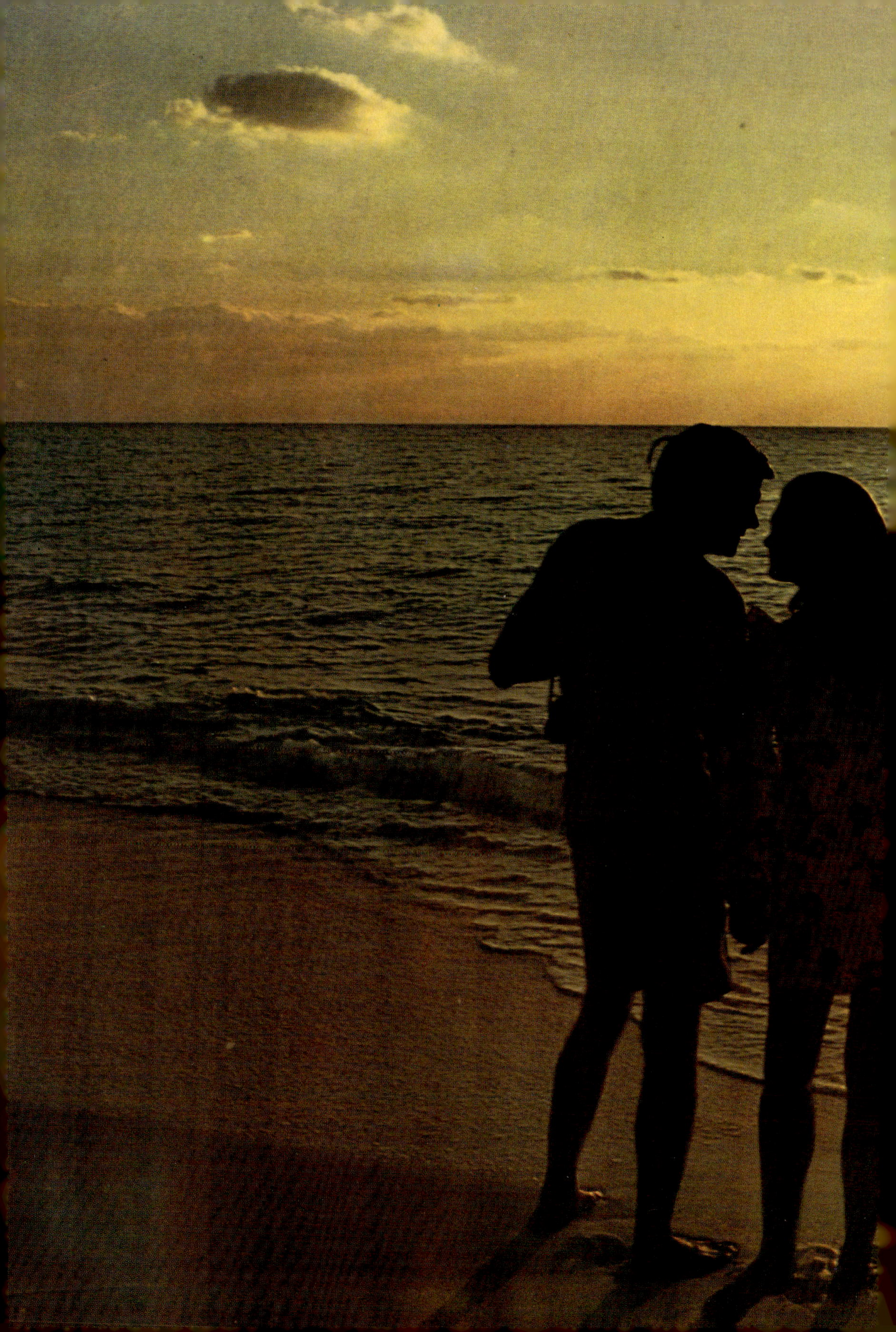

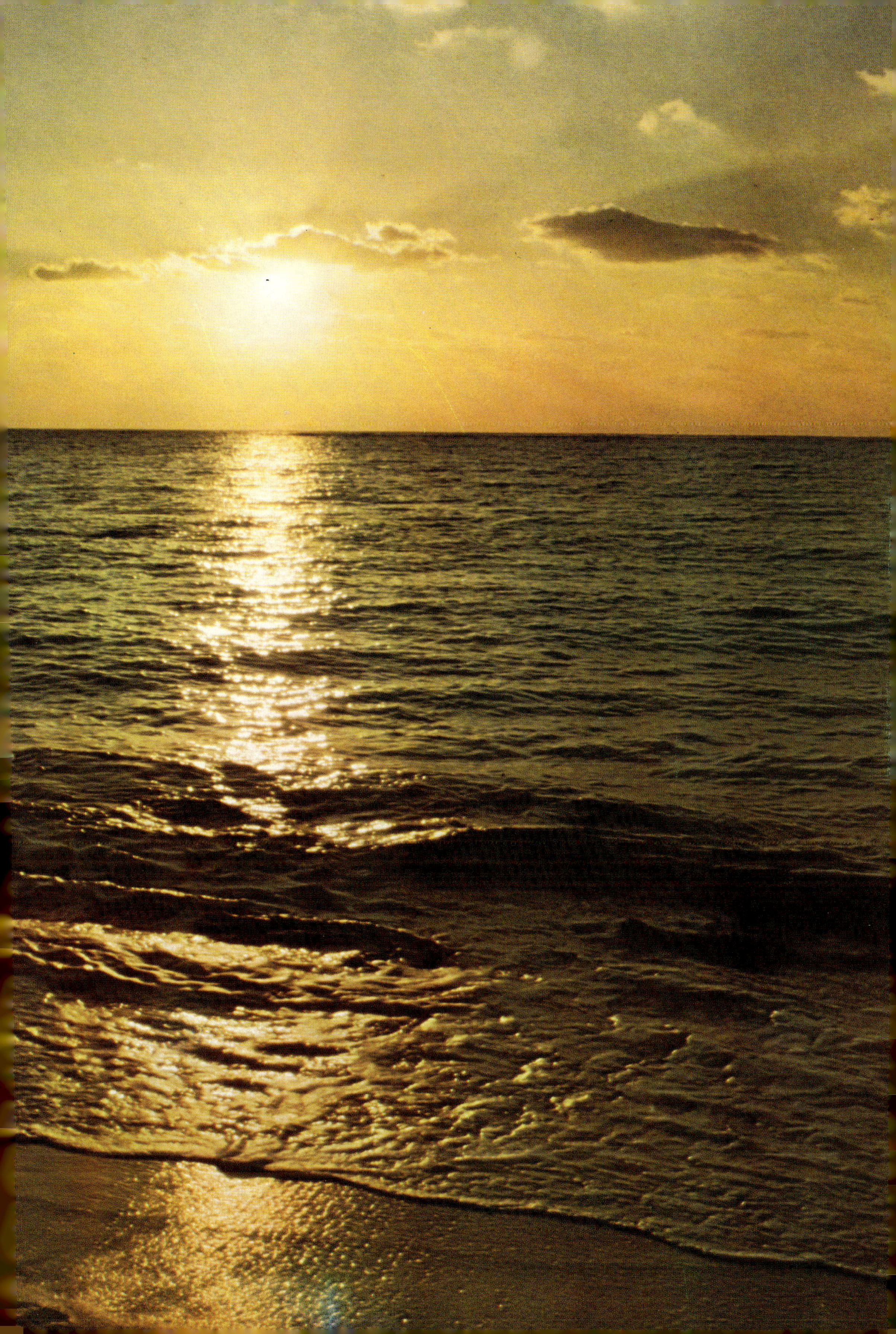

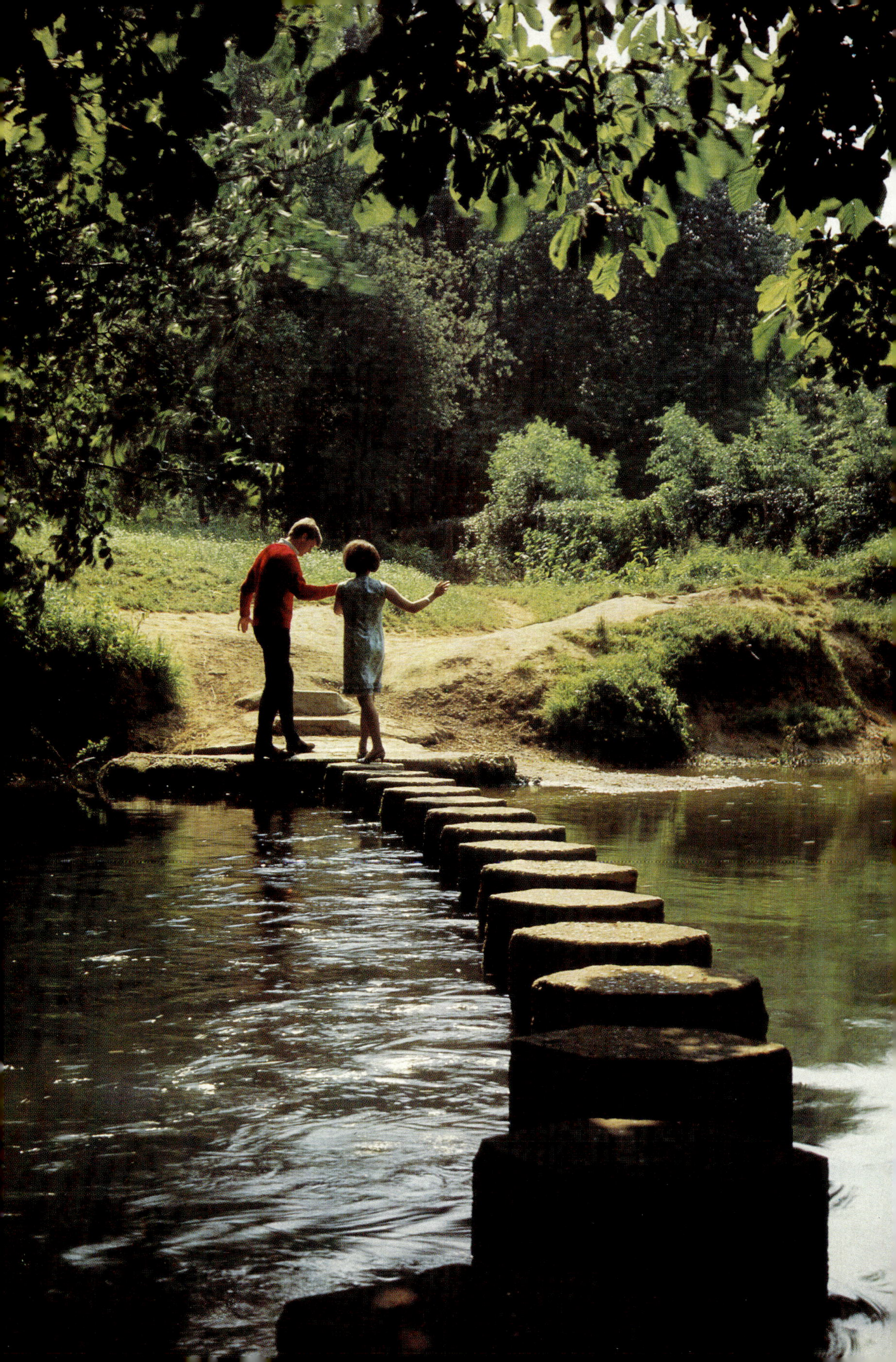

graves de tal comportamiento por parte de los padres, en el sentido de una equívoca actitud con respecto al sexo, llevan a que el niño no llegue a completar su autoconocimiento, y dificultan en gran manera que más tarde realice lo que de él espera la sociedad.

Hay que comprender en sentido literal lo que significa este «propio concepto de uno mismo». El chico y la chica deben, desde pequeños, tener un conceptc claro de sus órganos sexuales. Ello no es tan sencillo como parece, porque esta zona del cuerpo es tan sólo visible cuando el niño no lleva pañales. Pero entonces interviene también el hecho de que la madre cuida, casi siempre con éxito, de que el niño no toque estas partes, para evitar que se ensucie. Esa preocupación de la madre es perfectamente comprensible, pero no hay que desechar que tras esa preocupación se oculte el temor de que el niño —¡tan pequeño!— se interese en sus propios órganos sexuales. Tal temor, desgraciadamente muy extendido, oculta a menudo una concepción errónea sobre la sexualidad, y también el equivocado deseo de que el niño o la niña puedan continuar siendo aquel bebé desprovisto de sexo. Y a ello hay que atribuir, en muchos más casos de los que fuera deseable, que fimosis y criptorquidias, y oclusiones de vagina, respectivamente en chicos y chicas, sean descubiertos tardíamente (v. p. 156 y 184). También forma parte de este temor el deseo de muchas madres de considerar el hijo como cosa propia («parte de mi carne y de mi sangre») (v. página 313). Si la madre quiere que su hijo sea un chico o una chica, en el más completo sentido de la palabra, debe aceptar la sexualidad de su hijo, en la que se funda su futura capacidad para escoger por sí mismo compañero, y separarse entonces de su madre.

Acerca de ello, también hay que tener en cuenta que el siempre necesario cariño no ha de estar gravado por un afecto basado en el miedo. Al niño se le debe prohibir, de modo razonado, que toque los excrementos, pero de forma que en ningún caso pueda pensar que lo malo no es solamente tocar los excrementos, sino que los propios órganos genitales son algo dañino. Para él, posteriormente, no sólo los excrementos y la orina le parecerán sucios e insanos, sino que también se lo parecerá el semen y la menstruación; porque de un órgano «malo» sólo puede salir algo «malo». Es ése el motivo de que no sea infrecuente que llegada la madurez física del chico, con su primera eyaculación de semen, y la de la chica, con su primera menstruación, se les despierten sentimientos de temor que pueden incluso llegar a un verdadero pánico, ni que consideren dichos fenómenos como algo malo, sucio, que les contamina y mancha. Y menos extraño será aún que piensen, tales muchachos, que también las restantes funciones de estos órganos, como la erección del pene o la secreción de las glándulas situadas en los labios menores de la vagina, con los sentimientos de placer a ellos ligadas, se consideren igualmente como malos y prohibidos. Corrientemente, tales niños se asustan de ello y consideran como enfermedad tales fenómenos naturales (véase, por ejemplo: «flujo», página 182; «la menstruación no es ninguna eliminación de sangre mala», página 213). Y, yendo más lejos, no es tampoco de extrañar que la función de los órganos sexuales, primero en la pubertad e incluso después, en la madurez, se consideren como algo «malo».

Desde el punto de vista moral y teológico, se hace cada vez más evidente que en muchos jóvenes, pese a la eliminación del «terror al onanismo» (v. página 92), no puede prescindirse de un resto de sentimiento de culpabilidad y de insatisfacción. Ese resto, en parte, ha de atribuirse al hecho de que la «autosatisfacción» (v. páginas 114 y 226) no puede ser suficiente, porque quien la practica es incapaz de llegar hasta su compañero y deviene «imperfecto» con respecto a la meta de la sexualidad, que exige insoslayablemente la presencia de un compañero. La otra parte de este resto nace de la prohibición que se cierne desde la más tierna edad, sobre los órganos sexuales y sus secreciones. Y precisamente ese resto es el que hace impersonal a la sexualidad, porque nadie quiere, voluntariamente, habérselas con algo que se considera «malo».

Una instrucción acerca de estos extremos realizada posteriormente, es difícil que logre erradicar esas ideas, ya muy arraigadas. Sin embargo, contribuirá a aumentar la reparación entre el miedo irracional que entretanto se ha ido fraguando inconscientemente, y la aceptación de lo que el intelecto comprende que está sujeto a la lógica.

La educación sexual empieza con las primeras percepciones; es decir, mucho antes de que sea posible un entendimiento entre padres e hijos a través de la conversación. Sabemos con toda exactitud que el comportamiento, los sentimientos del padre y de la madre, que el bebé percibe claramente y con arreglo a los cuales reacciona, son para él orientaciones sobre su propio comportamiento, porque depende exclusivamente de la entrega de los padres, hecha por amor, ya que carece de cualquier otra ayuda. La sensación de ser objeto de rechazo le hace temer por su propia vida.

Por todo ello, lo decisivo no es el golpe que la madre le da en la manecita cuando el niño toca los excrementos o la orina, sino el comportamiento, la oculta convicción de los padres con respecto a lo que ha hecho o ha tratado de hacer el niño. No resultará nada difícil evitar el golpe o la palabra «caca», o algo semejante, y actuar previsoramente dándole al niño un juguete con el que se distraiga mientras se le cambian los pañales. Pero ése es sólo el principio. Los comportamientos erróneos con respecto a la sexualidad más arriba descritos son difíciles de dominar y necesitan de una corrección en el pensamiento de los propios padres. De otro modo, harán su aparición en cualquier momento, porque en el fondo no se ha operado un cambio en el comportamiento, cosa que no deja de notar el niño.

Si los padres no consiguen corregir su propia actitud, pese a todos sus cuidados, sus propias ideas hallarán expresión en una serie de «peros»: «estamos de acuerdo en que hay que instruirle, pero no somos nosotros quienes debemos hacerlo»; «mi hijo tendrá que saberlo todo, pero no tan pronto»; «estamos de acuerdo en explicarle todo acerca de la sexualidad, pero el placer es algo peligroso», etc.

La concepción que se tenga de la sexualidad tiene muchas otras consecuencias, porque el hombre sólo puede llevar a cabo lo que antes ha comprendido suficientemente. Si impedimos al niño formarse unos conceptos claros, jamás podrá considerar a la sexualidad como algo natural y sencillo. Pero no basta con el simple concepto. Sabemos que un niño coge, una que otra vez, con sus manos un pedazo de tela, una pelota, una hoja de papel, una muñeca, un juguete, para jugar con ellos; y que, a menudo, a los adultos les fastidia el estrépito y restantes consecuencias —derivadas de una múltiple experimentación material— de su actuación. El niño, mediante la repetición, confirma los conocimientos adquiridos hasta poder almacenarlos en su mente como experiencias propias inolvidables. Y así se comportará posteriormente, cuando trate de subirse a una silla, o cuando aprenda a escribir o a leer, para citar sólo unos pocos ejemplos. La facilidad de comprensión, medida en tiempo, es distinta para cada niño. Pero también los ejercicios que los padres consideran «gracias», con los dedos de las manos y los pies, con la boca, la nariz y las orejas, no son más que la comprobación experimental que está haciendo el niño de que tiene manos, pies, nariz, boca, orejas y dedos. Con respecto a los dedos hay una serie de canciones y versos que enseñan a los niños indirectamente la importancia de estos órganos. Por ello debe permitirse al niño, si está sano y normalmente desarrollado, que cuando esté en el baño, o desnudo en su cuna, experimente con sus propios órganos sexuales y juegue con ellos, puesto que el juego es la forma infantil de la experimentación. El niño debe darse cuenta de que posee órganos sexuales; y nosotros debemos enseñarle que esos órganos son algo muy distinto de los excrementos y la orina.

La denominación de los órganos sexuales. Entramos ahora en una parte muy importante de la educación: la denominación, la forma de llamar a las cosas. Resulta asombroso la cantidad de denominaciones que se han encontrado para ocultar a los niños el significado de los órganos sexuales. Principalmente son expresiones basadas en sus funciones excretorias, con lo cual se consigue ocultar y quitar importancia a los órganos sexuales. En esas denominaciones características se hace evidente el comportamiento erróneo de los padres, decididos a eludir la sexualidad. El niño utiliza los nombres que se le facilitan, pero a cada nombre va unido un contenido de mayor o menor importancia. Una misma palabra puede expresar futilidad, importancia o respeto, según la forma en que se pronuncie, el tono en que se diga, y según los sentimientos que con ella se quieran transmitir. En todo caso, la unión de un órgano con su nombre desencadenará un importante contenido emocional. La denominación es fundamental para la forma en que hay que considerar lo denominado. Por una parte, el nombre expresa la propia concepción, y por otra, a la inversa, determina esa propia concepción. La denominación hace posible que desde el momento en que se produce es posible valerse de lo denominado, colocarlo en su lugar y disponer de él cuando se le necesite. Lo que carece de nombre es desconocido, y las relaciones con uno mismo están muy poco determinadas, por lo cual se le considera extraño hasta el momento en que un nombre lo identifique.

El dominio del hombre sobre la naturaleza viene expresado en la Biblia en el hecho de que Adán dio nombre a todos los animales de la Tierra. Simbólicamente, de esa forma los hizo sus súbditos. El hecho de que en el momento del matrimonio se acepte al cónyuge tras haber sido pronunciado su nombre, justifica la común dependencia de ambos y sus relaciones. El nombre que se le da al hijo es la clave para las relaciones entre padres e hijos, porque se llamará por su nombre a aquel de quien se quiere algo. Su nombre, en este caso su apellido, es la expresión de su vinculación, y al mismo tiempo de sus obligaciones, con respecto al grupo social que posee su mismo apellido.

Por ello no carece de importancia la forma en que se denominen los órganos sexuales. Si dicho nombre se escoge en base a la función excretora del cuerpo, se ligará íntimamente al órgano con lo «malo», lo «no aprovechable por el cuerpo y que por tanto se tira», y dará origen a un sentimiento que más tarde sólo difícilmente podrá corregirse. Además, si el nombre que se elija no tiene relación con las funciones genitales, el concepto representado se considerará como algo aislado. Si falta el nombre correcto en el momento en que se manifiesta el placer y el impulso de utilizar los órganos sexuales —lo cual ocurre ya antes de la pubertad—, será también incorrecto el concepto que se tenga de dicho placer, porque, lógicamente, a aquello que produce un placer considerado inferior, debe quitársele importancia, con lo cual se llega al descontento de sí mismo, a la inseguridad, al miedo. Por ello es necesario que el chico y la chica, desde el primer momento, conozcan los nombres correctos de sus órganos sexuales. No deben ser equívocos y han de expresar claramente el carácter sexual de dicho órgano. El chico y la chica deben saber que son tales porque tienen un órgano sexual masculino o femenino. De otra forma, ¿cómo van a comprender realmente por qué son chico o chica? ¿Sólo porque sus padres les visten de formas distintas?
¿Cuáles son los nombres correctos? En la literatura sobre temas sexuales publicada últimamente, se ha repetido varias veces que las expresiones «pene», «glande», «prepucio», «escroto», «vagina», «labios», que el niño debería conocer desde un principio como nombres corrientes sean quizás excesivamente positivos, y que debiera acudirse a otros nombres (incluso sin formular todavía), apoyados en denominaciones más afines al habla popular. Yo podría transcribir muchas de esas llamadas «denominaciones populares». Renuncio a ello, porque soy contrario a todos esos conceptos que pueden dificultar la comprensión de su valor emocional o que tengan doble sentido; y también porque esas expresiones llamadas populares tienen un carácter agresivo o prohibitivo. Todas ellas son expresiones elusivas. Tratan de no denominar sexualmente a lo que es sexual, o acentúan en el órgano su función genital, sin aludir para nada a la significación del orgasmo. En ningún caso llamamos a los dedos «cosas para coger», «cosas para escribir» o «cosas para tocar»; a los pies no les llamamos «cosas para andar». Tampoco llamamos al avión «ruido que va por los aires» ni «atraviesa nubes», ni al coche «ruido de las carreteras» o «barca que va por tierra», cuando nuestro hijo nos pregunta por su nombre. En mi opinión, tras la preocupación de hallar nuevos nombres para los órganos sexuales se oculta un esfuerzo por —ahí está otra vez el problema— ocultar la realidad del sexo.

Conocimiento y confianza en los problemas sexuales. El concepto y la denominación correcta son condiciones insoslayables para un hombre y una mujer maduros externa e internamente. Pero hemos de aludir también a un tercer factor. El chico y la chica deberían hablar confiadamente de la sexualidad desde su niñez. La confianza y la familiaridad dependen en primer lugar del ambiente de la casa paterna; es decir, de la forma en que los padres se comporten con respecto a la sexualidad. La actitud de los padres ha de ser abierta, sin rodear de ningún secreto estos extremos. Para que el niño se confíe acerca de sus problemas sobre la sexualidad, para que no le parezcan algo secreto que deba ocultar, es preciso

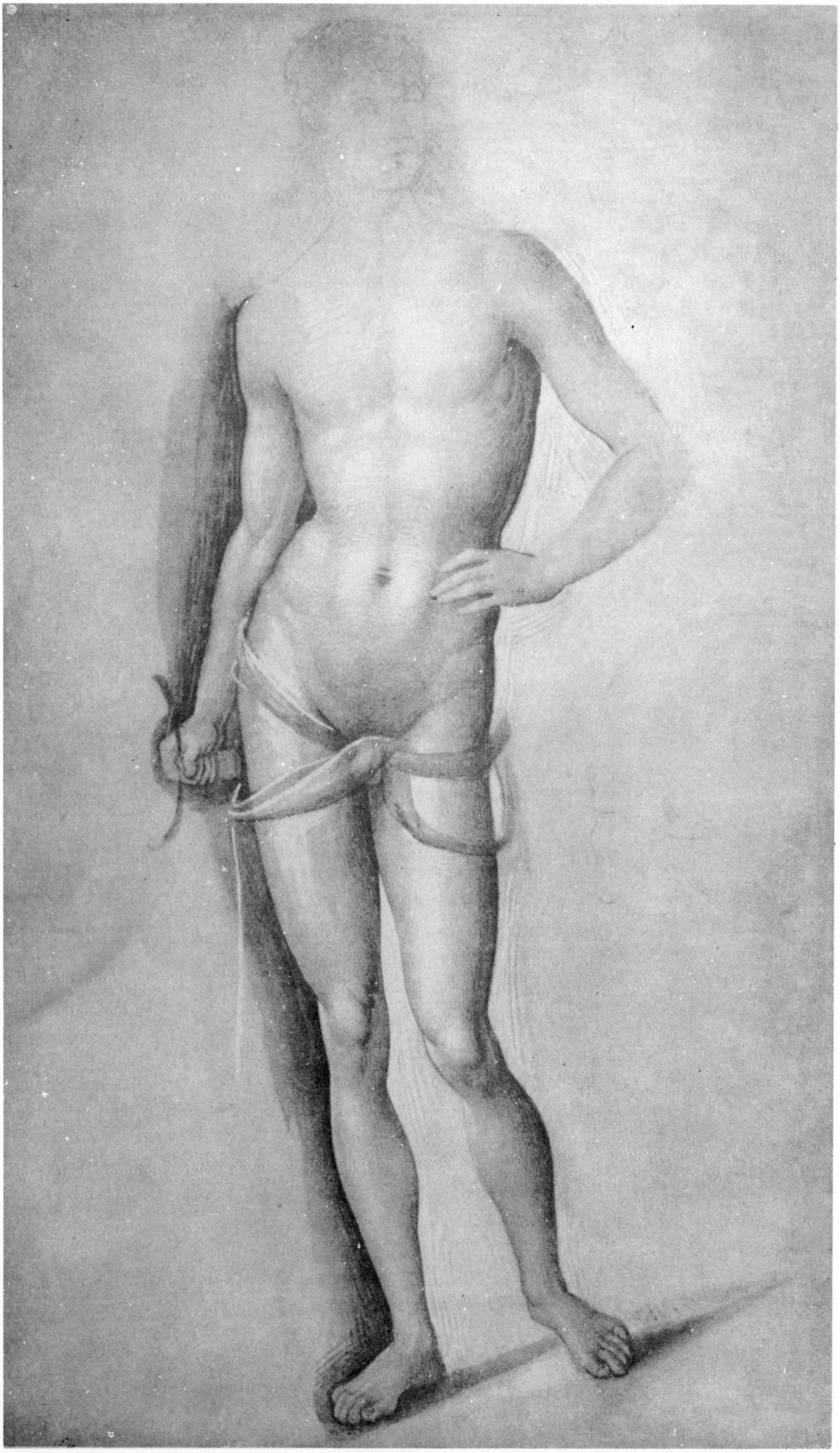

que pueda plantear sus cuestiones en el seno de la familia. El padre y la madre han de estar igualmente a disposición del niño para responder a sus preguntas. Este ha de poder dirigirse al padre o a la madre, y ha de tener la libertad de escoger a la persona que entonces tenga más cerca. Le ha de estar permitido hablar a su otro progenitor de lo que acaba de aprender, y exponérselo orgullosamente, como un nuevo conocimiento. El niño preguntará en primer lugar a quien en otras ocasiones le haya respondido de la forma más comprensible a su mentalidad infantil. Pero ello no debe ser motivo de que el otro progenitor, por comodidad, falta de tiempo, o cualquier otro motivo, eluda las preguntas o no quiera tomar partido acerca de las mismas. El niño ha de saber que en cualquier momento, y también para la educación sexual, tiene a sus dos progenitores a su disposición.

A menudo los niños preguntan en momentos en que los padres no se sienten dispuestos a responderles, por ejemplo en un vehículo de transporte público o cuando hay visita. Pero también en estos casos —incluso cuando los presentes no comprendan o no estén de acuerdo con lo que ocurre, o hayan de reprobar la pregunta o la respuesta— los padres deben responder a su hijo con la misma seriedad que cuando les pregunta sobre una marca de automóvil, o sobre la función de la vista. Con su pregunta, el niño ha demostrado que acepta la sexualidad como una cosa normal. Sólo cuando el niño ha experimentado que los padres le responden de forma elusiva, aprovechará la presencia de otras personas para obligar a sus padres a manifestarse en uno u otro sentido. Secretamente, espera entonces recibir el apoyo de otros adultos. La recepción airada de tales preguntas infantiles —y no sólo en presencia de otras personas— determina que los padres, con su actuación, prueban de modo definitivo que en esas cuestiones —y en la sexualidad— hay algo embarazoso; y no tiene ninguna base hacerle reproches al niño. En ningún caso la molestia o la vergüenza que pueda causarse a los padres han de llevarles a castigar o a reñir al niño a causa de sus preguntas. Por el contrario, se le ha de confirmar continuamente que actúa de modo correcto; por ejemplo, diciéndole: «Ya veo que quisieras saberlo todo.» Acto seguido puede hacérsele una indicación, en el sentido de que hablarán de ello en casa, o más tarde, cuando la visita se haya marchado. Si el niño no ha experimentado otras experiencias (negativas), tendrá suficiente con esta respuesta, esperando que más tarde se cumpla lo prometido. La mejor forma de responder es la que da ideas claras y directas. La más peligrosa es la tan corriente de: «No lo entenderías.» Lo que tal respuesta pone de relieve es precisamente la incapacidad de comprender de los padres. Cada pregunta merece una respuesta, y el niño se convertirá en un molesto preguntón cuando reciba respuestas inconcretas y elusivas, y por ello incomprensibles.

Un chico, al preguntar a su padre acerca de la llegada del hombre a la luna, obtuvo la clásica respuesta de: «¡No lo entenderías!» La reacción del niño fue decisiva; dijo: «Entonces, ¿también eso es una cosa sucia?» El niño actuó correctamente, porque tenía la experiencia de que lo malo —para el niño «las cosas sucias»— era algo de lo que se le alejaba diciéndole que no podía entenderlo. El niño, tras esas experiencias, tiene que incluir en la categoría de malo todo aquello que los padres dicen que no debe conocer todavía. Si al niño se le escati-

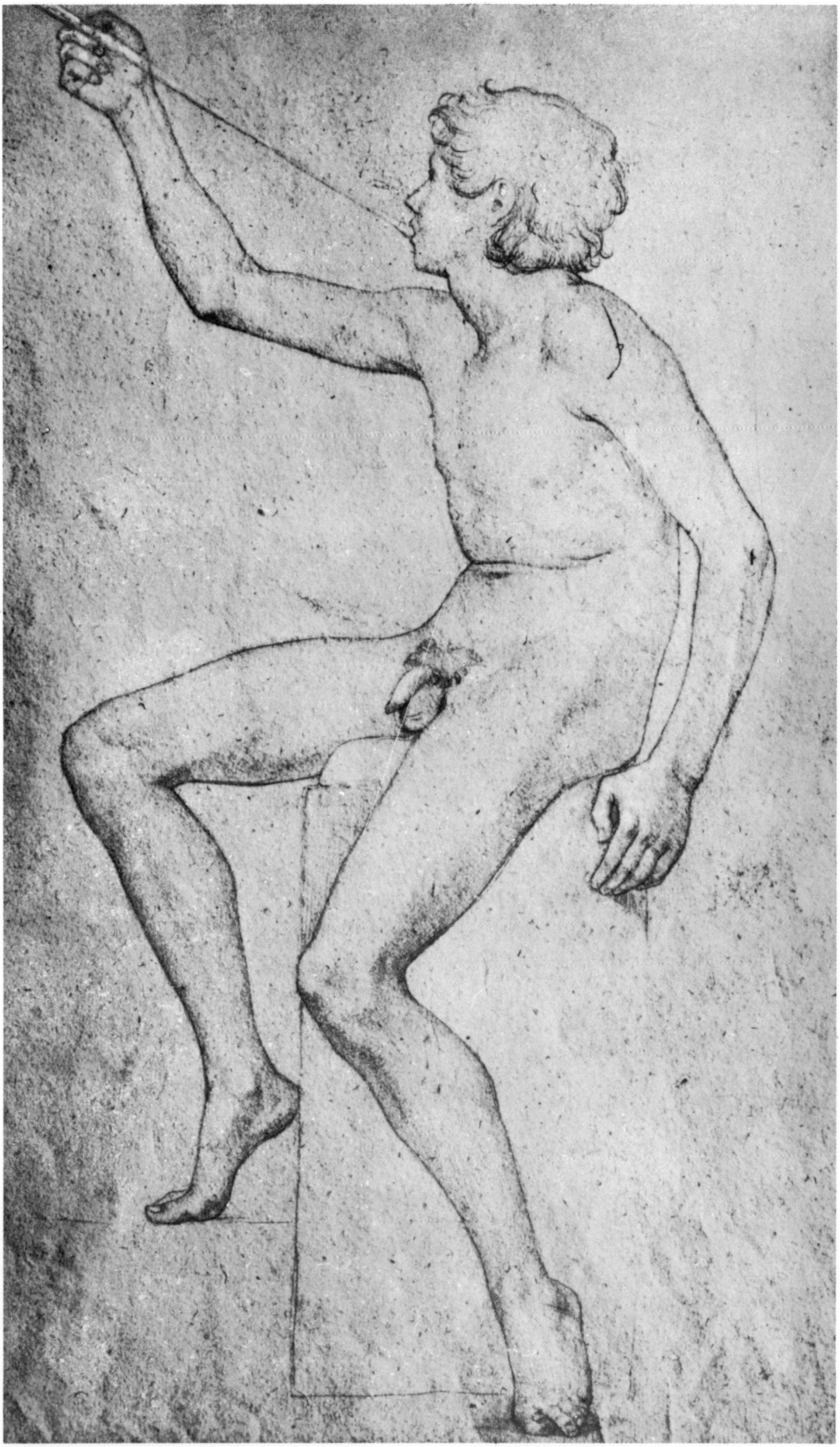

ma el conocimiento de la sexualidad, incluirá de inmediato toda la cuestión entre lo malo, entre «las cosas sucias», acerca de las que la gente sólo habla a escondidas, secretamente, y acerca de las que se le informa de modo elusivo. Ello, lo mismo que la prohibición, de la que hablaremos más tarde, llevan al aislamiento de la sexualidad. En estrecha relación con ello están los cuchicheos y la actuación a escondidas de los adultos cuando los niños están cerca o cuando se les manda salir dando razones muy poco convincentes. Por una parte, esta forma de actuar no es nada elegante por lo que respecta a los adultos; por la otra, se logrará únicamente despertar en los niños una malsana curiosidad.

El lugar idóneo para la educación sexual es la casa paterna. Para el niño, la familia, las cuatro paredes de la casa de los padres, constituye el lugar de la seguridad, de la protección, del amparo frente a los peligros del mundo, el lugar que uno conoce perfectamente, aquél en el que no es preciso fingir, el reino de la intimidad. Aquí se producen sus primeros y decisivos contactos con otros seres humanos, y aprende a tomar y a dar, a reconocer el valor o futilidad de las cosas, a amar y a ser amado. Aquí adquiere su primer sentimiento de seguridad, procedente de una sociedad elemental, y distingue por primera vez entre el yo y la comunidad. Aprende a determinar el lugar que ocupa en la agrupación social y a cumplir las primeras exigencias de esa comunidad; es decir, a renunciar en ocasiones a hacer su voluntad. En la casa paterna es donde se le enseña el módulo, la medida de todos sus futuros conocimientos: las personas y los objetos que constituyen la familia le merecen una confianza como quizá nada ni nadie merecerá en toda su vida futura. Aprende las diferencias con respecto a otros grupos sociales, las diferencias con respecto a otras familias, mediante la comparación de los distintos ambientes. La relación que entre una y otra persona existe dentro de la propia familia es distinta de la que se establece con miembros de otras familias. Por ello, se comprende fácilmente que también su conocimiento de la sexualidad se vea orientado inicialmente hacia la propia familia. Pero el niño, del mismo modo que compara su familia con las demás, querrá también comparar sus conocimientos sexuales con los de los demás. Intenta con ello, ofreciendo cuanto sabe al mundo circundante, confirmar los conocimientos obtenidos en el seno de su propia familia.

El niño siempre estará interesado en compartir lo que sabe con otras personas y en comparar los conocimientos de todos. Es por ello una insensatez exigirle a un niño que guarde para sí únicamente la información sexual que recibe en la familia, y que no hable de ello con los demás (vecinos, compañeros de escuela, etcétera). ¿Cómo queremos que se sienta seguro de sí mismo en el mundo, si para las restantes cosas que se le enseñan no rige esta prohibición de compartir y utilizar sus conocimientos? ¿Por qué considerar secretas esas informaciones? La explicación está en que muchos padres piensan que sería embarazoso tener que hablar de esas cuestiones con otros padres menos evolucionados en este sentido. Muy posiblemente, hayan comprendido la necesidad de dar a sus hijos respuestas correctas y ciertas a lo que preguntan, habiendo incluso superado los recuerdos conscientes o inconscientes de su propia niñez cuando las cuestiones sexuales les estaban vedadas. Pero consideran que está más allá de sus fuerzas que esas respuestas correctas sean conocidas también por otros niños, porque —con razón— temen vulnerar las ideas restrictivas de otros padres. Tales tendencias restrictivas, efectivamente, llegarán a revelarse en frases como las siguientes: «No quiero que mis hijos sepan todavía estas cosas»; «puesto que su hijo sabe estas cosas no quiero que vuelva a jugar con los míos»; «a esa edad los niños no necesitan saber todavía esas cosas»; «veremos a dónde les va a llevar esa ligereza de explicar a su hijo esas cosas tan pronto». La causa principal de esos temores radica en que los padres en cuestión están convencidos de la necesidad de hablar a sus hijos acerca de la sexualidad en forma distinta a como se les habló a ellos, pero ese convencimiento radica sólo en su intelecto, porque interiormente su actitud no ha variado. En tal sentido, la prohibición de que los propios hijos hablen acerca de lo que saben con otros niños, no es más que una protección de los propios padres para no comprometerse más. Ello no es correcto, porque, en realidad, tras este muro protector no se ha operado cambio alguno en su propia actitud. Y mucho menos aún debe castigarse al niño cuando haga uso de lo que sabe en presencia de otros niños; y tampoco debe censurarse a los amigos de nuestros hijos porque destruyen su creencia en la cigüeña u otras invenciones de este estilo. Por el contrario, debe aprovecharse la ocasión para, por fin, hablar abiertamente con nuestros hijos y decirles la verdad. Hay que hacer especial hincapié en que la intimidad de cada uno, del matrimonio y de la familia, ha de permanecer en todo caso intacta.

La desnudez en la familia. También la desnudez pertenece a la intimidad de la familia. El niño muy pequeño se presenta desnudo voluntariamente y sin ninguna vergüenza al resto de la familia. Si ello se le prohíbe, pensará, sin duda alguna, que la desnudez es algo especial y, por prohibido, algo malo. A él, la desnudez le sirve para conocerse a sí mismo, pero además persigue a los restantes miembros de la familia con la petición de que se muestren ante él igualmente desnudos a fin de poderse comparar con ellos. Desgraciadamente, muchas veces se confunde esta exigencia con una pérdida del pudor. En otro lugar de este mismo libro hablaremos más ampliamente sobre la desnudez y el pudor (v. página 146), por ello aquí diremos solamente que la desnudez comporta una parcial pérdida de pudor en el futuro, y que el pudor no sólo depende de la desnudez. En todo caso, no hay que considerar desvergonzado al niño que desea ver a su padre y a su madre y a sus hermanos desnudos. El niño muy pequeño debiera también ver a sus padres cuando éstos se visten o se desnudan, cuando toman una ducha o se están bañando. Con ello se les daría la oportunidad de preguntarse por qué papá tiene un miembro que mamá no tiene, y por qué ella en cambio, tiene una hendidura entre las piernas, por qué mamá tiene senos mayores que los de papá, y por qué papá es más peludo que mamá. Ha de saber, cuanto más pronto mejor, que, en su aspecto externo, si es niña se parecerá a su madre, y si es niño a su padre, y se le ha de decir que él, algún día, cuando sea mayor, también podrá tener y cuidar hijos, también podrá utilizar sus órganos sexuales en la forma normal dentro de las relaciones entre los seres humanos. Cuanto más autónoma sea la forma en que un niño adquiere sus experiencias en esas cuestiones, más espontánea será más tarde la conversación con su cónyuge acerca de las cuestiones de la sexualidad.

Si ocasionalmente ocurre que los niños, con este comportamiento de los padres, se intimidan y se hacen menos comunicativos, podemos tener la seguridad de que los padres, pese a su tolerancia externa, han minusvalorado o involuntariamente despreciado en algún momento la sexualidad, llevados de sus propias tendencias; el niño se ha dado cuenta de ello y su comportamiento deviene inseguro y miedoso. Puede ocurrir también que el niño haya debido enfrentarse con el concepto que los padres han tratado de ocultar; le han dicho que él no va a comprender o no está lo bastante crecido para saber de esas cosas, con lo que, al perder la inocencia se hará temeroso y huidizo. Más tarde hablaremos de nuevo de estas cuestiones.
El niño ha de determinar también las diferencias entre su sexo y el de sus hermanas. Por ello los padres deben explicarle las peculiaridades de sus órganos sexuales; es un error explicar solamente a las chicas la constitución y funciones de los órganos sexuales, porque existe el peligro de que dos hermanos experimenten entre ellos con sus órganos sexuales. A la descripción en detalle sólo debe descenderse cuando se trate de una persona madura. El camino hacia esa madurez debe cuidarse y vigilarse mucho.

La aparición de un nuevo embarazo en la madre. Los hijos han de ser informados de un nuevo embarazo de la madre. Debe hacérseles poner la mano sobre el abdomen de la madre en momentos en que el feto se mueve en su interior. Ha de explicárseles desde muy pronto las razones por las que el abdomen de la madre aumenta de tamaño, a fin de que esas observaciones no sean causa de secretos y elucubraciones entre los hermanos. También es éste el momento apropiado para explicar al niño que pregunta, que también él creció en el vientre de su madre, y que le mantuvieron allí, cuidándole, hasta que nació, asomando al mundo por la hendidura que mamá tiene entre las piernas. Si al niño se le explica tardíamente la modificación efectuada en el cuerpo de su madre, por ejemplo con ocasión de la compra de ropitas para el bebé, o de la preparación de la camita, es posible que se muestre temeroso frente a la madre y rechace al hermanito esperado. Igualmente es insensato para la educación sexual que no se permita estar presentes a los demás niños cuando mamá le da el pecho al hermanito recién nacido.

El niño ha de saber perfectamente la opinión que los padres tienen de este embarazo y conocer las consecuencias. Todo niño considerará el nuevo embarazo de la madre y el nacimiento de un nuevo hijo, que exigirá de aquélla más atención que los demás, como la presencia o la promesa de un rival, como un perjuicio para él mismo. Consciente o inconscientemente, sabe que con el nacimiento va a perder una parte de la dedicación de los padres con respecto a él. Los niños pueden mostrarse auténticamente alegres por el nacimiento de un hermanito, y ello obedecerá a una de estas dos razones: a que se han apropiado de los sentimientos de los padres o a que con ello expresan un sentimiento de soledad, puesto que les mueve el deseo de tener un nuevo compañero de juegos; en algunos casos también la idea de participar en el cuidado del hermanito (v. página 94). Pero los padres no han de dejarse engañar por esta alegría del hijo, porque más tarde, después del parto, lo más probable es que el niño experimente el temor de perder a su madre, lo cual es el motivo principal de que considere al hermano como un rival, temiendo que éste, en definitiva, haya de sustituirle en todas sus prerrogativas anteriores. Los padres, por ello, han de eliminar de la mente del niño tal pensamiento, incluso cuando no lo manifiesta externamente, hablándole abiertamente y dándole la oportunidad de que exponga sus cuitas. Pero ése es un extremo difícil de determinar, porque una explicación dada al niño de forma demasiado tajante y anticipada puede llevar al nacimiento de un miedo todavía mayor. Lo que sí podemos decir es que el niño, por lo menos, necesita saber con seguridad que los padres han comprendido la preocupación que le produce el nuevo embarazo de la madre. Ha de saber también que no se le va a excluir del cuidado de los padres, y especialmente del de la madre. La llegada repentina (inesperada) de un hermano, aunque se la haga depender de fuerzas externas, como puede ser la intervención de la cigüeña, es completamente inadecuada para hacer que el niño comprenda.

Dos años es el período de tiempo más favorable entre un embarazo y el siguiente, porque el niño nacido en el anterior, difícilmente podrá comprender la pérdida de los cuidados maternos antes de los dos años (v. página 81). Los métodos de control de la natalidad (v. página 280) harán factible ese período de espera.

Cuando el nuevo embarazo no era deseado por los padres, su cometido con respecto a los demás hijos será mucho más difícil. En tal situación, los padres deberán procurar por todos los medios que los hijos no se den cuenta de sus sentimientos, porque, pese a todos los problemas de orden personal, matrimonial, social y económico que la alimentación, el vestido y el cuidado del nuevo hijo pueda presentarles, el disimulo de estos sentimientos es la única fórmula que permitirá a los hijos de más edad ayudar y amar al nuevo hermano.

El hecho de que los hijos, niño y niña, desde pequeños participen, sean conocedores del embarazo de la madre, es importante desde diversos puntos de vista. El conocimiento temprano de que el embarazo es igual a una vida nueva que se forma en el vientre de la madre, determina el nacimiento de un sentimiento positivo con respecto al parto. Correctamente enfocado, es decir, sin dramatizarlo, la presentación del embarazo como destino último de la mujer (v. página 358), ayuda también a eliminar el temor que las niñas puedan sentir con respecto a sus propios embarazos futuros.

El pudor y la desnudez. Aunque la desnudez en el interior de la familia, fundamentalmente, no ha de despertar ningún pudor, es necesario no exagerar tampoco en este sentido. El niño, al principio, depende tan directamente de la relación familiar basada en el «nosotros», que evidentemente es incapaz de establecer diferencias en lo que a la desnudez respecta. Con el posterior desarrollo, sin embargo, aproximadamente al cumplir los dos años, pierde lentamente esa actitud frente a la familia. Aprende a decir «yo» y actúa como individuo. Al mismo tiempo aprende a controlar la función de sus órganos excretorios. También en esta época puede aprender a separar su intimidad de la de los demás, precisamente en la medida en que los demás respeten la suya propia. Si los padres dejan al niño solo cuando está sentado en el orinalito, el niño comprende rápida-

mente que también los padres quieren estar solos en el baño. Si los padres o los hermanos mayores dejan que el niño se lave y vista solo, muy pronto sabe que también los restantes miembros de la familia deben hacerlo a solas. Si el padre, la madre y los hermanos llevan un albornoz de baño cuando van del lavabo a su habitación, para vestirse allí, el niño tomará igualmente el hábito de hacerlo, porque para hacerse mayor sabrá que necesita, entre otras cosas, un albornoz de baño. De otra forma, a esa misma edad, si no se le ha educado como antes se ha dicho, es posible que siga deseando ver desnudos a su padre y a su madre. La observación del comportamiento de los mayores le lleva a actuar él mismo en igual forma, a menudo sin que sea necesario siquiera hablar de ello. De esta forma llega a crearse un pudor natural, que en definitiva es lo mismo que la delimitación de la propia esfera de intimidad, sin que los padres hayan debido prohibirle andar desnudo por la casa; pero es que el niño sabe ya el aspecto de los adultos cuando están desnudos. El niño sabe igualmente que su padre y su madre, el hombre y la mujer, se ven desnudos.
Como acabamos de ver, una educación en tal sentido es posible solamente cuando los miembros de la familia se comportan naturalmente con respecto a la desnudez. Tal desnudez no está desprovista de pudor, porque no representa la entrega de la propia intimidad a un extraño (v. página 146). Tampoco tiene nada que ver con el «nudismo», ni nada semejante. Hablemos ahora del nudismo, cuyos objetivos son los de poner al cuerpo en contacto directo con la naturaleza. Desde nuestro punto de vista, es criticable la forma en que, en el nudismo, se establecen las relaciones entre miembros de diversas familias. No cabe ninguna duda acerca de que a partir de una determinada edad, los niños tienen deseos genito-eróticos (v. página 92), que no pueden ser ignorados y que no se acomodan bien al esquema del nudismo. En el seno de la familia, esos deseos, comprensibles por el desarrollo de los niños, deben ser admitidos pero no llevados a la práctica; han de estar dirigidos a la libre elección de compañero para toda la vida, tomándolo de entre la gente que nos rodea, pero no de la familia. Porque, el niño debe saberlo, la hermana no puede casarse con el padre ni con el hermano, y el hermano no puede casarse con la madre ni con su hermana. Estos deseos, dirigidos al mundo en general, no sólo pueden sino que deben tener un carácter genital y erótico; no han de ser únicamente espirituales. En el nudismo, todos estos deseos deben reprimirse. Las dificultades se producirán más tarde, en la vida del muchacho, cuando, estando en zonas en las que se practique el nudismo, se le permitirá ver, pero no tocar, se le permitirá excitarse, pero no dar muestra de su excitación. La consecuencia es un profundo trastorno, fácilmente comprensible: las formas externas le obligan a una neutralización de las emociones, a una separación entre el erotismo y los órganos genitales, es decir, de nuevo, a un aislamiento de la sexualidad. Y en los lugares en que esas reglas no tengan validez, y en los que los presentes no se preocupen de esa separación entre erotismo y órganos genitales, como puede ocurrir en algunos centros nudistas, el peligro es, entonces, el de una cambiante y caprichosa elección de compañero para las experiencias sexuales. De ello hablaremos en otro lugar (v. página 119).

El niño en el dormitorio de los padres. La desnudez natural en la familia y el derecho que tiene el niño a ver, se halla notablemente exagerado cuando el niño duerme en la habitación de los padres. Sin embargo, en la actualidad, un gran número de viviendas son verdaderos enemigos de la familia por ser demasiado pequeñas. Un matrimonio joven, si tiene que vivir en una vivienda de dos habitaciones, debiera prescindir del tradicional dormitorio y disponer la casa de forma que su hijo o hijos puedan vivir y dormir sin ser estorbados por los padres. Ello significa que el lugar en que hagan vida los padres ha de servir también como dormitorio de los mismos, de forma que, durante el período de vela, más largo que el de los niños, o por causa de su distinto horario de sueño, no se estorben mutuamente. También en esas consideraciones radica una «paternidad responsable» (v. página 278).

¿Por qué los bebés o los niños muy pequeños no deben dormir en la habitación de los padres? ¿No es mejor, desde muchos puntos de vista, que la madre duerma en inmediata proximidad del niño, que no necesite levantarse para atenderle? ¿No es cierto el peligro de que el niño, durmiendo, le dé la vuelta a la almohada, y ésta le asfixie, sin que nadie se dé cuenta?

Naturalmente, es posible que un niño se coloque de tal forma debajo de la almohada que se asfixie. Pero es que el niño no necesita dormir con almohada. Lo mejor para su columna vertebral y para la formación de su cuerpo es dormir simplemente encima del colchón. Además, el recién nacido no es capaz de girar sobre sí mismo. La cama del niño algo mayor ha de prepararse de forma que no pueda meterse debajo de las cubiertas, y tampoco poner sobre su cabeza la almohada, caso de que duerma con ella. Pero repetimos que ello es erróneo. Quien no cometa estos errores no tiene por qué temer una posible asfixia del niño por ese motivo; pero, por otra parte, también puede combatirse esa objeción recordando que cuando el niño está durmiendo de día, y la madre trajina en la cocina, ésta no puede tampoco oír lo que hace su hijo en la habitación. El miedo que muchas mujeres tienen a la noche se debe a otras razones. Las madres se proyectan exclusivamente en dirección a su hijo y en estos casos actúan exclusivamente como mujeres, es decir, demostrando el miedo que tienen a la noche en sí. Es un temor al predominio que en la noche tienen los sentidos, un temor al acto sexual en sí (que, con la presencia del niño, se realizará menos frecuentemente, puesto que la madre debe estar siempre dispuesta para atender a su hijo). Ahí se muestra a menudo una pretensión equivocada de posesión (v. página 317), que se mantiene oculta tras la solicitud de la madre.

Además, la madre que está amamantando a su hijo, sigue estando íntimamente ligada a él, aunque entre ambos se interpongan dos puertas cerradas. Sería incorrecto denominar instinto maternal a esa íntima comunicación entre la madre y el niño. Se trata de una modificación en la atentividad de la madre, de origen hormonal (v. página 363), que debe incluirse en el conjunto de relaciones síquicas familiares, y que implica una disminución del umbral de excitabilidad (v. página 227) y la hace más receptiva de las expresiones sicosomáticas única y exclusivamente del hijo. Muchas mujeres han observado que no se despiertan, por ejemplo, con ocasión de un importante choque de automóviles ocurrido bajo su balcón; en cambio, sí lo hacen al menor ruido proferido por su hijo, que duerme dos habitaciones más allá y del que le separan dos puertas cerradas; por el contrario, su marido se despierta repentinamente con ocasión del choque y no se da cuenta de que su esposa se ha levantado al oír el ruido del niño, ha llegado hasta él y ha vuelto después a acostarse.

Naturalmente, para la madre es mucho más cómodo tener al niño cerca, para así no tener que levantarse, pero ése es el primer paso para malcriar al niño. De esta forma, él se acostumbra a no poder prescindir de la constante presencia de la madre, y se hace mucho más dependiente de ella. Más tarde, tales madres se muestran perplejas o molestas porque su hijo, ya mayorcito, no se les despegue de las faldas ni sea capaz de salir de las cuatro paredes de su casa, jugar con otros niños, etc. Para evitar tales comportamientos en los niños, es necesario acostumbrarles desde el primer momento a estar solos. Esto lo aprenden más fácilmente cuando la madre les demuestra que ella estará siempre junto a ellos cuando la necesiten realmente. Si el niño queda convencido de ello, aprenderá pronto a jugar solo y a hacer las cosas por sí mismo, formará su propia personalidad mucho antes que otros niños. Así, la comodidad de la madre tendría consecuencias posteriores mucho más desagradables de lo que pueda ser levantarse por la noche alguna vez, en los primeros tiempos.

Pero hay otros motivos por los que el niño no debe dormir en la habitación de los padres: no debe, en ningún caso, estar presente con ocasión de las relaciones sexuales entre éstos. Esa presencia del niño no se refiere solamente a la observación que con la vista pueda efectuar el niño algo mayor, sino también a lo que pueda sentir el bebé o el niño muy pequeño. A causa de las estrechas relaciones entre el niño y la madre, aquél acabará dándose cuenta de que, con ocasión de las relaciones íntimas, la madre pierde algo de la atentividad a que antes nos referíamos y ello lo advierte el niño con tanta mayor claridad cuanto más cerca se halle de la madre. Esa experiencia intranquiliza notablemente al niño, puesto que teme perder a su madre. El niño no sólo se despierta, sino que, a veces, es tanto el miedo que tiene que ni se mueve, ni llora, aun estando despierto. A menudo los padres piensan que el niño está durmiendo y se entregan al amor, cuando advierten repentinamente que el niño está despierto y les observa. Otros niños se vuelven intranquilos, y a menudo gritan, llegando incluso a asustar a sus padres; sin embargo, tales gritos a veces se producen cuando los padres no están realizando el acto sexual, porque el grito del niño es sólo una forma más de expresar, en sueños, el miedo que sufre o ha sufrido. Otros niños, algo mayores, que entonces no dormían ya en la habitación de los padres, pero que lo habían hecho antes, demostraron tener un sentimiento inconsciente de que la madre estaba en peligro durante el acto sexual; por ejemplo, soñaban que iba a ser atropellada por un camión, pese a que ni por asomo había estado nunca en semejante peligro. Otro matrimonio observó que su hijo, de cuatro años, que dormía en la habitación vecina y tenía a su alcance junto a la cama una sencilla lámpara, la encendía por la noche cuando sus padres mantenían relaciones sexuales. Más tarde, cuando el padre entraba en la habitación del niño, éste dormía ya de nuevo, y tampoco se despertaba cuando le era apagada la luz, ya finalizada la unión sexual de los padres.

El niño aún no es capaz de comprender las pasiones humanas y por ello tampoco la componente emocional del orgasmo de los padres. Esa porción del campo de los sentimientos le está todavía vedada. Por todo ello, toda disminución de grado en su íntima unión con la madre será para él incomprensible y temible. Además, en la mayor parte de los casos, la sexualidad y el conocimiento sexual le ha sido prohibido, con lo que los niños ven en todo ello algo que a ellos les está prohibido. La observación por parte del niño del acto sexual realizado por los padres originará posteriormente consecuencias perjudiciales para él mismo, consecuencias que a menudo no se hacen evidentes hasta mucho después, en sus propias relaciones íntimas, y que son difíciles de eliminar. Las experiencias obtenidas en la primera vida infantil pueden escapar a la memoria, a la conciencia, pero se mantendrán agazapadas en el inconsciente, y desde él influirán decisivamente en el comportamiento y actitud del futuro adulto, en su vida sexual.

Precisamente porque en nuestra civilización el acto sexual se realiza exclusivamente en el marco íntimo de un hombre y una mujer determinados, el bebé o el niño muy pequeño, lo mismo que los demás niños, ni despiertos ni dormidos han de ser testigos de las manifestaciones sexuales entre los padres. Para el niño, ello representará una destrucción de la esfera íntima, del pudor, que no podrá entender en ningún caso, pese a que se le haya informado convenientemente y tenga ya su propia opinión formada acerca de la sexualidad. Ningún niño, por pequeño que sea, debe dormir junto a los padres. Si no hay posibilidad alguna de establecer una separación entre la habitación de los padres y la de los niños, aquellos habrán de encontrar la fórmula de acudir a sus necesidades sexuales sin que ello merme en absoluto el responsable cumplimiento de sus deberes paternales.

Esa es una cuestión en la que, como estamos viendo, la superficie de las viviendas tiene especial importancia; corresponde pues también, a quien tenga intereses o responsabilidad en la construcción de dichos pisos, atender asimismo a esas cuestiones, de la máxima importancia en el futuro, cuando se trate de planificar las edificaciones. Los matrimonios y las parejas de novios han de reflexionar acerca de ello con la suficiente antelación y actuar en consecuencia, porque su responsabilidad en este campo se iniciará, lo más tarde, cuando nazca su primer hijo.

Consecuencias de una educación sexual errónea en la niñez. Hemos dicho ya que el concepto, la denominación y el conocimiento de las cuestiones sexuales, tiene una importancia decisiva en la conversión del niño en un adulto mentalmente sano. Colocar en un segundo plano dicha educación, y con ello minusvalorar la sexualidad, en la que todo niño, sea chico o chica, tiene un interés vital, no puede tener más que un solo resultado: el miedo hacia la sexualidad. Más tarde, al llegar a la madurez física se produce la confrontación con dicho miedo. Y la superación de este miedo será fundamental para su vida futura, puesto que vivir libre de temores es una tendencia consustancial con el hombre. Pero para esa superación del miedo a las cuestiones sexuales hay sólo dos posibilidades: o bien prescindir en lo posible de los propios impulsos sexuales, «porque no puede ser, porque no debe ser», o bien vencer al miedo considerando a la sexualidad como algo natural o, por decirlo de otro modo, animal. En ambos casos se produce el aislamiento de la sexualidad. En el primero, la consecuencia inmediata es la mojigatería; en el segundo, el desenfreno. Ambas consecuencias se producirán, sean cualesquiera las explicaciones que a posteriori se den, cuando no se hayan proporcionado formas de comportamiento correctas, cuando la sexualidad no sea deseada como algo total, con todas sus partes físicas, emocionales y espirituales, y se la reconozca como una forma consciente de relación formativa entre los seres humanos.

BASES PARA UNA EDUCACION SEXUAL

Aleccionamiento. La captación por parte del niño de las opiniones y forma de comportamiento de los padres o, en edades superiores, de otros educadores, y la correspondiente identificación con las suyas propias, es un proceso mental complicado que no podemos explicar aquí en detalle. Nos limitaremos a dar algunas nociones fundamentales.

Todo niño, como todo hombre, tiende a ser feliz. La felicidad es directamente dependiente de todas las ilusiones y tendencias de los hombres y de la forma en que el mundo reaccione ante sus deseos. Pueden defenderse todas las tesis acerca de lo que sea la felicidad, según la medida en que, a juicio de cada cual, se han ido cumpliendo los deseos. Lo dicho vale tanto para el hombre adulto como para el niño: el adulto se basta a sí mismo para conseguir el cumplimiento de dichos deseos, pero el niño necesita que sean los padres quienes los cumplan por él. Por ello muy pronto tendrá la dolorosa experiencia de que sus deseos no siempre se ven correspondidos, y consecuencia de ello es que los padres —en los primeros meses de vida representados principalmente por la madre— puedan «no quererle». El niño tratará siempre de que se cumplan sus deseos, y caso de que no lo consiga, pese a sus repetidas protestas, no le queda otra solución si quiere volver a ser feliz, que la de renunciar a ellos, porque esa será la única forma de que la madre se muestre de nuevo solícita con él. Con este comportamiento, el niño accede a las exigencias del mundo; es decir, a las exigencias de los padres, de su madre, para así poder recuperar el cariño perdido. Evidentemente tendrá deseos o tendencias que estarán de acuerdo con lo que el mundo desea y a las que el niño no tendrá que renunciar. Conforme el niño va aprendiendo a relacionarse con el mundo circundante, va estableciendo su propia escala de valores, o, en otras palabras, se va autoeducando.

Al principio, el niño experimenta el reproche hacia sus deseos a través de la voz del padre y de la madre. Su actitud y su comportamiento con respecto a los deseos del niño es por ello decisiva para la fijación de los conocimientos infantiles. La mayor o menor amplitud de los conocimientos depende directamente de la actuación de los padres. El niño algo mayor, posteriormente, establece contacto con escalas de valores diversas, pero la dominante para él es la que han fijado sus padres. De no ser así, se producen conflictos de conocimiento. Los conocimientos recibidos de los padres le sirven de norma para medir lo que debe y lo que puede hacer. Un conocimiento sólo podrá considerarse correcto, es decir, utilizable posteriormente sin ninguna duda, cuando coincidan el deber y el querer hacerlo.

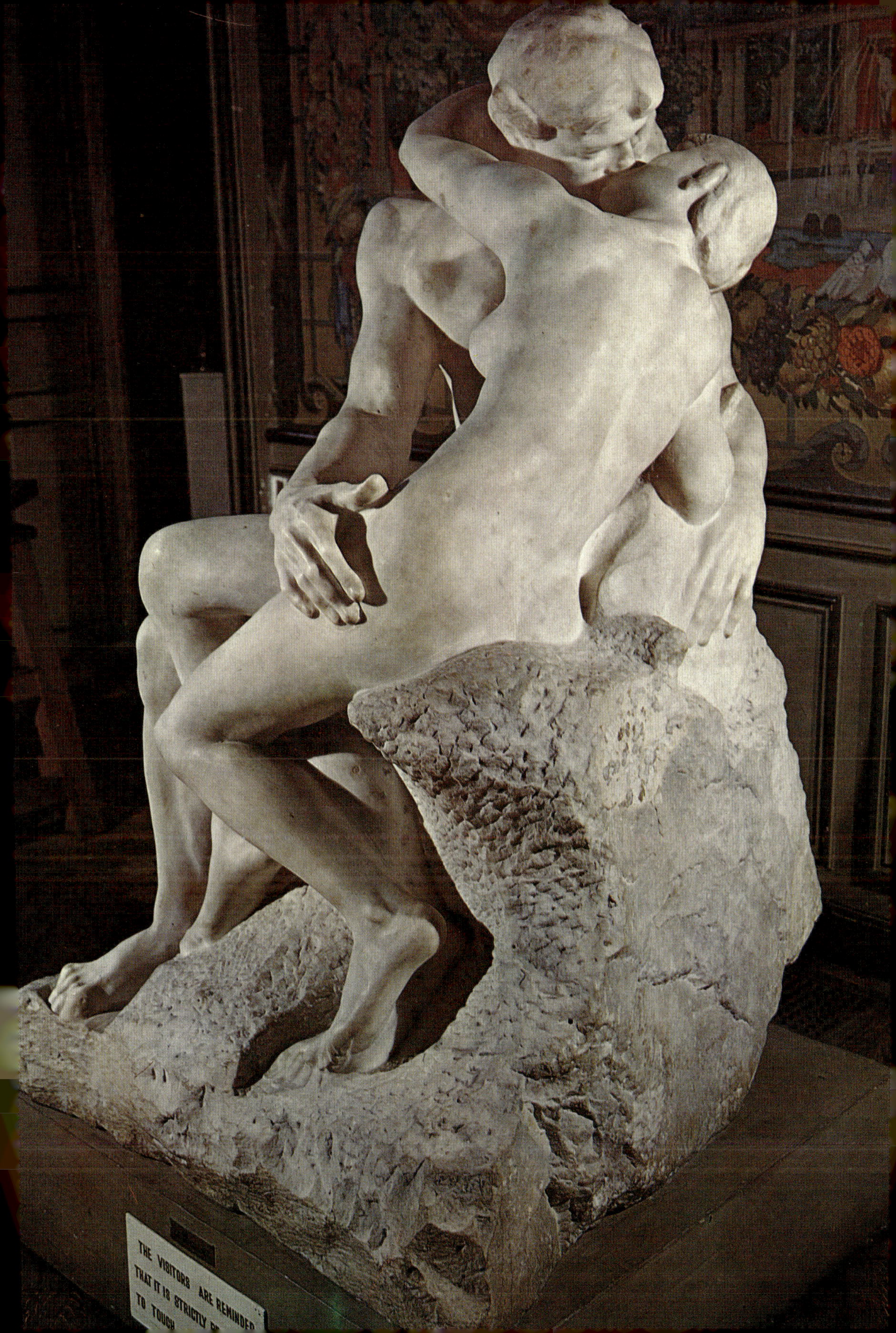
THE VISITORS ARE REMINDED
THAT IT IS STRICTLY
TO TOUCH

El deseo de establecer contacto y relacionarse, se produce en los primeros meses de vida del niño. El contacto entre su piel y la de su madre suele ser la primera experiencia táctil

El impulso de posesión del ser humano se muestra ya en la primera niñez. La boca es la parte de su cuerpo preferida para dar salida a su afán de posesión

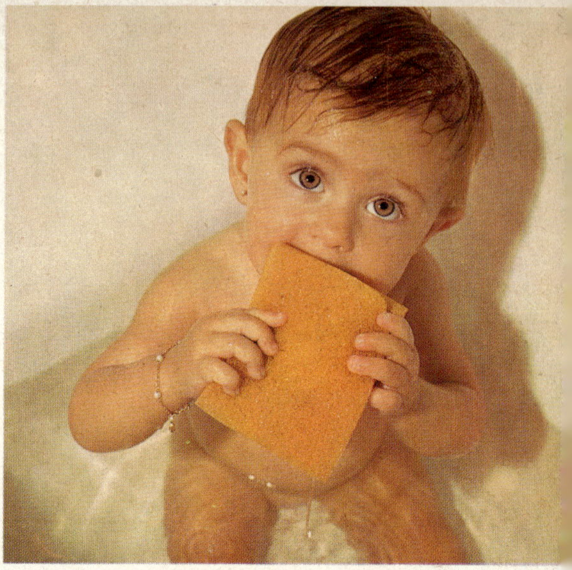

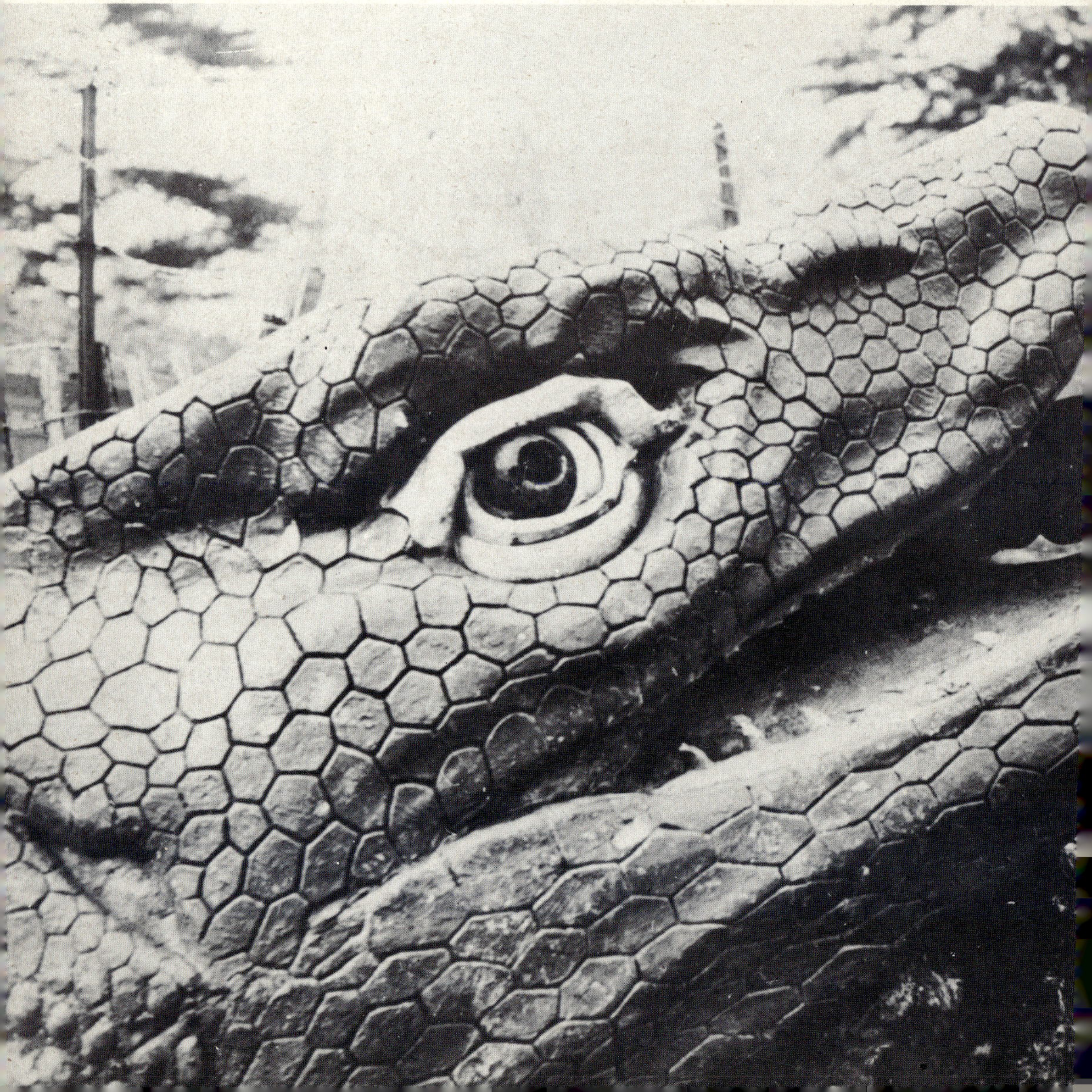

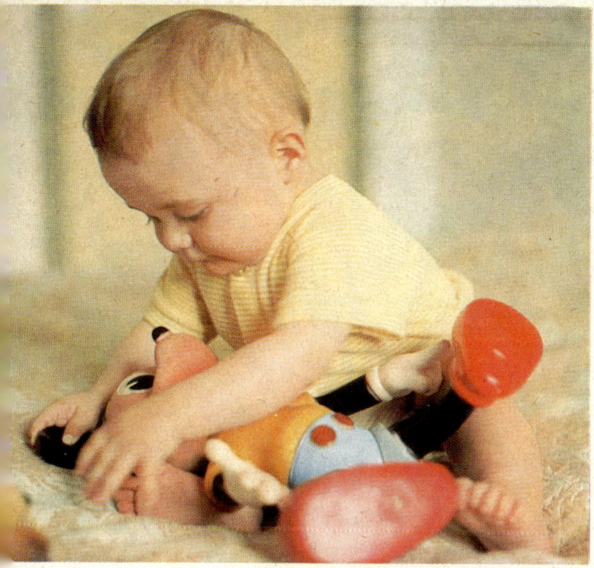

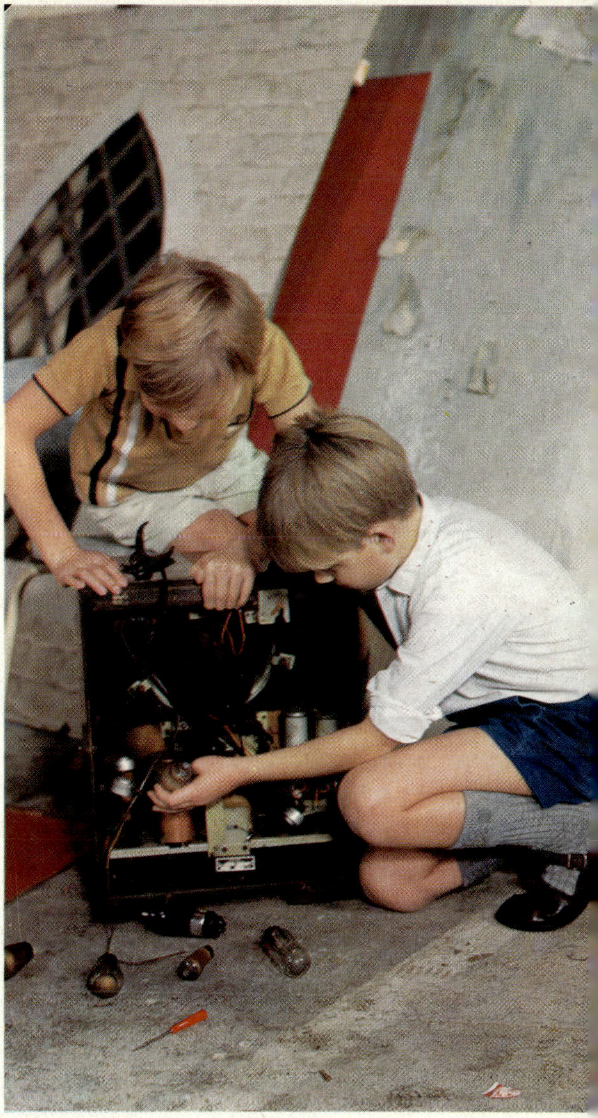

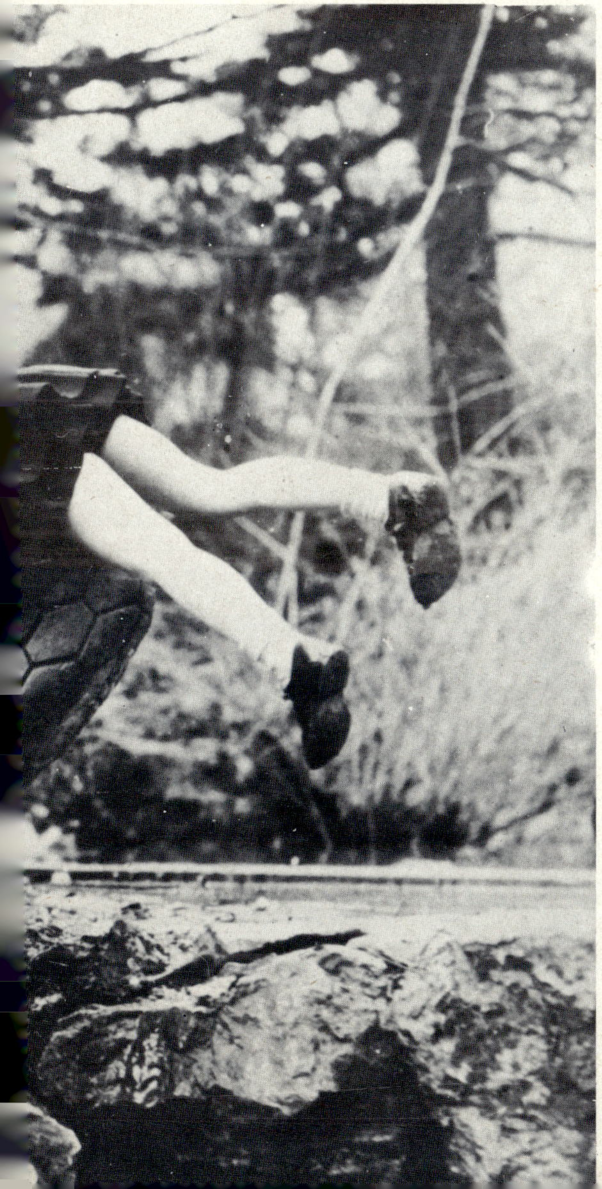

La ampliación del ambiente en que se desarrolla su vida está ligada con hechos que van dirigidos a la autorrealización del niño. Para los adultos esos hechos son juegos

Es preciso que al niño se le delimite su actividad, protegiéndole de sus propias exigencias desmedidas. Ha de poder evaluar correctamente la realidad

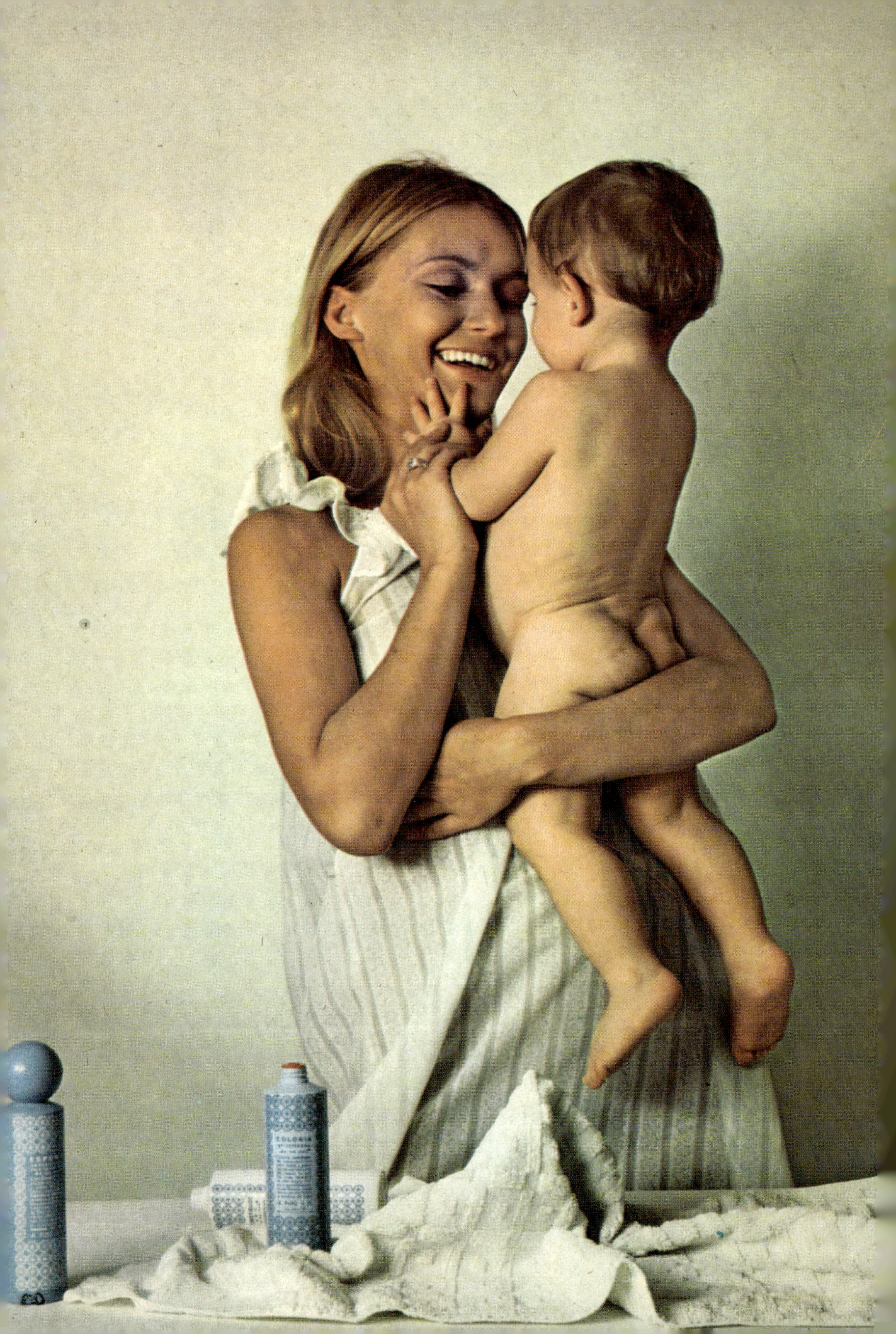
COLONIA

Para los hombres, en su vida en común, existen cuatro campos de especial importancia: el contacto, la posesión, el prestigio y el amor. Todos los deseos cuya meta estriba en la consecución de uno de esos elementos, están incluidos en los procesos de identificación anteriormente descritos, y por ello pueden resultar influenciados a través de la educación, pese a que son innatos y no aprendidos. Lo importante de ellos es que no pueden hallarse aislados, sino que están siempre englobados en el mutuo intercambio de relaciones. Sin embargo, para las siguientes explicaciones, y en orden a la claridad de la exposición, es más conveniente describirlos separadamente.

El afán de contacto. Sabemos que el hombre está especialmente motivado para la relación con los demás hombres. El medio fundamental para ello es la palabra, tras la que el hombre recibe una respuesta; es la conversación con otros hombres, el diálogo. Pero la conversación no es la única expresión de esa necesidad, puesto que la relación iniciada a través de la palabra y la respuesta exige una inmediata comprobación a través de una realidad palpable. Con ello se refuerza la necesidad de una vinculación, a través de un sentimiento de la propia seguridad. Las formas de expresión de esa comprobación a través de una realidad palpable son varias: el apretón de manos, la promesa, el abrazo entre amantes, amigos, conocidos, parientes, etc.; pero también la vista puede actuar como expresión física de una seguridad o de una confianza. Aquellos en quienes se confíe, merced a la confianza que en ellos se deposita, sienten reforzada su dignidad personal, lo que, a su vez, ya seguros de su personalidad, les capacita para confiar en su compañero, sin temer en absoluto perderle. De la seguridad en uno mismo, nacida de la confianza depositada por otro, nace la capacidad de entregarse a otra persona y, yendo más allá, la capacidad de entregarse a algo material, a una misión. Tan sólo esa confianza en uno mismo hace posible que alguien se enfrente al mundo sin sentir miedo.
El niño, de forma innata, desea formar parte del mundo. Por esta razón reacciona ante todos los ofrecimientos que se le hacen y trata de confiar en el ambiente y de iniciar y mantener los primeros contactos. Pero ya en la más temprana vida infantil esa predisposición a establecer contactos se ve limitada por la experiencia de que sus deseos no siempre se van a satisfacer, sino que, según las circunstancias, es preciso renunciar a algunos de ellos. Se produce otra limitación en el sentido de que despierta una primera experimentación de tipo crítico y el niño, repentinamente, averigua que es preciso explorar esos ofrecimientos del medio ambiente antes de aceptarlos. No obstante, en el desarrollo sano de un niño esas limitaciones hacen efectiva una nueva capacidad, la de sopesar y renunciar a ellos en su caso, los propios deseos y necesidades y los ofrecimientos del mundo circundante. Ambas capacidades, la de confiar en el mundo y la de saber mantenerlo a raya —guardar las distancias— brindan al ser humano la posibilidad de comportarse en la forma correcta con respecto a las personas y las cosas. Esas capacidades y el desarrollo de las mismas son de especial importancia para la conformación de las relaciones entre el hombre y la mujer.
La definitiva implantación del deseo de establecer contacto y relacionarse se

produce en los primeros meses de vida del niño. El contacto entre su piel y la de su madre suele ser la primera experiencia táctil del niño. Las palabras con que su madre le cuida, le expresa su cariño y se dirige a él constituyen las respuestas a su necesidad de relación personal, sin las cuales se ve disminuido tanto física como espiritualmente. Sentirse amado, precisamente cuando, de manera pasajera o total, le es exigida la renuncia a algún deseo, despierta la confianza en uno mismo. La necesidad que sienten los niños, en múltiples sentidos, de asomarse al mundo, ha de ser compartida por los padres. Pero esa apertura al mundo no ha de pecar ni por exceso ni por defecto. No por exceso, porque una mareante multiplicidad de pormenores no sólo puede conducir a una superficialidad en el contacto, sino también a un acobardamiento y consiguiente retracción ante el mismo. Tampoco ha de pecarse por defecto porque la falta de oportunidades de establecer contactos redunda en una debilitación de la capacidad para ello. Puesto que todo comportamiento, hablando de modo esquemático, ha de ser aprendido y ejercitado en la niñez, y puesto que más tarde habrán de repetirse una y otra vez todas las formas de comportamiento «aprendidas», la entrega natural y permanente de la madre es de importancia decisiva para el desarrollo de las capacidades del ser humano. Por ello tiene consecuencias fundamentales el hecho de que, por ausencia de la madre o por incapacidad de ayudarle en el establecimiento de contactos con el mundo, su experimentación en tal sentido quede alterada. Prescindiendo de algunos trastornos de tipo mental, las alteraciones en este campo del establecimiento de contactos conduce a la debilitación de dicha capacidad, al temor a relacionarse, a una inseguridad emocional, a una falta de confianza, lo mismo que a un temor al resto del mundo, y a trastornos emocionales.

Puesto que los seres humanos que tienen debilitada la capacidad para establecer contactos poseen, lo mismo que los demás, esa innata urgencia que desde bebés no han logrado aún satisfacer, a menudo efectúan tentativas esporádicas de contactos sexuales, en la esperanza de hallar en ellos su deseada relación. Pero son incapaces de enfrentarse con una unión duradera. En su mayor parte, ese trato superficial no hace más que engañarles acerca de su soledad. En el caso del matrimonio, no son pocos los seres humanos afectados de esa debilidad en la capacidad de comunicarse, que exigen de su cónyuge una entrega sin condiciones y una confianza igualmente incondicional. Pero no podrá satisfacer nunca esa demasía en las exigencias, porque ningún adulto podrá doblegarse a ellas, de forma que quedará altamente defraudado, puesto que él no podrá darse cuenta de que el modo en que quería establecer el contacto era incorrecto, por no haber aprendido en su niñez lo que es confianza, ni la distancia que necesariamente ha de existir entre un ser humano y otro. La consecuencia de todo ello es que el incapacitado se separa aún más del mundo que le rodea, disminuyendo sus posibilidades de establecer contactos.

Desprovistos de toda posible relación amorosa, se refugian en la mera sexualidad física. A menudo, junto a ello sufren trastornos de tipo emocional porque el incapacitado tampoco está seguro de sí mismo. Consecuencia de todo ello, nada infrecuente, es una alteración en la consecución del orgasmo, y alguna forma de impotencia. Resultará claramente comprensible que tales deformaciones de la vida amorosa no pueden ser corregidas ni con medicamentos ni con actos basados en la propia voluntad. Necesitan madurar, hacerse mentalmente adultos, lo cual sólo podrán conseguir en el campo de la sicoterapia.

Esos ejemplos muestran lo importante que es la presencia de la madre y su entrega emocional y amorosa en los primeros meses de vida del niño, para lograr una correcta educación sexual. En las casas cuna —y lo que vamos a decir vale también para las abuelas— con toda seguridad se cuida a los niños perfectamente (se les viste, se les alimenta y se les medica), pero no existe en ellas posibilidad alguna de proporcionar al niño los contactos emocionales que la madre le brinda. Cuando en una comunidad humana se da especial importancia al hecho de que las relaciones emocionales entre sus miembros no disminuyan, pese a todo su desarrollo industrial, debe cuidarse especialmente de que los niños vivan junto a sus madres. Debe enseñarse a los padres a relacionarse con su hijo en la forma correcta. El punto central de ese «aprendizaje» radica en los primeros meses de vida del niño, aproximadamente hasta su primer año. Pero también es necesario el ejercicio de los contactos y las relaciones en épocas posteriores del desarrollo del niño.

La «moderna» libertad sexual y la informalidad de las relaciones, el donjuanismo de los hombres y la falta de apego en la mujer en sus relaciones sexuales, la falta de ayuda con respecto a los propios impulsos sexuales, de los que ya ha habido que cuidar cuando el niño era solamente un bebé, se fundamentan en unas relaciones totalmente separadas del sentimiento, a las que se accede simplemente por necesidad: todas las aberraciones citadas son consecuencia de la debilitación en los contactos de que estamos tratando. Llegados a este punto, ninguna explicación ni ninguna vigilancia serán suficientes para corregirlas, porque lo único efectivo hubiera sido un comportamiento correcto durante la primera niñez. Constituyen un problema para la sociedad, y por ello, cara al futuro, sólo podrán eliminarse mediante una educación sensata. Y para conseguirla, padres y educadores deben trabajar en estrecha colaboración.

El afán de posesión. El impulso de posesión del ser humano se muestra ya en la primera niñez. Inicialmente se expresa a través del deseo de recibir alimentos. El cumplimiento de ese deseo está ligado a la satisfacción de un placer; la recusación del mismo desencadena fuertes sentimientos de insatisfacción. Aún mucho después de que el niño ha dejado de ser alimentado por la leche materna, (v. página 370), demuestra la posesión de alguna cosa mediante la boca: todo acaba yendo a parar a ella. Con su comportamiento demuestra, durante mucho tiempo, que la boca es la parte de su cuerpo preferida para dar salida a su afán de posesión. La sensación de saciedad no se limita exclusivamente a los órganos destinados a recibir y albergar los alimentos, sino que está en estrecha relación con la necesidad que siente el niño de ser cuidado, de que alguien esté pendiente de él. Pronto no es sólo la boca el órgano que le permite enterarse de cómo es una cosa, y poseerla, sino las manos que cogen una y otra vez las cosas. Desde el principio interpretan un papel importantísimo. Con el posterior desarrollo, finalmente, todos los órganos de los sentidos participarán en ese afán de posesión del mundo: la nariz dará idea de la forma en que huele el mundo; los ojos permitirán tener ideas claras sobre la forma y el color de cuanto nos rodea; los oídos darán paso a todos los sonidos y voces de la casa y de la calle. Por fin les será posible llegar al conocimiento del mundo y de todos sus secretos, conquistándolo a través del conocimiento. El afán de posesión del ser humano le despierta un prodigioso deseo de comerse el mundo, de incluir en la propia personalidad todo cuanto le rodea. Y básicamente, también esa necesidad primitiva de poseer es la base en que se funda el amor. A esa necesidad de poseer hay que atribuir también la facultad de abrirse al mundo y de permitir que el mundo penetre en uno, la facultad de pedir y la de robar, la facultad de ansiar vivamente algo y la felicidad de recibir un regalo.

Con la educación ha de enseñarse al niño a acomodar sus necesidades a las circunstancias. En ello estriba la capacidad de renunciar libremente a alguna cosa para lograr otra que se considera más importante, de mayor valor. A través de ello, todos los impulsos, incluido el de posesión, pueden ser dominados: porque la propiedad y libertad de uno termina donde empieza la propiedad y libertad de otro. La transgresión de esos límites es posible solamente si media un convenio, una regla, si se ha discutido acerca de ello; o bien a través de un contrato, escrito u oral, en el que se ofrezca algo a cambio.

El niño despierta a un mundo en el que experimenta un rechazo y una oposición a sus deseos, en lugar de tolerancia, que hacen imposible la realización de las primeras exigencias de posesión del niño. La alegría, felicidad y placer de que goce, dependerán fundamentalmente del grado en que se le impongan trabas, y por ello el niño esperará que sean los demás, los seres humanos que vivan en el ambiente que le rodea, quienes le «alimenten»; porque para recibir lo que sus padres le daban, no necesitaba realizar esfuerzo alguno. Pero en nuestro mundo, más allá de la casa paterna, la vida no regala nada por lo que no se haya luchado previamente. Muy al contrario: hay que mantenerse en un esfuerzo permanente. El ser humano que no sepa valerse por sí mismo sentirá temor ante el mundo de los que se esfuerzan por conseguir lo que quieren. Este comportamiento erróneo será pronto causa de la formación de un carácter acomodaticio, excesivamente modesto, resignado y envidioso, llegando al convencimiento de que ese afán de poseer el mundo que nos rodea es algo condenable.

Pero la idea de posesión no se limita al hecho parcial de la captación, sino también al del mantenimiento de esa posesión. El niño que no aprende correctamente a hacer que lo que posea esté en su poder de manera constante, difícilmente podrá aprender más tarde a tener cuidado de sí mismo o de alguna cosa.

Existe otro punto de vista desde el que hay que estudiar el impulso de posesión: la necesidad de dar, de regalar. El niño, desde pequeño, debiera estar dispuesto, sin necesidad de que le obliguen, a regalar, a hacer partícipes a otros de sus experiencias. Esa necesidad de dar, en la vida real se ensancha de modo insospechado, hasta la donación de sí mismo, el ofrecimiento, la entrega. Pero el ser humano sólo podrá dar alegremente, sin timidez, cuando es capaz también, con la misma falta de timidez, de coger y conservar lo que le interesa.

Para las relaciones sexuales, «dar y tomar» son conceptos de la máxima importancia, e igualmente para la educación sexual. El comportamiento erróneo en este campo puede conducir a que en las relaciones entre cónyuges, se alcen obstáculos para la mutua entrega y confianza, y también se vea limitada la capacidad de participar en la felicidad y el placer del otro. Y ello puede causar también dificultades cuando lo que está en juego es su concepto de la propia sexualidad y la de los pertenecientes al otro sexo. Pero también los cambios de impresiones, las conversaciones, pueden resultar lesionadas por ese defecto cuando uno de los cónyuges no hace partícipe al otro de sus pensamientos, y en cambio espera que el compañero sepa de él mismo todo lo que no le ha dicho. La carencia de la facultad de pedir, lo mismo que de la facultad de dar, pueden conducir a importantes trastornos en las relaciones sexuales y en todo el matrimonio. La frigidez es una alteración en la entrega de uno mismo: indica que falta la capacidad de entregarse al otro cónyuge; la impotencia es un trastorno de la donación, el temor inconsciente a donar el propio semen. Aparte todo lo dicho, en la cotidiana vida en común esos defectos en la formación conducen a discusiones agotadoras sobre cuestiones de mínima importancia, y a múltiples tensiones en el matrimonio; porque toda asociación íntima exige entrega, necesita de la posesión y requiere saber conservar para siempre lo que se ha conseguido. Para terminar, tales alteraciones, si se repiten muy a menudo, pueden incluso hacer peligrar la vida en común del matrimonio y degenerar en enfermedades físicas o mentales.

El afán de prestigio. El deseo del hombre de que se dé crédito a lo que dice o hace está también presente en la primera niñez. Sin embargo, al principio, es muy difícil percibirlo, a menos que nos demos cuenta de que el niño procura que se fijen en él —por ejemplo dando gritos— cuando su padre o su madre tratan de ignorarlo durante un rato. El que procure que los demás se fijen en él es una forma muy simple del deseo de hacerse valer. No obstante, las formas más maduradas del prestigio no se manifestarán sino después que haya transcurrido un largo período de tiempo. Es importante seguir el desarrollo de las mismas, porque el afán de prestigio es significativo para las relaciones personales entre el hombre y la mujer, puesto que el valor de cada uno, el prestigio individual, depende del concepto que se tenga de uno mismo, de la autoridad natural y del sano orgullo, de la dignidad y de la conciencia de la propia libertad, y de la capacidad de criticar.

Todo ser vivo tiende a ampliar el ámbito en que se desarrolla su vida. El niño, aún siendo muy pequeño, trata de ampliar su mundo, todavía reducido. Pero para ello debe aproximarse a ese mundo. Ello presupone un movimiento: el movimiento suele ser característica fundamental de la vida. Conforme el niño crece, cuanto mayor sea su movilidad mayor será el número de peligros del mundo ambiente a que esté sometido. En este sentido, el comportamiento atemorizado de los padres, que limitan la movilidad del hijo, puede conducir a que sea mermado el impulso vital del niño, y que por causa de este miedo quede falto de iniciativa. Evidentemente, un precoz exceso en la movilidad puede llevar también a que el adulto así educado, más tarde exija demasiado de sí mismo, lo que a menudo culmina en el desengaño y aminora la conciencia del propio valor.

La ampliación del ambiente en que se desarrolla su vida está ligada con hechos que están dirigidos a la autorrealización del niño. Para los adultos, esos hechos, esas acciones, son juegos. Pero es importante permitir e incluso favorecer esos juegos, porque conformarán las bases de la fantasía creadora. Sin embargo, el niño sólo se siente satisfecho de realizar tales juegos cuando se da cuenta de que su acción es acogida seria y favorablemente. A través de ello ejercita la capacidad de trabajar en colaboración, de cooperar con otros. Esa capacidad no es sólo de importancia para el matrimonio, porque en el caso de que no se haya formado o sólo lo haya hecho parcialmente, fácilmente se producen alteraciones de la vida social. Ejemplo de esas alteraciones son las dudas y vacilaciones en el campo de la colaboración humana, el temor a los compromisos, y los titubeos al tomar una decisión; por ejemplo, la de la fecha de la boda.

En una fase precoz de su desarrollo, el niño comienza a aprender a hablar, a pensar y a formarse sus propios conceptos. Aquí, como en todas las restantes formas de actuar, ocupa un lugar preponderante la experimentación. Los padres rebosan de felicidad cuando el niño se dedica a desunir las palabras «caprichosamente» para formar combinaciones de vocales y consonantes «sin sentido», y cuando aprende por primera vez, tras ensayar una y otra vez, a pronunciarlas correctamente, es decir, a unirlas en un todo que signifique algo. El niño se da cuenta inmediatamente de que los padres acogen alegremente que separe las palabras en las distintas partes que acústicamente puede identificar; con ello le ayudan a aprender a hablar correctamente. Y lo que acabamos de decir refiriéndonos al lenguaje vale también para su actuación meramente objetiva. Es preciso que también aquí, al principio, proceda a la desarticulación de los elementos. Con la «destrucción», el niño experimenta la satisfacción de sus propias fuerzas. Muy a menudo, en esa etapa de su desarrollo, al niño se le impide hacer efectiva esa tendencia porque a los adultos les molesta que el niño se dedique «sólo» a destruir. Pero no han pensado que toda actividad constructiva, sea física o mental, exige un material con el que formarla; una materia prima. Y el niño sólo puede hacerse con el material que precisa si trocea las cosas en sus partes componentes. Sólo cuando tiene ante él esos fragmentos, le resulta posible construir alguna cosa, sea la repetición del todo que antes formaban o la construcción de otro. Por ello, es necesario permitir que el niño destruya para que después sea capaz de construir.

La capacidad de destruir, de dividir en partes, es también la condición previa para ejercitarse en la crítica. La «salud del matrimonio» está en una crítica positiva, exigente y constructiva; porque el cónyuge ideal, el matrimonio ideal, no existen más que en la fantasía de algunos. Cada cónyuge tiene facetas buenas y facetas malas, y es preciso reconocer las facetas buenas y perdonar las malas, o corregirlas mediante una crítica constructiva. Pero ello sólo es posible cuando, sin envidia, cada uno es capaz de reconocer lo bueno que tiene el otro: de ello sólo son capaces quienes están seguros de sí mismos. De otro modo, la crítica se hace agria, cansa y hace daño; es una crítica que impulsa a quien la recibe a protestar y a no admitirla, con lo que, de nuevo, se dificulta notablemente la corrección del cónyuge deficitario.

La capacidad de realizar una crítica constructiva es condición previa fundamental para tener autoridad. No todos los hombres pueden tener autoridad en todos los campos. En las relaciones matrimoniales, la dificultad está en conciliar las distintas y opuestas formas de autoridad, y en poder expresar libremente las propias opiniones.

Con la experimentación del propio valer, a base del dominio del mundo a través del juego y de la capacidad, merced a él acrecentada de adoptar una actitud crítica, se contribuye al desarrollo correcto de la voluntad. También en este campo el niño experimenta, tratando de encontrar sus límites y de determinar contra quién debe enfrentar su voluntad. Si hasta aquí el niño, a causa de su torpeza y su aspecto desvalido, ha sido estimado por los padres y quizás precisamente por ello malcriado, son muchos los padres que se sorprenden desagradablemente cuando el niño desarrolla una voluntad propia que no se mantiene de acuerdo con el mundo circundante. El espíritu de contradicción del niño muestra su propia oposición al ambiente e igualmente la protesta contra la oposición que el ambiente ejerce sobre él: es un paso necesario en el camino hacia su independencia. A los tres años de edad se inicia ya esta fase. Un niño de tres años, que conocía perfectamente el concepto en que su familia le tenía dijo un día: «El cabezón no quiere.»

La fuerza que le sirve para formar su propia voluntad despierta en el niño la capacidad de dirigir sus movimientos hacia una meta, con la máxima seguridad; despierta también el espíritu de contradicción y el concepto y el sentido profundo del yo, es decir, la identificación de sí mismo como algo distinto, separado del mundo circundante. Simbólicamente, los niños de esa edad, de modo inconsciente, se representan a sí mismos como un círculo cuyo centro son ellos. Cuanto mayor sea el círculo, mayores serán las exigencias de someter más cosas, más individuos a su propia decisión, a su propia voluntad. No cabe duda de que para los padres es ésa una época plagada de dificultades, porque el niño trata de saltarse todas las fronteras de lo desconocido, ante las que antes se refrenaba, intentando subordinarlo todo a su voluntad. Se hace obstinado, lo cual quiere decir que desarrolla su propio carácter. Sin embargo, el hombre consigue formar su propia personalidad únicamente a través de estos escalones previos: el espíritu de contradicción y la obstinación. Es un error fundamental impedir el desarrollo de la propia voluntad, tronchar, con la fuerte pisada del enorme poder paterno, esos tiernos tallos de la voluntad. Con los antiguos principios fundamentales de la educación prusiana se lograba únicamente criar súbditos, dispuestos a prestar incondicionalmente su apoyo, con una facilidad excesiva. Si se retiene o retarda la formación y desarrollo de la voluntad, lo que se está arriesgando es que el niño, después, no sea capaz de juzgar por sí mismo acerca de las cosas, o de tomar una decisión. Tales hombres vacilan ante la opinión de los demás, lo mismo que una caña se cimbrea al viento. Se vuelven acomodaticios y dejan que todo el mundo les domine. Pero es igualmente peligroso transigir en todas las exigencias de poder del niño, batirse en retirada frente a su menor deseo, ablandarse hasta el extremo de permitirlo todo. Actuando así, el niño acabará por creer que puede hacer cuanto le venga en gana, puesto que jamás se le ha contradicho en nada ni se le ha refrenado en su actuación; en definitiva, carece de orientación, está desamparado e indefenso. Es preciso que al niño se le delimite su actividad, protegiéndole de sus propias exigencias desmedidas. Ha de poder evaluar correctamente la realidad, porque de lo contrario se hundirá ante ella.

Como en todas las formas de la educación, es necesario aceptar esa formación y comprobación de la propia voluntad, incluso cuando los deseos del niño, en base al mejor sentido de los adultos, no puedan ser llevados a término, sino que deba contradecírsele. Pero igualmente el niño debe tener la experiencia de que entre el todo y el nada existe toda una plétora de posibilidades de decisión, que hacen posible ejercitar la propia libertad de elección.

El desarrollo de esas facultades es de la mayor importancia para las relaciones conyugales. La capacidad de elegir correctamente compañero no depende exclusivamente de la habilidad de dictaminar acerca de las características reales de la vida en común; sino que, precisamente en la vida cotidiana, la intercomunicación en el matrimonio está siempre basada en que los cónyuges se acomoden a esa vida en común, es decir, al reconocimiento de un orden y, con él, de unas fronteras a la libre voluntad.

Ya en los primeros grados del desarrollo aparecerá, agresivamente, la afirmación de uno mismo, con el despertar del gusto por la lucha y la acometividad combativa. Todo ello lleva a comparar y medir las propias fuerzas, a atacar y defenderse. Entre los hermanos, y entre chicos o chicas de la misma edad, comienzan las polémicas y las discusiones para delimitar los campos en que se desarrollará la vida, el poder y la influencia de cada uno, para comparar opiniones y conceptos. Tras esas polémicas, que transitoriamente pueden llevar al aislamiento y al deseo de soledad, despierta la capacidad para vivir en comunidad, al acrecentarse la seguridad en las propias fuerzas. Y lo más beneficioso es que se desarrolla el deseo de unir las fuerzas propias a las de los demás y hacer algo en común; todo ello, siempre que los escalones previos de la polémica y de la discusión, no se hayan visto alterados; porque solamente a través de la delimitación de las propias fronteras y de las de los demás se llega al correcto conocimiento de las propias fuerzas. La vida en común entre el hijo y sus padres, va unida al reconocimiento de la autoridad de éstos, siempre que tal autoridad, de verdad, le sirva de ayuda. Una autoridad paterna ejercida de modo equivocado no lleva a que la unión entre padres e hijo pueda calificarse de vida en común, sino a una constante persistencia del niño en la protesta. Sin embargo, si la autoridad de los padres es reconocida, determina que se acepte como principio inmutable la necesidad de un orden y de que en él, de modo absoluto, la voluntad de cada uno se supedite al derecho de todos. Para que ese orden sirva de ayuda, primero el niño ha de tener la experiencia de que para conseguir que se realice un trabajo, una misión, es preciso unir las fuerzas de varios hombres. Pero ese orden no será reconocido como correcto, como capaz de brindar una ayuda, si quien está a él sometido no ve la posibilidad de llevar a cabo sus propios planes y sus propios propósitos. Por ello, con la afirmación de uno mismo, despierta por primera vez el sentimiento del propio valor, y, más tardíamente, la capacidad para incorporarse a la sociedad. La hoy tan lamentada falta de sujeción al orden establecido tiene mucho que ver con que durante la niñez de sus hijos, son muy pocos los padres que ejercen sobre ellos una autoridad que les ayude; muy al contrario, les exigen, lo antes posible y por ende demasiado pronto, que decidan por sí mismos. Hasta que no se obtiene la capacidad de definirse a sí mismo, difícil es que pueda juzgarse a los demás; pero precisamente es en ese momento cuando el hombre puede interpretar conscientemente un papel en la sociedad.

La confianza en sí mismo es una consecuencia lógica de este desarrollo. Sólo entonces es posible enfrentarse adecuadamente al mundo, conquistarlo a través de la pregunta, ejercitar con él el espíritu crítico, disfrutar de él alegremente y aspirar al prestigio y al reconocimiento.
Para ello el hombre es un ser sociable. ¿Quién querrá impugnar que esas características constituyen los supuestos fundamentales para unas relaciones sexuales logradas y por ello satisfactorias? Aquellos a cuyo deseo de autoafirmación se pusieron obstáculos, a quienes no les fue permitido esforzarse por hallar su propio valor, su prestigio, adoptarán una postura resignada ante el mundo, se sentirán inferiores respecto a los demás, y tras su docilidad ocultarán un gigantesco anhelo porque se reconozca su valer, a cualquier precio. O, llevados de su orgullo, convertirán en despotismo un afán de prestigio mal conformado. No podrán perdonar a nadie y tratarán siempre de imponer autoritariamente sus exigencias. Precisamente porque les falta autovalorarse y tener seguridad en sí mismos, un sano orgullo y honor, no pueden realizarse a sí mismo; son incapaces de estar sometidos a algo, y quieren ser siempre el «martillo» que constantemente necesita de un «yunque» sobre el que golpear. Todos conocemos ejemplos de esos matrimonios infelices en los que hay siempre un señor y un súbdito. En estos casos, las relaciones entre los cónyuges, en su mayor parte, se hallan también profundamente alteradas en el campo sexual. Por el contrario, en el matrimonio habría de ser posible una autoridad del tipo que antes hemos comentado, una autoridad de ayuda, basada en el intercambio: cada cónyuge lleva las riendas del matrimonio en algunos asuntos y se deja conducir confiadamente en otros.
Pensamos que un matrimonio así, que consideramos correcto dentro de nuestra sociedad, es sólo posible cuando el desarrollo de la personalidad, ocurrido durante la niñez, no ha sido obstaculizado; así, pues, queda demostrado nuevamente, desde otro punto de vista, que las relaciones entre el hombre y la mujer están determinadas de modo fundamental por influencias radicadas más allá del mero sexo.

El afán de amor y afecto. La inclinación del hombre hacia el amor, en su más amplio sentido, es una necesidad básica con múltiples facetas que no tiene por meta la exclusiva liberación de las tensiones sexuales. Comprende también el ansia de entrega y de cariño, el afán por la armonía entre el cuerpo y el alma y el impulso sexual en sentido estricto. Pero un comportamiento amoroso correcto depende también siempre de que los otros afanes o impulsos básicos, de contacto, posesión y prestigio, estén correctamente conformados.
La entrega supone siempre confianza, afecto y seguridad: capacidades mentales que sólo pueden desarrollarse cuando han sido fomentadas mediante un comportamiento apropiado de los padres. Por otra parte, la capacidad para entregarse depende de la capacidad de establecer contacto con nuestros semejantes y del poder de darse uno mismo, que sólo puede surgir de la propia seguridad y de la confianza en uno mismo (v. página 82 y v. página 84).
La necesidad de seguridad del niño resulta perfectamente satisfecha, en la mayoría de casos, a través de la madre. Su proximidad, y luego, por regla general, la casa paterna, personifican el amparo, la tranquilidad, la posibilidad de meditar, incluso cuando el niño —que ya ha crecido— actúa cada vez más por sí mismo. Es im-

portante que el niño, precisamente cuando deje la casa paterna, siga sintiendo la misma seguridad que en ella. Si el niño experimenta que va a perder su seguridad al hacerse independiente, acabará por considerar esa seguridad más importante que el riesgo que entraña siempre la vida; es decir, que renunciará a cuanto pueda destruir esa seguridad. Más tarde el ser humano afectado por tales alteraciones andará siempre «en busca de seguridad». Fácilmente ello será causa de que exija demasiado del cónyuge en la relación amorosa, puesto que esta relación no puede, no debe, reemplazar jamás la entrega materna.

Pero el niño debe aprender también en su momento que el sentimiento de seguridad no se alcanza sin esfuerzo. No es raro encontrar hombres que carecen de esa experiencia y cuya vida acaba por ser una incansable búsqueda de la seguridad, siéndoles, sin embargo imposible, darse a sí mismos. Se interesan exclusivamente por todos los progresos técnicos que hagan más fácil la vida doméstica, empalagan a su cónyuge con valiosos regalos, equipan la casa con todo lo más caro, pero su ambiente sigue siendo frío porque no hay sentimiento, y sin él no puede haber calor. A menudo esas personas no han aprendido a compartir sus sentimientos. Posiblemente porque en su niñez se les prohibió que los manifestaran. Exigen precisamente de su cónyuge una enorme dosis de ternura, pero ellos son incapaces de toda demostración de cariño. La consecuencia de una educación en tal sentido, basada en la dureza, es el frío de los sentimientos, la alteración profunda de la capacidad de entregarse y demostrar afecto.

Sin embargo, y por otra parte, el niño debe ya comenzar a aprender de modo escalonado, a guardar para sí los sentimientos, a no lanzarse a hacer partícipe a todo el mundo de cuanto piensa y siente. De otro modo, más tarde se convertirá en un ser excesivamente confiado y locuaz. El cónyuge se verá materialmente cubierto de pensamientos, sentimientos y opiniones inmaduros y, como antes lo hiciera el padre o la madre, se erigirá en corrector de su vida anterior. Pero la incapacidad de diferenciar correctamente entre distancia y confianza, de saber reconocer un justo medio, puede determinar también que exija la entrega total del otro, incluyendo sus pensamientos, con lo que intente llegar a arrebatarle la personalidad.

El afán de afecto al principio, va sólo dirigido al contacto corporal y luego se amplía, más allá de la caricia, hasta exigir la atención y el cuidado, y con ello el afecto de los demás. Se observa muy tempranamente que el niño, sea cualquiera su sexo, otorga especial cariño a una muñeca o a un osito de trapo, a los que muestra especial afecto. Con ello se demuestra, con mayor claridad a menudo con el contacto madre e hijo, que el afán de afecto tiene dos facetas: dar y recibir dicho afecto. Sin embargo, sabemos que esa capacidad sólo puede desarrollarse correctamente cuando el niño ha recibido un afecto y una dedicación incondicionales en los primeros contactos con sus padres. Un ambiente duro conduce al insuficiente desarrollo de esa capacidad, a la aspereza, a la frialdad de sentimientos o, posteriormente a una exagerada necesidad de afecto, imposible de satisfacer a esas alturas. Pero también un exceso de contactos afectuosos en la niñez puede tener efectos negativos sobre el desarrollo del ser humano; porque las dificultades de la vida no pueden superarse con caricias, sino que exigen una actuación correcta y una notable facilidad de fijar las distancias entre las personas y las cosas.

Mientras que anteriormente la transmisión de la entrega y el afecto en los primeros años del niño dependían exclusivamente de la madre, observamos hoy —condicionado por un mayor tiempo libre del padre—, que también éste, muy a menudo, cuida de los niños. Puesto que en la vida se le concede al padre un lugar superior, puede, mejor que la madre, despertar en sus hijos mayor confianza en el mundo y seguridad en él; ello es así porque la madre, antes de forma casi exclusiva, cuida principalmente de la casa. Es de suponer que las generaciones futuras estén más seguras de sí mismas y por ello mejor dotadas para la entrega y el afecto.
La observación de la forma en que se comportan entre sí, en la vida diaria, el padre y la madre, de la forma en que intercambian su cariño, es para el niño más importante que toda explicación sobre el afecto. El mayor tiempo libre del padre da hoy en día en la sociedad industrial mejores condiciones para ese beneficioso intercambio de cariño.
La necesidad de una armonía entre el espíritu y el cuerpo no va dirigida solamente a mejorar la propia belleza y el atractivo, sino también a una sincronización emocional con el cónyuge, con el mundo en definitiva. El niño experimenta las primeras satisfacciones de esa especie en la consonancia rítmica que se da entre los movimientos de la madre al mecerle, y el sonido de una nana. Pero el deseo de sincronización emocional, de esa armonía, se halla desde el primer momento en oposición con la propia voluntad, a la que a menudo se contraponen otras. Si para el niño la armonía con su familia es más importante que sus propias necesidades elementales, puede que después se le despierte la ilusoria exigencia de estar «totalmente de acuerdo» con el cónyuge. Intimamente unida a esa esperanza suele ir la incapacidad de tolerar las diferencias de opinión y de saberlas zanjar amistosamente.

El afán de satisfacción corporal-sexual y de relación erótico-sexual. Ambas son necesidades primarias incluidas en el afán sexual y que igualmente se manifiestan ya en la primera infancia.
La correcta satisfacción de las necesidades corporal y sexual supone que el niño y niña —dejando aparte el conocimiento de su propia sexualidad— adquieran su propia individualidad y sean conscientes de ella. De modo transitorio, se advierte en esta cuestión un concurso de potencias entre el niño y la niña, una competencia de fuerzas. El niño, al orinar aprende a actuar con su pene como si de una manga de riego se tratase, y por primera vez se comporta con él de un modo activo. La niña, en comparación con él, cree «haberse quedado corta». Descubre en esa misma época la existencia de su clítoris y, al principio, espera que va a crecer; por lo demás, sin embargo, deberá reconocer que no puede medirse con los «hombrecitos». En esa fase de su desarrollo es importante que la niña se dé cuenta de las ventajas de su femineidad —que después conocerá en extensión y en profundidad— y acepte, convencida, su carácter femenino, lo mismo que el niño debe estar satisfecho de su masculinidad. De lo contrario, incluso después de haber llegado al estado adulto, la mujer permanecerá en un estadio de competencia con el hombre, de lucha, y a causa de ello será incapaz de hacer vida en común con hombre alguno.

En esa fase de desarrollo, los niños se complacen en observar sus órganos sexuales o en mostrarlos a los adultos. El niño y la niña quieren conocer con toda exactitud «cómo es» el órgano del sexo opuesto. En esa edad no hay base alguna para impedir tal comparación. Sin embargo no cabe duda de que los niños deben estar correctamente dirigidos (v. página 69). Porque lo que a esa edad se les prohíba, tratarán después de averiguarlo durante su vida escolar, fuera de la vista de sus padres y con ello chocarán, justamente, con la repulsa de la sociedad. Sin embargo, los adultos no debieran de excederse demasiado en ese comportamiento sino utilizarlo como pretexto para educarles y dirigirles de un modo correcto, prestándoles ayuda. Si al niño, en los estadios más precoces de su desarrollo, se le impide ver y mostrar sus órganos sexuales, pueden con esa actitud desencadenarse futuras perversiones en las que el placer sexual sólo se desencadena y satisface viendo (voyeur) o mostrando (exhibicionismo).

Paralelo a ese desarrollo está el descubrimiento de que al tocar y jugar con los propios órganos sexuales se producen emociones, placer y, en los niños, alteraciones claramente visibles (erección). Esos comportamientos son absolutamente normales y en ningún caso deben ser motivo de preocupación. Sirven para el conocimiento de las propias posibilidades acerca de la satisfacción corporal-sexual. Si los padres reaccionan ante esta actitud con fuertes prohibiciones, amenazas y castigos, pueden provocar trastornos en la formación sexual de los niños, o bien hacer que el niño fuerce su dedicación a ese placer prohibido, evidentemente entonces en secreto (sobre la llamada autosatisfacción en la pubertad, véanse las páginas 114 y 226). Si un niño se autoproporciona placer sexual en forma exagerada durante la niñez, con toda seguridad habrá de pensarse que no le es asequible el contacto con los seres humanos en su más amplio sentido, ni sentirse feliz por las cosas del mundo. Tampoco en estos casos debe reprendérsele ni impedirle, sin más, que prolongue su actitud sino que deben buscarse, aclararse y solucionarse las verdaderas causas del trastorno.

La actuación sobre los propios órganos sexuales en el sentido de darse placer es hoy en día conocida generalmente, también en el lenguaje científico, como «onanismo». Se habla de «onanismo de la primera infancia» y de «onanismo de la pubertad». Dicho concepto se ha tomado de un texto bíblico. Por ello debemos manifestar inmediatamente que la formación de ese concepto es falsa. De Onán (1 Moisés 38) se ha dicho que se negó a dar descendencia a la esposa de su hermano muerto. En lugar de ello, dejó que su semen cayera al suelo (1 Moisés 38, verso 9). Esa actuación se denominó más tarde «onanismo», y a consecuencia de la condenación de Onán se ha supuesto que toda actuación sobre los órganos sexuales que produzca placer y no vaya dirigida a la procreación es pecado. Sin embargo, debe decirse que en la historia de Onán se trataba de un levirato, o sea de un matrimonio con el cuñado o cuñada, que estaba previsto en la ley judaica y también en el judaísmo del Nuevo Testamento (véase la cuestión de los saduceos). El levirato presupone la existencia de un matrimonio sin hijos cuyo cónyuge masculino ha fallecido y a cuya viuda no le es permitido legitimar los eventuales hijos habidos fuera del matrimonio ni adoptar otros. El objeto del levirato —correspondiendo a las exigencias sociales de aquella época en las que la familia, la estirpe tenía mucha más importancia que el matrimonio—, es permitir que la viuda pueda seguir llevando el nombre del marido muerto, miembro de aquella estirpe, y seguir estando en posesión de sus bienes. El fin del levirato entraña obligaciones, así pues, con respecto al muerto y a su viuda, a la que se reconoce el derecho a exigir dicho cumplimiento. En el levirato, que no es un matrimonio perfecto, pero que puede acabar siéndolo, se busca solamente la concepción y educación de un hijo que herede el nombre y las propiedades del marido fallecido. Onán temió la ignominia que caería sobre él si se negaba a acceder al levirato (5 Génesis 25, versículos 5 a 10), y contrajo matrimonio con su cuñada. Pero, puesto que no deseaba dar hijos a su hermano, sino tener los suyos propios, dejó que su semen cayera al suelo, transgrediendo así la promesa del levirato lo mismo que el derecho de viuda de su cuñada, y perjudicando simultáneamente a la estirpe.

Con ello queda aclarado de modo definitivo que el concepto de onanismo es erróneo.

En el trato con personas del mismo o diferente sexo, el afán por una relación erótico-sexual, es aprendido por el niño en primer término, con ocasión de su contacto con los padres. En la primera niñez el matrimonio de los padres se toma como un hecho inmutable, pero más adelante el niño tratará de sobreponerse a él; activamente nace y se refuerza una estrecha ligazón con el progenitor del sexo opuesto. El niño desea tener a su madre para sí solo, y la niña desea apropiarse del padre. Con ello, en ambos casos, se demuestra una tendencia hacia una proximidad física intensa con el progenitor del sexo opuesto. No es raro que los niños tengan el deseo inconsciente de casarse con su madre o con su padre, lo cual, en algunas ocasiones ha llegado a exteriorizarse. Al mismo tiempo que la niña se siente atraída por su padre, rivaliza inconscientemente con la madre e inicia en favor propio una campaña con respecto al padre. De forma igualmente inconsciente puede coexistir con ello el deseo de establecer relaciones sexuales con el padre. A la edad de cinco o seis años, esos impulsos son en el niño primarios y elementales, pero en los primeros tiempos de la humanidad fueron ya expuestos en mitos y tragedias. Si se quiere observar atentamente esas cuestiones, no será difícil comprobarlas en cualquier niño en sus diversos cambios, siempre que este niño tenga libertad para expresar sus deseos. El niño, en presencia de la madre, tratará de imitar a su padre y querrá portarse como un adulto. Dado el caso se mostrará especialmente atento, cariñoso y dispuesto a ayudar. La niña, al imitar a su madre, tratará de que su padre comprenda que ella es ya también una mujercita; con ello los niños compiten con sus progenitores del mismo sexo y con sus hermanos del mismo sexo, a los que consideran sus rivales más peligrosos, y a los que, como sea, tratarán de aventajar. Sin embargo, por otra parte, niño y niña dependen también íntimamente del progenitor de su mismo sexo. Le consideran más poderoso y sienten que representa una amenaza para la satisfacción de sus deseos. La única posibilidad que tienen de librarse de esa amenaza es conseguir la identificación con el progenitor en cuestión, el hijo con el padre, la hija con la madre.

Los hijos no pueden dividir el matrimonio en el sentido de colocarse entre los dos cónyuges, y ello les causa un profundo desengaño. Al identificarse el hijo con el padre y la hija con la madre, la liberación de los deseos sexual-eróticos se produce en el interior de la familia. En esa fase de su desarrollo (aproximadamente hacia los seis años) perciben con toda claridad que deben localizar sus objetivos sexuales fuera de la casa paterna. Están ya preparados para la escuela. Empezarán por tratar de localizar su propio objetivo sexual en personas del sexo contrario y de mayor edad, con las que, sin saberlo, desearían casarse; acto seguido se sienten atraídos por niños de su misma edad, con los que, aunque en realidad les resulte imposible, tratarán de establecer relaciones de acusado carácter sexual-erótico. Cuando hablemos de la pubertad precoz volveremos a este extremo.

Sin embargo, cuando el matrimonio cuyo hijo se halla en este estadio de competencia con los padres está sufriendo sus propios problemas, la citada actuación de los niños puede tener consecuencias muy graves. Por ejemplo, la necesidad de cariño de la esposa puede que no quede suficientemente satisfecha por el marido, de forma que la madre dará excesivas facilidades a su hijo para que dirija hacia ella sus deseos sexual-eróticos. Con ello se llega a un encadenamiento más o menos definitivo entre madre e hijo, en el que «el hijito de su mamá» como quizá le llame, es todavía inofensivo desde el punto de vista de su comportamiento. Pero es trágico tal encadenamiento cuando no se deshace posteriormente, al encontrar el hijo la que verdaderamente habrá de ser su compañera en la vida. Puede ocurrir que el chico sea incapaz de dedicar su cariño a una chica de su misma edad, o que busque en su esposa tan sólo un sustitutivo de su madre. En esos matrimonios no es raro que también se presenten alteraciones en las relaciones íntimas, pudiéndose incluso llegar a la impotencia basada en que el marido, inconscientemente, teme cometer un incesto en la persona de su esposa (que sustituye a su madre). Sabemos que incesto es el acto sexual realizado entre un hijo y un progenitor suyo del sexo contrario. En el caso de tal encadenamiento entre la madre y el hijo, se llega también a una constante competencia con el padre, desapareciendo toda posibilidad de identificarse con él. La consecuencia de todo ello es la incapacidad de trabajar en equipo, de colaborar con otros hombres. Por ello es frecuente que los niños afectados por este problema se conviertan en seres solitarios, de ambición y egoísmo desmesurados.

En cambio, cuando la actuación de la madre sea la de una defensa a ultranza, desde un principio, frente a toda preocupación sexual-erótica del hijo —y actúe de igual modo con respecto a su marido— se desencadenará en el niño, lo mismo que en su padre, un comportamiento de rechazo contra el sexo femenino. Más tarde, cuando el hijo, por su edad, debiera ya casarse, es posible que llegue a sentir una clara inclinación a relacionarse sexualmente con personas de su mismo sexo.

No menos significativos son los efectos de un comportamiento erróneo del padre con respecto a su hija. La mayor parte de los padres permiten ese encadenamiento sexual-erótico de la hija, doblegándose a los esfuerzos de la hija, que ya antes hemos explicado. A menudo ello es causado porque el hombre, que comienza a envejecer, se siente rejuvenecido a través de la dedicación que le presta su hija. El padre no ve ningún peligro en ese cariño exagerado, y en todo caso lo considera preferible a la búsqueda de ese afecto en una chica extraña. En cualquier caso, es curioso que el concepto de «hijita de su papá» todavía sea generalmente desconocido, aunque hoy en día casi todas las chicas desean un marido que, como su padre, las domine y las dirija, por el que puedan dejarse llevar y en el que puedan reflejarse; es decir, que se produce un claro desvío del correcto concepto de compañerismo. Ese comportamiento equivocado del padre, y sus consecuencias, viene apoyado por un hecho evidente: la mujer, en nuestra civilización, no llega a adquirir una clara conciencia de su sexo ni de las posibilidades del mismo, a diferencia del hombre, que sí lo consigue; por el contrario, la mujer sigue considerándose inferior y por ello desea unirse al hombre, porque sabe que con ello resultará fortalecida. Pero ello sólo es posible cuando el marido es, en todos sentidos, más fuerte que ella. El encadenamiento entre padre e hija, llevado a sus últimos términos, puede también tener las mismas consecuencias que entre madre e hijo, llegando a alterar las relaciones íntimas en un futuro matrimonio de la chica, hasta el extremo de ser causa de frigidez, basada en la identificación entre el padre y el marido, con lo que la relación matrimonial —inconscientemente considerada relación entre padre e hija— y por ende prohibida— es rechazada por la esposa. Siguiendo la exposición que antes hemos realizado, diremos que si el padre impide a la hija la satisfacción de su necesidad de afecto, y lo mismo hace con su esposa, madre e hija, conjuntamente, adoptarán una posición defensiva contra el sexo masculino. Con ello, la natural rivalidad entre las mujeres y sus intentos de atraer al hombre pueden convertirse en algo absolutamente opuesto.

Vemos que el desarrollo de la capacidad de amar está fuertemente influido por un comportamiento erróneo de los padres, y puede llevar a importantes alteraciones. Una de las mayores equivocaciones en el amor es que, en la madurez, pueda llegarse a confundir el hecho de amar con el de ser amado. No es raro oír a alguien opinar que ama intensamente, pudiéndose comprobar fácilmente que en realidad lo único que hace es desear que le amen. Pero el ser humano solamente puede ser amado de esa forma cuando él mismo es capaz de amar; todas las esperanzas fundadas en esta idea falsa derivarán necesariamente en desengaños. Los primeros seis años de la vida, por todo lo que llevamos dicho, son de la mayor importancia para las relaciones sexuales porque lo que no se aprende de niño no podrá después, de mayor, interpretarse ni comprenderse. Hoy en día, puesto que se conocen perfectamente las causas de todas esas actitudes anormales en el terreno del amor, es posible ayudar a que, tardíamente, llegue a madurar la propia personalidad. Tales ayudas se procuran a chicos y chicas en los llamados consultorios educacionales, y a los adultos en otros consultorios matrimoniales o amorosos; los tratamientos, en ambos casos, pertenecen al campo de la siquiatría y de la psicología profunda.

RESPUESTA A LAS PREGUNTAS INFANTILES

Las primeras preguntas. A los dos o dos años y medio el niño formula sus primeras preguntas con respecto a la sexualidad. Estas preguntas, como todas las suyas a esta edad, van orientadas a su propia formación y debieran obtener una respuesta directa, abierta y acomodada a la comprensión infantil. Ello se hará tanto más fácil cuanto más abiertamente los padres hablen entre sí acerca de la cuestión. Tenemos una experiencia repetidamente confirmada: si los padres quieren dar la respuesta correcta en el momento correcto, que será decidido exclusivamente por el niño, deberán haber estudiado previamente estas respuestas hablando de ellas en sus conversaciones. No basta con leer y llenarse de conocimientos, porque en el momento decisivo las propias represiones e inhibiciones suelen ser más fuertes que los conocimientos obtenidos posteriormente, por muy lógicos y razonables que éstos sean.

Un pedagogo muy experimentado en estas cuestiones explicó en una clase para niñas cuál era la procedencia de los hijos. Todas escucharon atentamente y expresaron su deseo de explicar correctamente estas cuestiones a sus propios hijos, cuando los tuvieran. Algo después se representó en el colegio una escena de una obra de teatro y en ella se decía que a los niños los traía la cigüeña. Todas se echaron a reír, pero pudieron de esta forma comprender la fuerza con que el ser humano se siente inclinado a repetir lo que se le ha enseñado en su niñez. Vale lo dicho también para los adultos, padres y maestros que no acompañan la adquisición de nuevos conocimientos con modificaciones en su comportamiento.

En la primera pregunta de un niño con referencia a la sexualidad, querrá saber de dónde viene él, o de dónde vienen los niños, en general. Desencadenará esta pregunta el nacimiento de algún niño en la familia, o en alguna familia conocida o vecina, quizá la observación de algún bebé en su cochecito o alguna manifestación hecha por un adulto. Así, un niño de dos años y medio descubrió un día una cartera de documentos, que hasta entonces no había visto, se interesó por ella y se enteró de que su madre había utilizado dicha cartera anteriormente, cuando trabajaba fuera de casa. Puesto que el niño no podía tener recuerdo alguno de que la madre había dejado de trabajar con ocasión de su nacimiento, preguntó: «¿Y dónde estaba yo entonces?» Esa fue su manera de preguntar por su origen. En todo caso, la respuesta debe ser: «Estabas todavía en el vientre de mamá.» O, si la pregunta se ha formulado de un modo más general: «Los niños viven (o están) en el vientre de su madre.»

Recomendamos esta respuesta, primero porque es cierta: después no habrá necesidad de desmentirla. Segundo porque, para el niño, el vientre es un verdadero centro vital. Todos los niños, a esa edad, sitúan en el vientre (será más popular, quizá, decir la barriga) todos sus dolores físicos y morales; también en el vientre está situado el centro del cuerpo. Además, no prescindamos del hecho de que el niño, en esta fase de su afán de posesión, trata de tragar cuanto se pone a su alcance.

La invención de la cigüeña es un error; es un cuento, un medio creado por los padres para eludir una respuesta cierta, lo mismo que otras explicaciones populares, distintas según los países. Precisamente la invención de la cigüeña contiene, en definitiva, un simbolismo sexual. El pico del ave es el miembro viril, el estanque del que se sacan los niños (en España es más corriente identificarle con la ciudad de París) simboliza los ovarios, el útero; por fin, la chimenea por la que la cigüeña debe soltar su carga, se identifica con la vagina, con las vías del parto. Pero esa simbología resulta incomprensible para el niño a esa edad y en nuestra civilización; además, cuando hablamos de la cigüeña, en ningún momento trata-

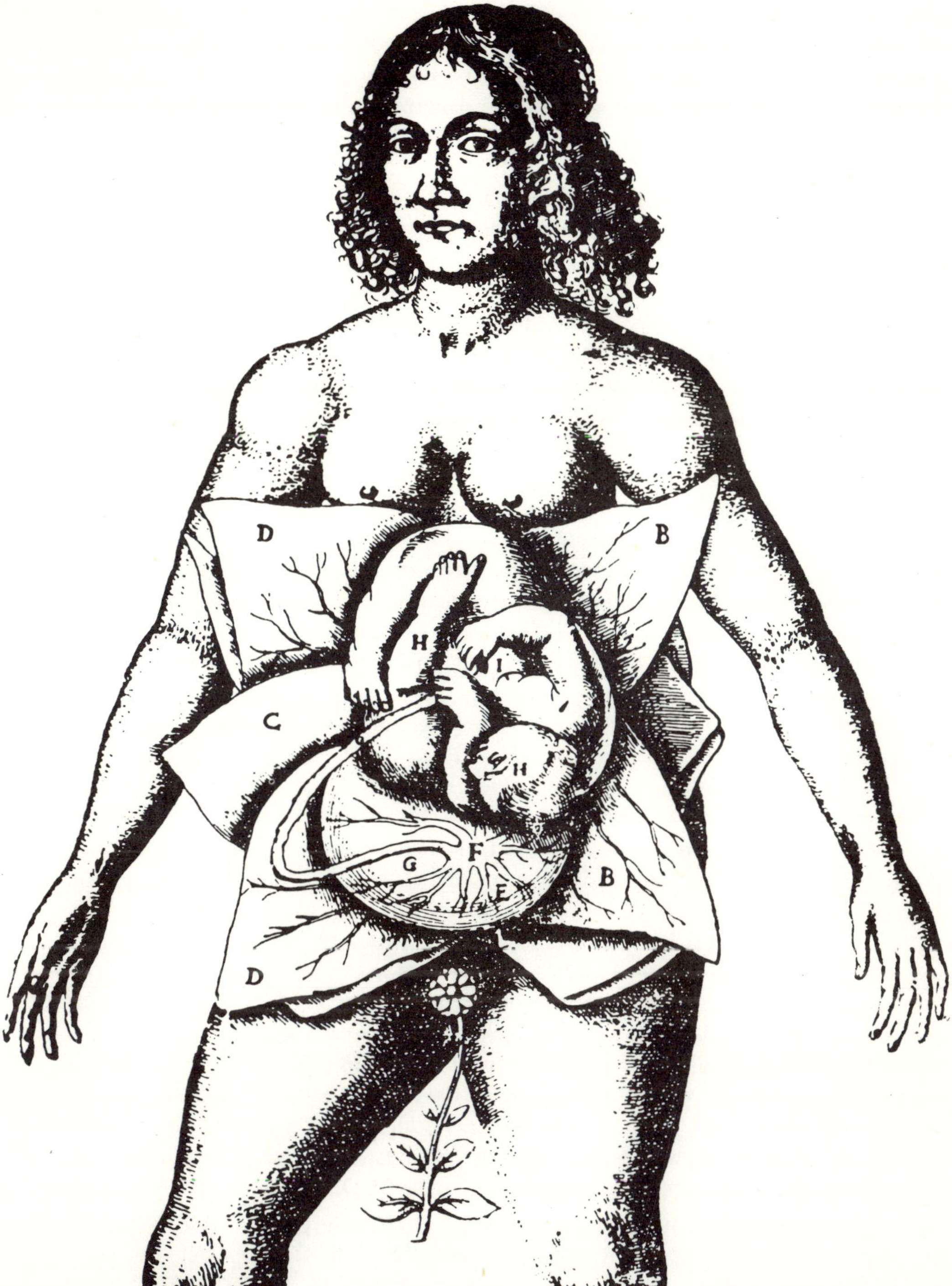
D
B
H
I
C
H
F
G
B
E
D

mos de convertirla en un símbolo. También la simbólica alusión a la fertilidad del campo es errónea; esa alusión es corriente en algunos países de cultura germánica en los que se dice que los niños nacen bajo una col.

Igualmente es equivocado decir al niño que debe buscar su origen en Dios o en el cielo. Tal respuesta va más allá de lo que en realidad abarca la pregunta del niño. Además, no es correcto que los padres utilicen a Dios como excusa, demostrando con ello que temen explicar libremente al niño cómo es la naturaleza, creada precisamente por Dios. Con ello no queremos decir que las cuestiones biológicas no deban entremezclarse con la fe, sino que la profunda verdad de que el origen del niño, en definitiva, a Dios se debe, no debe utilizarse como una confortable excusa para eludir la precisa respuesta que exige una pregunta igualmente precisa. La fe, una fe sana y correcta, debe ser el mejor motivo para explicar adecuada y abiertamente al niño las cosas creadas por Dios, para así despertar en él la satisfacción y la alegría por todo lo que Dios ha creado.

La respuesta negativa: «todavía no habías nacido» es elusiva y coloca al niño ante un dilema; porque el hecho de que él «no estaba» es incomprensible para un niño; y no olvidemos tampoco que la palabra «nacido» no significa nada para él, antes de haber aprendido el concepto de parto.

La segunda pregunta del niño —la mayor parte de las veces se plantea inmediatamente después de haber recibido la primera respuesta correcta— es: «¿Cómo entran los niños en el vientre de la madre? ¿Cómo he entrado yo allí?» Esta pregunta está basada en diversos puntos. Por una parte, el vientre es fundamentalmente una parte del organismo en la que una cosa determinada entra (comida) y del que otra cosa determinada sale (excrementos). El niño pregunta en razón de esta serie de consecuencias lógicas. Por otra parte, puede que el niño, al principio, no comprenda que él, que mide entre ochenta y noventa centímetros de altura, cupiera en el vientre de su madre. Igualmente se oculta en esa pregunta el deseo de albergarse de nuevo en el vientre de su madre. Pero también puede expresarse con ello un temor inconsciente, el de ser «comido» por su madre. Acerca de ello podemos decir que a esa edad los niños escuchan con gusto, una y otra vez, el cuento del lobo feroz y los tres cerditos. Con ello expresan y asimilan su miedo a ser comidos y su alegría por verse de nuevo vivos y en libertad.

La respuesta a esta segunda pregunta también debe ser verdadera, debe satisfacer el deseo de seguridad y eliminar el miedo a ser comido. Evidentemente, ha de pensarse que el niño, al preguntar, no se ha referido en absoluto a las cuestiones sexuales cuyo ligamen con el nacimiento desconoce. Puesto que muchos padres suponen esa segunda intención, se asustan y no responden al niño como éste desearía. La respuesta correcta debe ser: «Siempre has estado en el vientre de mamá, pero siendo tan pequeño como un huevo» (v. página 201).

La tercera pregunta del niño —que por regla general se plantea inmediatamente después de la segunda— es: «¿Y cómo salí del vientre?» La respuesta debe ser: «Más tarde, dejaste de ser pequeño como un huevo y fuiste creciendo hasta que ya no cabías en el espacio que para los niños tiene mamá en su vientre; entonces naciste, saliendo por la hendidura que mamá tiene entre las piernas.» (Véase lo dicho anteriormente acerca de la desnudez en la familia, en la página 69.)

Con el aumento de sus conocimientos acerca de las diferencias físicas entre el

hombre y la mujer (v. páginas 56, 63 y 64) el niño extraerá consecuencias —a menudo ello no ocurre hasta mucho después de haber formulado las primeras tres preguntas—, y se pregunta acerca de la importancia del hombre (padre) en la realización del hijo. Sin embargo, para el niño, la cuestión acerca de la necesidad de un hombre para el nacimiento del hijo está directamente en función de sus relaciones con los padres (v. página 94). Puesto que no sabe la mejor forma de preguntarlo —ya que a menudo no sabe cuál es en realidad el objetivo de su pregunta—, puede que la formule de una forma solapada; por ejemplo: «¿Por qué vive papá con nosotros?», «¿Papá sólo sirve para ganar dinero?», «¿Papá es familia nuestra?», «¿Puede otro papá ganar dinero para nosotros?». Con la respuesta a estas preguntas debe reafirmarse el conocimiento que hasta este momento tiene el niño y ampliarlo en lo posible. Entre el padre o la madre y un niño de cinco o seis años puede mantenerse la siguiente conversación: «Tú sabes que los niños crecen en el vientre de la madre. Pero para que del huevo pueda salir un niño hace falta algo que proviene del padre. En los testículos del hombre mayor hay unas células que salen por el pene. Cuando un hombre y una mujer se quieren, quieren vivir juntos y casarse, entonces desean tener un hijo, y se acuestan juntos. El hombre pone entonces su pene en la hendidura que la mujer tiene entre las piernas y derrama su semen, que la mujer recibe. De esta forma el semen se acerca al huevo y lo encuentra en el espacio para los niños que hay en el vientre de la madre; entonces se introduce en el huevo y el niño puede crecer.» «¿En mi caso también ocurrió así?, ¿vosotros también habéis hecho eso?» «Sí, siempre se hace así, cuando ha de crecer un niño en el vientre de su madre.»
Cuando el niño, después de haber hecho observaciones a su alrededor, pregunta acerca de alguna madre que vive sola, debe hablársele dándole una respuesta clara y correcta. Sin duda alguna debe hablarse de este asunto inmediatamente, cuando se dé el caso de que el niño se vea directamente afectado. Para la madre que quedó embarazada estando soltera, evidentemente no será fácil confesar, indirecta o directamente, que se ha entregado a un hombre sin asegurarse la vida en común con éste, sin matrimonio en el seno del cual pueda ser recibido el niño. Pero, por sinceridad, por honradez, es necesario decirlo. Cuando sea posible, en estos casos, debiera también hablarse acerca de que en aquel momento, el padre y la madre se amaron mucho. Ello es importante para que los niños sepan que en el principio de su vida hubo amor. De esta forma, pese a la falta de padre, es posible que el niño se forme un cuadro positivo de la paternidad. Para la madre viuda, tales conversaciones son mucho más fáciles.
También se les presentan muchas dificultades a los padres adoptivos y al padrastro o madrastra, cuando se les pregunta acerca del origen de los niños. Sin embargo, a esa edad, antes de ir a la escuela, habría que hablar ya con los hijos y explicarles su origen. De otro modo, la desconfianza y el recelo que se apoderará de ellos cuando se enteren, puede ser causa de profundos e irreparables trastornos en la vida familiar. Debe evitarse a toda costa que los niños conozcan la verdad acerca de su origen de labios de los compañeros de clase o de otros adultos, porque ello puede serles afectivamente muy perjudicial.
El niño ha de estar informado de estas cuestiones, de la forma que anteriormente hemos plasmado en nuestro ejemplo, antes o en el momento de ir a la escuela.

De esta forma, junto con la capacidad de asociación, que entretanto se le habrá desarrollado (v. página 88), comenzará a separarse del progenitor del sexo contrario y a identificarse con el que tiene su mismo sexo (v. página 94), dejándose llevar por su impulso de conocer y conquistar el mundo.

Las preguntas en la prepubertad y en la pubertad. Merced a la propia reflexión o a través de las conversaciones con muchachos de la misma edad, las preguntas acerca del origen de los niños y de su educación y cuidado suelen repetirse, por regla general, a los ocho o nueve años. A menudo, con ello se hace evidente el deseo de profundizar en las ideas que hasta entonces han recibido. Esas preguntas son paralelas a sus propias experiencias físicas en el período inmediatamente anterior a la pubertad, en el que el niño es consciente de la erección de su pene y la niña sabe que obtiene sensaciones agradables al tocar sus órganos sexuales externos. En este caso, en las conversaciones con los niños —ya como primera preparación para la pubertad— ha de explicárseles que el acto sexual corresponde básicamente a los casados y que es independiente de la intención de concebir hijos. Al repetirse las preguntas de que ya hemos hablado, puede contestarse más o menos así al niño: «Tú ya te has dado cuenta de que cuando el pene está más grueso y más rígido notas en él una sensación muy agradable. Cuando seas mayor, esta sensación será todavía más agradable. Y a la mujer le ocurre algo parecido.» A la niña: «Cuando seas mayor, notarás que esto constituye una sensación muy agradable para la mujer. Al hombre le ocurre algo parecido.» A ambos: «La introducción del pene en la vagina constituye una sensación muy agradable para el hombre y para la mujer. Precisamente por eso, porque para ellos también es agradable, vuestros padres lo hacen a menudo, y no sólo cuando quieren tener un hijo. Pero sólo deben hacerlo los que están casados. Sin embargo, puesto que cada vez que se hace es posible que se conciba un niño, antes de casarse es preciso pensarlo mucho y reflexionar acerca de la persona con quien se desea contraer matrimonio, porque es muy importante que después el matrimonio permanezca unido, para que siempre cuiden de sus hijos como padre y madre.»

En otras ocasiones existen ya a esta edad posibilidades de influir en los puntos de vista que determinarán la elección de cónyuge. Niños y niñas, a menudo, exteriorizan sus pensamientos en el sentido de que les gusta mucho un niño o una niña determinado, y que les agradaría casarse con él o con ella. Así, un niño de nueve años y medio preguntó en cierta ocasión si su familia estaba emparentada con otra familia determinada. Una vez que le hubieron dicho que no, la madre preguntó a su vez cuál era el motivo de su interés. El niño dijo que, puesto que no eran parientes, podría casarse con la hija de la otra familia. La madre le preguntó a continuación qué sentimientos especiales tenía respecto a aquella niña, por qué le gustaba tanto. Y de ahí nació una larga conversación acerca de la elección de cónyuge, en la que el niño participó activamente.

Si se tiene en cuenta que cuando los chicos llegan a los dieciséis años resulta muy difícil mantener tal tipo de conversaciones —porque éstos, por la comprensible rebelión que experimentan cuando llegan a la pubertad, no se dejan influir por los padres en aquellas cuestiones que pueden decidir por sí mismos—, debe reconocerse que toda conversación que pueda haberse mantenido ya, tiempo atrás, acer-

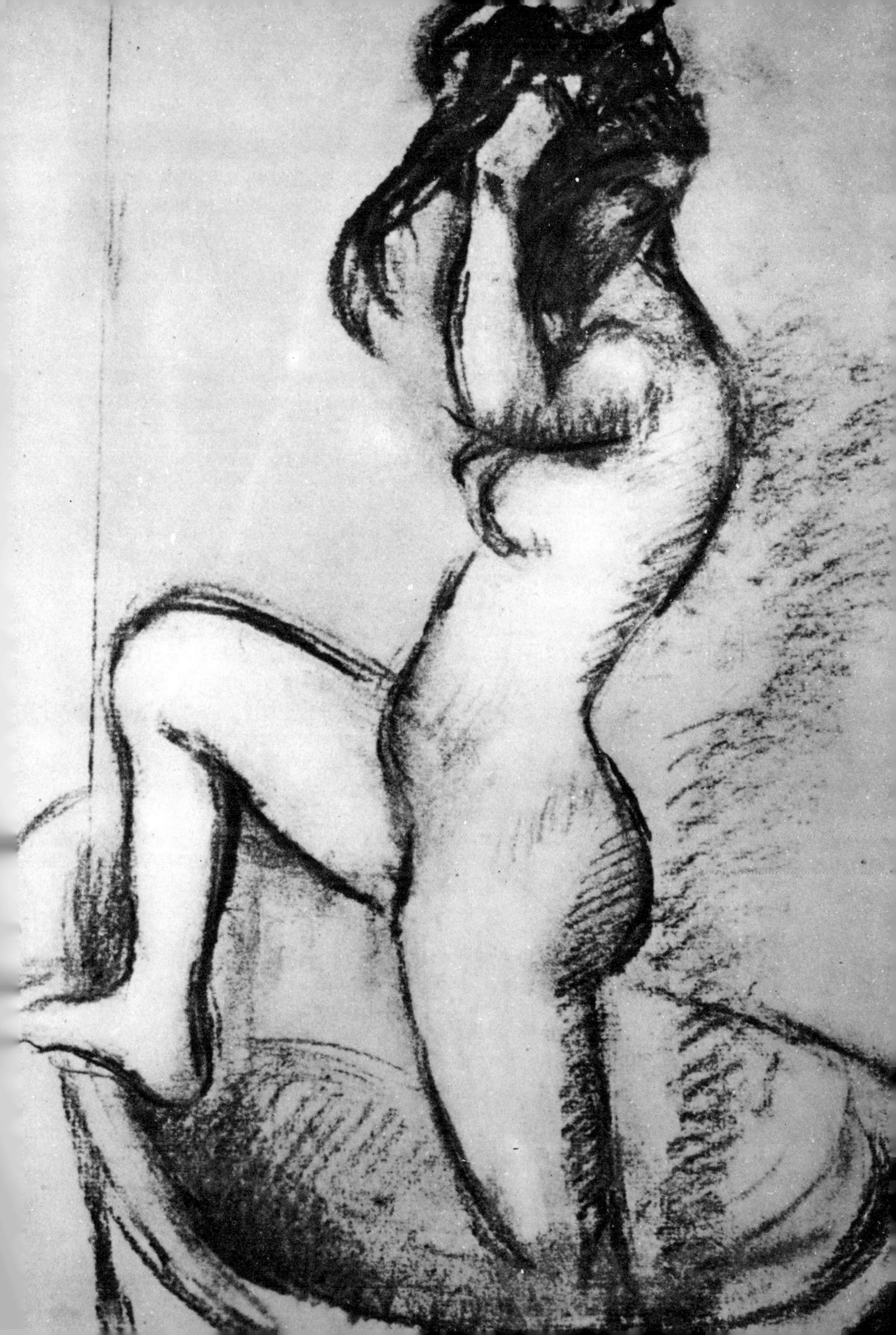

ca de la elección de cónyuge, puede ser de una extraordinaria importancia. Así pues, acerca de todo ello podemos decir que, mediando tal preparación y habiendo tenido tales conversaciones en casa de sus padres, los chicos, en su camino hacia la madurez, estarán siempre dispuestos más tarde, a exponer libremente y directamente sus cuestiones ante los padres; téngase en cuenta, sin embargo, que deben tomar las decisiones definitivas por sí mismos.

Desgraciadamente, muchos padres impiden para siempre que se produzcan estas conversaciones al decir que cuando el padre y la madre «se aman» se concibe un niño. De tal forma de hablar resulta una fatal identificación entre el amor de los esposos y el acto de concepción de un hijo, y consecuencia de esta forma de actuar es que los hijos supondrán, lógicamente, que los padres ya no se aman puesto que no tienen más hijos. Además, esta explicación determina una identificación del amor y de la vida en común con el coito; y después, muchachos y muchachas supondrán que el amor debe y puede expresarse exclusivamente en el comercio carnal, que de ahí nacerá un hijo, querido y aceptado de antemano, y que entonces será preciso casarse. Esa es una forma de actuar todavía muy extendida, pero representa una importantísima limitación en la libre facultad de elección de un compañero para la vida.

En la conversación con los hijos acerca de la importancia del comercio carnal para el matrimonio, debe tratar también de la posibilidad, que de hecho es utilizada, de evitar la concepción de un hijo. Con ello se consigue dar la primera noción de paternidad responsable (v. página 280). La forma en que los hijos, en este momento, deben ser informados acerca de los medios y los métodos, depende de cada situación en particular. Pero lo que sí es cierto es que la noción no debe faltar en absoluto; después, mucho más tarde, será notablemente ampliada cuando el niño haga sus propios descubrimientos o se haya enterado de muchas más cosas a través de terceros (compañeros de clase, amigos), lo que no es raro que ocurra ya a los ocho o nueve años. No obstante, los niños formulan a los padres sus preguntas sólo en el caso de que el tema haya sido tratado previamente, en sus líneas fundamentales.

Es muy positivo que los padres acompañen sus palabras de explicaciones con esquemas sencillos, o que se adapten a ilustraciones como las que se ofrecen en este libro. El niño con suficiente edad debe saber también dónde puede encontrar las ilustraciones y textos que puedan aclarar sus preguntas, para que no tenga que conformarse con garabatos obscenos, ni se vea obligado a revolver en la biblioteca de su casa. Se comprende fácilmente que esas primeras respuestas deben ir siendo mejoradas y ampliadas, y repetidas en el curso del desarrollo del niño.

Hasta iniciar la pubertad —es decir, hasta los nueve o diez años—, niños y niñas deben haber recibido una información completa acerca de la formación y funciones de sus órganos y de los de los seres del sexo contrario, conocer el concepto y características del matrimonio y de la familia y, en líneas fundamentales, deben ya saber que la sexualidad madura, interpreta un papel fundamental en las relaciones entre el hombre y la mujer, y no sólo para la concepción y crianza de sus hijos; también, y es consecuencia de este último extremo, han de haber recibido información suficiente sobre la elección de cónyuge, la significación del matrimonio y la responsabilidad de ser padres.

Influencias exteriores al hogar. Al ir creciendo, el niño recibe también influencias que no corresponden a la casa de sus padres: la conversación y el trato con niños de su misma edad y con otros adultos. En ambos casos vale decir que el niño al que en casa de sus padres se ha preparado bien y está correctamente informado acerca de la sexualidad, en general tiene mejores defensas contra las influencias perniciosas. Sin embargo, cada niño, del mismo modo que en las cuestiones del sexo se le ha informado exactamente, debe estar advertido también de los peligros que entrañan los abusos y violencias de algunos pervertidos. No es raro que el niño, antes de que se desarrolle completamente su sexualidad, tenga ya conocimientos o referencias de este tipo; esto despierta su curiosidad y les hacen partícipes de determinados placeres, induciéndoles a unirse a ellos. En esa cuestión es muy importante que el niño sea capaz, por sí mismo, de opinar acerca de cada situación, y no sea excesivamente confiado (v. página 88), y también que sepa que puede hablar con sus padres de sus deseos, experiencias, descubrimientos y obervaciones, sin temor a castigo alguno. Consecuencia de lo dicho es que la sociedad ha de darse cuenta de que los niños son especialmente fáciles de influenciar, y por ello especialmente merecedores de protección; porque, a su edad, están siempre dispuestos a aceptar cualquier novedad. Evidentemente, sabemos también que el niño, a quien le están prohibidos investigaciones y conocimientos acerca del sexo, dedica su curiosidad insatisfecha y su afán de investigación a otras cosas, con lo que será aún mucho más fácil de seducir y de engañar. No es extraño, pues, que seductores y delincuentes, escojan siempre como presa a niños de este tipo. Junto al especial cuidado que la sociedad ha de poner a disposición del niño, no cabe duda de que una buena educación sexual —iniciada en la primera niñez— representa a este respecto una considerable seguridad para el mismo.

También en los parvularios el niño está sujeto a diversas influencias. Por tal razón, ha de exigirse como regla general, que las maestras encargadas de los niños estén informadas del desarrollo sexual de cada niño, para que sus preguntas y juegos sean contestadas e interpretados, respectivamente, de una forma correcta y coherente con la adoptada por sus padres, para así poderles ayudar en este cometido. Se ha demostrado que la labor de las directoras o maestras de los parvularios se hace mucho más fácil y provechosa si los padres de los niños que se les han confiado, de vez en cuando, explican la forma en que están educando sexualmente a los niños; a la inversa, ellas pueden hacerles partícipes de sus observaciones particulares y ayudarles —por ejemplo dándoles a conocer algunos libros especialmente interesantes— a que puedan llevar a cabo sus obligaciones de padres en el momento y en la forma correctos.

Cuando el niño está en la escuela debe actuarse en forma parecida. La misión más importante del maestro, con respecto a la educación sexual, debe llevarse a cabo en los primeros cuatro años de escolaridad; debe reunir a los padres en asociaciones y organizar seminarios dirigidos a explicar y coordinar sus respectivos cometidos y a prestar toda la ayuda posible. Maestros y maestras, sin embargo, debieran también actuar conjuntamente, y en este sentido sería precisa una acción oficial, porque debieran estar formados correctamente para poder responder a las preguntas de los niños, siguiendo unas pautas fundamentales establecidas de ante-

mano, que los padres también aceptarían; de esta forma, en la clase podrían formar a los alumnos de un modo sistemático y pedagógico. Porque en este período, en la escuela, no se puede hablar ya de simple información al niño, sino de completa formación y educación para guiarle correctamente en el camino de su madurez; además, no olvidemos que esa cuestión no es de una importancia parcial o secundaria, sino que es básica para la educación general del individuo.
Transcurridos esos cuatro años de vida escolar, la explicación y comprensión de estas cuestiones ha de irse ampliando. Sin embargo, debe tenerse muy en cuenta que el cometido educador de la escuela nunca puede prescindir de la necesaria influencia de los padres, sino que, por el contrario, debe supeditarse a la actuación de éstos. Con todo, la educación sexual forma parte de los inalienables cometidos de la escuela si ésta toma seriamente su misión de preparar al niño para la vida. Si la escuela atiende correctamente a la realización de esta obligación, los padres se hallarán en espléndida situación para educar correctamente a sus hijos.

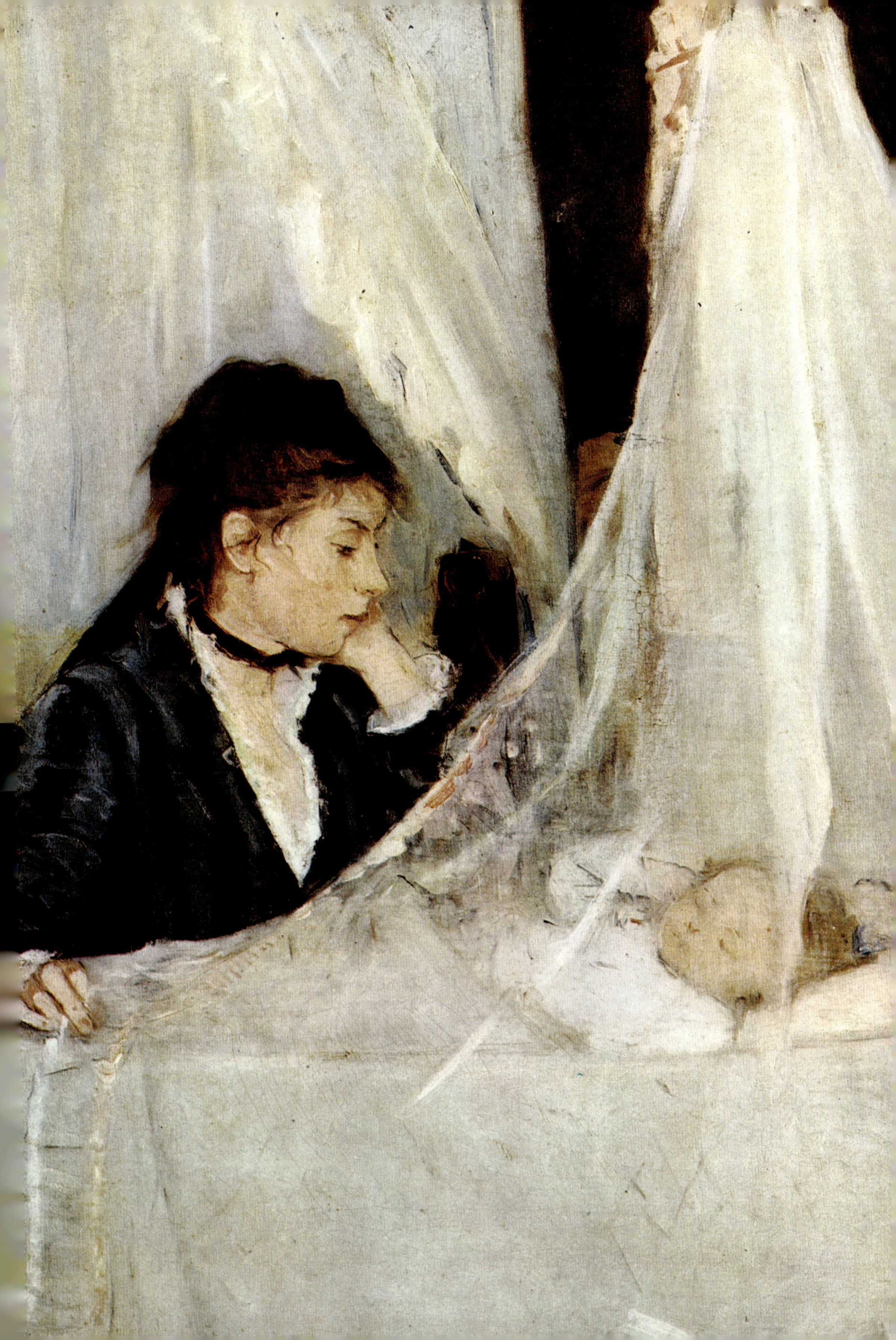

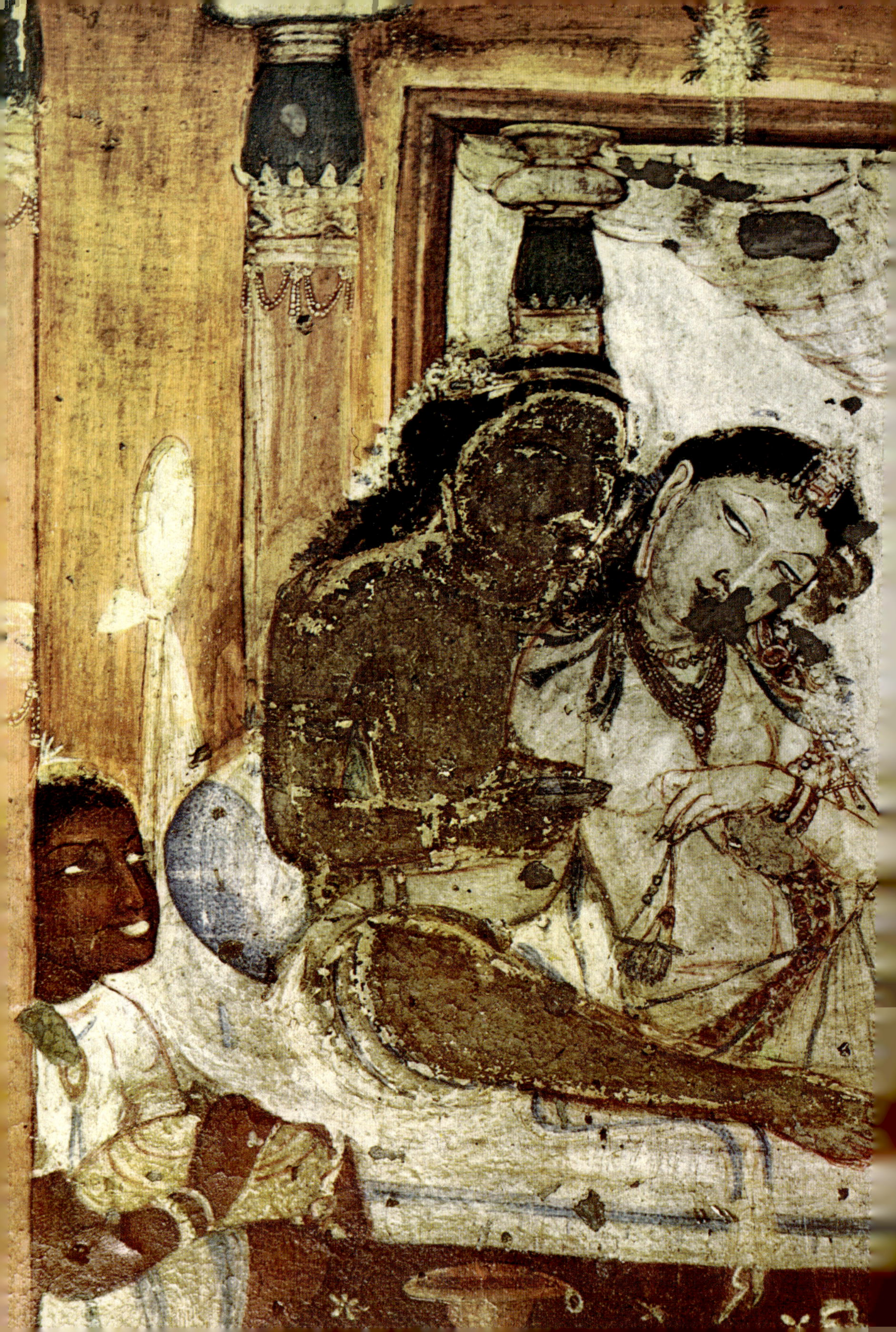

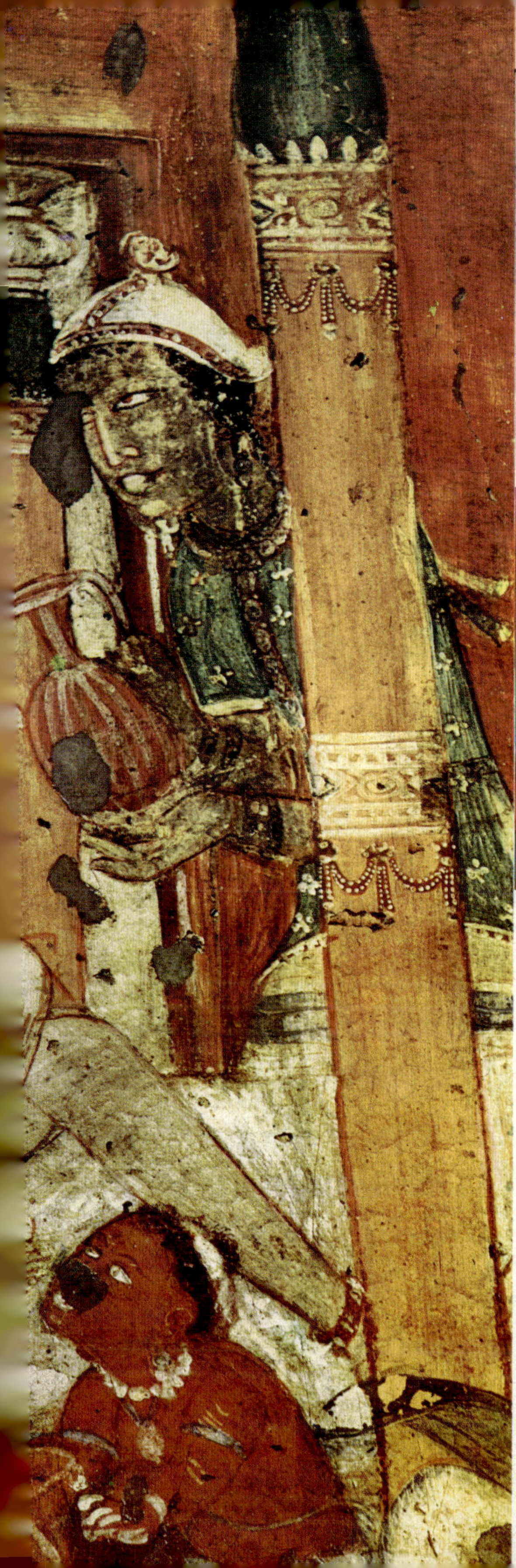

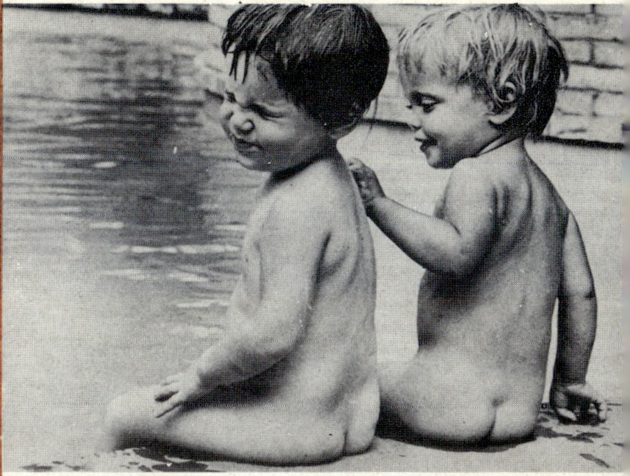

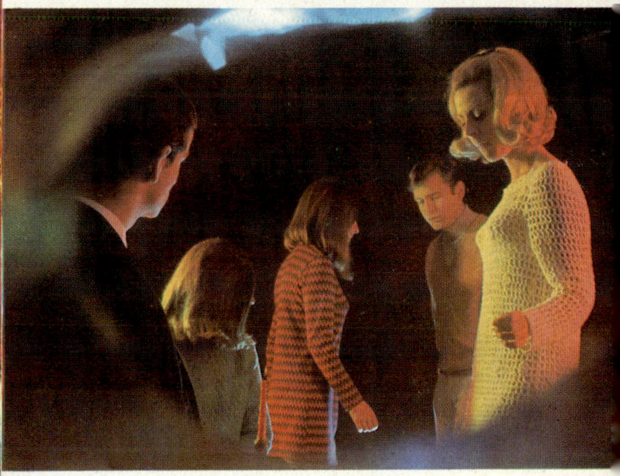

Los niños se complacen en observar sus órganos sexuales. El niño y la niña quieren conocer con toda exactitud "cómo es" el órgano del sexo opuesto

En la pubertad, la sexualidad es uno o más entre varios motivos de crisis. La sociedad se ocupa de ella enfocándola como un verdadero tabú

"Pareja de amantes". Fresco hindú

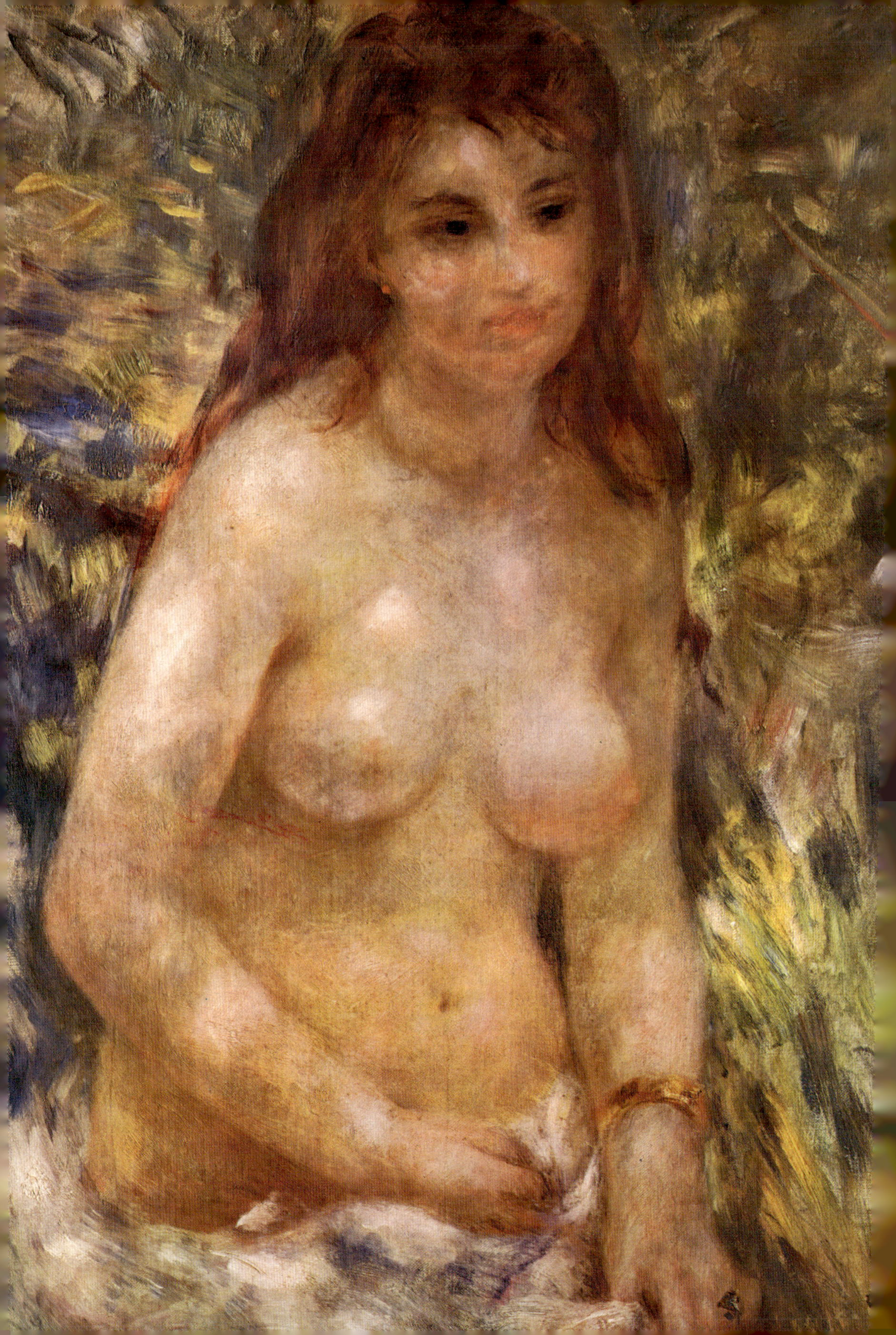

PUBERTAD Y ADOLESCENCIA

DESARROLLO Y EDUCACION EN LA PREPUBERTAD Y EN LA PUBERTAD

La pubertad empieza al iniciarse la madurez física y termina con la completa conformación y capacidad funcional de los órganos sexuales y de los llamados caracteres sexuales secundarios. No puede decirse exactamente a qué edad se producen todas estas transformaciones, puesto que tales procesos están sujetos a fuertes modificaciones según los individuos. Las primeras menstruaciones, en las niñas, suelen aparecer entre los doce y trece años. Pero no son raras las que menstrúan ya a los nueve o diez años. La primera eyaculación, en el niño, aparece aproximadamente a los catorce años. Pero la primera polución (eyaculación inconsciente) puede producirse ya a los once o doce años. A los diecisiete o dieciocho años, se alcanza en ambos sexos la capacidad funcional y el tamaño adulto de los órganos sexuales (producción de numerosos espermatozoos capaces de concebir, en el muchacho, y menstruación regular en las muchachas) y las características sexuales externas (cabello, voz, senos, forma del cuerpo) adquieren ya plena realidad.

Tensiones síquicas de la pubertad. Paralelo con esta madurez física debida a una acción hormonal, se produce un proceso de transformación mental y espiritual. Esas modificaciones se inician ya en la llamada prepubertad. Ese período de la maduración comienza, por regla general, entre los ocho y los diez años y dura hasta que se inician las funciones de los órganos sexuales, esto es, entre los doce y catorce años.

La prepubertad se caracteriza por una redoblada actividad mental, un aumento de la potencia física y un fuerte desarrollo de la personalidad. Sobre todo, en esa personalidad está el intento de comprender la importancia del propio sexo, diferenciándolo del opuesto, en una búsqueda realizada al mismo tiempo que otros muchachos de la misma edad. En esta fase se llega necesariamente a un decidido aislamiento de ambos sexos, «que no pueden soportarse mutuamente», y que piensan de forma opuesta. Los ideales de la independencia y de la libertad se alcanzan en una segunda fase; sin embargo, se produce un gran aumento de la sensibilidad (en las chicas especialmente, no es raro que vaya unida a problemas afectivos); la obstinación suele ir unida (especialmente en los chicos) con un pronunciado nerviosismo. A este respecto se produce una segunda modificación en la constitución física, con un crecimiento en longitud desproporcionado, que coincide con el comienzo del proceso de maduración física.

Las fases del desarrollo mental de la prepubertad marcan el final de la niñez. Conducen a una segunda fase de la separación y enfrentamiento con el mundo de los adultos. La tendencia a tener iniciativas propias y a desarrollar las propias fuerzas está en íntima oposición con la simultánea búsqueda de una seguridad afectiva, de una protección y unos cuidados en la casa paterna. Al mismo tiempo, se producen conflictos internos y externos con los padres y con las restantes personas dotadas de autoridad. Por ello, es importante en sumo grado que el educador sepa reconocer todas esas transformaciones como una fase normal del desarrollo, y no les dé una importancia excesiva. Es necesario proporcionar al niño que se encuentre en esa situación, suficientes posibilidades de convertirse en adulto, permitirle que avance internamente en su intento de formar su propia personalidad; pero, simultáneamente, dejar que se dé cuenta de que si se quiere ser independiente, ha de prescindirse también de la seguridad ofrecida por los cuidados paternos. Sin embargo, tampoco es el caso de tolerar al niño simplemente, permitiéndole y comprendiendo esas venalidades de carácter, sino que es preciso, pese a su rebelión, tomarle en serio y hacerle ver que sigue incorporado a la asociación constituida por la familia; es preciso, igualmente, mostrarle que se han comprendido sus problemas y que no se encuentra solo a la hora de resolverlos. Solamente de esta forma las energías mentales positivas del niño pueden ser canalizadas hasta constituir una nueva forma de la capacidad de asociación.

Como hemos visto, con el comienzo de la pubertad se produce en el comportamiento un claro giro hacia el interior. Los impulsos y exigencias del sexo, por primera vez, ponen en tela de juicio una concepción del mundo que para el niño, hasta entonces, había sido la única inteligible; por primera vez en varios años deberá procurarse una nueva orientación interna y externa y llegar a una determinada estabilidad interna. Bajo una guía correcta, a partir de esa obstinación se desarrolla un incremento de la voluntad dirigido a un fin determinado y bien diferenciado, y con ello se halla un nuevo y ya permanente lugar en el mundo. Al iniciarse ese desarrollo, pueden observarse en todos los campos de la experimentación, vacilaciones, inseguridades y cambios de opinión repentinos y totales, que llevan de un extremo a otro: se deben a los desesperados intentos que el niño hace de desbrozar su propio camino entre todas esas posiciones opuestas.

La pubertad (lo mismo que la prepubertad) puede definirse como «crisol de la personalidad». A dicho proceso se incorporan todas las necesidades fundamentales del ser humano —aunque lo son principalmente las que tengan mayor relación con la fuerza o la energía y con el libre albedrío— y todas las actitudes y formas de comportamiento experimentadas, para llegar a una clarificación y depuración de todas ellas. Al mismo tiempo, en dicho proceso, reviven con mucha vehemencia conflictos de la infancia que no quedaron totalmente solucionados. Si los cuatro afanes o impulsos fundamentales de que antes hemos hablado —de relación, de posesión, de prestigio y de amor— chocan con opiniones contrarias de los padres o de otros educadores, ciertos rasgos de carácter negativo participan y se hacen definitivos en la formación de la personalidad. En la dinámica de la pubertad conducen a conflictos dramáticos y culminan en un comportamiento fundamentalmente erróneo con respecto al prójimo y al mundo en general. Por otra parte, en la pubertad y en la prepubertad se presenta la importante oportunidad, a través de la guía comprensiva de los adultos, de abrir una profunda zanja entre el comportamiento erróneo infantil y la forma de ser del adulto, y de corregir esos comportamientos erróneos de la niñez. Todo ello es válido sólo para el caso en que el adolescente se halle firmemente ligado a un adulto (su padre u otro educador) capaz de dedicarle su comprensión, su amor, su tiempo y de acogerle con la máxima franqueza.

En todos los períodos de desarrollo de la personalidad se producen crisis. Son muy corrientes y no deben causar preocupación si se piensa que toda investigación en el campo de las relaciones, de la posesión, del prestigio y del amor tienden con enorme fuerza a lograr el desarrollo individual; el comportamiento que fuera correcto en la niñez es ahora abandonado, y se liberan de las típicas inseguridad interna e intranquilidad de la pubertad.

Igualmente, el muchacho, a través de una orientación sobre los ideales y los modelos a imitar, trata de encontrar un equilibrio entre el espíritu y la materia, entre el deber y el querer, hasta que logra formar su propia escala de valores con lo que llegará a adquirir responsabilidad de sus hechos merced a sus únicas y exclusivas fuerzas. Los adolescentes que no superan abiertamente las citadas crisis, padecen trastornos del desarrollo, lo mismo que aquellos cuyas crisis no les conducen a conflictos superables con el mundo ambiente. Ambos tipos de trastornos necesitan una ayuda especial que, por otra parte, debe orientarse de acuerdo con una modificación del ambiente. Por ello, sin descender a los ejemplos individuales, digamos que tal «pubertad inadvertida», lo mismo que un desarrollo equivocado, deben ser motivo de una visita médica y, caso necesario, de un tratamiento. Es básicamente falsa la opinión de que tales trastornos son irreversibles y de que, transcurrida la pubertad, quedarán para siempre insertos en la personalidad del individuo. En la pubertad, lo mismo que en la primera infancia, son máximas las posibilidades de éxito de una educación correctora.

En la pubertad, la sexualidad es uno más entre varios motivos de crisis. Para la mayor parte de adolescentes su importancia especial se basa en que la sociedad se ocupa de la sexualidad enfocándola como un verdadero tabú. Otra dificultad se basa en que la madurez física y sexual se alcanza muy pronto, mientras que la actividad sexual no se completa sino durante el matrimonio. De acuerdo con las estadísticas del año 1963, la edad media en que hombres y mujeres se casan se ha fijado en los veinticinco a veintinueve años para los varones y los veintitrés a veintisiete años para las hembras. Desde que se produce la madurez física hasta la edad que consideramos media para el matrimonio (aproximadamente los veinticinco años) transcurren unos años en los que las energías sexuales han de hallar salida de una forma que no sea el comercio carnal. Puesto que la sociedad lo sabe, y también los educadores, vacila y se demora, educándoles y enseñándoles falsamente, y negándoles ayuda y comprensión para sus necesidades, pensando que de esta forma, y también haciendo pesar sobre ellos la más firme prohibición, les harán más sencillo el dominio de su sexualidad. Y ocurre exactamente lo contrario, porque sólo puede dominarse con la capacidad de hacerse responsable de sus actos, que es patrimonio de los adultos (v. página 62), aquello que se conoce y comprende perfectamente. En todo lo restante, para la adquisición de responsabilidad en la cuestión sexual ocurre lo mismo que en las demás necesidades básicas. La fuerte tendencia hacia el contacto, la posesión y el prestigio, que el adolescente desearía satisfacer de modo inmediato, deben quedar sometidos a un control consciente, y pueden liberarse única y exclusivamente a través del propio trabajo y comportamiento en el interior de la sociedad, pero no mediante el robo o el engaño. El deseo de satisfacer inmediatamente la propia voluntad es un comportamiento de adolescente, no el de un hombre o una mujer adultos.

Educación informativa. De acuerdo con todo lo que llevamos dicho, la información ocupa lugar principal en la prepubertad y en la pubertad. Debe considerarse más importante que la enseñanza de formas de pensar o de comportarse, porque los adolescentes quieren aprender por sí mismos a tomar decisiones y hallar sus propias limitaciones. Y ello sólo pueden conseguirlo cuando tienen a su alcance conocimientos suficientes.

Lo cual demuestra, evidentemente, que la información que se inicie en la prepubertad o en la pubertad topará con dificultades cuando quiera considerársela una simple enseñanza, puesto que los adolescentes, por naturaleza inclinados a la protesta, a menudo rehuyen la superioridad de los mayores. Por ello, debe procurárseles información sobre todas las cosas, pero haciendo gala de la máxima capacidad de comprensión, a fin de solucionar los problemas íntimos de los jóvenes, tomando seriamente el momento de desarrollo en que se hallen. Igualmente, debe tenerse en cuenta la susceptibilidad de los adolescentes, fácil de herir, y también sus deseos sexuales y eróticos, que en el curso de la pubertad suelen impregnarse de elementos fantásticos e irreales. En este caso, prueba su eficacia el que la información se haya iniciado ya en la educación infantil, y ahora haga falta únicamente continuarla. No basta con proporcionar libros a los adolescentes, sino que éstos deben ser exclusivamente una ayuda para la insoslayable conversación, puesto que, lo mismo que en la niñez, cada tema debe repetirse desde sus distintos puntos de vista.

Niños y niñas, en general a la edad de los diez años pero en todo caso con ocasión de iniciarse con mayor fuerza el crecimiento en altura del niño, o al producirse las primeras señales de que los órganos sexuales inician su funcionamiento adulto, es el momento para prepararles acerca de la eyaculación y la menstruación. En tal momento es también oportuno hablar acerca de la conformación y funciones de los propios órganos sexuales, lo mismo que de los del otro sexo, a fin de que, de antemano, pueda considerarse la propia madurez en relación con el sexo opuesto. Acerca de este punto ha de tenerse en cuenta que el niño, con la eyaculación, experimenta un placer hasta entonces desconocido, mientras que la niña, con la menstruación, tiene una experiencia desagradable; en resumen, que las sensaciones de ambos son opuestas. Es muy importante apreciar con antelación tales diferencias y explicarlas, lo mismo que es importante la explicación fundamental de éstos o de cualesquiera otros procesos o formas de comportamiento, a esa edad en que se inicia el estudio crítico del ambiente. A esa edad, una educación no suficientemente fundamentada difícilmente logrará alcanzar su objetivo.

Alcance de la madurez corporal. El niño experimenta que la eyaculación, como algo biológicamente necesario, es agradable, porque tal proceso va dirigido a la creación de la vida humana; es decir, a la fecundación del óvulo. Todos los procesos y estados físicos que van dirigidos a la formación de la vida, como pueden ser el comer y el beber, el calor y la armonía, han de ser considerados agradables por los hombres, mientras que todos los acontecimientos que se opongan a la vida, como el hambre, y la sed, el frío y la pelea, han de ser consideradas desagradables porque son dañosas. Por ello también la menstruación ha de ser considerada como una indisposición, algo desagradable, puesto que es la demostración objetiva de que un óvulo —es decir, una posibilidad de vida— ha muerto a causa de la no fecundación, porque una posibilidad de vida no ha sido aprovechada y por ello perdida.

Desde este momento, el niño y la niña han de ser informados acerca de los detalles de la maduración de los espermatozoos y el óvulo, de la fecundación, maduración y del parto. Han de comprender perfectamente todas estas cuestiones. Han de saber y comprender, entre otras razones porque es básico en el momento de elegir compañero, que la sexualidad ha de quedar subordinada al conjunto de las relaciones sexuales entre el hombre y la mujer. Unicamente cuando los padres, de forma abierta, segura y clara, y con toda seriedad, responden a esas preguntas, será posible que el adolescente desarrolle una comprensión sana acerca de la sexualidad y un sentimiento correcto del pudor. Acerca de la necesaria preparación de la niña con respecto a su menstruación y el cuidado que ha de tenerse con ella durante dicho período, se explicará copiosamente más adelante, en el capítulo dedicado a la menarquía y a la menstruación (v. página 213). No obstante, es también importante que el niño conozca la fácil susceptibilidad de la niña durante esos días, y aprenda a observarla. Con ello se le empezará a educar para que se comporte con todo tacto y amabilidad con respecto a la mujer.

Para los niños es importante que se les tranquilice con respecto al nuevo placer sexual, recién descubierto. El niño ha de sentirse orgulloso de poder comportarse como un hombre, lo mismo que la niña ha de estar satisfecha de pertenecer al sexo femenino.

Aparte de otros muchos principios educadores de importancia, jamás debe olvidarse que el niño sólo ejecutará con agrado aquello que le cause felicidad. Por ello, es un contrasentido combatir el placer que el niño siente al eyacular, o el desagrado de la niña con respecto a la menstruación. El niño y niña pueden prepararse para interpretar su papel como hombre o mujer sólo en el caso de que sepan y puedan aceptar las de su sexo. Es igualmente importante que el niño y la niña conozcan sus respectivas diferencias en cuanto al comportamiento sexual. Sólo de esta forma podrá evitarse que se produzcan comportamientos y opiniones erróneas acerca del sexo opuesto, basadas en la ignorancia. Más tarde, cada vez que la niña se acerque a un muchacho impulsada por una motivación erótica, deberá saber excitarle también a él sexualmente, y hacerle comprender que ha de considerar su aproximación como una invitación a comportarse también de una forma sexualmente activa. A su vez, el muchacho debe saber que una chica que ya menstrúa, posee una redoblada capacidad de reacción frente a la aproximación erótica del muchacho, muy a menudo opuesta a la de éste; el motivo es que, debido a la menstruación, la chica sabe mucho mejor que el chico que su entrega sexual representa la posibilidad de un embarazo, y siente con mucha mayor fuerza su responsabilidad de mujer y de madre. Con la nueva apreciación de esas diferencias, no sólo se llega a situaciones en que es difícil el entendimiento, sino también a desilusiones y erróneas interpretaciones del comportamiento, que muchas veces toman el carácter de «violación mental inconsciente» y desembocan en lamentables relaciones sexuales excesivamente tempranas e inmaduras. Con ello, el chico y la chica pagan un precio exagerado, dificultando notablemente su madurez síquica.

La imprescindible información —a esta edad— acerca de las posibilidades de ejercer una paternidad responsable (regulación de la concepción) no se considerará entonces como una puerta abierta a las prácticas sexuales anticipadas, por cuanto la información se ha procurado en su momento y en la forma adecuada.

A chicos y chicas les ocurre —a menudo ya en la prepubertad, pero en su mayor parte cuando llegan a su madurez los órganos sexuales— que se entregan a la llamada autosatisfacción, es decir, una actividad dedicada a procurarles placer, sobre sus propios órganos sexuales. En el caso de los niños, ello tiene por única consecuencia la eyaculación y el placer que la misma entraña, y en las niñas un placer sexual semejante al orgasmo. La autosatisfacción es una etapa habitual en todo este proceso de desarrollo, y hoy en día, en forma regular, se da en ambos sexos. Al principio es meramente físico, orgánico, y en el transcurso de la pubertad se ve acompañado cada vez más de ideas eróticas y sexuales (sueños nocturnos). La frecuencia de la autosatisfacción es muy variable: desde una vez cada día hasta una vez al mes. La autosatisfacción no causa ningún tipo de lesiones físicas ni mentales; éstas son debidas exclusivamente a los castigos y los sentimientos de culpabilidad o inferioridad, del que hacemos responsables a los adultos. Puede considerarse enfermedad cuando la frecuencia sobrepase la media normal, pero incluso en este caso, la autosatisfacción no es más que un síntoma de otros trastornos, en general trastornos de la capacidad de establecer contacto. La autosatisfacción, en el desarrollo normal, es un paso que en años posteriores acaba siendo dejado atrás (acerca de la autosatisfacción como parte del proceso de madurez, v. página 226, y también v. páginas 62, 92 y 131).

Desarrollo de los impulsos sexuales. La madurez y el desarrollo de los impulsos sexuales son paralelos al proceso de madurez del cuerpo. Al principio, niños y niñas dirigen hacia sí mismos los impulsos sexuales que experimentan y les preocupan únicamente unas tendencias nada claras y unos anhelos indeterminados, los cuales conducen tanto a una entusiástica veneración como a un apasionado entusiasmo por personas adultas —a menudo muy alejadas e inalcanzables—, sean o no de su propio sexo; pero también les crea tensiones con sus padres, acompañadas de fantasías sexuales aplicadas a los mismos. Al mismo tiempo, al proseguir la distanciación iniciada en la prepubertad con respecto a las personas del sexo contrario, se producen arrebatos de ternura dirigidos a los compañeros del mismo sexo. Han de ser considerados como absolutamente normales, en tanto vayan dirigidos a personas de la misma edad, incluso cuando se llegue —en la mayor parte de las veces sin que se enteren los padres ni los educadores— a procurarse satisfacción sexual de unos a otros, o en grupos. No obstante, las relaciones de cariño con respecto a personas del mismo sexo y de edad superior exigen una atención especial (v. página 117).

Entonces, de modo progresivo, en la imaginación y en la realidad, se produce un acercamiento a los compañeros del sexo opuesto. Esa aproximación, sin embargo, no está todavía motivada sexualmente, sino que se limita a un cortejo cariñoso y apasionado. Si en ese estadio del desarrollo se alza una prohibición absoluta de los deseos sexuales, existe el peligro de que el adolescente quede detenido en esa fase; puede ocurrir en tal caso que, cuando sea ya hombre, sólo pueda amar a su esposa en un sentido espiritual y que establezca una absoluta separación entre ello y los impulsos sexuales, habiéndose satisfecho únicamente por sí mismo o a través de la prostitución. La chica puede que experimente, con respecto a su marido, exclusivamente deseos de cariño de los que excluye explícitamente el comercio sexual. Cuando anteriormente hemos hablado del desarrollo sexual y erótico de la primera niñez (v. página 93), decíamos ya que las posibilidades de influencia y de relación en este campo eran muchas y muy variadas. A partir de este momento, y de modo continuado, chico y chica reúnen en una sola persona las posibilidades de satisfacción de sus diversas necesidades sexuales. Al principio, su aproximación tiene un carácter sencillamente agresivo puesto que la agresión es considerada instintivamente como base de la propia protección, y es expresión de la propia inseguridad, que les incapacita todavía para entregarse completamente. Los niños y las niñas se pelean, se insultan, pero esos combates tienen ya carácter sexual y erótico, como puede comprobarse por las conversaciones que posteriormente mantienen chicos y chicas, separadamente, entre sí, y también a partir de la directa observación de tales comportamientos. Las niñas empiezan a coquetear frente a los niños. Sin embargo, cuando un niño trata de hablarlas se vuelven presumidas e impertinentes. Nos encontramos ante un antecesor del flirt, que suele tener lugar en grupo. En los grupos de chicos o chicas, suele repetirse y asegurarse el convencimiento de que, en ninguno de los dos grupos, nadie se llegará a casar. Progresivamente, los frentes se van ampliando y se producen los primeros y tímidos intentos de individualizarse, de hablar directamente con un individuo del sexo opuesto, de darse ingenuas citas y de salir juntos. Con ello se inicia la rivalidad entre los que tienen el mismo sexo y la disolución de los grupos. Simultáneamente suele comenzar una serie de cambios en el aspecto externo. Cada uno quisiera gustar a quien le gusta, y para ello empieza por echar mano a las formas de actuar de los mayores. Mucho más tarde empieza a desarrollar su propio estilo personal, lo cual le será tanto más fácil cuanto más comprensiva sea la forma en que los padres le guíen.

Tales inclinaciones de cariño pueden interrumpirse repentinamente y verse seguidas por una fase de aislamiento con respecto a los pertenecientes al otro sexo, hasta que se acaba intentando iniciar una aproximación. Además, en este momento se demuestran las diferencias entre los que tienen una predisposición espiritual más fuerte y los que se orientan a actuar de un modo más práctico. Mientras los que se interesan más por el trabajo mental interponen una prolongada pausa entre el «primer amor» y la «siguiente experiencia», durante la cual progresan intelectualmente, los de orientación más práctica tienden a una rápida formalización de sus relaciones con la pareja del otro sexo. Lo que hemos dicho sirve para chicos y chicas.

Pero con el paso a la sociedad formada por dos personas de distinto sexo está ligada la total separación de la casa paterna y el final de los conflictos allí ocurridos, por la inseguridad de la adolescencia y el proceso de formación de su libre voluntad, y eso siempre que los padres acepten esas primeras relaciones intersexuales, sin tomarlas a risa ni darles excesiva importancia. Porque en este momento, es ya innecesaria la rivalidad entre el hijo y el padre con respecto a la madre y de la hija y la madre con respecto al padre. Sin embargo, si los padres demuestran al hijo que sus primeras demostraciones afectivas en ningún caso pueden tener el valor del amor, podrían llevarle a la rebelión (incluso a casarse simplemente por llevar la contraria), o al aislamiento (por falta de confianza en sí mismo). La sobrevaloración de esas primeras demostraciones afectivas (con lo cual los padres dan a esas relaciones el matiz de seriedad que no tenían), en cambio, significa que se exige demasiado del muchacho, puesto que, al principio, necesita ir renovando sus amistades y sus conocimientos para encontrar su propio estilo en la relación intersexual. Si se le exige que decida demasiado pronto la formalización de sus relaciones, no podrá llegar a madurar en este sentido.

Al final de la pubertad ha de haberse constituido completamente la facultad interna de orientar las exigencias sexuales dentro de la unión amorosa, y de establecer las primeras amistades con miembros del otro sexo. Esas amistades, al principio, carecen de componente sexual. Por el contrario, la relación sexual, todavía, está conscientemente proscrita. También con este principio de amistades intersexuales, pierde importancia la actividad en los órganos sexuales, y con ello, al final de la pubertad, desaparece la autosatisfacción.

Desarrollo sexual anormal. En sentido amplio, el desarrollo sexual anormal se produce precisamente cuando la capacidad sexual no se alcanza completamente. Los retrasos en la madurez son hoy en día frecuentes. Es de mayor gravedad la detención en un grado en el que, por una parte, las exigencias sexuales y los deseos de cariño, y por otra parte, la armonía espiritual y con el prójimo están separadas por un abismo. Si los deseos y tendencias sexuales adquieren un carácter exagerado, puede que se deba, y así ocurre muchas veces, a una satisfacción por compensación, tomando el lugar de otras cosas, de forma que el joven sufra la peligrosa ilusión —la mayor parte de las veces de modo inconsciente—, de resolver todos sus problemas acudiendo a la satisfacción sexual (sea mediante la autosatisfacción o mediante la relación sexual precoz con personas del otro sexo).

De no producirse la rivalidad entre seres del mismo sexo (tanto en la primera niñez —v. página 93— como en la pubertad, entre jóvenes de la misma edad), perderá importancia el hecho de que no pueda alcanzarse la amistad de un compañero del sexo contrario. Y ahí tiene su origen, basándose en el comportamiento general de los compañeros y compañeras con los que se relacione, la minusvaloración de uno mismo (es decir, la sensación de no ser un hombre o una mujer completos). Y esas serán las bases ambientales para que se produzca la homosexualidad del hombre o de la mujer.

Cuando se producen fracasos completos en las relaciones afectivas, las necesidades sexuales pueden verse abocadas a buscar satisfacción con elementos o seres inimaginables: así, ya en la pubertad pueden producirse uniones aberrantes con niños (paidofilia) o con animales (zoofilia).

Sin embargo, también pueden producirse otro tipo de relaciones sexuales en las que, en lugar de buscarse como objetivo final la realización del coito, se trate de hallar satisfacciones de otro tipo. En estos casos se trata de desarrollos gravemente anormales, de índole síquica, en los que elementos de la sociedad sexual normal u otras porciones que en el desarrollo sexual han desempeñado un papel especial importante, adquieren un valor propio, es decir, siendo capaces por sí solas de producir o liberar las tensiones sexuales. A este grupo pertenecen las satisfacciones sexuales obtenidas golpeando y martirizando (sadismo), o dejándose golpear o martirizar (masoquismo), mediante la exhibición de los órganos sexuales (exhibicionismo); también incluimos aquí aquellas formas en las que tan sólo una parte determinada del compañero en el amor (un miembro o una prenda de ropa) pueden ser causa de la satisfacción sexual (fetichismo). También esos trastornos tuvieron origen en la pubertad y fueron reconocibles, ya en aquel momento, por observadores avisados. Exigen un intenso tratamiento. Una forma especial de esa satisfacción sexual y regular es la necesidad de vestir prendas correspondientes al otro sexo (travestismo).

ADOLESCENCIA Y PREPARACION PARA EL MATRIMONIO

Importancia del desarrollo mental en la adolescencia. La adolescencia se inicia aproximadamente a los diecisiete años, y a los veinte o veintiún años el desarrollo físico llega a su fin. Sin embargo, el desarrollo mental y espiritual, en nuestra civilización, se considera concluido a los veintidós o veinticuatro años para la mujer, y a los veintitrés o veintiséis para el hombre. De ese hecho nace una serie de dificultades, que lo son tanto para los jóvenes como para la sociedad. El joven de esa edad se considera en completa posesión de sus energías físicas y de su inteligencia, a menudo trabaja denodadamente en su profesión, se divierte y gana dinero (muchas veces más que sus padres); le es muy difícil creer que su proceso de maduración no ha terminado todavía. A menudo mide su valer tan sólo basándose en el dinero que gana con su capacidad física o intelectual. Para poder darse cuenta de que aún no está maduro desde el punto de vista intelectual, sería necesario, lo cual es imposible, saber en qué consiste esta falta de madurez y hasta dónde llega. En los bachilleres, estudiantes universitarios y de escuelas técnicas (un tanto por ciento muy bajo de la juventud llega a esos estudios superiores) ocurre algo parecido. Por su cultura general y sus conocimientos especiales se sienten superiores a los demás, tanto en sus ideales como en su actividad. Pero ello no prueba su madurez, sino simplemente una determinada capacidad intelectual, lo mismo que un certificado de aprendizaje en un taller, da fe exclusivamente de una habilidad para efectuar un trabajo manual. La sociedad en la que se incluye la mayor parte de los jóvenes desde un punto de vista social y laboral, se enfrenta con la dificultad de que, por una parte, a causa de su capacidad, debe reconocerles completamente (así, la mayoría de edad se cifra en veintiún años), pero, por otra, no puede a esa edad, considerarles como absolutamente maduros; porque el término «madurez» comprende «la completa y objetiva capacidad de tomar decisiones libremente y de comportarse con arreglo a la propia escala de valores» (Schwidder). Los especialistas están de acuerdo en que esa capacidad se alcanza hoy en día a los veintidós o veinticuatro años en el caso de la mujer, y a los veintitrés o veintiséis en el caso del hombre. «Es a esa edad cuando el desarrollo mental, la capacidad de amar y la experiencia lograda en el contacto con el prójimo están suficientemente maduras para lograr una decisión clara, no ilusoria, con respecto a la elección de compañero para toda la vida» (Schwidder). La madurez para el matrimonio, así pues, se alcanza por término medio a los veinticuatro o veinticinco años. Es decir, que el período de adolescencia dura, aproximadamente, hasta los veinticuatro o veinticinco años.

Con la entrada en la adolescencia se inicia «la primera infancia de la madurez». Con respecto a la pubertad, las reacciones y los estímulos mentales están ya equilibrados, pero con respecto al mundo y a sí mismos, la juventud tiene todavía una mínima capacidad de crítica. Sus planes y conceptos están todavía poco basados en la realidad, su entrega total a ideales elevados sorprende al mundo, lo mismo que su anhelada comunicación sexual; ahora, por primera vez, se tiene la posibilidad de adquirir experiencias ajustadas a la realidad. Y con ello «deben hallarse líneas de conducta y escalas de valores que refuercen las propias experiencias y comportamiento» (Schwidder). Este es el problema ineludible y más importante de la adolescencia.

Trastornos sexuales y consecuencias de su desatención. La falta o limitación de los contactos, en sentido lato, conduce al aislamiento, al abandono y a la falta de experimentación, y limita o impide el acopio de experiencias reales. Las alteraciones en la constitución del afán de posesión no se muestran únicamente en una falta de iniciativa o de espíritu emprendedor, sino también en que quien sufra este trastorno no sabrá prescindir del dinero y sobrevalorará la cuestión material. También la adquisición de conocimientos puede quedar alterada. Los trastornos en el terreno del propio prestigio o valer conducen a un desmedido afán de dominio (excesiva agresividad) o a una falta de capacidad de discusión con los demás (ductilidad). La alteración de la capacidad de crítica que a ello va ligada dificulta el logro de puntos de vista personales; no es raro que todo ello se vea acentuado por el afán de prestigio. Los trastornos en el campo del amor no se hacen aparentes solamente a través de retraimiento o timidez frente al otro sexo, sino también en actuaciones aberrantes (v. página 117). No obstante, pueden buscarse también

soluciones «superactivas», que tengan relación únicamente con elementos de la sexualidad y condenen al fracaso todo intento de entrega total al compañero.
En los jóvenes del sexo masculino no es raro encontrar un comportamiento sexual desenfrenado cuya causa hay que buscar menos en la satisfacción de las necesidades sexuales, que en un trastorno del establecimiento de contactos, el afán de posesión y el afán de prestigio, los cuales trata el joven de reforzar actuando de esa forma. Las conversaciones que en la oficina o en el taller (pero también en la escuela y entre estudiantes) se producen los lunes, constituyen un ejemplo característico, y en ello no es decisivo el comportamiento de los jóvenes, sino el de los mayores, quienes deberían ya haber madurado, ser adultos, pero que con su forma de actuar demuestran que sufren trastornos en su desarrollo. Esas conversaciones, para los jóvenes que están buscando la forma de establecer su propia escala de valores, constituyen un importante riesgo porque puede que de esta forma lleguen a considerar el éxito sexual como un valor en sí mismo. A este ejemplo hay que añadir la importancia de la pobreza emocional (v. página 83). Ulteriormente, con ello se demuestra un comportamiento en el que lo sexual (lo genital) se mide exclusivamente de acuerdo con su frecuencia, y en ello se establece un afán de competencia y de prestigio. Quien así actúa va hallándose cada vez más aislado en el mundo y llega a considerar el amor como un simple artículo de consumo. Este comportamiento anormal conduce, la mayor parte de las veces, a un frecuente cambio de compañero o compañera (promiscuidad).
El comportamiento sexual desenfrenado del joven de sexo masculino —que en otro lugar de esta obra se ha calificado de donjuanismo, y se consideró como trastorno de la capacidad de establecimiento de contactos— y el correspondiente comportamiento de la chica, han de considerarse en todo caso comportamientos sexuales anormales, aun partiendo de la base de que una mitad de los hombres, con frecuencia o de modo regular, han tenido relaciones sexuales con diversas mujeres, con anterioridad al matrimonio. También es de notar que con anterioridad al matrimonio más de una cuarta parte de las mujeres se han relacionado sexualmente sólo con sus futuros esposos, y que otra cuarta parte de las mujeres no ha tenido ningún tipo de relación sexual anterior al matrimonio. Ello no significa que entre mujeres y muchachas no se mantengan esas «conversaciones de los lunes». Ocurre que la chica conoce la íntima relación entre el comercio y la posibilidad de quedar embarazada, y teme entregarse a sus necesidades sexuales sin estar protegida por el matrimonio.
Hay que diferenciar de esos trastornos las manifestaciones de abandono sexual que entre los jóvenes tienen importancia tan sólo en la homosexualidad. Se observan más a menudo tales manifestaciones de abandono sexual en las chicas. La causa de las mismas suele ser una debilidad en el establecimiento de contactos síquicos que conduce a la formación de unos anhelos imposibles de cumplir, y dificultan o imposibilitan la constitución de unas relaciones sexuales adecuadas. Tales trastornos pueden exteriorizarse en vagabundeos que también pueden llevar fácilmente a una promiscuidad sexual, e incluso a la prostitución. Cuando se da tal tendencia al abandono, la posesión de un cuerpo o un rostro hermoso y seductor, con poca inteligencia, es una condición favorable para la caída en la prostitución. Es raro el caso en que unas necesidades sexuales instintivas e irrefrenadas conducen

a la promiscuidad o a la prostitución. Por el contrario, la mayor parte de las prostitutas son sexualmente frígidas.
Caso que la búsqueda de unas líneas de conducta firmes y de una escala de valores (encaminados a lograr el refuerzo de las propias experiencia y comportamiento) no esté basada en el mantenimiento a ultranza de los afanes de contacto, posesión y prestigio que hasta entonces se han ido formando, y caso también de que éstos se vean faltos de confirmación, los trastornos citados pueden influir notablemente en la capacidad de relación. Ulteriormente puede llegarse al planteamiento de crisis en los contactos con el prójimo, en la profesión y en las relaciones amorosas, y queden plasmadas las crisis en conflictos internos tan sumamente graves que sus consecuencias inmediatas sean enfermedades mentales o físicas. El tratamiento de tales enfermedades puede tener éxito sólo cuando trate de compensar una educación equivocada y tome en cuenta todos los condicionamientos sicosomáticos, de enorme importancia en estos casos. Es básica la suspensión de toda educación equivocada tan pronto como sea posible, porque cuando el desarrollo anormal o deficitario ha tenido ya influencia en la elección de profesión o de compañero, el tratamiento correctivo de este desarrollo es mucho más difícil, porque está ligado a las decisiones erróneas que se hayan tomado y a sus consecuencias.

Prototipos y normas sociales. La mejor ayuda para un correcto desarrollo en la adolescencia radica en proporcionar una educación sexual sensata, comenzada en la niñez. Esa educación sexual, como hemos visto, depende en el máximo grado del ejemplo, mucho más que de lo que se haya explicado o hecho leer. Porque con los ejemplos, con los prototipos, los jóvenes pueden llegar a identificarse. En nuestro tiempo, la nueva orientación de la sociedad según módulos en general democráticos y basados en la célula del matrimonio (en lugar de en una dependencia autoritaria y patriarcal), esos prototipos, esos ejemplos, no son ya uniformes para todo el mundo, y a menudo se muestran inseguros, de forma que se hace difícil una plena identificación. Basándonos en ello, ocurre a menudo que el comportamiento de los adultos, frecuentemente se contrapone a los objetivos que se han marcado los jóvenes. Con ello encuentran inseguridad allí donde buscaban escalas de valores correctas que les permitieran dar escape al exceso de energías que poseen. Es decir, en otras palabras, que no sólo deben formar por sí mismos sus propios objetivos, sino que también han de desbrozar solos los caminos que hasta a ellos les lleven. Puesto que ello deberá producirse en un momento de su vida en el que los ideales y la propia voluntad están sujetos a enormes amasijos de fuerzas, se produce una fuerte diferenciación u oposición con los puntos de vista de los adultos, que ya no se consideran obligatorios.
El necesario encuentro en la adolescencia de una escala de valores personal, no es un hecho aislado, sino que depende de la sociedad en que el joven vive. Por ello, la escala de valores, o, mejor dicho, el módulo de la misma, dependerá de las ideas y conceptos formados a partir de la primera infancia que se considerarán reglas obligatorias de comportamiento y normas de actuación. No cabe ya ninguna duda de que cada uno de nosotros se da cuenta cada vez más de lo relativo de las normas. Vacila su obligatoriedad absoluta e incluso han sido puestas en tela de juicio. Consecuencia del desconocimiento de las relaciones suele ser la elimina-

ción de toda regla de conducta obligatoria en relación con la sexualidad; es decir, la eliminación de todos los conceptos dictados por la sociedad para regular el campo sexual, proclamando y abogando por un comportamiento sexual —mejor diríamos, genital— no sujeto a limitaciones, arbitrario y despótico. No obstante, tal ideología se opone al hecho de que para el mantenimiento de una agrupación social es imprescindible la sumisión a un orden. Puesto que los seres humanos, al contrario de todos los seres vivos, no se gobiernan exclusivamente por el instinto y por ello no tienen la seguridad de que su actuación sea natural, debe intentarse que la convivencia esté regulada por la comprensión. La civilización, la cultura, no es más que el concepto que engloba esta forma inteligente de considerar el ambiente general y la individualidad particular. De esta forma se crean las reglas del juego, con lo que se da a los seres humanos la oportunidad de vivir en comunidad. Ese es el motivo de que, en sí, las normas sean vitales para cada uno de los miembros de la comunidad civilizada, y también para la comunidad en su conjunto.

Son normas que se han creado en el ámbito de esta comunidad civilizada. Aunque sepamos que en otra comunidad se han creado normas cuya validez ha quedado demostrada, no va a ser posible trasplantarlas de modo arbitrario. Precisamente porque un comportamiento sexual (hábito sexual) sujeto a norma depende de todo el conjunto de la civilización, no son susceptibles de comparación los hábitos de diversas culturas. Si se formula una comparación entre las civilizaciones y se medita, no ya solamente acerca de las mejoras y progresos que hayan conseguido, sino en cómo se da forma, se moldea la dignidad y la personalidad del individuo, se establece una relación directa de proporcionalidad entre la renuncia a un comportamiento sexual arbitrario y la altura a que ha llegado la civilización. Por la longitud e importancia del tema es imposible estudiar en detalle las ventajas de una civilización altamente desarrollada e, igualmente, las del libertinaje sexual.

En nuestra estructura social (forma de civilización), el hombre y la mujer como individuos y formando parte de grupos, son en tan alto grado dependientes, que se produce una dependencia general de todos con respecto a todos (v. páginas 37 a 44). Por ello, en nuestra civilización se produce la exigencia de que cada uno tiene la obligación de amparar y proteger la vida del prójimo. Esa exigencia es también la regla de actuación en las relaciones sexuales con el compañero. Puesto que esta actuación personal con respecto a la sexualidad es superior a la tendencia sexual —genital— con respecto a un objeto amado (v. página 128), y puesto que a escala humana su cumplimiento vendrá medido por su duración, la sociedad deberá tener el cuidado de reconocerlas únicamente en el marco de unas relaciones duraderas, en el marco del matrimonio.

También a los jóvenes debe enseñárseles a aceptar esa norma social. La dificultad reside en que el joven, bajo el impulso de su sexualidad que le empuja a mostrarse activo en tal sentido, debe comprender y aceptar en un tiempo proporcionalmente más corto, lo que a través de un desarrollo que ha durado siglos la sociedad en que vive ha aceptado como norma. Tan sólo cuando el joven, anteriormente (v. página 87), ha recibido la ayuda de un desarrollo ordenado, puede él mismo y sus impulsos someterse a esa norma e identificarse con la misma.

La dificultad de la educación moderna reside en que hoy en día, el educando no es un ser que se limita a escuchar cuanto le dicen, sino que lo que cada uno desea es hallar la propia felicidad con ayuda de medios más democráticos. Por ello, en la adolescencia es preciso profundizar en la noción del mantenimiento y afirmación del orden establecido, y al mismo tiempo mostrar que, en nuestra sociedad, la monogamia es una ayuda para llegar a la realización de la propia personalidad. Dado que el período de tiempo que media entre el comienzo de la madurez física y la formación síquica definitiva puede ir aumentando, e incluso hacer peligrar esa posterior madurez mental, han de buscarse nuevos medios y caminos que permitan alcanzar ese objetivo: la monogamia. Para ello, es preciso que esos nuevos caminos sean aceptados, ante todo por padres y educadores.

Enamoramiento y desengaño. El objetivo de la educación sexual y de la madurez en este sentido es la completa unión entre el hombre y la mujer en el marco del matrimonio. El camino hacia esa monogamia pasa por estadios intermedios de gran imperfección. El peligro reside en que a todo ello se le dé carácter de provisionalidad, debido a que no sea todavía capaz de contemplar en todo su valor la unión completa del hombre y la mujer (v. página 245). Si el objetivo es una unión provisional, se habrá malogrado todo. Los primeros ejercicios o tentativas no empiezan en la pubertad o en la adolescencia, sino que muchas más veces deben buscarse en la primera niñez. Cuanto mayor haya sido la experimentación e información en aquella época, tanto más fácil será para el muchacho o la chica dar el siguiente paso.

El pudor, los objetivos de sus deseos sexuales son bien distintos. Por una parte, existe una fuerte atracción por individuos (al principio, de mayor edad) del sexo contrario. Por otra parte, existe una necesidad de liberar las tensiones sexuales, lo cual aboca en la autosatisfacción. No es aún posible requerir a nadie sexualmente, y si el hecho se produce tendrá un carácter enfermizo. A partir de este momento, ya de modo progresivo, los deseos sexuales quedarán subordinados a la entrega amorosa y a la estimación (con el final de la pubertad termina también el período de autosatisfacción), para entonces pasar el deseo sexual a dirigirse exclusivamente a la persona amada (ya de la misma edad). Esa exigencia sexual sin embargo, en este momento, va dirigida casi únicamente a la propia satisfacción. El amor es todavía la expresión del deseo de ser amado y feliz a través de la entrega del otro. A ello va ligado un afán casi inalcanzable por lograr una felicidad que se espera sea capaz de resolver todos los problemas. En esas tendencias se basan las exigencias sexuales que se producen entre los diecisiete y los veintiún años.

A todo lo dicho debemos añadir que en esta época, el compañero está fuertemente idealizado. A partir de un cúmulo de sensaciones, se va formando la personalidad y el aspecto de un compañero ideal, que se ha ido construyendo a modo de mosaico. El progenitor del sexo contrario, maestros o profesores especialmente apreciados, del sexo contrario, hermanos y amigos igualmente del sexo contrario, las personas más apreciadas y respetadas durante la pubertad y, no hay que olvidarlos, los conceptos de validez general acerca de la belleza, la masculinidad y la feminidad, proporcionan todo el material necesario. Al principio de la adolescencia, este cuadro gana en fuerza representativa y se inicia la búsqueda en la vida real de quien más se parezca al mismo. Se llega a constituir lo que llamamos un «tipo» que se intenta llenar con alguien de la misma edad. Llega un día en que se tiene éxito en esta búsqueda. O al menos así lo parece. Porque aquél a quien se ha elegido, no se ve tal como es, sino tal como se necesita verle. El joven lanzado a la búsqueda de su tipo, entre todos los miembros del sexo contrario de entre los que puede elegir, descubre uno que, en una característica determinada le recuerda algo que ya conocía de antemano y crea en sí mismo la ilusión de que el compañero es absolutamente exacto al tipo que había preformado. El acontecimiento le hace enormemente dichoso: es el momento del «primer gran amor», se siente la felicidad de estar enamorado. La transformación de una idea en un ser real (proyección) es un hecho, pero de ello no puede darse cuenta quien está enamorado. No obstante, un tercero se preguntará siempre qué es lo que ha podido desencadenar esa incomprensible fascinación, y llegará a la conclusión de que el amor es ciego. Si a quien está enamorado de esta forma se le dice que puede haberse equivocado al elegir compañero, sólo se conseguirá que haga más firme su proyección. Se considerará a sí mismo superior a los demás y seguramente se comportará en consecuencia. De esta forma puede llegarse a proyecciones e identificaciones más o menos enmarañadas con la personalidad ficticia del otro, basadas en los propios deseos; esas proyecciones e identificaciones sólo muy raras veces corresponden al carácter propio del individuo, y todavía muchas menos contribuyen a la maduración de la propia personalidad. Por ello es necesario, precozmente (al principio de la adolescencia), hablar con los jóvenes acerca de esas consecuencias del amor, del hecho de sentirse enamorado, para que de esta forma pueda estar preparado para la elaboración consciente de su propia vida; porque con los enamorados es ya mucho más difícil —o imposible— hablar con arreglo a la lógica.

Toda relación de tipo amistoso o amoroso proviene de una fascinación, la cual es ocasión de que el contacto o la relación establecida se haga más estrecha. Pero toda fascinación de esa especie acaba por extinguirse más tarde o más temprano. Y siempre hay desilusiones al final de esa fascinación. Esas necesarias desilusiones se originan porque el compañero se ve ahora, parcialmente, tal como es en realidad. Tal desilusión puede y debe ser de gran ayuda para el desarrollo de la personalidad y para las relaciones con el mundo circundante. Es útil cuando se reconoce que la desilusión constituye el final de la propia ilusión —con el significado de engaño— con respecto al compañero. Ese reconocimiento puede conducir a una relación correcta que haga referencia a la persona del compañero en su totalidad. Pero la desilusión puede ser perjudicial cuando se culpa a los demás de que se haya producido.

El peligro de una fascinación de duración excesiva puede residir en que el joven formalice sus relaciones y llegue al matrimonio sin haber conocido ni en lo más mínimo la manera de ser real de su compañero. En una posterior desilusión, ya se carece de una completa libertad de decisión para alejarse del compañero. No es raro que se produzca un desengaño cuando se han mantenido relaciones sexuales, que, pese a la satisfacción sexual, no han logrado proporcionar una total felicidad porque, en realidad, la persona afectada no creía realmente estar con el compañero, sino con un fantasma, una entelequia imaginaria. Pero este fantasma acaba convirtiéndose en un ser de carne y hueso que muestra de forma insoslayable su propio carácter y sus reacciones. Los compañeros dejan de comprenderse y se sienten mutuamente defraudados, sin tener siquiera el valor, la mayor parte de las veces, de sentirse al menos parcialmente culpables. Por el contrario, la ilusión mantiene su licencia algún tiempo más tratando de llegar a solventar este mal entendido, puesto que todo el asunto se halla íntimamente ligado con el propio orgullo. Hablando con mayor propiedad, no es que se ame al otro, sino a un entretejido de deseos e imaginaciones que uno se ha formado con respecto al otro: quien ama de esta forma, en realidad, en la persona del otro se ama a sí mismo.

Se intentará cambiar de compañero, o bien se le abandonará, a fin de hallar un nuevo objeto para la propia proyección. Esa «enfermedad» no depende exclusivamente de la edad, sino que puede irse repitiendo indefinidamente, hasta que llegue el momento en que se extraiga una consecuencia positiva de los desengaños. Por ello, tras quien se muestre entusiasta partidario de un «gran amor» puede ocultarse un temperamento enamoradizo al que acecha un cúmulo de desengaños, sin que esta persona pueda llegar jamás a mantener unas relaciones amorosas normales. Esas situaciones pueden producirse también en el matrimonio y paralelamente al mismo, pudiendo incluso terminar separando o disolviendo el vínculo. Tales relaciones inmaduras y sus consecuencias resultan trágicas para los niños. Puede resultar verdaderamente peligroso que tal comportamiento sea observado y vivido por muchachos y muchachas. Las consecuencias positivas del desengaño comienzan cuando se reconoce que no ha sido el compañero la causa de la desilusión, sino que la desilusión ha significado el final de la propia ilusión, de la propia idea imaginaria. Si se da marcha atrás entonces con respecto a las ilusiones y a las proyecciones, podrá llegarse a una verdadera elección de compañero. Sin embargo, no es absolutamente necesario lanzarse en busca de un nuevo compañero, sino que, muchas veces, quien hasta entonces había sido objeto de un amor ilusorio, al ser conocido tal cual es en realidad, puede llegar a ser entonces aceptado y amado. Para conocer completamente al compañero es necesario que pase toda una vida, y, aun así, es posible que sigan siendo un misterio algunas peculiaridades del carácter. Con posterioridad al enamoramiento comenzará el verdadero amor, precisamente cuando se conozca tal cual es realmente el compañero elegido. De otro modo, se trata de trocar el deseo de ser amado por la capacidad de amar. «El amor es la capacidad de entregarse al compañero responsablemente, para protegerle, atenderle y comprenderle. Protegerle significa preocuparse con el máximo cuidado de la persona amada, favorecer su mejora y su desarrollo en todos sentidos» (Heigl). Por el contrario, el simple enamorado actuará con respecto al otro de la forma que estime correcta, pero precisamente no de la forma más adecuada a la personalidad y características del otro.

«Actuar responsablemente significa estar preparado a responder a los arrebatos, manifestaciones y necesidades del compañero; es decir, a todo aquello que pueda coadyuvar al desarrollo de todas sus manifestaciones vitales. Responsabilidad significa también mostrarse abierto a toda manifestación del compañero» (Heigl). El enamorado reaccionaría solamente con respecto a los arrebatos emocionales que estuvieran de acuerdo con sus propios deseos. El enamorado desea que sea el otro quien se muestre dispuesto a acceder a los propios deseos.

«Atención significa observar al otro, tomarle en consideración, a él y a sus particularidades, aceptar con agrado sus virtudes —lo cual es casi siempre fácil—, pero también sus defectos y debilidades. Atención significa reconocer en el compañero su calidad de persona» (Heigl). El enamorado hará del otro, objeto de sus propios deseos, necesitará verle obsequioso con sus propios puntos de vista.
«Comprender significa conocer las maneras de ser del otro y sus peculiaridades, en el sentido de lograr una unión que será tanto más fuerte cuanto más amplio sea ese conocimiento» (Heigl). El enamorado cree comprender al otro, pero las peculiaridades que no están de acuerdo con su idea le molestan especialmente, y la exteriorización de estas peculiaridades puede significar el comienzo de su desengaño, del que, evidentemente, hará responsable al compañero. Cuanto más perfectamente conozca el enamorado la verdadera forma de ser del otro, tanto más se retraerá, para, a partir de entonces, abandonando enamoramiento e ilusión, comenzar a amar.

Bases para la elección de compañero. En la elección de compañero participan una cantidad muy elevada de motivos, muchos de los cuales son inconscientes. Pero hay toda una serie de criterios que deben ser tenidos en cuenta de modo absolutamente consciente. La base fundamental para una feliz elección de compañero es el equilibrio, la igualdad, en los diversos detalles de la propia personalidad que a continuación enumeramos:

1. *La diferencia de edad no debe ser demasiado grande.* De otro modo existe el peligro de que el matrimonio se vea comprometido por causa de unas esperanzas irreales. (La chica que se casa con alguien, como «sustitutivo del padre» o como «niño pequeño» a quien pueda cuidar; lo mismo puede ocurrir con el muchacho que se casa con una mujer a la que considera «imagen de su madre», o con «una niña» a la que puede cuidar, o con la que puede jugar).

2. *La capacidad intelectual debe ser semejante.* Quien piense que no podría resistir el matrimonio con alguien de su misma capacidad intelectual, debiera preguntarse si lo que desea no es exclusivamente una unión en la que pueda ejercitar una autoridad absoluta.

3. *En todo caso, la educación debe corresponder a un mismo nivel.* Sólo de esta forma será posible que los cónyuges se comprendan realmente, situándose ambos en un mismo plano.

4. *Los ambientes de que ambos procedan deben también ser semejantes.* Nos referimos al ambiente cultural, a las creencias religiosas, y también a las circunstancias de tipo social.
Topamos aquí con el problema de los llamados matrimonios mixtos. No conocemos solamente matrimonios mixtos en el orden religioso, sin también en el orden de las razas, de la cultura y del nivel social. En un estado en el que es necesario actuar y definirse directa y constantemente, como es el caso del matrimonio, por grueso que sea el barniz educacional, por importantes que sean los conoci-

mientos y los éxitos profesionales o sociales, nadie es capaz de ocultar su procedencia. Y en especial por lo que se refiere a los matrimonios mixtos en el orden de razas y culturas. Todo joven que se haya enamorado de una persona perteneciente a una raza o a una cultura que no sean las suyas, debe preguntarse, antes que nada, si su amor no responde exclusivamente a unas direcciones determinadas. También pueden ser causa de problemas de importancia los matrimonios mixtos religiosos. Quienes se encuentren en estrecha relación con la creencia religiosa a que pertenezcan, en su matrimonio no podrán solucionar las diferencias que las confesiones o los grupos religiosos no han sido capaces de eliminar hasta este momento. Quienes carezcan de una firme vinculación religiosa y se dejen dirigir por un cónyuge religiosamente muy comprometido, encontrarán más fácil aceptar en el cónyuge una autoridad comprensiva, una autoridad que antes hemos calificado de «capaz de prestar ayuda».

Desgraciadamente, en nuestros días la importancia del origen social y familiar a menudo se olvida o se deja de lado. Sin embargo, el carácter impreso por los padres y por el ambiente de la casa paterna es el punto decisivo para la posterior ordenación del hijo en la vida, como un todo y cada una de sus partes. Sabemos que un comportamiento erróneo o anormal puede ser corregido, pero el influjo de los padres y de la casa paterna no puede de ningún modo ser eliminado o alterado. Los hábitos y costumbres del ambiente en que se ha vivido cotidianamente quedan estampados en la propia personalidad y es imposible, o al menos muy difícil, modificarlos. Esperar que el cónyuge lo logre, a no ser que éste, por sí mismo, lo desee, es en todo caso exigirle demasiado.

5. *El cónyuge debiera ser también hereditariamente sano.* Las enfermedades y los defectos físicos, incluso los no hereditarios, no deben conducir nunca a un matrimonio por compasión. Con ello, no se beneficiará a ninguno de los dos cónyuges, y mucho menos al afectado por la enfermedad o el defecto físico. En los casos de gravedad, el cónyuge afectado debiera reflexionar seriamente acerca de su responsabilidad con respecto al matrimonio y los posibles hijos, y preguntarse si puede exigir al otro cónyuge tal sacrificio. En el caso de que, tras su deseo de matrimonio, el cónyuge enfermo encubriera sólo el secreto deseo de verse cuidado durante el resto de su vida, el cónyuge sano ha de esforzarse por renunciar a tal matrimonio.

Amistades y relaciones prematrimoniales. Llegado el momento de elegir compañero, es perfectamente posible ayudar a conseguir una elección correcta. Por ello es preciso hacer el máximo esfuerzo por que los jóvenes puedan conocerse lo mejor posible. Ese es el cometido fundamental de la sociedad moderna frente a las tendencias del pasado, de acuerdo con las cuales los enlaces se pactaban demasiado pronto.

Un enlace precoz, incluso cuando está motivado por unos deseos íntimos y nada ilusorios, significa la renuncia a un posible aumento de la experiencia y al conocimiento general de cada sexo.

El chico y la chica que mantienen relaciones serias se aíslan del ambiente y actúan de un modo puramente individual en su profesión y en la escuela. Ni siquiera las diversiones conducen ya al establecimiento de unas relaciones de tipo general con otras personas, sino que constituyen uniones aisladas de dos personas que se relacionan con otras parejas igualmente unidas. No es extraño que con tal tipo de amistad se llegue muy pronto al mantenimiento de las relaciones sexuales más íntimas. Por una parte, ninguno de los dos ha aprendido que pueden ser felices juntos, independientemente de las tensiones sexuales; y por otra, no están suficientemente maduros en cuanto a su capacidad para relacionarse con las personas, y por ello son incapaces de sobreponerse al deseo de liberar sus tensiones sexuales. Finalmente, existe una consideración de tipo general de que sólo es posible encontrar felicidad en la vida a través de una unión absoluta entre dos seres humanos, amparándose en esta amistad aislada del resto de la sociedad para dar suelta a su interés por adquirir experiencias de tipo sexual. Hay quienes afirman que la sexualidad debiera ejercitarse precozmente; establecen la posibilidad de que se den relaciones sexuales extramatrimoniales entre dos personas, a fin de evitar desagradables sorpresas en la noche de bodas. Si hoy en día el elevado fin del matrimonio monógamo exige, mucho más que en tiempos pasados, la absoluta confianza entre los esposos y la completa y respectiva satisfacción —dentro de la cual tiene especial importancia el orgasmo—, se establece la consecuencia lógica de que las relaciones sexuales, con un antagonista determinado, deben establecerse precozmente, para con ello tratar de establecer una base sexual para la felicidad futura. Por todo lo que llevamos dicho, no es de extrañar que las relaciones sexuales precoces se produzcan hoy en día en todos los estratos de nuestra civilizada sociedad occidental. Por otra parte, cabe aquí hablar de una serie de intentos para hallar nuevos caminos para organizar o llenar el tiempo que debe transcurrir entre el ingreso en la madurez sexual y el matrimonio.

En todo lo dicho no deben contarse todas aquellas relaciones sexuales a las que los protagonistas no tengan intención de darle carácter duradero, sino que busquen exclusivamente una satisfacción sexual lo más completa posible. A este tipo pertenecen las relaciones en las que se intenta liberar las tensiones sexuales de dos personas, simplemente porque les resulta necesario para su bienestar físico; aquellas en las que se trata de aprender la técnica del acto sexual a través de un objeto más o menos amado; pero también todas las relaciones sexuales que se basen en una proyección ilusoria. Tales relaciones, dicho sea de paso, fracasan con respecto a las relaciones de tipo personal y conducen a un frecuente cambio de compañeros o amigos. A este respecto, debemos remitirnos a lo que se ha dicho anteriormente acerca de sus conexiones con los trastornos de los impulsos de contacto, posesión y prestigio. Los embarazos, en tales casos, suelen conducir a «matrimonios por obligación» que siempre son trágicos. La mayor parte de las veces sería mejor que se retrajera la presión social o familiar para ese tipo de enlaces y que se aprovechara la desilusión, producida sin duda por la aparición de dicho embarazo, para separar definitivamente a la pareja. Tales matrimonios por obligación son extraordinariamente intranquilos, repletos de crisis, y culminan a menudo en una separación producida a los pocos años. La consiguiente amargura suele entonces conducir, o bien a una reincidencia —exigida por el inconsciente— en tales uniones, o bien al aislamiento, mientras que a través de un correcto aprovechamiento de la desilusión, tras la rotura, se hubiese podido facilitar una nueva orientación.

En este punto debe formularse de nuevo la cuestión acerca de la importancia del concepto «prematrimonial». Sin duda, todas las relaciones previas al matrimonio que podríamos llamar legal, son prematrimoniales. Pero esa denominación, en casos particulares, incluye situaciones de hecho de muy diferente valoración. Ante todo, debemos prescindir de las relaciones basadas exclusivamente en la liberación de las tensiones sexuales, en el dominio de la técnica y en una atracción ilusoria. Esa eliminación, sin embargo, no hace referencia solamente al período prematrimonial, sino también a lo que ocurra existiendo ya el matrimonio, porque tales comportamientos erróneos no van a ser mejores o legítimos porque se produzcan en el marco del matrimonio. Debemos ofrecer aquí una ayuda total, a través de la dirección y de la información, para la corrección de comportamientos y concepciones equivocados.

La consideración que se dé a las relaciones prematrimoniales tendentes a un conocimiento completo mutuo y previa la intención de hacer de tales relaciones algo duradero, debe ser muy distinta, porque ese objetivo debe considerarse legítimo. Las primeras dificultades se producen cuando esas relaciones intentan mantenerse con anterioridad al matrimonio, porque el joven no puede comprender la causa de que el mismo objetivo sea permitido en el matrimonio y no fuera del mismo.

Puede proporcionársele una ayuda efectiva solamente si la sociedad, dejando aparte oficios y profesiones, crea unas instituciones que favorezcan que los jóvenes de ambos sexos trabajen unidos en la realización de cometidos específicos. De esta forma, puede comenzarse a crear un ambiente «des-sexualizado», y será posible que con la repetición de los contactos, para cuidar de los intereses mutuos o respectivos, aprendan los jóvenes de distinto sexo a conocerse en su vida cotidiana y en el modo de aprovechar su tiempo libre, en actividades deportivas, musicales, literarias, sociales, religiosas y otras semejantes. De esta forma llegarán a conocer su particular forma de comportarse en las cuestiones no sexuales. Para la des-sexualización del ambiente hay que tener en cuenta que la estimulación sexual de los hombres se produce principalmente a través de la vista, y la de las mujeres mediante estímulos principalmente sonoros. Naturalmente, esas instituciones cuya creación pedimos, serían fácil campo para la implantación de amistades, compañerismos e, incluso, flirts y «primeros amores». En todo caso, no deben llevar tampoco a un aislamiento del resto del mundo, sino que, por el contrario, deben estar abiertas a dicho mundo para que el trasvase entre uno y otro grupo sea constante. En tales grupos juveniles abiertos, para jóvenes de ambos sexos, en los que debe procurarse que todos pertenezcan a un medio social y cultural lo más idéntico posible, además de una formación profesional, escolar o universitaria puede ejercerse una múltiple experimentación con los compañeros, sin la cual sería necesario acudir a las uniones íntimas a que más arriba hemos hecho referencia, mucho más rígidas y dominantes que las que exige un simple trabajo en común. No obstante, cada miembro es estudiado por el grupo y es objeto de experimentación y puede llegar a corregir fundamentalmente su comportamiento, y con ello aumentar su grado de madurez. Merced a las diversas amistades que se generan dentro del grupo, siempre cambiantes, existe la posibilidad de llegar a la madurez antes de haberse ligado seriamente con un compañero. De otra forma, una relación seria anterior o nacida en el seno de dicho grupo se verá sometida a infinitas pruebas y eventualmente corregida, precisamente porque la elección de compañero es, en todo momento, fácil e inmediata.

Dichas instituciones juveniles deben crearse como lugares idóneos para el ejercicio de las relaciones entre seres humanos y para la preparación para el matrimonio: hoy en día es éste un cometido fundamental de la sociedad, de sus miembros y organizaciones. Junto a la correcta dirección de esos trabajos, ocurre que el grupo, en cuanto a sus objetivos, estaría abierto a los diversos intereses de chicos y chicas, con lo que tiene lugar una verdadera coeducación. Tales grupos —siempre que estén bien dirigidos— pueden también proporcionar información sobre cuestiones sexuales y facilitar la incorporación de los jóvenes al orden establecido por nuestra sociedad. Simultáneamente, y como consecuencia de las cuestiones planteadas, sería de importancia fundamental la celebración de conferencias, seminarios y coloquios, que facilitarían la captación y discusión de los conceptos. Un grupo de trabajo de tal naturaleza tiene notables ventajas frente a los llamados «cursos de preparación matrimonial», y sobre todo frente a cualquier tipo de preparación —con separación de sexos— para el matrimonio y la vida familiar. En los cursos o seminarios para prometidos, cuya asistencia se ve limitada tan sólo por cuestiones de edad, la diferencia de los medios social y cultural a que pertenecen los participantes son muy difíciles de superar; además, no es fácil que haya diálogo entre unos y otros miembros porque no se conocen o porque no están habituados a conversar con otras personas. Sólo es posible hablar con otras personas de las cosas sexuales si previamente se han planteado y respondido otras preguntas y contestaciones. En los grupos en que se han separado los sexos faltará siempre la acción correctora del sexo opuesto. Para los adolescentes, por regla general, tal tipo de grupos no es de utilidad porque suele adoptar como base una situación que con respecto al desarrollo pertenece a la prepubertad, y que el adolescente hace ya tiempo ha superado a no ser que adolezca de algún defecto en su maduración. Con ello no queremos decir que deba evitarse a rajatabla una separación ocasional y temporal de sexos. Pero debe corresponder al juicio de cada cual la libre decisión de renunciar a lo uno porque se considere lo otro (profesión, formación profesional, diversión u otra cosa) más importante, de forma temporal o duradera (v. página 83). También para estas cuestiones debiera el grupo juvenil por el que abogamos ser centro de experimentación, porque es importante aprender a tiempo a respetar las decisiones de cada cual.

En el marco de tales «centros de experimentación», en los que chicos y chicas pueden ejercitar sus energías como fuerzas que les preparen para la vida comunitaria, puede llegarse a decidir acertadamente con respecto al matrimonio, sin que se produzca una incidencia excesiva de la sexualidad en la decisión.

En este punto la casa paterna carece ya de importancia. Los jóvenes se separan de ella y buscan su propia orientación. En este momento, el cometido de los padres es hacer posible una orientación múltiple y general de los jóvenes con respecto a la vida, sin estimularles hacia el establecimiento de relaciones formales y sin limitar a una sola las posibles amistades, cuando aquélla parezca convertirse en «algo más serio». El joven —chico o chica— precisamente a través de esa amistad debe adquirir experiencia acerca de sus relaciones con los pertenecientes al otro sexo, y debe tener la libertad de cambiar de amigos y amigas, sin que ello se convierta en una tragedia familiar. Es decir, que los padres deben limitarse a aceptar las amistades de sus hijos, no deben tomar partido en ellas apoyando unas y desprestigiando otras. La decisión compete exclusivamente a los jóvenes: deben —y así ocurrirá siempre— ser constantes en sus decisiones. Si los padres, directa o indirectamente son consultados acerca de su opinión, deben responder explícitamente expresando su opinión con toda franqueza, pero no haciendo en ningún caso uso de su autoridad. Si las amistades o noviazgos de sus hijos siguen adelante, y los padres creen que no pueden aceptarlos, en primer lugar deben preguntarse cuáles eran sus secretas esperanzas (quizás ilusorias). A renglón seguido deben comprobar si la elección de sus hijos se basa en trastornos afectivos de los afanes de contacto, posesión o prestigio y, caso de que así fuera, hacer todo lo posible por compensar dichos defectos. Sin embargo, por encima de todo, deben ayudar a sus hijos a aprender de sus errores —e incluso de aquellos errores de hecho que hayan conducido al nacimiento de algún hijo natural— y en ningún caso deben castigarles por una decisión equivocada y sus posibles consecuencias. Ha de procurarse ayudar cada vez más, a extraer consecuencias positivas de las decisiones equivocadas; es decir, que no se debe incapacitar al joven con una excesiva intervención paterna, liberándole de la toma de decisiones.

Las maniobras excitantes de la sexualidad constituyen otro intento de llenar el período de tiempo que va desde la madurez física hasta el enlace matrimonial. Las maniobras sexuales estimulantes constituyen un ejercicio legítimo dentro del matrimonio, siempre que no tiendan exclusivamente a la propia satisfacción, y son también un testimonio de observancia del orden social que no considera las relaciones sexuales prematrimoniales como la mejor solución del problema y que valora grandemente la virginidad hasta el matrimonio.

La autosatisfacción, para los jóvenes (masturbación), es una forma más de solucionar el problema apuntado, pero en este caso se trata de una forma de solucionar el conflicto altamente incompleta, porque la sexualidad, cuyo objetivo es siempre otra persona, permanece insatisfecha (v. también página 226). A pesar de ello, hoy en día, para muchos jóvenes, es el único camino viable para resolver el dilema de encontrarse con unas necesidades sexuales insatisfechas por incapacidad o imposibilidad de contraer matrimonio, y la posibilidad de tener comercio carnal antes del matrimonio y mantener una serie de amistades en una atmósfera des-sexualizada. Con toda seguridad, moralmente no debe considerarse mejor o superior que la sexualidad prematrimonial, pero también es falsa una escala de valores invertida. Especialmente para los jóvenes dedicados a trabajos intelectuales y para los estudiantes de ambos sexos, parece constituir una forma positiva, en cuanto a sus motivos, de consumir las energías sexuales cuando conscientemente se renuncia al mantenimiento de relaciones sexuales y a un enlace matrimonial. Por otra parte, los jóvenes deben estar enterados de que tras la autosatisfacción y sus motivos, fácilmente puede albergarse un desarrollo anormal que siempre debe suponerse si se llega a depender verdaderamente de la autosatisfacción, si resulta tan difícil dominarla como a otros dominar su impulso de relacionarse sexualmente.

Las perversiones y todas las formas de homosexualidad son indudablemente anormales y enfermizas y exigen un tratamiento corrector del comportamiento anormal.

El matrimonio prematuro. Visto lo que llevamos tratado, es necesario revisar el concepto que la sociedad tiene del llamado «matrimonio prematuro». Se trata en este caso de diferenciar entre el matrimonio prematuro (apresurado) y los matrimonios realizados con anterioridad a la edad que para los contrayentes se considera normal. Los matrimonios prematuros son enlaces matrimoniales de menores de edad, que deben realizarse por haber mantenido relaciones sexuales que han tenido como consecuencia un embarazo. Los cónyuges se hallan en una edad en la que su desarrollo está todavía incompleto. En tales casos, se hace difícil la consecución de un matrimonio adulto. Tales matrimonios son ricos en situaciones de crisis y a menudo terminan en separación. Con ello, el niño para cuyo cuidado se realizó en su día el matrimonio, resulta altamente perjudicado. Otra cosa ocurre en los matrimonios realizados entre cónyuges menores de edad, los cuales desean contraer el vínculo antes de que termine su formación profesional y antes de alcanzar independencia económica. La causa de ese deseo de contraer matrimonio puede radicar en que los cónyuges quieran legalizar sus relaciones paramatrimoniales, sometiéndose así al orden social establecido; puede ocurrir que se adelante la fecha fijada de antemano para el matrimonio por haberse iniciado un embarazo, pero la causa del deseo de casarse puede ser otra. Ambos cónyuges, tras haberlo madurado largamente, llegan al convencimiento de que se hallan ya preparados para una total entrega mutua, y que a partir de este momento ya no están seguros de poderse mantener separados del comercio carnal. En ambos casos debe intercederse en favor del matrimonio, porque la hipótesis de hecho, a excepción de la cuestión económica, no difiere en absoluto de la que se produciría en un matrimonio entre contrayentes de edades normales. Estos matrimonios no deben ya considerarse como prematuros; sin embargo, los contrayentes deben siempre reflexionar acerca de que su matrimonio es un ligamen entre personas no independientes económicamente. Una de las exigencias fundamentales del matrimonio, la independencia económica —con respecto a los padres o a cualesquiera instituciones sociales—, no se produce en este caso: por ello, los contrayentes deben plantearse de modo fundamental la cuestión de una paternidad responsable y de la regulación de la concepción.
Si, en el futuro, se consiguen estructurar algunas instituciones para jóvenes, dedicadas a la preparación para el matrimonio y la vida familiar y para incorporar a los jóvenes al orden establecido por la sociedad, se reducirá el número de matrimonios prematuros entre jóvenes no suficientemente maduros. Es de suponer que los matrimonios entre personas muy jóvenes, económicamente dependientes pero cuyos contrayentes sean espiritualmente maduros, seguirán siendo inevitables puesto que, en el futuro, el tiempo necesario para la educación y la formación profesional será notablemente más largo, de forma que una parte notable de adultos de unos veinticuatro años de edad, no habrán alcanzado todavía la independencia social y económica.

El noviazgo. En el comportamiento sexual de nuestros días, el noviazgo parece tener una importancia secundaria. Sin embargo, para muchos, cuando no para la mayor parte de los jóvenes, es la única posibilidad de conocer al posible futuro cónyuge, aun cuando sea en el círculo de la familia. Y para la mayor parte de las familias, la pública notoriedad del deseo de contraer matrimonio facilita el mutuo conocimiento. El período de noviazgo lo es de experimentación intensiva por parte de los novios, puesto que la renuncia al mismo sería considerada por todo el mundo como un intento de ocultar, con el matrimonio, otro tipo de relaciones. Mientras que la amistad, hacer amigos, no excluye la posibilidad de seguir entablando nuevas amistades, con el noviazgo se renuncia a cualquier otra elección de compañero. Quienes se han elegido mutuamente, al hacer pública su unión revelan su mutuo amor y cariño y buscan la protección de la publicidad, reivindicando el derecho a que su unión sea respetada y a que quede excluida toda alteración producida por una eventual petición de mano ulterior. Los novios, sin embargo, deben también conquistar las simpatías de las respectivas familias y procurar que éstas sean cada vez más profundas. En nuestra opinión resulta disparatado, puesto que lo único necesario debiera ser la aceptación del cónyuge, toda vez que el matrimonio no se celebra con la familia del cónyuge, sino con el cónyuge mismo. No cabe duda de que las familias han perdido la facultad de influir directamente en el matrimonio de los jóvenes, precisamente desde que las grandes familias o clanes dejaron de tener utilidad. Pero hoy en día, algunas jóvenes parejas siguen teniendo que enfrentarse a la oposición de sus familias, incluso cuando estas parejas, después del matrimonio, física y espiritualmente hayan de alejarse totalmente de la influencia de sus familias de origen. Sin embargo, es especialmente importante tal tipo de comportamiento cuando la pareja debe permanecer muy próxima a una o ambas familias de origen, o bien depender de ellas en cuanto a la habitación o económicamente.

El período de noviazgo es uno de los períodos de prueba, y precisamente el último, antes del matrimonio. Junto a la prueba de las familias, debiera cada contrayente preguntarse a sí mismo, honradamente, si está realmente dispuesto a amar a su cónyuge.

Para ello es necesaria, a menudo, la vida en común; pero la separación física de los novios impide o hace muy difícil la realización de esta misión, con lo que se reproduce el peligro de que la realidad borre esperanzas y sueños ilusorios.

Si uno o ambos novios llegan a la conclusión de que este período de experimentación ha tenido un resultado negativo, debieran tener el coraje de imponer la separación. La familia y la sociedad debieran aceptar totalmente esta última posibilidad de volverse atrás de su elección. La rotura de un noviazgo puede representar el incumplimiento de una promesa, pero en ningún caso es una separación del matrimonio, ni siquiera en el caso de que se hayan llegado a establecer relaciones sexuales íntimas.

El matrimonio sigue siendo —por buena y efectiva que haya sido la preparación— una empresa arriesgada: la de emprender conjuntamente un camino que, cada día, debe iniciarse de nuevo. Precisamente por ello, ningún tipo de educación puede evitar una separación. Sin embargo, la educación, la formación, puede y debe preparar a los jóvenes para protegerse frente a ella.

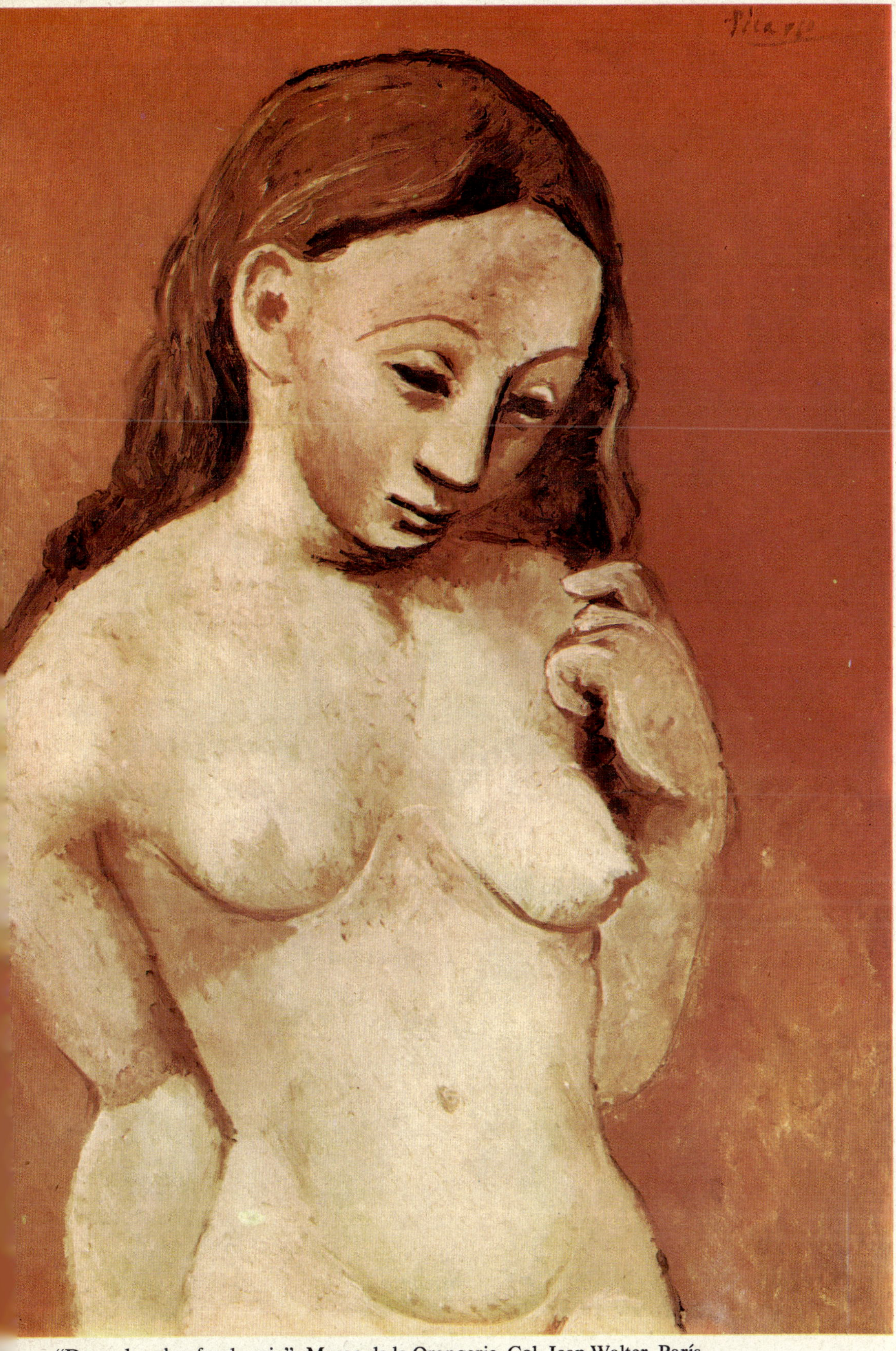

sso: “Desnudo sobre fondo rojo”. Museo de la Orangerie. Col. Jean Walter. París

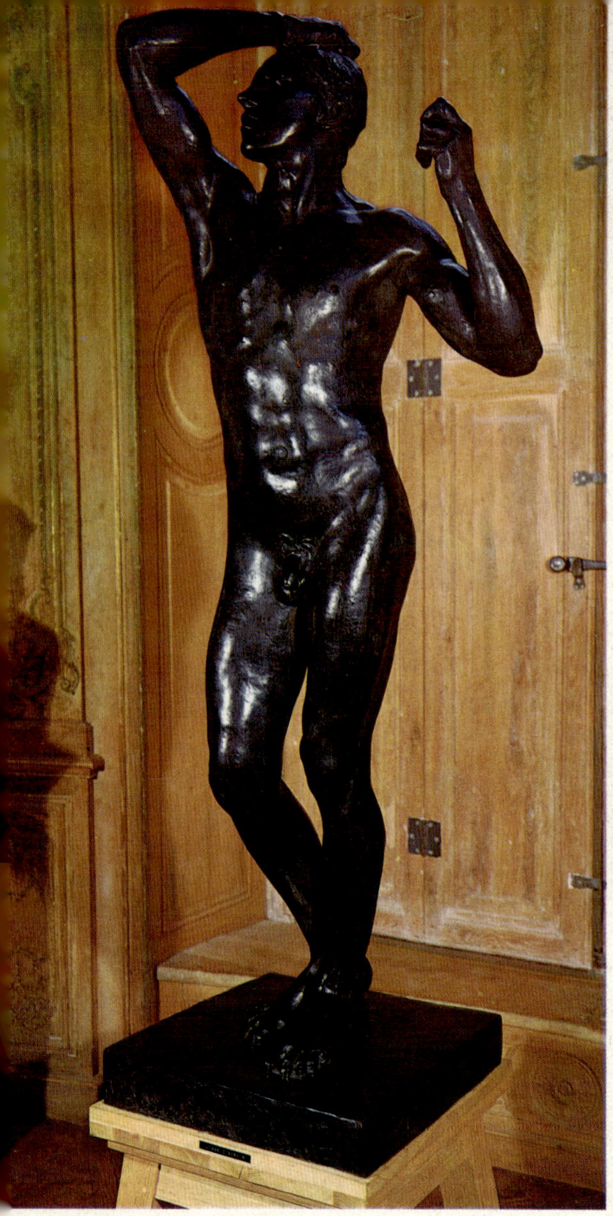

Escultura en bronce de Rodin. Museo Rodin. París

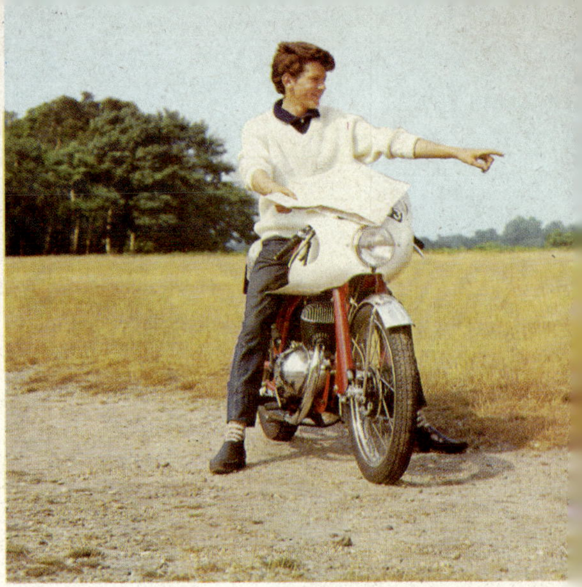

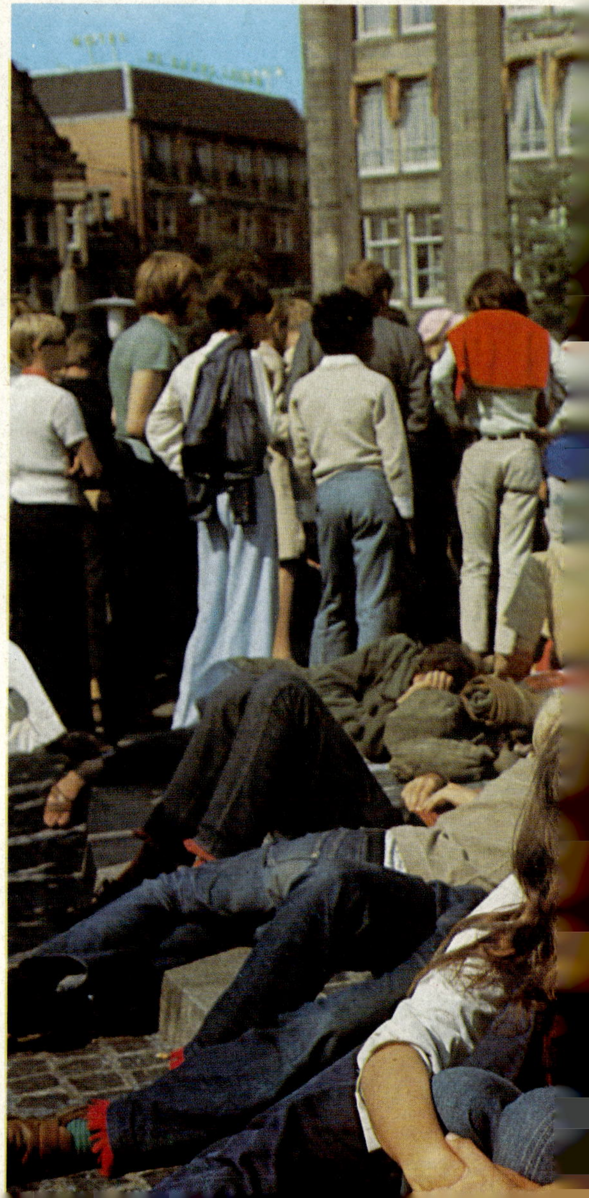

En determinados períodos de la vida se producen crisis que en nuestra sociedad son originadas por el hecho de que el momento en que se alcanza la madurez del cuerpo es distinto de aquel en que se alcanza la madurez intelectual

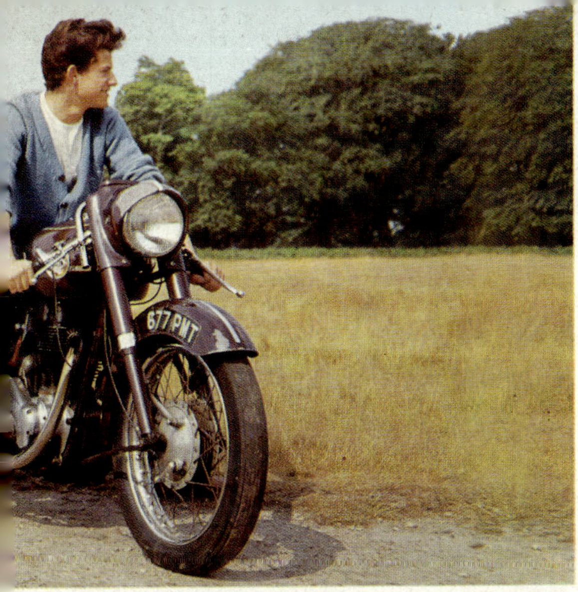

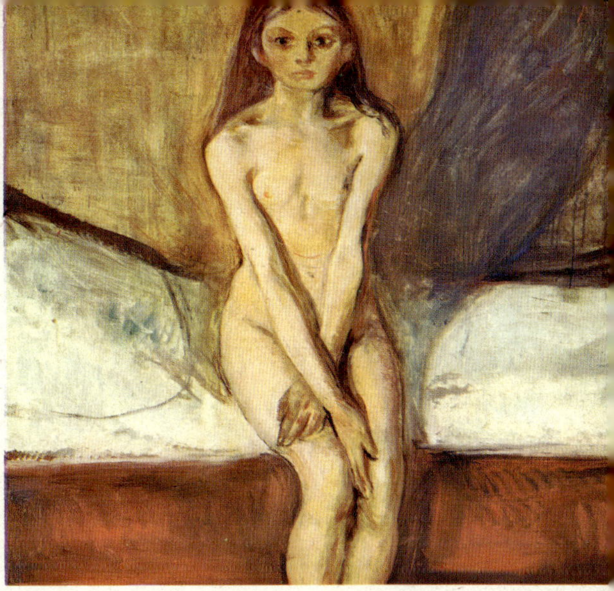

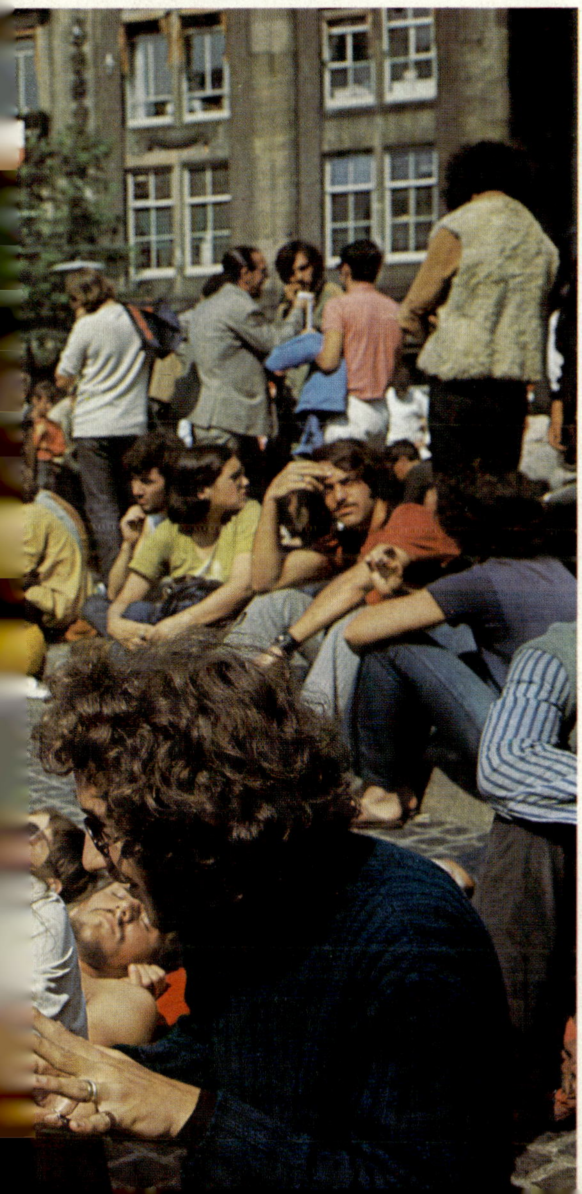

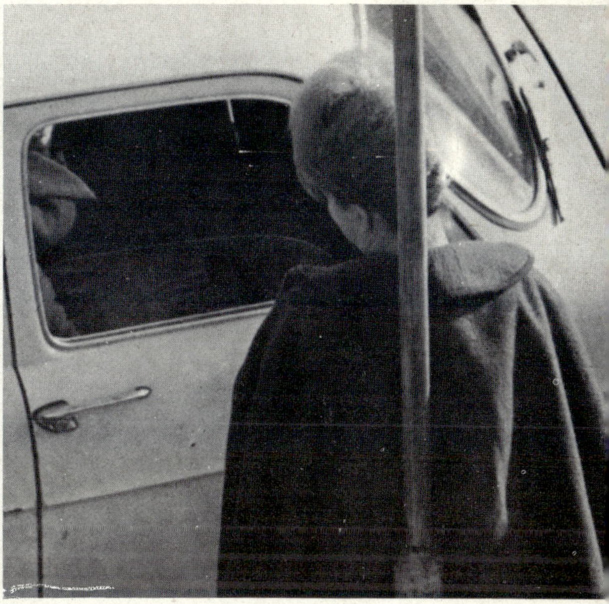

Edvard Munch: "Adolescencia"

Las necesidades sexuales del nuevo individuo, estimuladas muchas veces por la sociedad, chocan con las normas de conducta establecidas por esta misma. Esto da lugar a situaciones que todo el mundo conoce pero finge ignorar

SEGUNDA PARTE

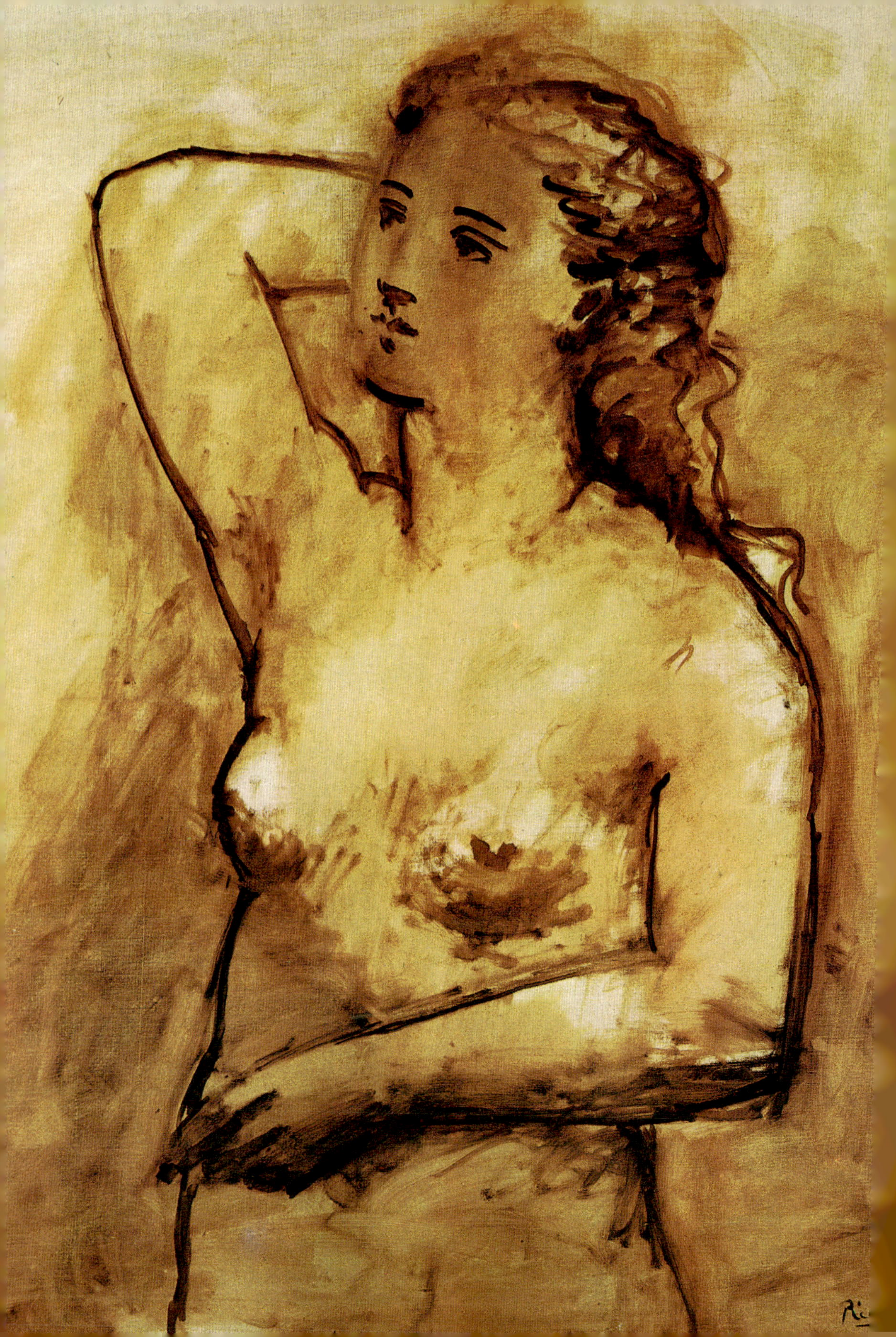

SEXUALIDAD Y RELACIONES SEXUALES

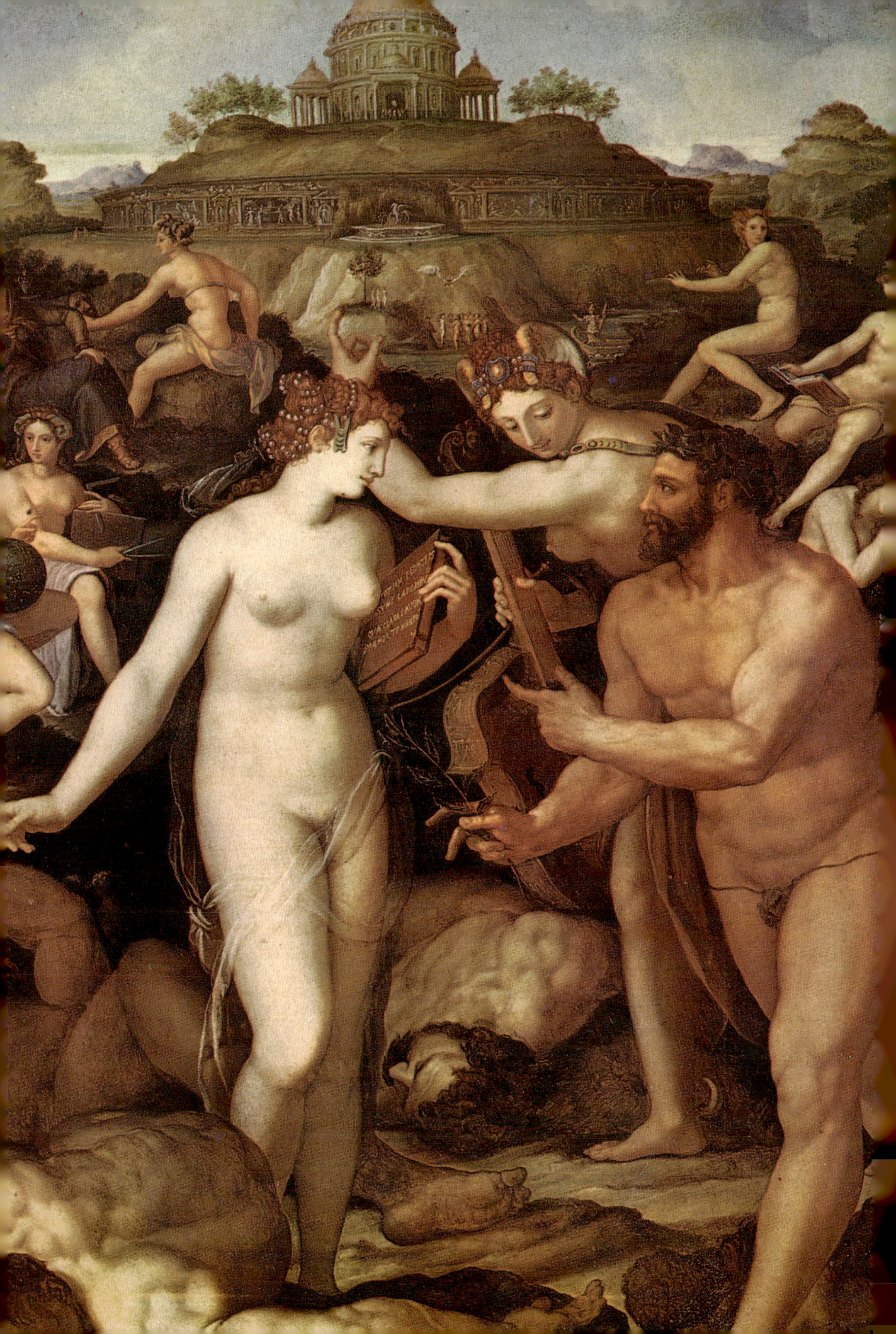

EL HOMBRE Y LA MUJER

CARACTERES DIFERENCIALES Y CARACTERES ANALOGOS

Las diferencias entre el hombre y la mujer en cuanto a su constitución física no se hacen absolutamente visibles hasta que se llega a la madurez sexual. El sexo del niño recién nacido, en realidad, sólo es determinable a través de los órganos correspondientes. Sin embargo, los adultos —para conocer el sexo del niño en cuestión— consideran que hay muchas formas de expresión del niño que identifican su sexo masculino o femenino (la expresión de su rostro, sus movimientos). Pero esas consideraciones no son objetivas, sino basadas en el conocimiento de lo que en nuestra civilización se considera masculino o femenino; es decir, que el juicio de los adultos se basa exclusivamente en su experiencia de la vida. Cuando el niño está vestido, podemos decir con seguridad si es niño o niña; sólo un espectador no avisado, que no le conozca y que no tenga información acerca de qué vestidos corresponden puede formular preguntas acerca de su sexo. Con ello, un niño nacido con órganos sexuales femeninos, para dar cumplimiento a las esperanzas y exigencias del mundo, de sus padres y del ambiente en que se mueve, se comportará como una niña, porque aprenderá a hacerlo de una forma y no de otra. Igualmente al ser nacido con el sexo masculino —en base a las esperanzas y exigencias a él dedicadas— aprenderá muy pronto a comportarse como un niño. Se comprende que padres y educadores son quienes dan relieve a esas esperanzas. Sin embargo, ejercen una influencia que no debe minusvalorarse. Esa influencia, y la formación que a ella se debe, suele ser dependiente de la civilización en curso, como han demostrado numerosas investigaciones comparativas realizadas con los diferentes pobladores de la tierra. Cada niño se desarrolla como hombre o como mujer en el ambiente en que vive. Pese a todas las diferencias coyunturales en el marco de una determinada civilización, y contando con las singularidades permitidas a la civilización correspondiente, existe un retrato determinado del hombre y de la mujer, semejante para todos los hombres y mujeres que deban incluirse en esa civilización. Pero la mente es capaz de influir en el cuerpo que la alberga; en el caso que nos ocupa, respecto al comportamiento sexual específico. No es que la mente sea capaz de modificar efectivamente la estructura del cuerpo, sino que la utilización y necesidad de los órganos vendrá fundamentalmente determinada por la misma: desde la mímica hasta el cuidado del cuerpo, la cosmética y la acentuación u ocultación de partes determinadas del cuerpo, según sea la moda; desde el aumento del poder funcional de algunos órganos determinados hasta su efectiva incapacidad; la utilización de aptitudes hereditarias; desde la capacidad de expresar los sentimientos hasta la fuerza de voluntad; incluso la habilidad de comportarse de un modo u otro con las personas y las cosas, puede ser de este modo cambiada y fijada.

Desde un punto de vista biológico, el cuerpo del niño nacido con órganos sexuales femeninos se desarrolla de modo diferente que el de un niño con órganos sexuales masculinos. Las hormonas que le son propias determinan una conformación típica del cuerpo, que en un caso será masculina y en otro femenina.

Ese desarrollo corporal, por regla general, es paralelo al desarrollo mental. Sin embargo, en determinados períodos de la vida se producen crisis que en nuestra sociedad son originados por el hecho de que el momento en que se alcanza la madurez del cuerpo es distinto de aquel en que se alcanza la madurez intelectual. Esos períodos vienen determinados por inseguridades internas y externas en el comportamiento, y los niños precisan, en esos estadios, una guía que les ayude.

Al final de ese desarrollo se llega al cuerpo masculino o femenino adulto. Presenta una forma altamente armónica que hace realidad la unión en el mismo, de cuerpo, alma e intelecto. Esa unidad puede alcanzarse igualmente en los distintos grados del desarrollo, en formas que dependen de cada individuo.

Llegados a este punto, debemos ocuparnos antes que nada de las peculiaridades físicas del hombre y de la mujer. Sin embargo, no debemos perder de vista la unidad sicosomática del espíritu y la materia, que es de la mayor importancia en las relaciones íntimas entre el hombre y la mujer.

La base fundamental de las diferencias científicas entre el hombre y la mujer, determinadas por la civilización, es la diferenciación biológica entre seres humanos de dos sexos, con órganos distintos, destinados a realizar cometidos distintos y determinados. Así, pues, empecemos por describir tales diferencias.

Morfología corporal del hombre y la mujer. Por regla general, el hombre adulto es algo mayor que la mujer adulta. El punto de máxima anchura, para el cuerpo masculino adulto, suele hallarse en los hombros, y para el cuerpo femenino en las caderas. La pelvis de la mujer suele ser más ancha que la del hombre. Los huesos de la pelvis femenina están más separados que los de la masculina, dejando en su parte central una cavidad mayor, destinada a recibir al niño durante el embarazo y a permitir su paso en el momento del parto (figura 2).

Por regla general, el cuerpo de la mujer adulta se muestra más grueso y redondeado que el del hombre. Esas formas están causadas por una mayor fijación de grasa (tejido celular subcutáneo) en los hombros, el pecho y las caderas, que

en los brazos, los cuales en muchos casos, durante la pubertad, adoptan un aspecto más grueso, más rollizo. Con la madurez y el crecimiento va desapareciendo este carácter diferencial, motivo de preocupación para muchas chicas.
Los miembros (brazos y piernas) del hombre son más largos que los de la mujer, y lo parecen aún más, porque son más esbeltos (menos tejido celular subcutáneo). El desarrollo de la musculatura es distinto según sea la actividad física. Durante la pubertad puede producirse un crecimiento aislado (en apariencia) de los miembros, hasta el punto de que éstos parecen ser «larguiruchos». Muchos chicos de esa edad actúan torpemente con sus brazos y sus piernas, pero ésa es una situación igualmente pasajera.

El vello. Sus zonas de crecimiento son distintas para el hombre y la mujer. Mientras que la línea del peinado es dictada por la moda y el crecimiento del cabello se limita o detiene en el hombre mucho antes que en la mujer (las entradas y la calvicie son más frecuentes en el hombre que en la mujer), lo que caracteriza las diferencias de sexo es el vello del tronco y de la cara.
La mujer adulta tiene un vello finísimo y apenas visible en el rostro y en el cuerpo, mientras que en el hombre, cuando empieza a crecerle la barba, se manifiesta una aparición más o menos tupida de pelo en el tronco, principalmente en el bajo vientre, en inmediato contacto con la ingle y en la parte superior del pecho. El crecimiento del vello axilar es igual en ambos sexos. El vello que aparece sobre los órganos sexuales externos y sus alrededores se limita en la mujer a la parte superior del monte de venus, mientras que en el hombre carece de límites precisos y se une al vello del bajo vientre a que antes hemos hecho referencia.

Caracteres sexuales de tipo general. En el hombre, los órganos sexuales son parcialmente visibles externamente, y sólo una pequeña parte de los mismos se halla en el interior del abdomen. En la mujer, los órganos sexuales externos quedan totalmente ocultos por el vello. La mayor parte de ellos está en el interior del abdomen. Los senos forman parte también de los órganos sexuales de la mujer. Permiten a la mujer dar alimento al niño recién nacido (amamantarlo).
En el conjunto de los mismos ha de darse especial realce a las llamadas zonas erógenas, recubiertas por una mucosa destinada especialmente a la excitación sexual (v. página 242). En el hombre, esas zonas suelen limitarse a los órganos sexuales y la región más inmediata (porción interna y superior del muslo). En la mujer, la piel de todo el cuerpo es erógena, especialmente la palma de la mano, la parte interna de la articulación del codo, la cara externa del muslo, la cara interna del brazo, el nacimiento del cabello en el cuello, la zona situada detrás del pabellón auricular, el seno (especialmente el pezón y la areola), la cara interna del muslo y la propia región inguinal.

NIÑOS Y NIÑAS

Caracteres sexuales externos. Pueden diferenciarse ya en el feto de tres meses, y con toda seguridad al final de dicho tercer mes (fig. 3).

En los niños, en el momento del parto y hasta la prepubertad, el miembro viril (pene) es claramente más largo que el escroto (al contrario de lo que ocurre en el hombre adulto). Los testículos, en el momento del parto son formaciones blandas del tamaño de una lenteja que pueden tocarse en el interior del escroto. El extremo del pene está cubierto por una capa de piel, el prepucio, deslizante, que al retraerse deja ver el glande, con el meato urinario (orificio de salida de la orina y el semen).

A los dos años de edad, el niño aprende a orinar de pie, cogiendo el pene y dirigiéndolo hacia adelante y abajo.

En las niñas es perfectamente visible una hendidura entre los llamados labios mayores, hendidura que permanece cerrada. Para orinar ha de situarse en posición sentada o en cuclillas, para que el meato urinario se haga visible al abrirse los labios menores. En cualquier posición, los órganos sexuales externos, extraordinariamente sensibles, quedan ocultos y protegidos bajo la hendidura vaginal. Dichos órganos no adquieren hasta la pubertad la capacidad funcional sexual de los adultos.

Despertar del interés por los órganos sexuales. En ambos sexos, dicho interés se despierta muy pronto, aunque, por supuesto, no antes que el interés general por el propio cuerpo y sus órganos (por ejemplo, los dedos de los pies y de las manos, la nariz, las orejas, la boca, el ano) y sus funciones. De todas formas, la atención del niño se dirige especialmente hacia los órganos sexuales porque están en relación con la eliminación de los excrementos, cuestión para ellos siempre interesante, y porque, ocultos por los pañales, se sustraen a una completa observación. A este respecto, hemos de hablar del —desgraciadamente todavía demasiado extendido— comportamiento y práctica de los padres, de degradar esa región sexual —al menos con respecto a los hijos— y equiparar el valor de dichos órganos con el de los excrementos eliminados por el cuerpo. Ocasionalmente se establece de igual modo una fuerte separación entre la persona del niño y sus órganos sexuales, pero esta vez con la excusa de decir al niño que tales órganos constituyen algo «sagrado».

Ambas formas de pensar y la práctica que es consecuencia de las mismas son erróneas. El niño o la niña, en cuanto puedan comprenderlo, deben tener la posibilidad de saber cómo son sus órganos sexuales (por ejemplo tras el aseo diario, en el baño, dejándolos pernear desnudos durante el verano). La denominación de estos órganos que se ofrece al niño es a todas luces insuficiente. Lo correcto debiera ser llamar pene al pene y vagina a la vagina (v. página 63).

Si el niño descubre la diferencia entre los sexos masculino y femenino, en ningún caso debe quitarse importancia a este descubrimiento, sino que debe ser aclarado convenientemente. Cuanto antes pueda tomar el niño conciencia de su sexualidad y conocer por su nombre los órganos de su sexo y del opuesto, menor será su curiosidad en esta cuestión, y antes quedará protegido de descubrimientos y explicaciones que habrían de chocarle. Tendrá conciencia de que él mismo es un ser sexuado, y considerará este dato como algo natural que debe aprenderse a utilizar correctamente, lo mismo que los restantes órganos. Sin embargo, si se le prohíbe, sea niño o niña, tomar conciencia y hablar de su propio sexo, se corre el riesgo de que al llegar a la pubertad se enfrente atemorizado a la propia sexualidad y a la ajena. Y el ser humano no puede vivir temiendo algo constantemente. Y, de acuerdo con la conciencia común en la sociedad moderna, no debe existir tal temor a la sexualidad; por ello, debe procurarse su eliminación.

Consecuencia de esta forma de actuar, puede ser la negación consciente e inconsciente de todas las cuestiones relativas al sexo, lo que a menudo puede conducir a la mojigatería; y también puede ocurrir que, considerando al sexo como algo «tan natural», se llegue a un libertinaje sexual en el que la sexualidad es buscada por sí misma, sin tener para nada en cuenta su función, mucho más elevada.

EL HOMBRE Y LA MUJER ADULTOS

Caracteres sexuales externos. El comienzo de la pubertad es causa de la entrada en acción de hormonas sexuales específicas del hombre y de la mujer, destinadas a la formación de los caracteres sexuales (secundarios) típicos y la maduración de los órganos sexuales internos y externos (caracteres sexuales primarios). Ese desarrollo y su culminación pueden ser muy distintos, según los individuos. El vello que recubre la zona inmediata próxima a los órganos sexuales, y también el que nace en las axilas, es igual para ambos sexos. También la piel de los órganos sexuales del hombre y la mujer tiene una coloración más oscura.

El vello abdominal del hombre suele prolongarse, en el bajo vientre, casi hasta el ombligo. En general, el vello del cuerpo es más fuerte y largo en el hombre que en la mujer. Entre los senos, en el hombre, suele nacer una tupida mata de vello que puede unirse con el del bajo vientre, a nivel del ombligo. Los muslos y los brazos, y más a menudo las pantorrillas y el antebrazo, tienen una capa de vello más tupida que en el caso de la mujer.

Los órganos sexuales aumentan al llegar a la madurez. Los testículos alcanzan un tamaño y un peso que determinan que el escroto sobrepase inferiormente al pene, el cual, por su parte, se habrá hecho más recio y grueso. El prepucio suele estar algo retraído, de modo que es invisible el extremo anterior del glande, con el meato urinario. Los órganos sexuales del hombre no están cubiertos de vello. El vello inguinal de la mujer queda delimitado superiormente por el bajo vientre. La hendidura vaginal, y también los órganos sexuales externos que en la madurez aumentan de tamaño, están totalmente cubiertos de vello. En la mujer, el vello del tronco y de los brazos suele ser más corto y menos visible.

Al alcanzar la madurez, las glándulas mamarias comienzan a crecer formando en primer lugar el seno plano y rígido de la niña que, con la continuada adición de tejidos grasos, irá creciendo hasta constituir el típico seno de forma semiesférica. La forma y el tamaño del mismo varía notablemente. En las razas blanca y amarilla dominan los senos semiesféricos, ligeramente colgantes; en algunas razas negroides, los senos tienen forma cónica y se dirigen abiertamente hacia adelante. En general, el seno izquierdo es algo más plano que el derecho. El pezón y la areola, en la mujer, están mucho más diferenciados que en el hombre, y la piel que los recubre tiene una coloración notablemente más oscura que el resto del cuerpo. Antes del primer embarazo son de tono más rosado, pero durante él

toman un color marrón oscuro. Las formaciones anormales (pezones planos e incluso cóncavos), que se dan en ocasiones, sin duda perjudicarán notablemente el acto de la lactancia materna. En general aumentan durante el embarazo y al principio de la lactancia, por el aumento de tamaño funcional de las glándulas mamarias. Al terminar la lactancia se mantiene el tamaño alcanzado, porque el retraimiento de las glándulas queda compensado por el aumento de la fijación de tejidos grasos.
Con el principio de la pubertad y el comienzo de las funciones de los órganos sexuales a ella ligados, en los órganos sexuales del hombre y la mujer aparece la posibilidad de experimentar sensaciones de placer desencadenadas por el tacto el frotamiento. Tales sensaciones, que por su intensidad son causa de verdadero tormento, constituyen una preparación del organismo para el acto sexual, que, más tarde —al contrario de lo que ocurre en los animales—, no solamente estará destinado a la reproducción, sino también al mutuo deseo de proporcionarse placer, como expresión del amor entre el hombre y la mujer.

¿QUE ES EL PUDOR?

El dibujo del cuerpo de un hombre y una mujer quizá chocará a muchos lectores y lectoras. ¿Por qué? Hablemos de ello: se trata del pudor.
El pudor es la protección de la esfera íntima frente a los extraños. Sin embargo, lo que cada uno entienda por esfera íntima viene determinado por la civilización y la sociedad en que se viva. Hoy en día, entre nosotros, se limita a la región de los órganos sexuales, pero hace poco tiempo dicha esfera íntima iba desde el cuello hasta los tobillos. Pero el pudor no sólo se refiere a las características físicas, sino también a los elementos espirituales o intelectuales. Nos avergonzamos cuando hacemos partícipe a un extraño, a través de una expresión o demostración inconsciente, de algo que pertenece a nuestros más secretos pensamientos, y que la civilización en que nos desenvolvemos prohíbe propagar. No obstante, el hecho de que el pudor representa la protección de la esfera íntima frente a los extraños, vale para todo el ámbito en que se desarrolla el pudor. Pero aquí nos referiremos exclusivamente al pudor en su vertiente sexual. Durante mucho tiempo en nuestros países la sexualidad, con todas sus demostraciones, incluido el amor, ha sido tema prohibido por vergonzoso. Por desconocimiento de las citas bíblicas, la sexualidad se ha considerado como algo pecaminoso, y tan sólo se le ha concedido legitimidad cuando su objetivo es la reproducción de la especie. Acerca de las causas de ese desconocimiento no podemos hablar, porque no corresponde a los límites de esta obra. Diremos solamente que el cuerpo es en realidad una envoltura del alma, de menos valor. Las confesiones religiosas cristianas han descubierto que Jesucristo murió también por nuestro cuerpo, con todas sus funciones, incluso aquellas en las que el hombre no se diferencia de los animales.
Debemos, como hizo Cristo, aceptar alegremente la carga de nuestro cuerpo. Para que no haya malentendidos, digamos que con ello no abogamos por una aceptación ilimitada de aquellas teorías que dan culto al cuerpo en absoluta li-

bertad, pero tampoco aceptamos su total denigración. Acerca de este punto hemos hablado en otro lugar (v. página 71).

Como decimos, el pudor constituye la protección de la esfera íntima frente a los extraños. En la alianza amorosa entre el hombre y la mujer, que en la Biblia, de modo tan sencillo y comprensivo se resume en la frase «constituir una sola persona», el cónyuge no es ningún extraño, sino que constituye con el otro cónyuge una sola persona, y por ello a él no debe alcanzarle el pudor.

Sin embargo, a menudo se ha dicho que esa conversión en uno solo no es un estado duradero, sino que sólo es cierto durante el momento de máximo placer amoroso, que irá seguido luego por períodos de distanciación en los que las relaciones espirituales y eróticas permanezcan en suspenso. En uno de tales períodos de distanciación, más cortos o más largos, el pudor vuelve a adquirir realidad, no sólo como una forma de la coquetería, sino también con fines de protección de la propia persona, postura que no se abandonará hasta el próximo acto sexual. En este caso, la falta de pudor conduciría a la falta de distanciación y peligraría la integridad de la persona. Nótese también que resulta verdaderamente ilusorio opinar que en el NOSOTROS del matrimonio el YO y el TU deben ser eliminados absolutamente. No es cierto: de la constitución y perfeccionamiento cada vez mayores, del YO de cada uno de los cónyuges, podrá originarse un NOSOTROS verdaderamente nuevo.

La visión o la experiencia de la desnudez del otro cónyuge no significa —dejando aparte las cuestiones síquicas— el total y absoluto conocimiento del otro. En sus relaciones amorosas, continuadas y repetidas, ambos cónyuges se descubren mutuamente y hacen averiguaciones uno con respecto al otro, satisfactorias unas y no tanto las otras. Amar al cónyuge pese a lo que de él no nos guste es un arte que sólo puede adquirirse con el ejercicio continuado del matrimonio.

Decíamos que la protección de la esfera íntima, hasta que un hombre y una mujer determinados se unan en uno solo, tiene una gran importancia. La renuncia al pudor es un paso fundamental en el camino hacia la unión completa del hombre y la mujer. Sabido es que muchos hombres y mujeres pueden realizar el descubrimiento del cuerpo de su oponente sin que previamente tengan que saber qué es lo que van a descubrir. Sin embargo, para realizar dicho descubrimiento sin destruir por torpeza la satisfacción que el mismo debe producir, se exigen unos conocimientos que hoy día ya no se poseen de modo inconsciente o por tradición, sino que deben ser aprendidos. Este objetivo tienen las ilustraciones de este libro; por ello precisamente, porque el pudor del otro cónyuge debe ser protegido, es preciso un conocimiento que no puede adquirirse estudiando seres de carne y hueso. ¿Deben mostrarse esas ilustraciones también a los niños? El pudor es la protección de la esfera íntima frente a un extraño. ¿El niño y sus padres son extraños entre sí? Sí en cuanto a este tipo de relaciones; porque el propio hijo es para los padres un ser vivo individualizado y diferente de ellos mismos, es decir, con una serie de cualidades desconocidas en el momento del parto y que se irán desarrollando en su vida futura. Por otra parte, el niño, al crecer, va teniendo mayor confianza en sus padres, y a la inversa —precisamente hoy en día más que en tiempos pasados—, de forma que no cabe en estas relaciones el calificativo de extraño.

Para el niño, la familia constituye el ámbito de su esfera íntima. La vulneración de esa esfera (familiar) es un atentado al pudor, a la vergüenza. Ello ocurriría, por ejemplo, si la madre abriera la puerta en paños menores, el padre se fuera a trabajar en pijama, y el niño recibiera a sus amiguitos sentado en el retrete. También hay que tener en cuenta la esfera íntima infantil.

Llega un día en que el niño aprende a decir «yo». Hasta el momento en que empieza a delimitar su personalidad con respecto al ambiente, de forma más o menos consciente, más o menos voluntaria, debe tener siempre acceso a su padre y a su madre, aun cuando estos estén desnudos. Debe tener ese acceso, precisamente, porque de esta forma puede darse cuenta de que papá tiene nariz y mamá orejas, y descubrir que papá (papá también) tiene pene y mamá (mamá también) una hendidura vaginal, unos senos, mientras que papá no los tiene. Y precisamente porque el niño lo aprende todo a través de la repetición, esas posibilidades deben ser constantes para que el niño pueda extraer consecuencias de esas experiencias que va adquiriendo (v. página 69).

Sin embargo, llegados a este punto los padres se encuentran ante un conflicto. De pequeños aprendieron a proteger su esfera íntima de otros y a prescindir del pudor en la intimidad, pero en ningún caso cuando había un tercero delante. Si, lamentablemente, los padres no se dan cuenta de que su propio hijo es un extraño pese a toda la confianza que se le tiene y pese a haber aceptado incondicionalmente su ingreso en la familia, éste es el momento de advertirlo. Permitirán tanto menos que el niño tenga acceso a su desnudez, cuanto su propio comportamiento interno con respecto a su cuerpo, su sexualidad, su ser de hombre o de mujer, sea más inseguro, anormal y reprimido. Si el niño, llevado de su comprensible deseo de saber, fisgonea por el ojo de la cerradura en el dormitorio o en el baño, se enfurecen a causa de esa «enfermiza» curiosidad infantil, pese a que ellos mismos, seguramente, fueron objeto de prohibiciones semejantes por parte de sus padres. Pero todo eso ocurrió hace ya mucho tiempo y los padres, cuando tienen ya hijos propios difícilmente lo recuerdan. Es perfectamente comprensible que el niño muy pequeño tenga fácil acceso a la desnudez de sus padres. Además, a esta edad las relaciones de este tipo de padres e hijos no molestan en absoluto el pudor de la persona más sensible. Si los padres respetan la esfera íntima del hijo (cuando puede vestirse por sí mismo, dejándole solo, aun cuando pueda ponerse la camisa o los pantalones al revés; si puede lavarse por sí mismo, dejándole solo, pese a que el pelo y los pies puedan quedar mal enjabonados o sin enjabonar), el niño aprenderá a dejar a los padres que se bañen y desnuden solos, lo mismo que hace él.

Mantener ese comportamiento se hace muy difícil para algunos padres, precisamente por causa de su propia educación. Incluso en la escuela, el ser humano suele considerarse como desprovisto de sexo, y por ello no es de extrañar que muchos adolescentes, chicos y chicas, pese a toda la campaña de erotización y sexualización de la publicidad, no hayan visto todavía ningún hombre ni ninguna mujer desnudos, ni mucho menos hayan sido informados acerca de sus características. Sin embargo, puesto que también ellos están en vías de convertirse en hombres o mujeres adultos, las ilustraciones de este libro pueden también ser contempladas por los niños.

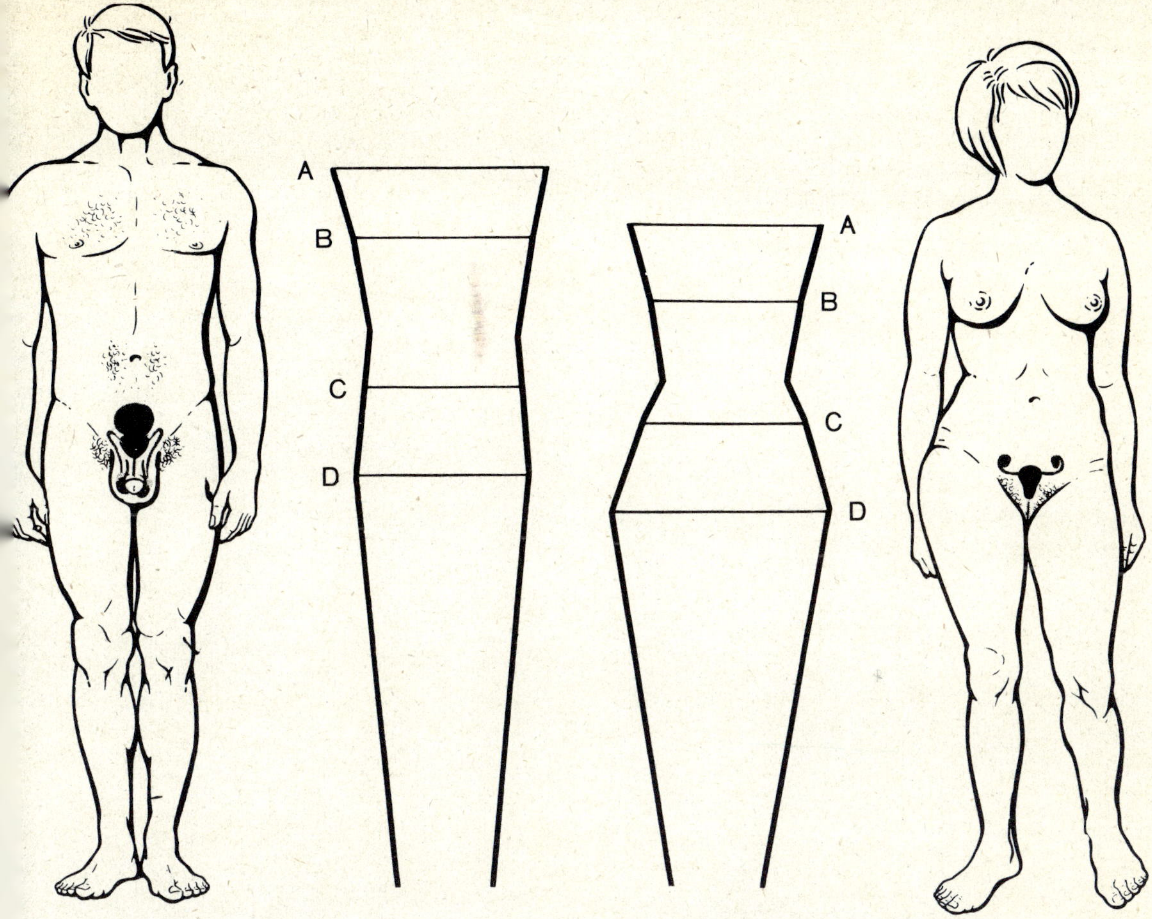

Fig. 2. Constitución física del hombre y la mujer. Se han dibujado los órganos sexuales y los caracteres externos.

A Anchura de los hombros. B Anchura del pecho. C Anchura de la cadera. D Anchura de los muslos.

Fig. 3. Caracteres sexuales externos del niño y la niña antes de la pubertad.

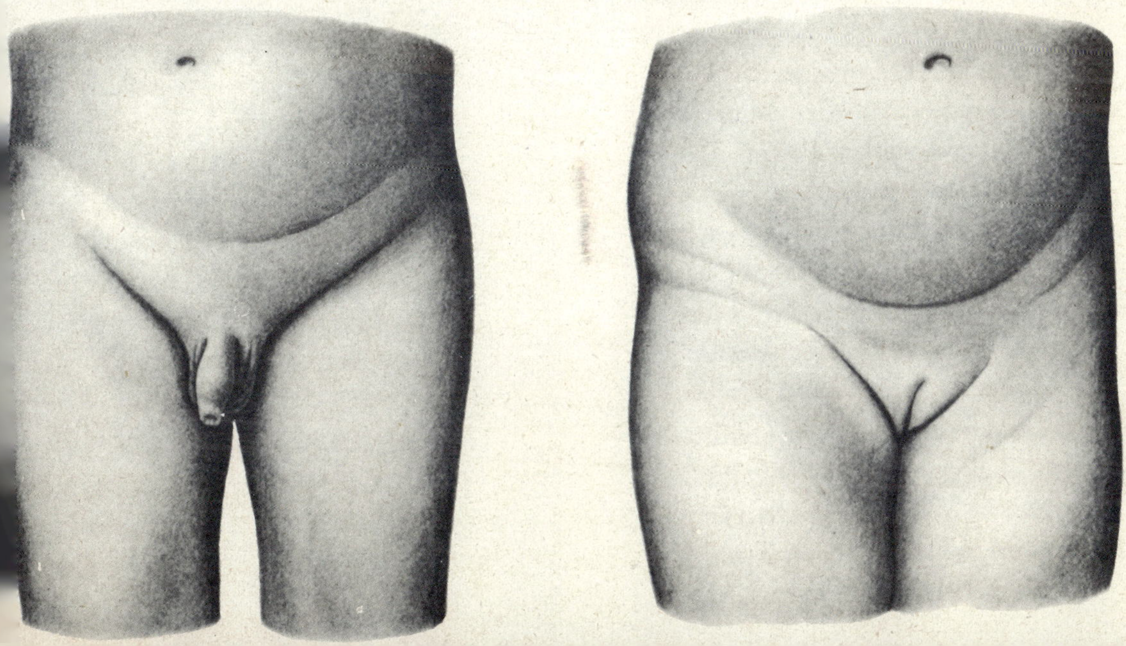

Cada niño se desarrolla como hombre o mujer en el ambiente en que vive. Pese a todas las diferencias coyunturales existe un retrato determinado del hombre y de la mujer que deben incluirse en esa civilización

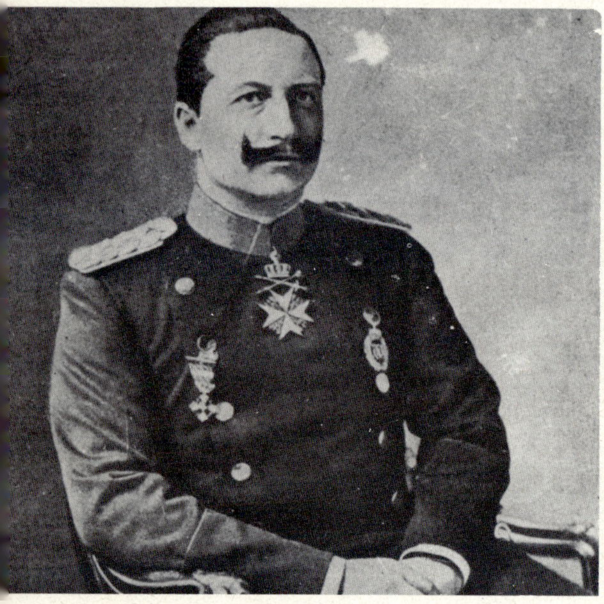

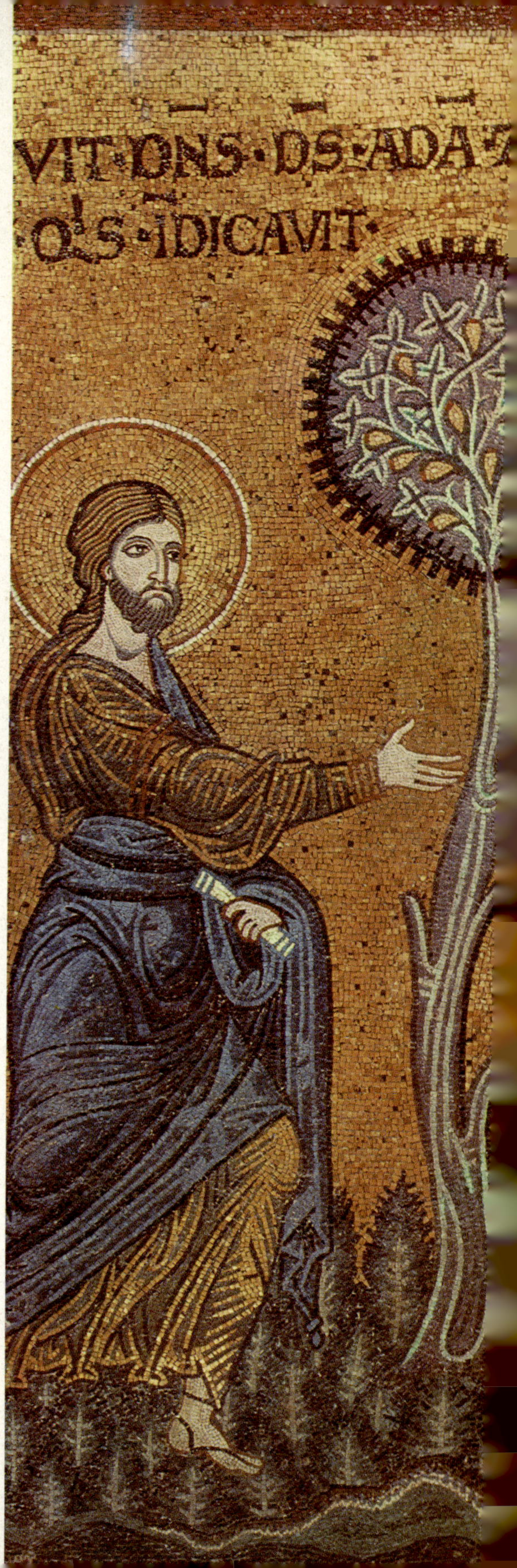

El pudor es la protección de la esfera íntima frente a los extraños. Sin embargo lo que cada uno entiende por esfera íntima viene determinado por la civilización y la sociedad en que se viva

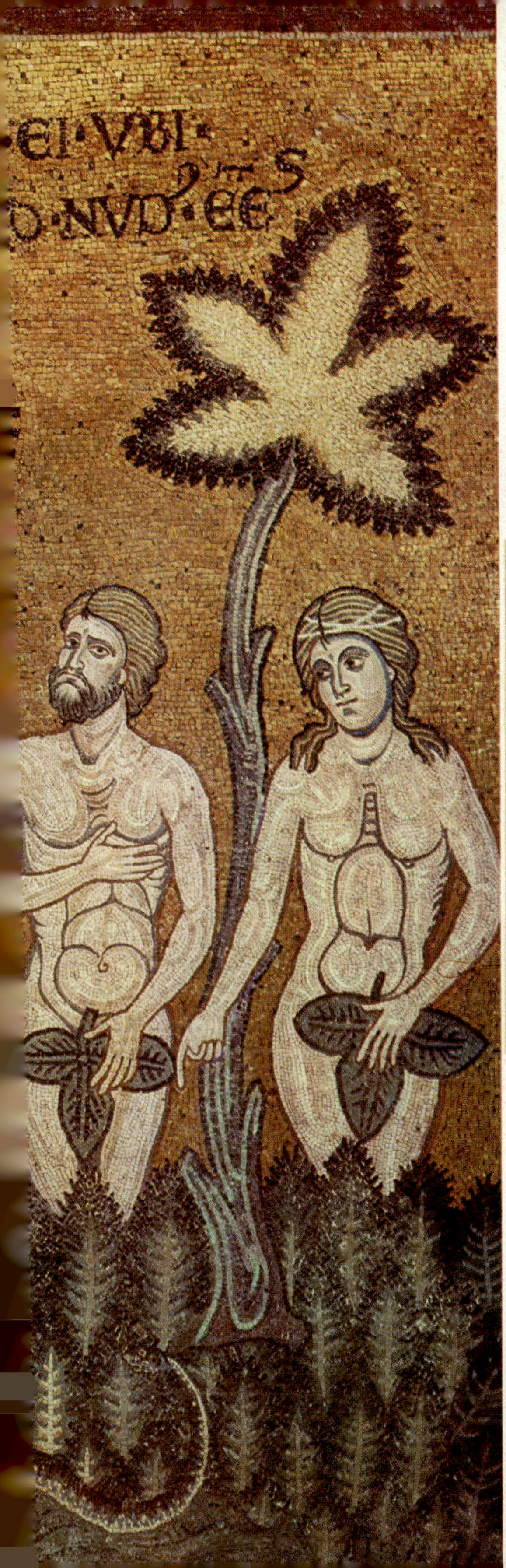

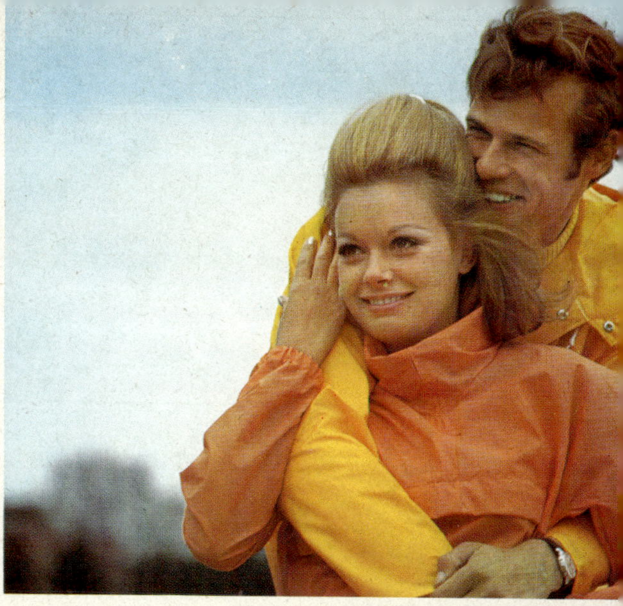

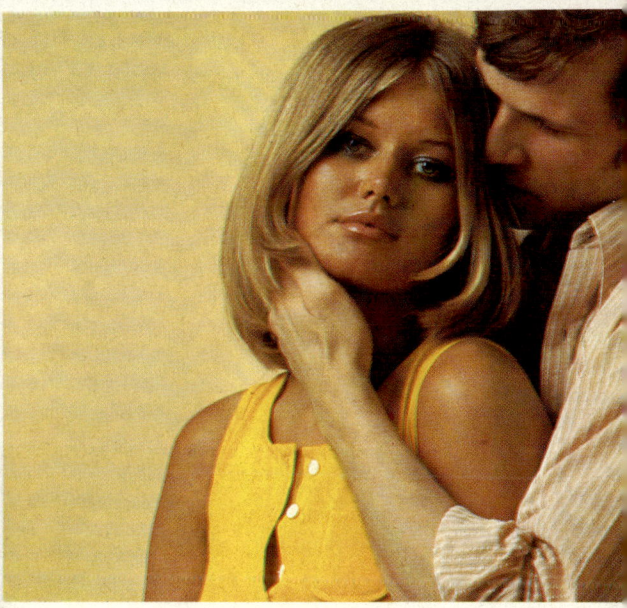

El acto sexual no solamente estará destinado a la reproducción sino también a la expresión del amor entre el hombre y la mujer

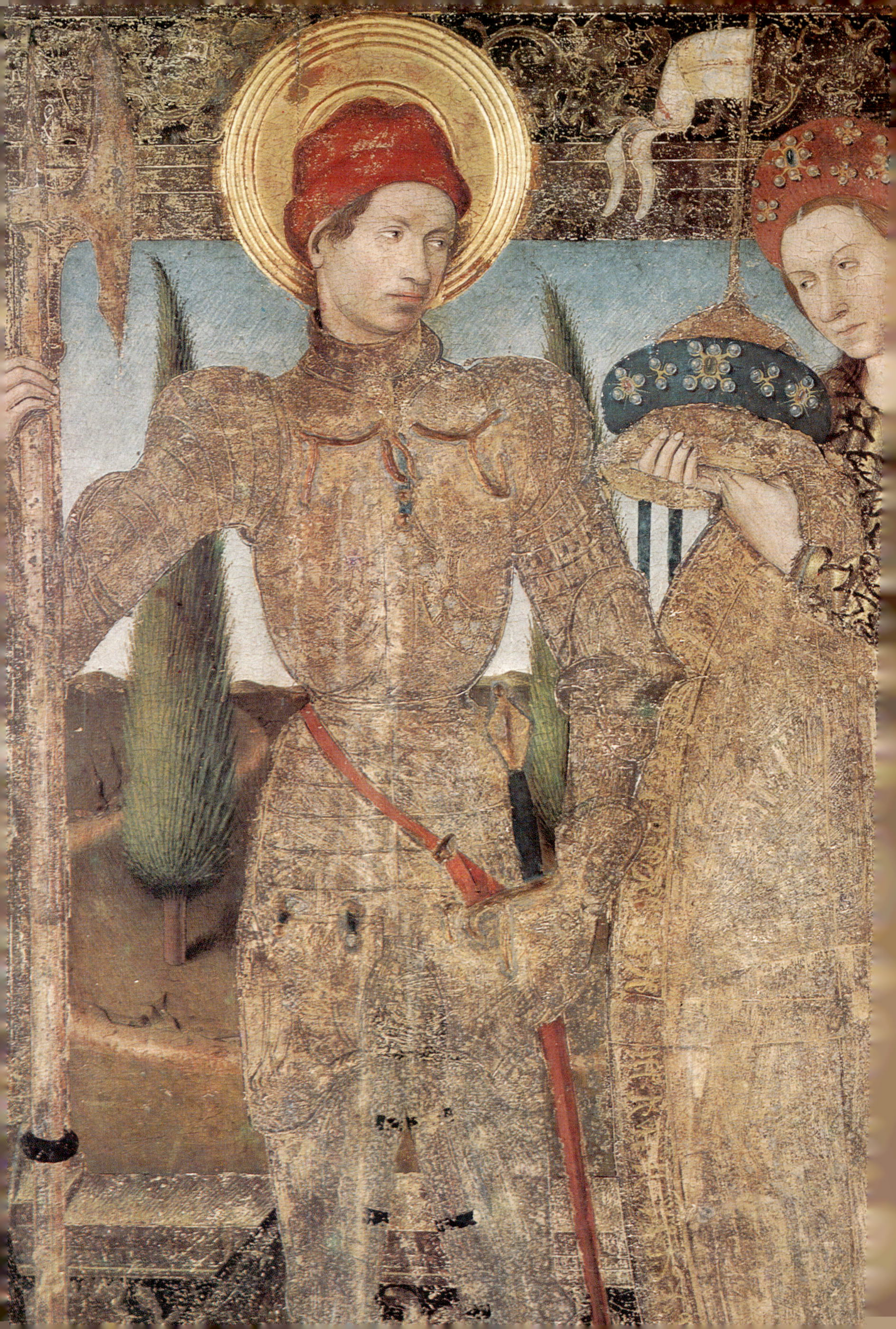

EL HOMBRE

APARATO SEXUAL MASCULINO

Parte del aparato sexual masculino reside en el interior del tronco, y parte es claramente visible. El pene y el escroto se hallan situados inferiormente al bajo vientre, ante la cara interior de los muslos; los órganos sexuales internos del hombre (la mayor parte del conducto deferente, diversas glándulas y el principio de los cuerpos cavernosos), lo mismo que la vejiga de la orina están en el interior del tronco, muy cerca unos de otros y tras los órganos sexuales externos.

El pene y el escroto, en el hombre adulto, están rodeados de vello, pero carecen en sí mismos de vello, si exceptuamos la raíz del pene y algún que otro punto del escroto; por ello, a diferencia de los órganos sexuales externos de la mujer, son perfectamente visibles.

A causa de su situación, los órganos sexuales externos del hombre, y de ellos especialmente los testículos y los epidídimos, son más fácilmente accesibles a los golpes que los órganos correspondientes de la mujer.

Puesto que en el hombre la expulsión de la orina y del semen viene realizada por el mismo órgano —el pene y la uretra—, la expulsión de la orina deben realizarla de pie los niños ya desde muy pequeños, y por ello aprenden pronto a utilizar este órgano de forma activa. Al contrario que las niñas, toman conciencia muy pronto de la posesión de este órgano, posteriormente de importancia fundamental en el acto sexual. Quizá sea ésta una causa de que en el hombre adulto la excitabilidad sexual se limite casi exclusivamente a los propios órganos sexuales, mientras que la mujer, progresivamente y de modo especial con ocasión del roce sexual, experimente una especial excitabilidad en sus órganos sexuales de situación interna, y que casi todas las porciones de su cuerpo sean más o menos erógenas.

ORGANOS SEXUALES EXTERNOS

En los órganos sexuales externos del hombre cabe diferenciar el pene y el escroto (v. fig. 4); el escroto contiene los dos testículos y los dos epidídimos y la porción inicial del conducto deferente. Por regla general, la parte izquierda del escroto cuelga algo más que la derecha.

La temperatura en el escroto es unos tres grados Celsius más baja que la restante temperatura del cuerpo, a fin de que la formación de espermatozoides en los testículos se haga con las máximas garantías de salud y viabilidad. Al entrar en contacto con el frío, por ejemplo en el baño, el escroto puede contraerse; lo mismo puede ocurrir al producirse la excitación sexual, aunque en ese caso los motivos son otros.

Puesto que los testículos proceden del interior del cuerpo y al principio en él están situados, con ocasión del desarrollo del feto en el vientre de la madre puede producirse una alteración, por la cual uno o ambos testículos no descienden en el escroto, sino que permanecen en el conducto inguinal o más arriba (es la llamada criptorquidia). En tal caso, el escroto, o una mitad del mismo, está vacío. Tal defecto exige, ya en la infancia, el oportuno examen de un especialista y el tratamiento necesario (operación o tratamiento hormonal, este último no utilizable antes de la pubertad).

Figs. 4 y 5. Organos sexuales masculinos externos; a la izquierda con el prepucio retraído.

1 Escroto. 2 Pene; *a* Raíz del pene; *b* Cuerpo del pene; *c* Glande; *d* Surco; *e* Prepucio; *f* Meato seminal y urinario.

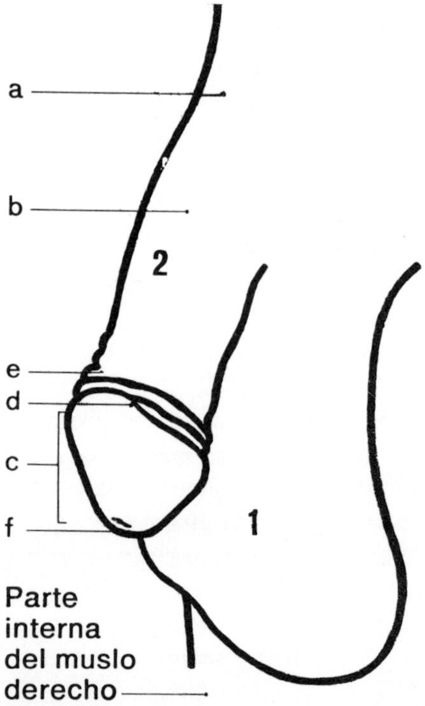

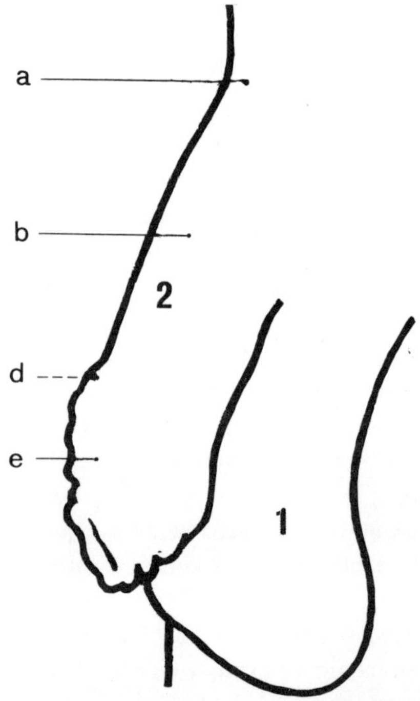

El pene. Llamado también miembro viril, cuelga ligeramente hacia adelante y en esa situación mide entre seis y doce centímetros, en el hombre adulto. Cuando se ha producido la excitación sexual, adquiere dureza y rigidez, y se dirige hacia adelante y algo hacia arriba (erección). En ese estado, la longitud del pene alcanza entre los diez y los veinte centímetros y aumenta de diámetro, y queda en esta situación dispuesto para introducirse en la vagina de la mujer. Un pene pequeño, al producirse la excitación sexual, experimenta un aumento de tamaño mayor que el correspondiente a un pene mayor en estado de reposo. El prepucio debe poder retraerse estando el pene en erección. De esta forma quedará libre el glande, el cual, especialmente en su cara inferior y en el surco que lo limita, posee los corpúsculos sensitivos más fácilmente excitables por el roce. Bajo estos corpúsculos sensitivos se hallan terminaciones nerviosas sensibles a los roces efectuados en la piel y en la mucosa, y también a los estímulos del frío y del calor. El estímulo de los corpúsculos sensitivos situados en el pene conduce a un aumento de la excitación sexual, con el placer correspondiente —máximo en el momento del orgasmo—, y que culmina en la expulsión del semen.
El prepucio no puede retraerse completamente porque se lo impide un ligamento que lo une a la parte inferior del meato urinario y al surco situado inferiormente al glande. Esa cinta, llamada frenillo, contiene igualmente numerosos corpúsculos sensitivos y es especialmente sensible a los estímulos que producen la excitación del pene, especialmente cuando el prepucio está retraído y por ello el frenillo en tensión.

El prepucio. En el hombre adulto, si el prepucio es relativamente corto, se mantiene constantemente retraído (v. fig. 4); de no ser así, al disminuir la excitación, el prepucio vuelve nuevamente hacia adelante, cubriendo el glande y protegiéndole de nuevas excitaciones a causa de algún roce.

El glande. Ya antes de la pubertad, prepucio y glande, a causa de la descamación de la epidermis, forman el llamado «sebo del prepucio», que debe ser eliminado con un tratamiento adecuado; de otro modo, el continuado e innecesario estímulo provocado por la erosión podría ser causa, en la vejez, de úlceras y cáncer (cáncer de pene).
La higiene del pene (eliminación de este sebo del prepucio, dejando aparte su desagradable olor que puede ser causa de notables molestias y alteraciones en la mujer en el curso del acto sexual) parece ser que tiene también una importancia decisiva para la implantación del cáncer en los órganos sexuales femeninos. En todo caso, parece haberse asegurado estadísticamente que en los pueblos en que la circuncisión es obligatoria, es decir, la eliminación del prepucio y con ello la eliminación de la causa fundamental del sebo del prepucio, o bien en las personas que usan de los lavajes rituales de los órganos sexuales antes del acto sexual, es muy raro que las mujeres sufran de cánceres de vagina o de matriz.
En general, puede asegurarse que en los lugares en que la higiene corporal y por ende la de los órganos sexuales masculinos, sea poco frecuente o profunda, tal tipo de cáncer es más frecuente.

Por circuncisión entendemos la costumbre, propia de los pueblos semitas (en parte, como entre los judíos, por causas rituales), de eliminar el prepucio al niño casi recién nacido. Hoy en día, tal práctica se ha hecho frecuente en los EE. UU., por motivos de higiene.

Fimosis. Durante el desarrollo del miembro viril, alrededor del tercero o cuarto mes del crecimiento del embrión, se produce una adhesión entre el prepucio y el glande, que queda liberada a poco del nacimiento del feto. Esa adhesión, sin embargo, puede mantenerse después del nacimiento, bien en forma de delgados tendones que unen la cara interna del prepucio y el glande, bien en forma de un estrechamiento del orificio del prepucio. Esa situación recibe el nombre de fimosis, y ocurre entonces que el prepucio o bien no puede retraerse en absoluto, o sólo puede hacerlo parcialmente. La fimosis, en mayor o menor grado, no es tan infrecuente como pueda creer un profano (v. fig. 7).
Normalmente, al nacer el niño, el prepucio debe poder retraerse completamente (es decir, hasta el surco que limita al glande inferiormente). Sin embargo, muchos padres, por no decir la mayor parte de ellos —y, desgraciadamente, ocurre también con muchas comadronas—, olvidan esta precaución y suponen que el niño está bien porque tiene pene y escroto; por todo ello, la fimosis suele pasar desapercibida.

Figs. 6 y 7. Miembro viril y escroto de adolescente; a la izquierda, normal; a la derecha, con fimosis.

El dibujo de la izquierda presenta el prepucio normal en un niño que no ha alcanzado la pubertad. En ambos dibujos se aprecia que el testículo izquierdo está ya algo más bajo que el derecho, lo mismo que en el hombre adulto.

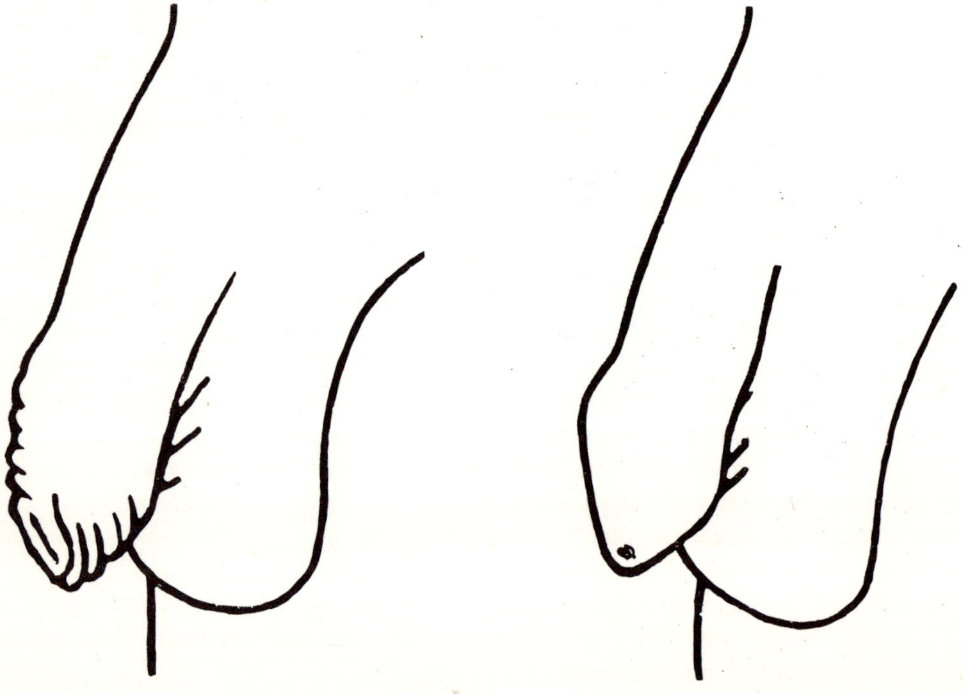

La causa de ese comportamiento de los adultos se basa en múltiples motivos, pero principalmente en su propio comportamiento, anormal o alterado con respecto a la sexualidad; de tal forma que prescinden de su propia conciencia, de la importancia de la posesión de unos órganos sexuales intactos, y, a causa de que desearían que su hijo fuera sexualmente neutro, no se preocupan de ulteriores comprobaciones. Ese es el motivo principal de que en muchos casos las fimosis no se descubran hasta que el niño ha crecido ya bastante, ha dejado ya de llevar pañales y tiene ocasión de comparar su pene con el de sus compañeros de juego; se les producen también inflamaciones y escoceduras bajo el prepucio, a causa de que, por sus características, alberga algunos restos de orina. Si el niño —a causa de la actuación de sus padres— sufre un estancamiento en el desarrollo de su sexualidad, no advierte la existencia de una fimosis hasta la pubertad, o quizás cuando realiza su primer acto sexual. El joven, adulto sexualmente, al darse cuenta de que el prepucio, al realizar maniobras de autosatisfacción o al intentar introducirlo en la vagina, no se retrae completamente, dejando aparte los eventuales efectos psíquicos del descubrimiento de que no es normal, se sentirá relativamente tranquilo. Más trágicos son aquellos estados en los que el prepucio puede retraerse, pero al hacerlo su extremo anterior queda albergado en el surco que limita inferiormente el glande, oprimiéndolo fuertemente, y mucho más cuando aumenta el caudal sanguíneo que llega al glande, el cual, a causa de la estrangulación, es decir, del estrechamiento del prepucio, no puede volver a su estado primitivo. En tales casos, llamados de parafimosis, la única ayuda es una intervención quirúrgica rápida; todo intento de que el aporte sanguíneo (producido por la erección) remita, por ejemplo mediante el enfriamiento, será totalmente inútil. Muchos padres se enfadan con sus hijos por este motivo, quejándose de que maniobren con su pene con tanta frecuencia e ignoran que, a causa de la fimosis, se produce una fijación de orina bajo el prepucio que es causa de una molesta escocedura.

En cualquier caso, toda fimosis debe ser tratada médicamente. Poco después del parto, la mayor parte de adherencias pueden eliminarse fácilmente y sin ninguna operación, lo cual será más tarde mucho más difícil porque los delgados tendones que unen el prepucio y el glande crecen y se unen fuertemente a los tejidos a que están adheridos. En los estrechamientos muy exagerados (v. parte derecha de las figs. 6 y 7) es necesaria una intervención quirúrgica parecida a la circuncisión. Sin olvidar que en cada caso es necesario que sea el médico quien dictamine acerca de lo que haya de hacerse, para la integridad psíquica del muchacho es mucho mejor que la intervención médica se realice en sus primeros años de vida. Cuando menos, debiera evitarse tal tipo de actuación cuando el niño cuenta entre tres y siete años. A esa edad comienza a experimentar las funciones de su pene, aun cuando sea de una forma altamente infantil, como puede ser en la micción con la formación de un copioso y prolongado arco con los orines. Más tarde, en esa misma época, adquiere un interés sexual por su pene, renovado continuamente al establecer la comparación entre su miembro viril y el de un adulto, por ejemplo su padre. De todas formas, cuando algún motivo higiénico o sanitario lo exija, no debe evitarse la operación, aun dentro del período en cuestión; la operación consistirá en el corte de una porción del prepucio,

y por ello, previamente, debe prepararse suficientemente al niño y explicarle repetidamente que mediante esa operación se hará más pronto hombre, y luego, cuando sea mayor, podrá utilizar mejor su pene. No obstante, debe actuarse también del mismo modo, en cuanto a la preparación, si la operación se hace después de los siete años de edad, pero entonces el niño tiene ya un mejor conocimiento de la limitación funcional que ocasionaría el renunciar a la operación, y tiene un interés propio en normalizar el funcionalismo de su pene.
Dejando aparte la lactancia y la primera infancia, la edad idónea para la práctica de la operación de fimosis la constituyen los primeros años tras el inicio de la pubertad, una vez se hayan producido las primeras eyaculaciones. A este respecto, hay que tener en cuenta aclarar al niño que el acortamiento quirúrgico del prepucio no debe considerarse un castigo por haber gozado del placer de la eyaculación y como una prohibición de cualquier placer sexual en el futuro.

ORGANOS SEXUALES INTERNOS

En los testículos derecho e izquierdo (acerca de la estructura y funciones del testículo, v. página 169), las glándulas germinales masculinas, se forman las células seminales. Los epidídimos están dedicados a la maduración y acumulación de las células seminales (v. figs. 8 y 9). Durante este almacenamiento, el movimiento propio de las células seminales queda eliminado merced a métodos químicos, a fin de ahorrar sus energías. En un corte frontal, los epidídimos aparecen como formaciones en casquete situadas encima de los testículos; en un corte transversal, vemos que están situados superiormente a los testículos, a modo de casco o cimera (v. figs. 8 y 9).
Las células seminales maduras, al llegar al momento máximo de la excitación sexual, son succionadas por el conducto deferente y llevadas, a través de dicho conducto, hasta la uretra, en la que desembocan; a través de ésta serán expelidas hacia fuera por el meato urinario. Los conductos deferentes, al salir de los testículos se introducen en el interior del abdomen. En éste, para permitir tal recorrido, existe un conducto formado por diversos músculos, denominado canal inguinal (en la figura 9 el canal inguinal se muestra de forma esquemática).
A través de dicho conducto muscular, durante el desarrollo del niño, el testículo sale de la cavidad abdominal para quedar depositado en el escroto. En algunas situaciones de tensión en todos los músculos del cuerpo incluidos los del abdomen, lo que determinaría un aumento de la presión intraabdominal, puede producirse la introducción de intestino en el canal inguinal y llegar incluso hasta el escroto: ésta es la llamada hernia inguinal, afección que necesita en todo caso tratamiento médico. En la mujer, el canal inguinal existe igualmente. No obstante, en el organismo femenino tal conducto no debe ser excesivamente espacioso, por lo cual las hernias inguinales son menos frecuentes en la mujer.
El conducto deferente (v. también fig. 15) discurre en buena parte de su camino junto a la vejiga de la orina —que en ambas figuras se muestra en estado de semi replección— y desemboca a través de una abertura muy pequeña en la parte superior de la uretra. Entre la vejiga de la orina y la uretra existe un complejo

muscular (aquí no dibujado), que impide la salida de la orina, incluso durante el acto sexual.
En el tramo final del conducto deferente y por encima del mismo, desemboca la vesícula seminal. Es una glándula situada a ambos lados y detrás de la vejiga; ya que hay una vesícula seminal para cada conducto deferente. Tiempo atrás se creyó, equivocadamente, que aquél era el lugar en que se almacenaban las células seminales y por ello se le dio el nombre de vesícula seminal. Hoy en día sabemos que en el ser humano apenas si tiene importancia, lo mismo que podríamos decir del apéndice vermicular. En los roedores, las vesículas seminales tienen la función de ocluir la vagina en el acto sexual a fin de que el semen no se derrame al exterior. En los seres humanos, la eyaculación hace inútil dicha oclusión de las vesículas seminales. También contribuye a ello el hecho de que los espermatozoides tengan movimiento propio.

La próstata. Poco antes de desembocar en la uretra, los conductos deferentes atraviesan la próstata. Está constituida por dos lóbulos glandulares externos y uno medio, y se adapta exactamente a la pared de la vejiga de la orina. La próstata produce la mayor parte del líquido que contiene el semen. Con ocasión de la eyaculación, este líquido, excretado en la uretra a través de varios orificios microscópicos, se une a las células seminales y a la secreción de las vesículas seminales.
Con la vejez, los lóbulos glandulares de la próstata pueden aumentar de tamaño constituyendo lo que se denomina hipertrofia prostática. Si el lóbulo medio se hipertrofia exageradamente, puede presionar la vejiga de la orina e impedir su eliminación (muchas personas ancianas tienen dificultades para orinar).
El semen se compone de espermatozoides, procedentes de los testículos, y de líquido seminal (en su mayor parte de origen prostático, y en su menor parte secretado por la vesícula seminal). La secreción de la próstata confiere al semen su olor característico; la secreción de la próstata, de la vesícula seminal y de las denominadas glándulas de Cowper, aumentan la capacidad de movimiento de los espermatozoides.

Los cuerpos cavernosos. En el pene del hombre se hallan tres formaciones, denominadas cuerpos cavernosos (v. figs. 9 y 10), dos de ellas anteriores y una posterior, que rodean completamente la uretra. La erección del pene es producida por dichos cuerpos cavernosos, al llenarse de sangre. Con la excitación sexual se produce un ingreso sanguíneo muy superior al existente en su estado de reposo. Simultáneamente, se limitan las posibilidades de escape de dicho aporte sanguíneo. Con ello, las células que conforman dichos cuerpos cavernosos quedan absolutamente llenas y adquieren el máximo tamaño posible, y el pene aumenta notablemente sus dimensiones en longitud y anchura.
En el cuerpo cavernoso superior, llamado de la uretra, la interrupción de la salida de sangre no es tan grande como en los cuerpos cavernosos anteriores. Este cuerpo cavernoso posterior rodea completamente la uretra y forma el glande, con el que, posteriormente, contactan los dos cuerpos cavernosos anteriores; por esa facultad de no aumentar tanto de tamaño, incluso en un estado de

máxima excitación —momento de la eyaculación— la uretra permite el paso del semen y el glande mantiene un estado de relativa blandura. La menor dureza del glande hace posible que los corpúsculos sensitivos allí situados mantengan su capacidad funcional que protege a la vagina de lesiones.

Glándulas de Cowper. Son pequeñas glándulas situadas en el extremo posterior del cuerpo cavernoso de la uretra. Sus conductos excretores atraviesan dicho cuerpo cavernoso y desembocan en la uretra. Su secreción se inicia al principio de la excitación sexual, a menudo mucho antes de la eyaculación. Su función es la de lubrificar la uretra y el glande y, en consecuencia, también la vagina. Además, por vía química, elimina los efectos nocivos que los eventuales restos de orina pueden tener sobre los espermatozoides.

Con ocasión de un acto sexual repetido en un tiempo breve, la secreción de las glándulas de Cowper puede arrastrar los espermatozoides que quedaron alojados en la uretra, y que son todavía fecundos. Muy a menudo es esa la causa de que cuando se realizan varios coitos en un intervalo relativamente corto, y se ha tenido la precaución, corriente en muchas personas, de retirar el pene de la vagina antes de la eyaculación, se produzca de todos modos la fecundación.

La inyección de los espermatozoides en la uretra hace que también las vesículas seminales expulsen su secreción. En ese momento, que el hombre es capaz de percibir, le es posible detener el subsiguiente curso de la excitación; sea por ejemplo porque la mujer está todavía lejos de su orgasmo. Sin embargo, con ello el hombre sacrifica temporalmente una parte de la rigidez de su pene. Para la próxima excitación debe esperar a que el conducto deferente haya vuelto a su estado de reposo, de forma que pueda absorber de nuevo una porción de espermatozoides e inyectarlos en la uretra. Mediante ese proceso mecánico se desencadena una nueva excitación.

La eyaculación. Muy poco después, cuando el conducto deferente y la vesícula seminal han depositado sus productos en la uretra, no puede ya detenerse el curso de la excitación. Es entonces precisamente, cuando la próstata, por la fuerte contracción de su musculatura glandular, vierte su líquido, igualmente a través de canalículos, en la uretra. Mediante estos fuertes movimientos de la próstata, los restantes músculos situados entre la próstata y los cuerpos cavernosos son estimulados, de forma que, involuntariamente, por medio de cuatro a ocho contracciones muy enérgicas, el semen es eyaculado a través del meato urinario. El hombre experimenta estas sacudidas rítmicas en el acto sexual de modo consciente, y con ello logra un último aumento de su sensación de placer. Puesto que a todos los músculos del bajo abdomen influencia esta excitación, se produce un último incremento de la repleción de los cuerpos cavernosos, y, la mayor parte de las veces, un movimiento brusco del pene en el interior de la vagina. La mujer siente la totalidad de esos movimientos y excitaciones, simultáneamente con el choque del semen contra la pared posterior de la vagina, con lo cual aumenta también su sensación de placer.

Tras la eyaculación, en el hombre disminuye la excitación sexual de una forma

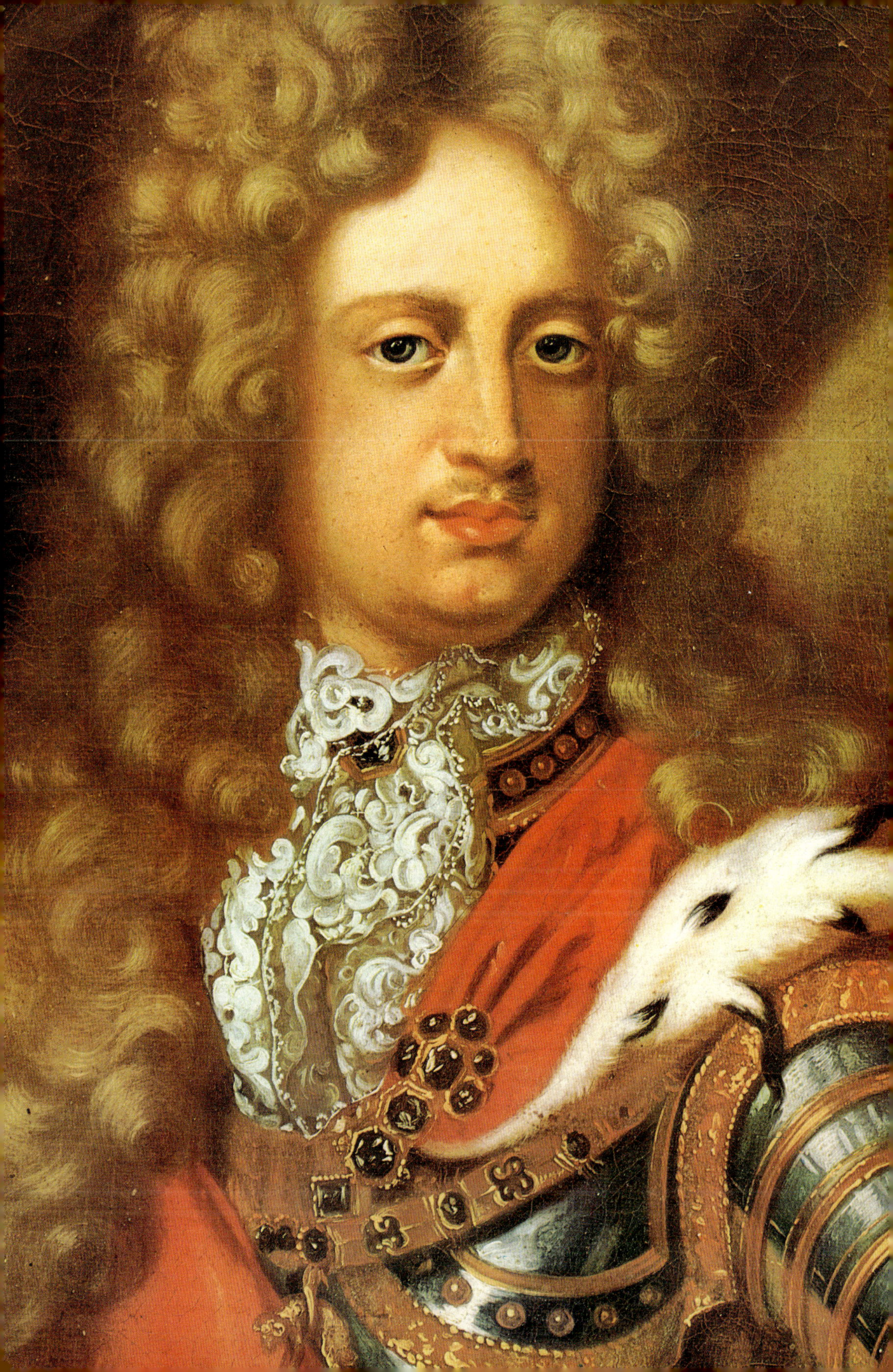

En el marco de nuestra actual civilización, han aparecido nuevas formas de sexualidad íntimamente ligadas con la violencia

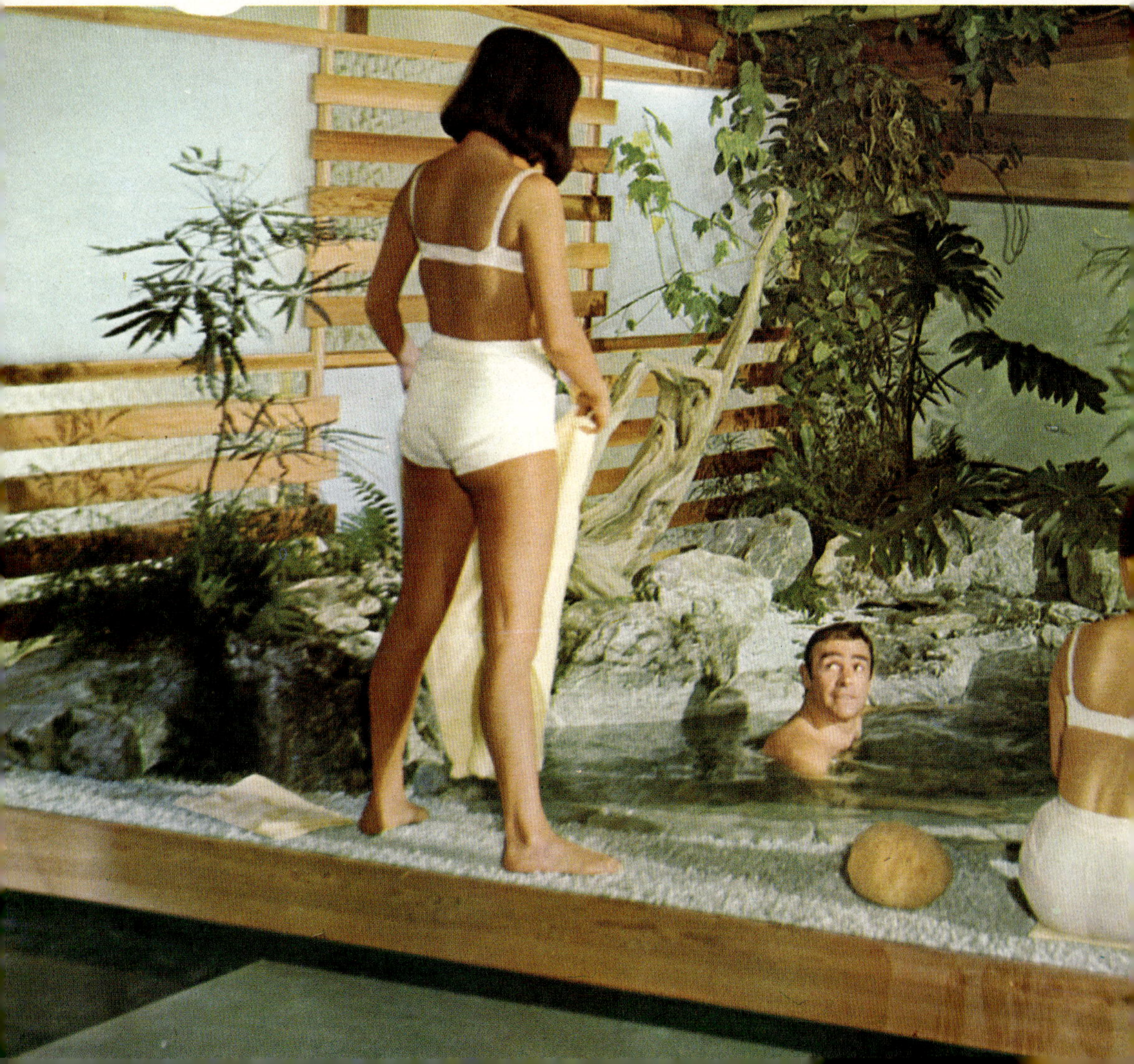

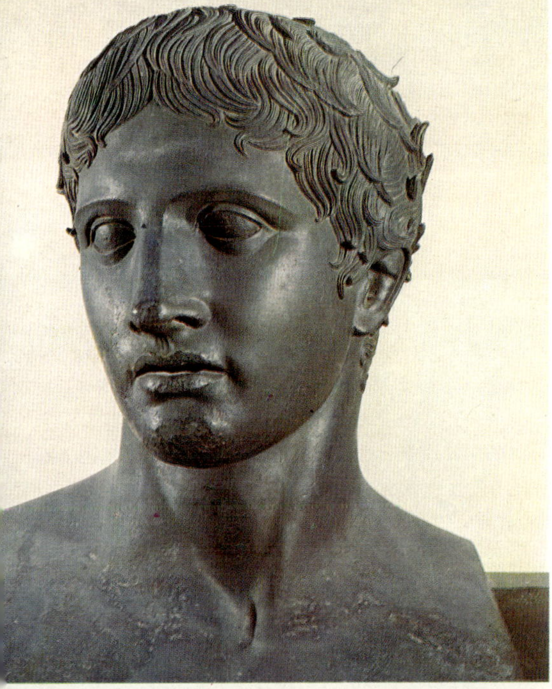

Los ideales clásicos de belleza han ido evolucionando según las distintas épocas y son a menudo contradictorios

Fiel exponente del arquetipo masculino actual es la popularidad alcanzada por *James Bond*

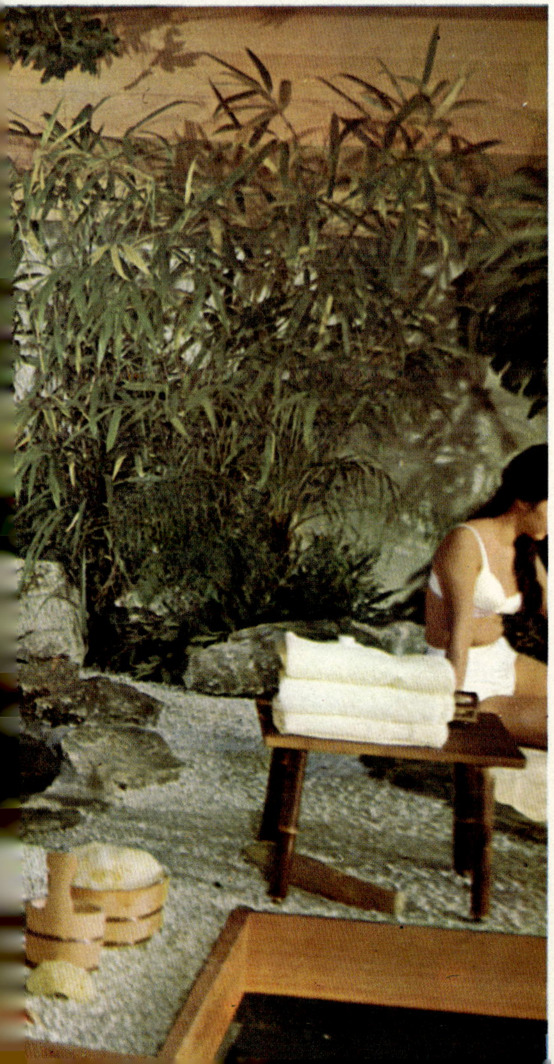

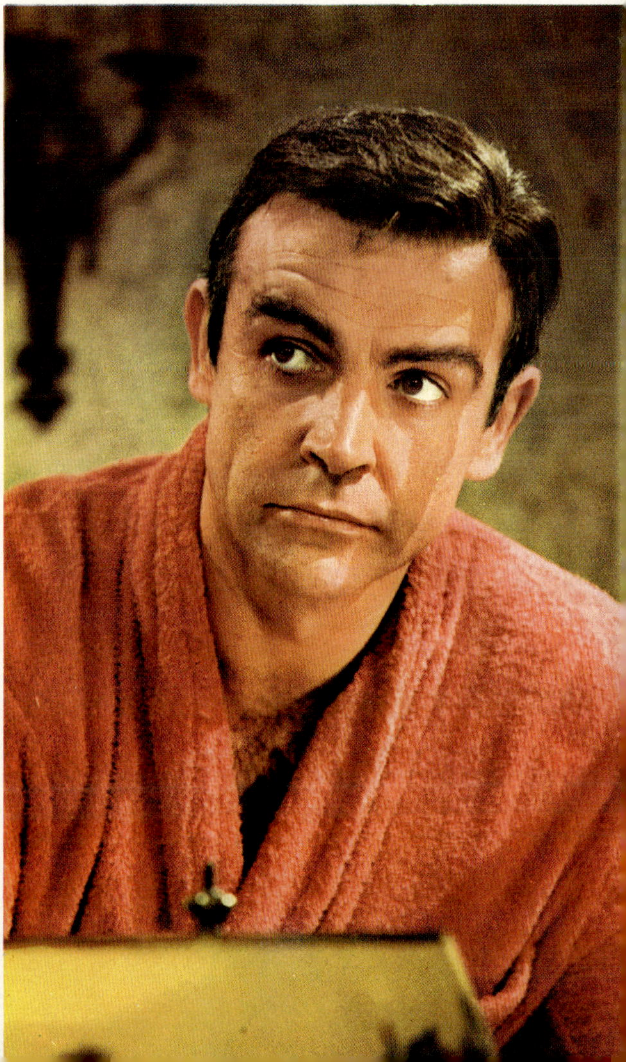

Fig. 8. Organos sexuales masculinos externos e internos; corte frontal.

1 Escroto
2 Testículos
3 Epidídimo (Cabeza)
4 Conducto deferente
5 Canal inguinal (dibujado sólo el de un costado)
6 Vesícula
7 Próstata
8 Vejiga
9 Uretra
10 Glándula de Cowper
11 Pene
12 Surco
13 Glande

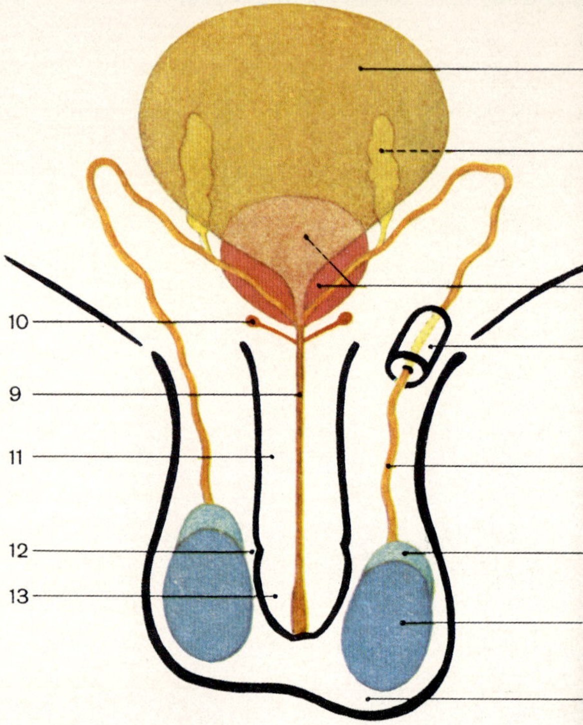

Fig. 9. Organos sexuales masculinos externos e internos; corte lateral.

A Cavidad abdominal; *B* Pubis; *C* Coxis; *D* Recto y ano; *E* Periné.

1 Escroto. 2 Testículos. 3 Epidídimo (*a* cabeza; *b* cuerpo *c* cola). 4 Cond. deferente. 5 Ves. seminal. 6 Próstata. 7 Vejiga. 8 Uretra. 9 Glándulas de Cowper. 10 Pene. 11 Cuerpo cavernoso anterior (II). 12 Cuerpo cavernoso posterior (I). 13 Surco. 14 Glande. 15 Meato urinario.

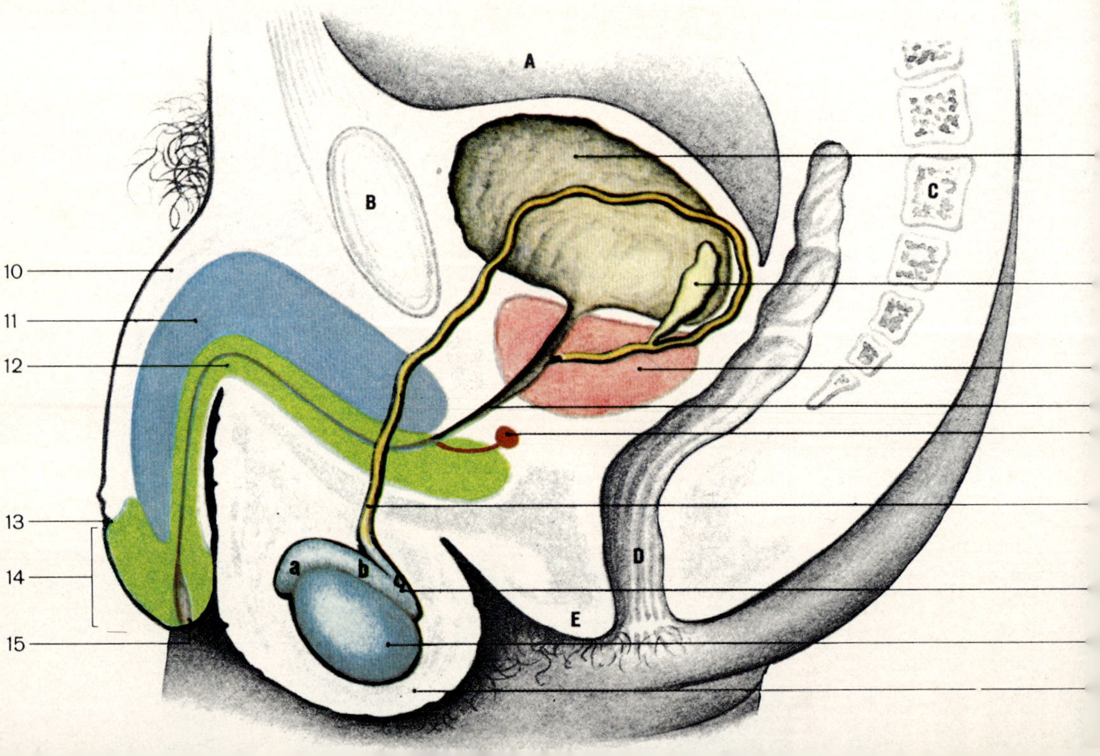

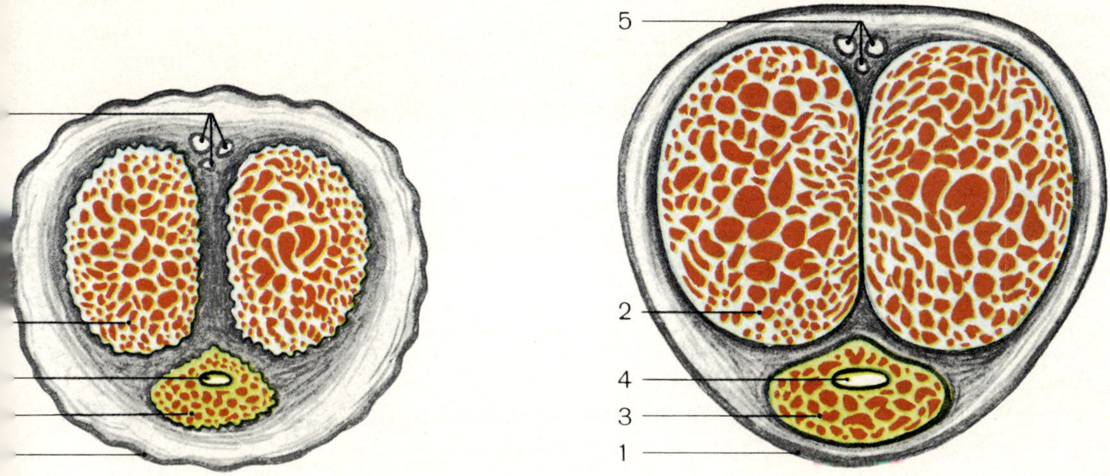

Fig. 10. Corte transversal del miembro viril; a la izquierda, en reposo; a la derecha, en erección.

1 Epidermis. 2-3 Cuerpos cavernosos anteriores y posteriores con un corte de los vasos sanguíneos. 4 Uretra. 5 Vasos sanguíneos del pene.

1. Testículo y epidídimo.

embrana del testículo
ıbiques o septos
bulillos y conductillos seminíferos
nductillos sueltos
ed testicular
idídimo: cabeza
idídimo: cuerpo
idídimo: cola
nductillos deferentes
nducto del epidídimo
tremo del conducto deferente

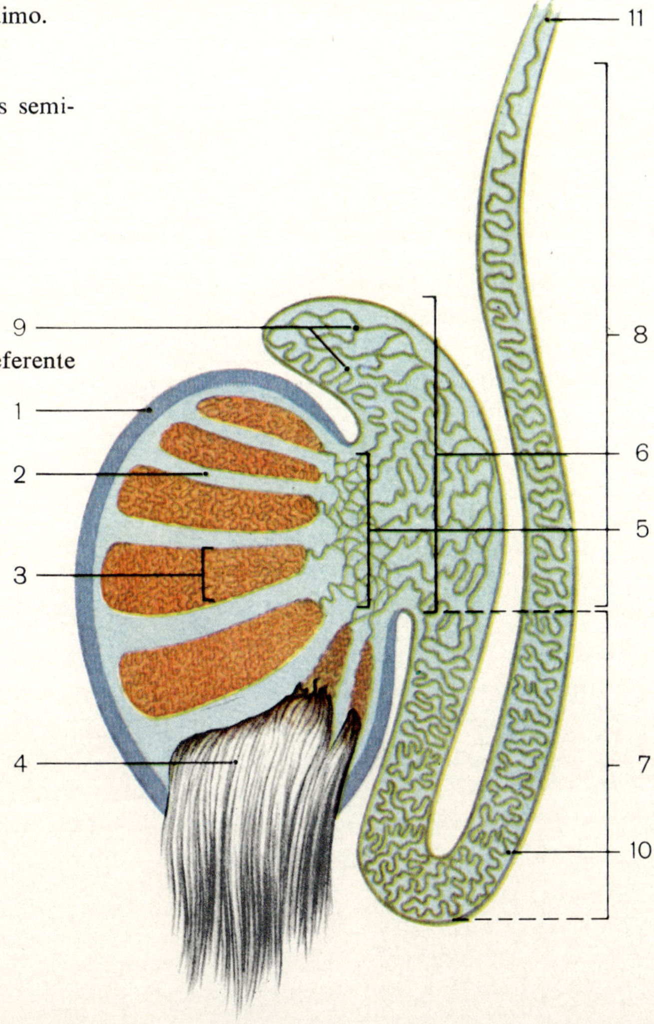

Fig. 12. Maduración de los espermatozoides.

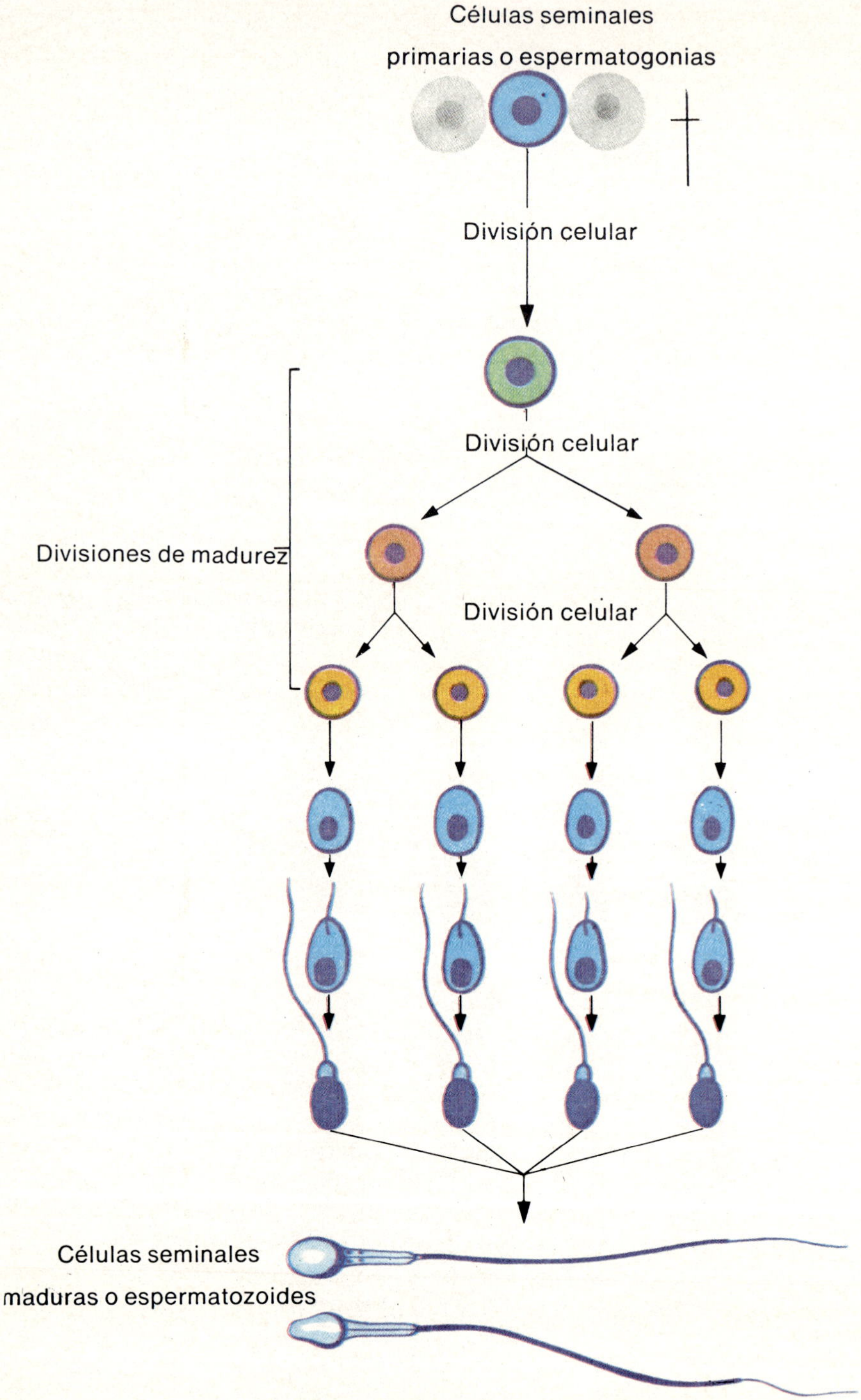

Fig. 12 bis.

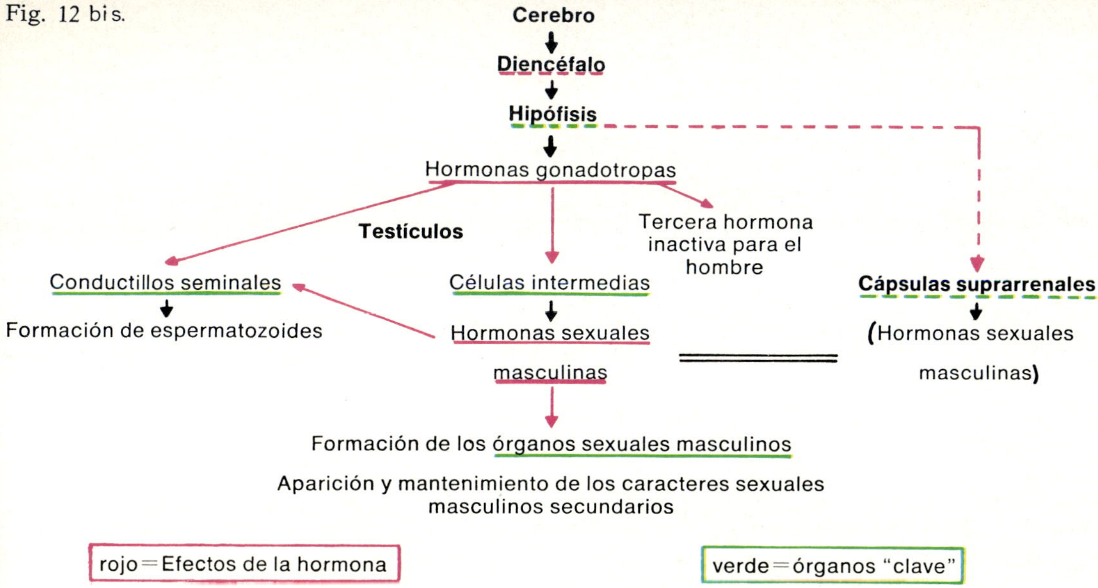

Fig. 13. Conductillos seminíferos. *A* Conductillo seminífero en reposo. *B* Corte parcial de un c.s. (mostrando especialmente la división de las células seminales). *C* Corte parcial de un c.s. (mostrando especialmente la maduración de las células seminales en las células de Sertoli). *D* Corte total de un c.s. El número de células se ha reducido para dar una visión general más clara. *E* Células intersticiales dedicadas a la producción de hormonas. 1 Espermatogonias. 2 Espermatocitos de primer orden. 3 Espermatocitos de segundo orden. 4 Espermátidas. 5-7 Estadios de maduración de los espermatozoides. 8 Células de Sertoli. 9 Fases de la división celular.

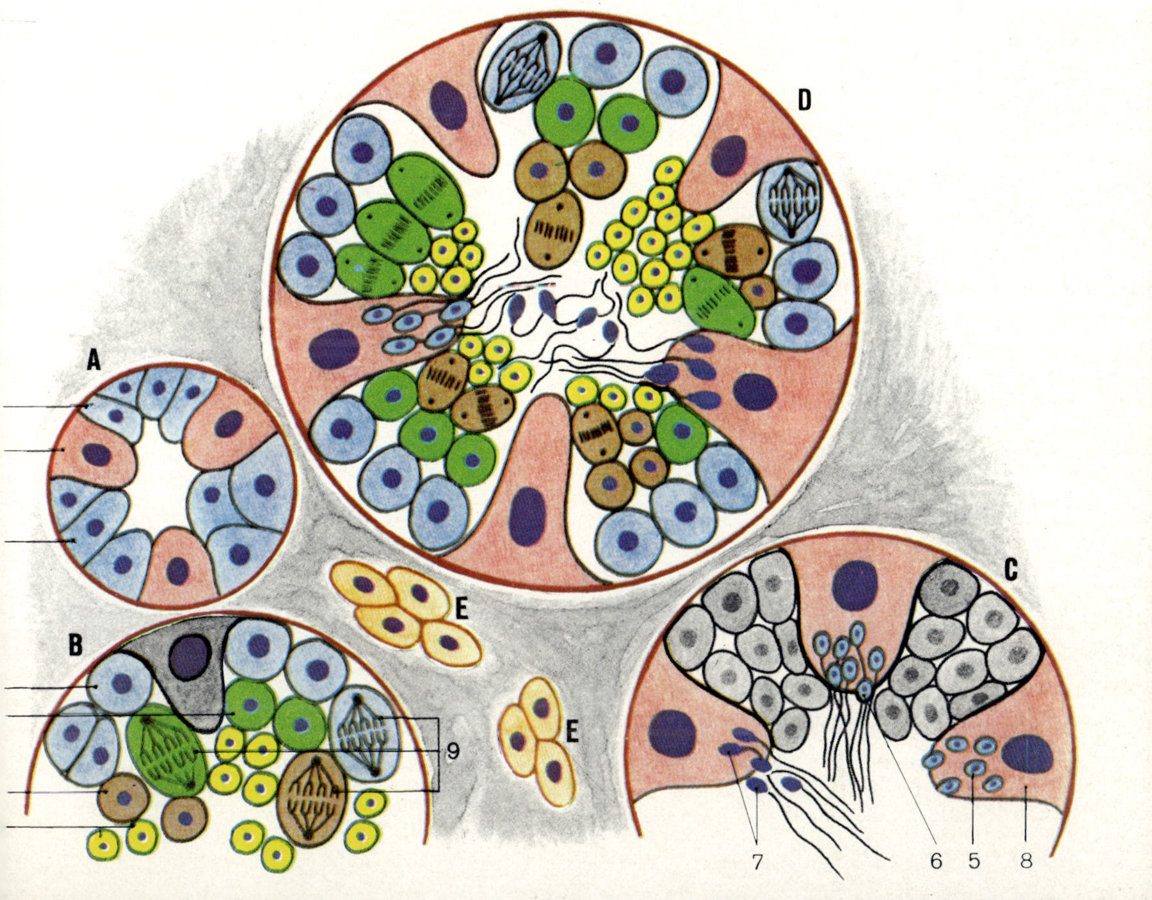

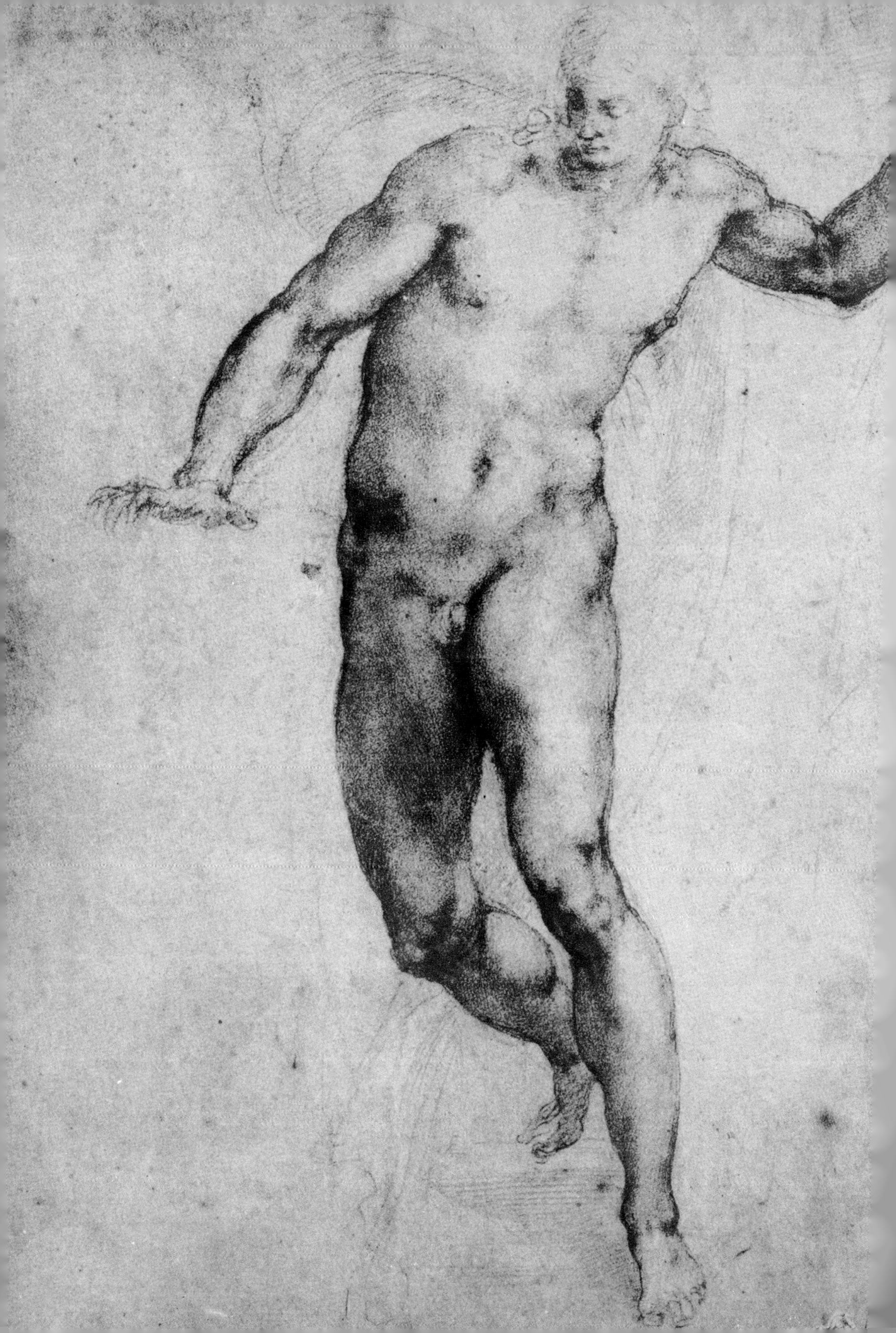

que puede ser más o menos repentina, y la rigidez del pene disminuye también. El orgasmo no puede repetirse sino después de una pausa (fase de reposo de todos los nervios, músculos y glándulas que intervienen en la excitación sexual).

Testículos y epidídimos. Ambos testículos (v. figs. 4 a 9 y 11) ya en el momento del parto están situados a derecha e izquierda, pero sin haber caído todavía en la bolsa escrotal. En el recién nacido tienen un tamaño que va desde una lenteja hasta el de una haba, y crecen de nuevo, por última vez, en la pubertad. En el hombre adulto miden de tres a cinco centímetros de longitud, tienen forma oval y lateralmente están algo aplanados.

Cada testículo está recubierto por una resistente membrana. Una serie de tabiques dividen los testículos en lobulillos, en número de doscientos a doscientos cincuenta. En esos lobulillos, hay entre dos y cuatro canalículos testiculares, de un grosor parecido al de un cabello. La longitud total de los canalículos de un testículo, entre cuatrocientos y seiscientos, alcanza de doscientos a ochocientos metros (según datos facilitados por diversos autores). La longitud total de todos los canalículos testiculares (de ambos testículos) es de un kilómetro (aproximadamente entre cuatrocientos y mil seiscientos metros).

Entre los conductillos seminíferos existe el llamado tejido intersticial, con las células intersticiales, cuya función es la producción de hormonas masculinas. (v. especialmente fig. 13.)

Los conductillos seminíferos desembocan en un sistema en forma de red (red testicular), el cual está comunicado con la cabeza del epidídimo mediante doce a quince conductillos deferentes, de una longitud entre los tres y cuatro metros. El conducto del epidídimo, con su trayecto sinuoso, forma el cuerpo y la cola del epidídimo y termina en el conducto deferente.

Los espermatozoides se forman en el testículo. Su última maduración tiene lugar en el conducto del epidídimo, lugar en el que su movilidad se ve contenida por medios químicos. De esta forma se ahorra una importante energía (precisamente la motriz de la cola del espermatozoide), que más tarde, tras la eyaculación, merced a otras reacciones químicas debidas a las secreciones de diversas glándulas, se liberará nuevamente, y permitirá a los espermatozoides avanzar en el interior del órgano sexual femenino.

Intervención de la hipófisis. La producción de espermatozoides y de hormonas sexuales masculinas en el testículo dependen en gran parte de las hormonas de la hipófisis.

Hormonas son sustancias activas que se forman en el cuerpo. Proceden de las glándulas, pero no sólo llegan a su destino a través de conductos secretores, sino también llevadas por la corriente sanguínea que les da acceso a todos los órganos. Sin embargo, las hormonas son efectivas únicamente en aquellos lugares en que, por decirlo gráficamente, la llave que ellos constituyen halla una cerradura adecuada. De este modo, cada hormona tiene tan sólo una efectividad determinada en un órgano determinado, o bien una serie de funciones referentes a unos órganos determinados.

La hipófisis es del tamaño de un guisante, está situada casi en el centro de la base del encéfalo, como un apéndice albergado en una cavidad ósea abierta hacia arriba. La hipófisis está en relación con la parte del cerebro situada inmediatamente por encima de ella.

Entre esa parte del cerebro y la hipófisis se produce una estrecha relación funcional, cuya comunicación es establecida por células nerviosas y —como últimamente se ha averiguado— también a través de un sistema de conductos con unas determinadas hormonas del cerebro. La unidad funcional entre esta porción cerebral y la hipófisis está muy relacionada con el cerebro en sí; así, pues, es un hecho que el cerebro tiene influencia en las funciones de crecimiento propias de la hipófisis.

Aparte otras, la hipófisis produce ciertas hormonas activas para las glándulas germinales. Hoy en día diferenciamos tres hormonas de esa especie que se forman en el organismo humano, sea éste femenino o masculino. Dado que las hormonas se hallaron en primer lugar en el organismo femenino, y que fueron conocidas por su actividad en el mismo, internacionalmente se las conoce de acuerdo con esas funciones estudiadas en primer lugar. La diferente actividad de esas «llaves» debe atribuirse a las diversas funciones de los órganos «cerradura».

Situamos en primer término, en estas relaciones, su actividad sobre las glándulas germinales masculinas, aunque debe dejarse bien claro que una de esas tres hormonas, aunque también es formada por la hipófisis del hombre, no tiene influjo alguno sobre las glándulas germinales masculinas, ni sobre las glándulas mamarias masculinas. Hablaremos nuevamente de esta hormona cuando nos refiramos al organismo femenino (v. página 368).

Una de las hormonas de la hipófisis (la llamada hormona folículo-estimulante = =HFE) es activa con respecto a los conductillos seminíferos del testículo y posibilita la maduración de las células seminales.

La otra hormona de la hipófisis (la llamada hormona luteinizante=HL, y últimamente llamada también hormona estimulante de las células intersticiales= =HECT) influye sobre el tejido intersticial (las células intersticiales en los testículos) y con ello rige la formación de las hormonas propias de las glándulas germinativas masculinas, o bien gónadas masculinas.

Las hormonas de las gónadas masculinas, por una parte, influyen en el crecimiento del pene y en la aparición de los llamados caracteres sexuales secundarios (vello, voz, etc.), pero también favorecen la producción de células seminales en los conductillos seminíferos de los testículos.

Lo mismo en el niño que en la niña, la hipófisis comienza a secretar su hormona activa sobre las gónadas sexuales al iniciarse la pubertad. Hasta aquel momento no sólo se halla frenada la labor de la hipófisis en este sentido, sino que también las propias gónadas sexuales son muy poco sensibles a sus hormonas.

Debe tenerse en cuenta que también las cápsulas suprarrenales tanto en el hombre como en la mujer, producen una hormona gonadotropa masculina, que parece ser poco importante para ambos, pero que, en caso de enfermedad puede determinar en la mujer la aparición de determinados caracteres masculinos, externos o síquicos.

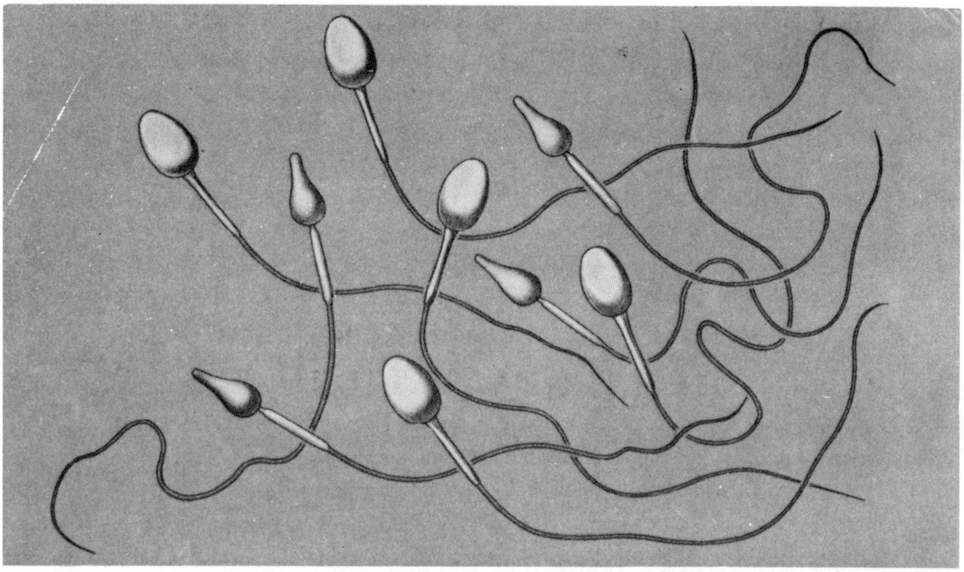

Fig. 14. Espermatozoides adultos. Su longitud es de 0,04 a 0,06 mm., aproximadamente dos tercios del diámetro de un cabello. Vistos verticalmente tienen forma de raqueta de tenis. Lateralmente tienen forma de pera.

Resumiendo y simplificando, incluimos el esquema de actividad del hombre en la figura 12 bis.

Semen y maduración de las células seminales (v. figs. 12 a 14). En los conductillos seminíferos (v. especialmente fig. 13), aproximadamente de un kilómetro de longitud, se forman las células seminales o espermatozoides. En las paredes de los conductillos seminíferos están implantadas las células seminales primarias o espermatogonias, las cuales se multiplican al iniciarse la pubertad. Hasta tanto no se produzcan células seminales, los conductillos son relativamente estrechos; son lo que se denomina conductillos seminíferos en reposo. Ese estadio de reposo puede también reproducirse durante el período de madurez sexual (de la pubertad a la vejez), si se elimina la necesidad de reducción de células seminales (por ejemplo, por abstinencia sexual, unida a una simultánea falta de estímulo síquico sexual, como imágenes, fantasías, recuerdos, etc.), o si, a causa de algún temor síquico, falla la regulación central.

Separadamente, la alimentación (excesiva o deficiente) —las creencias populares, confieren a los huevos de gallina gran importancia en estas cuestiones— no influye en la actividad de los conductillos seminíferos. Sin embargo, la capacidad de producir semen desaparece cuando se produce una fuerte carencia de proteínas, hasta el extremo de que incluso debe temerse por la vida del sujeto. No obstante, incluso cuando se lleva una vida sexual regular, en el seno del matrimonio, hay siempre porciones determinadas de los conductillos seminíferos en estado de reposo. Las células seminales primarias o espermatogonias, teóricamente, conservan hasta una edad avanzada su capacidad de reproducirse. De dicha reproducción, por partición, se origina el llamado espermatocito de primer orden. Sigue manteniendo la capacidad de dividirse, y de él se origina el espermato-

Fig. 15. Conducto deferente.

1 Luz con células seminales
2 Epitelio
3 Capa muscular
  a Capa interna, longitudinal
  b Capa media, anular
  c Capa externa, longitudinal
4 Envoltura externa

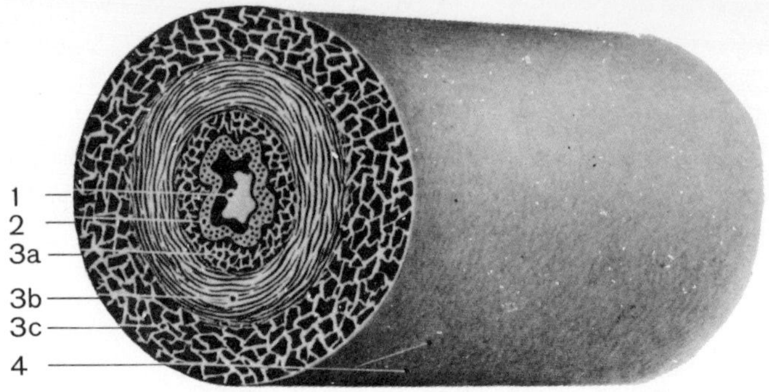

cito de segundo orden, cuya división origina el nacimiento de cuatro espermátides, que son ya espermatozoides en vías de formación.

Las espermátides se van acumulando, por capas, en la luz del conductillo seminífero y reciben el alimento de unas células, llamadas células de Sertoli, alojadas igualmente en dicha cavidad. En estas «células dedicadas a la alimentación» —en la maduración del óvulo hallaremos células de importancia semejante— las espermátides, a través de un complicado proceso de desarrollo, se convierten en espermatozoides maduros. Una vez terminada completamente la formación de los espermatozoides, éstos son expulsados a la luz del conductillo y van a acumularse en el epidídimo, donde adquieren su forma definitiva.

La duración del desarrollo, desde la partición de las espermatogonias hasta la formación de espermatozoides maduros, suele durar entre 19 y 20 días. Sin embargo, dado que dicho proceso se está realizando, al mismo tiempo, varios millones de veces, siempre hay un depósito de espermatozoides maduros en la cola del epidídimo.

El espermatozoide maduro tiene una longitud de entre 0,04 y 0,06 milímetros (de 40 a 60 micras; véase la figura 14). En ellos puede diferenciarse cabeza, cuerpo y cola. La cabeza, vista verticalmente, tiene forma oval, y vista lateralralmente tiene forma de pera, y alcanza entre 0,003 y 0,005 milímetros (de 3 a 5 micras). En ella se albergan los caracteres hereditarios, y también sustancias químicas responsables del movimiento de avance entre el líquido seminal constitutivo del semen en el interior de la mucosa de los órganos genitales femeninos, y de la energía que les lleva a introducirse en el óvulo.

El cuerpo contiene los elementos impulsores necesarios para el movimiento de avance, e igualmente el impulso instintivo para la primera partición del óvulo fecundado. La cola sirve para el movimiento de avance del espermatozoide, mediante latigazos dados a derecha y a izquierda. De esta forma, los espermatozoides nadan contra la corriente provocada por los cilios vibrátiles, en el útero y las trompas del aparato genital femenino.

La vida de los espermatozoides, en cuanto a su duración, depende básicamente de las condiciones químicas del medio en que se encuentran. Es importante saber que los espermatozoides, cuando se hallan en el epidídimo, ven reducido al mínimo su movimiento a fin de ahorrar sus energías, y en cambio son activados por la secreción de la próstata y de otras glándulas. En el interior de la vagina pue-

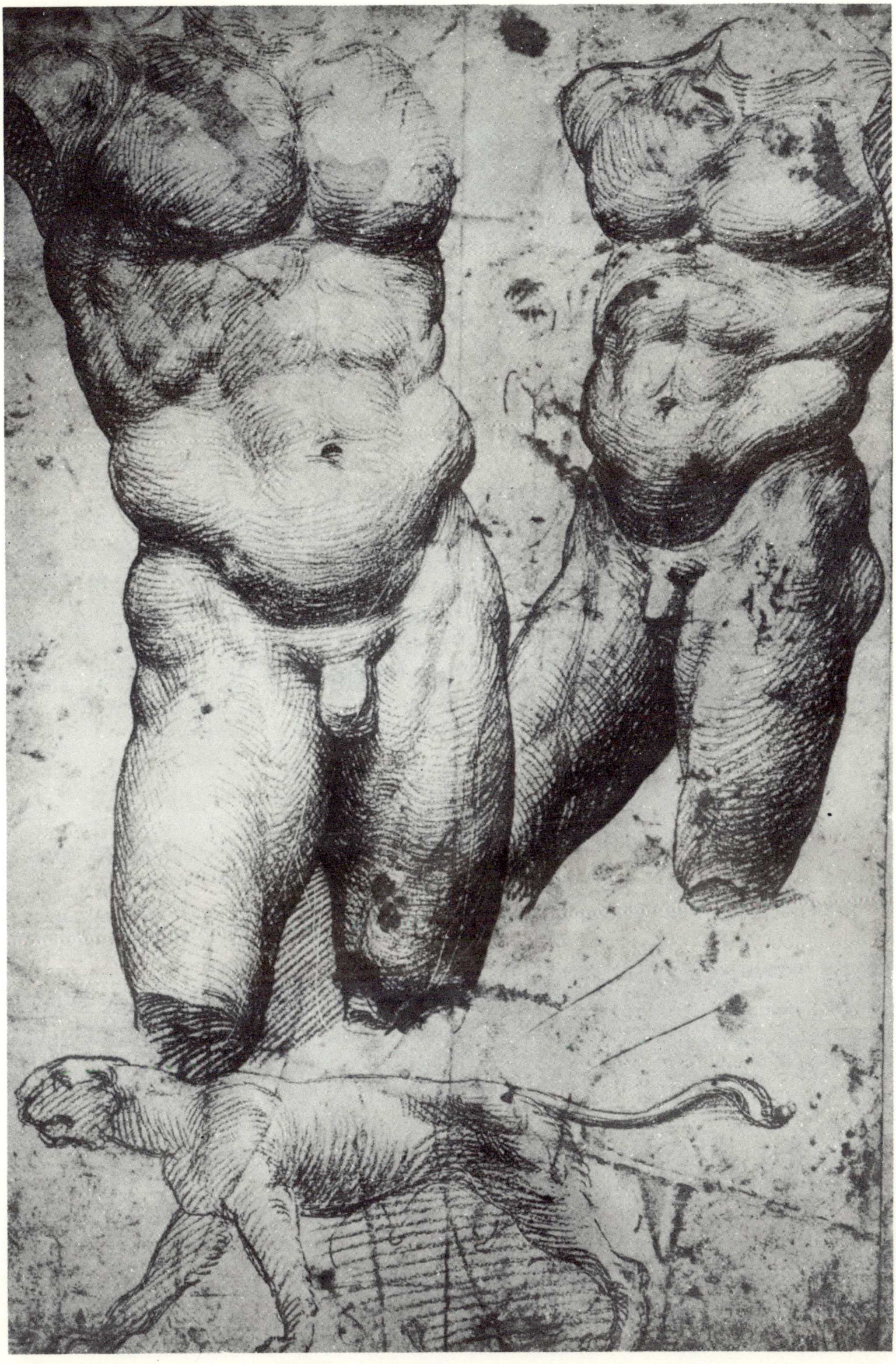

den vivir tan sólo dos horas; en las trompas —lugar en que se produce la impregnación—, a causa de la corta vida del óvulo desprendido, los espermatozoides suelen vivir dos días.

Conducto deferente. Constituye la continuación de la cola del epidídimo, y desemboca en la porción superior de la uretra que desde este punto se convierte en un conducto de secreción de orina y semen (véanse las figuras 8, 9 y 11).
El conducto deferente tiene unos tres milímetros de diámetro exterior y un diámetro interior de sólo medio milímetro. En su primer tramo experimenta una fuerte curvatura y su longitud puede ser entre 50 y 60 centímetros. A través del canal inguinal, junto con vasos y nervios destinados a los testículos y al epidídimo, penetra en la cavidad abdominal.
El conducto deferente (v. figura 15), de dentro a fuera, posee una capa epitelial, una capa muscular y una envoltura externa. La capa muscular es gruesa y robusta y está compuesta por fibras musculares que discurren espiralmente a la luz del conducto, de forma que, visto en sección, el conducto deferente da la impresión de estar formado por tres capas musculares; dos de ellas, la más externa y la más interna, en las que las fibras discurren longitudinalmente a la luz, y una, la media, en la que las fibras musculares discurren transversalmente.
Vista la estructura de la capa muscular, se comprende que la contracción de la misma determine un aumento de diámetro en la luz del conducto —simultáneamente con un acortamiento del propio conducto deferente—, aumento de diámetro que causa la succión del contenido del epidídimo: los espermatozoides. Con la progresiva disminución de la contracción muscular se produce un estrechamiento de la luz, y con él una presión sobre su contenido, lo cual determina la expulsión del semen. Dicha expulsión se ve notablemente acrecentada por el hecho de que los orificios de salida del conducto deferente, al desembocar éste en la uretra, son mucho más estrechos que su luz.
Bajo el concepto de esterilización del hombre se incluye una operación quirúrgica por la que se interrumpe la luz del conducto deferente en el lugar en que éste discurre más próximo a la superficie del cuerpo —es decir, en el canal inguinal—, operación que se simultanea con la estrangulación de sus porciones terminales.
La esterilización es muy fácil en el hombre y el resultado es la incapacidad para engendrar hijos. Tales operaciones se hacen necesarias, en algunos casos, por presentarse determinadas enfermedades. La refertilización puede intentarse, pero en muy pocos casos se realiza con éxito. Acerca de las consecuencias de la esterilización del hombre, como medio de evitar la descendencia en el matrimonio, véase la página 281.
Expulsión del semen. Por regla general, la cantidad media de semen expulsada cada vez oscila entre los dos y los seis centímetros cúbicos. En un centímetro cúbico hay entre sesenta y noventa millones de espermatozoides. Así, en una evacuación de esperma, se eliminan entre ciento veinte y quinientos cuarenta millones de espermatozoides. Un importante porcentaje de espermatozoides suele presentar malformaciones que anulan su capacidad de fecundar y, por tanto, no son causa de malformaciones en los hijos. El ochenta por ciento de los espermatozoides puede considerarse normal en cuanto a su forma y a su funcionalidad. Si el

número de los espermatozoides defectuosos en su forma o en sus funciones supera un determinado porcentaje, difícilmente el semen en cuestión podrá fecundar. Otras dificultades para fecundar pueden deberse a trastornos de tipo general en la constitución del flujo seminal.

Esterilidad en el matrimonio. Con tales defectos puede llegarse a la esterilidad en el matrimonio (véase la página 273). Según lo que hoy en día sabemos, las causas de la infecundidad en el matrimonio dependen, en un cuarenta por ciento de las veces, del hombre, y en un cuarenta por ciento, de la mujer; en un veinte por ciento, de ambos cónyuges o bien son desconocidas. En todo caso de esterilidad en el matrimonio es necesario un examen especial a cargo de un médico especialista, tanto del hombre como de la mujer. En no pocos casos puede solucionarse el problema con un tratamiento adecuado. Puesto que puede haber muchas otras causas de infecundidad del hombre (por ejemplo, dificultades mecánicas para la eyaculación), queremos referirnos un poco más a este problema en el párrafo siguiente.

Impotencia. Entre las causas de esterilidad que acabamos de citar, no puede olvidarse la impotencia. Bajo este concepto comprendemos la incapacidad del hombre para llevar a cabo el acto sexual, especialmente porque al relacionarse íntimamente con una mujer no logra completar la erección del pene, y a consecuencia de ello le resulta imposible la introducción del mismo en la vagina. Tal trastorno puede ocurrir, incluso si, fuera de las relaciones íntimas con la esposa —por ejemplo, en sueños, o mediante maniobras de autosatisfacción—, puede conseguirse la perfecta erección del pene.
Se conocen también trastornos en los que tan sólo existe impotencia con respecto a una determinada antagonista sexual, y no frente a las restantes mujeres. Otros trastornos semejantes a la impotencia (y próximos a la enfermedad sexual) los constituyen las «eyaculaciones prematuras». Se producen éstas cuando el semen se expulsa antes o inmediatamente después de la introducción del pene en la vagina; con ello, disminuye aún más el relativamente corto tiempo de erección del pene, de forma que la mujer queda insatisfecha y truncadas sus esperanzas.
En cuanto a sus causas, la impotencia y la eyaculación prematura suelen tener su origen en alteraciones síquicas que —en los casos más graves— obedecen a una educación sexual errónea, a una equivocada formación con respecto a la madurez del hombre; en los casos más leves se debe a un rechazo inconsciente de una determinada antagonista sexual, con respecto a la cual se hace efectiva la impotencia o la eyaculación prematura. Tal rechazo inconsciente puede tener lugar pese a un sentimiento amoroso consciente. Puesto que estamos hablando de alteraciones síquicas, es éste un campo en el que tan sólo el tratamiento sicoterápico puede lograr su curación con éxito. Desgraciadamente, el campo sexual constituye un fortísimo tabú para una porción nada despreciable de personas, de forma que los hombres que padecen tales tipos de trastorno prefieren poner en peligro la

existencia de su matrimonio, antes de ponerse en manos de un médico y seguir el correspondiente tratamiento. Sin embargo, cuanto antes se inicie éste, mayores son las posibilidades de curación. Digamos, además, que suelen producirse trastornos combinados de impotencia e infecundidad, casos en los que será preciso un tratamiento médico y sicoterápico.

el Angel:
dio de
udo masculino

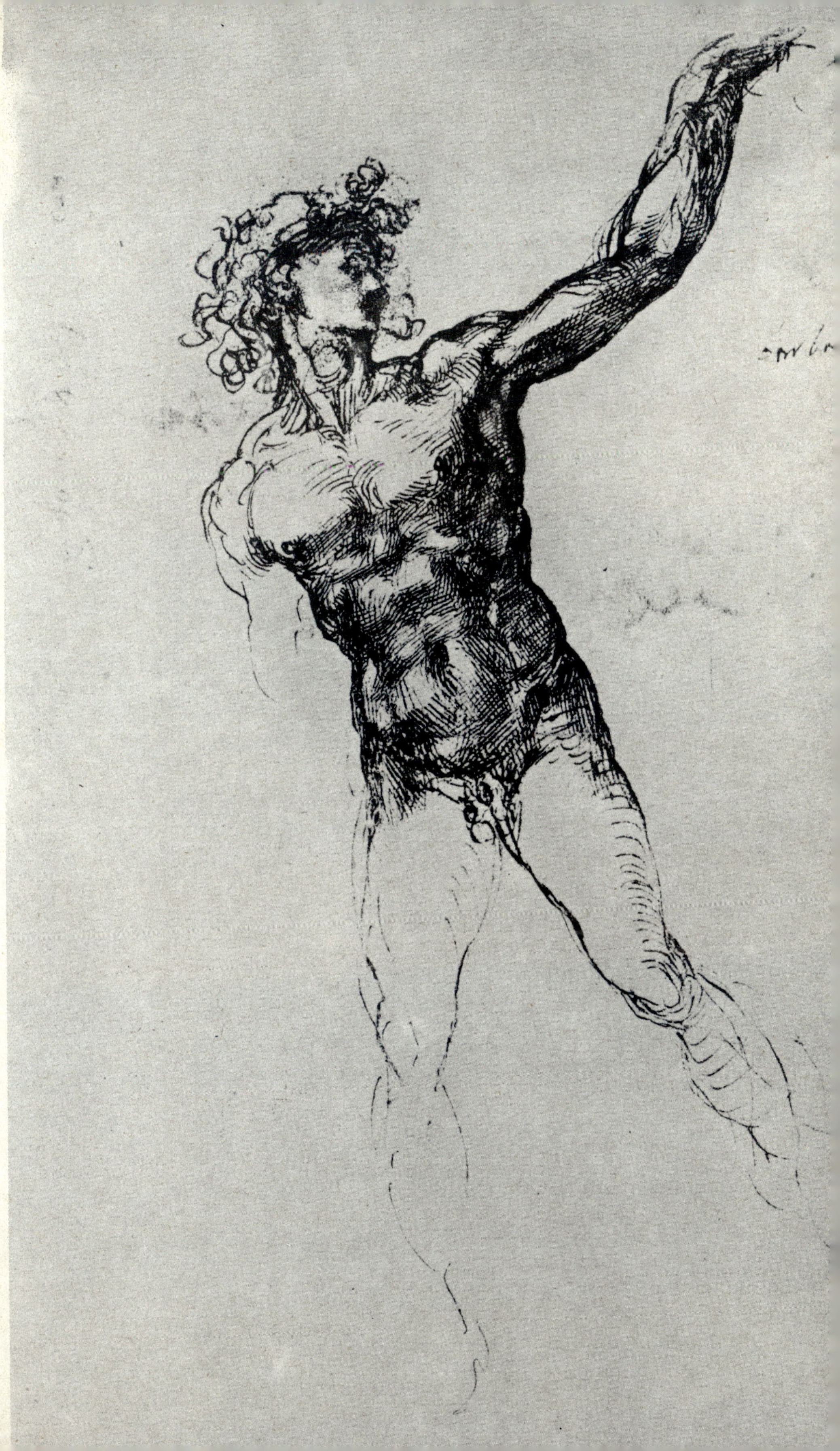

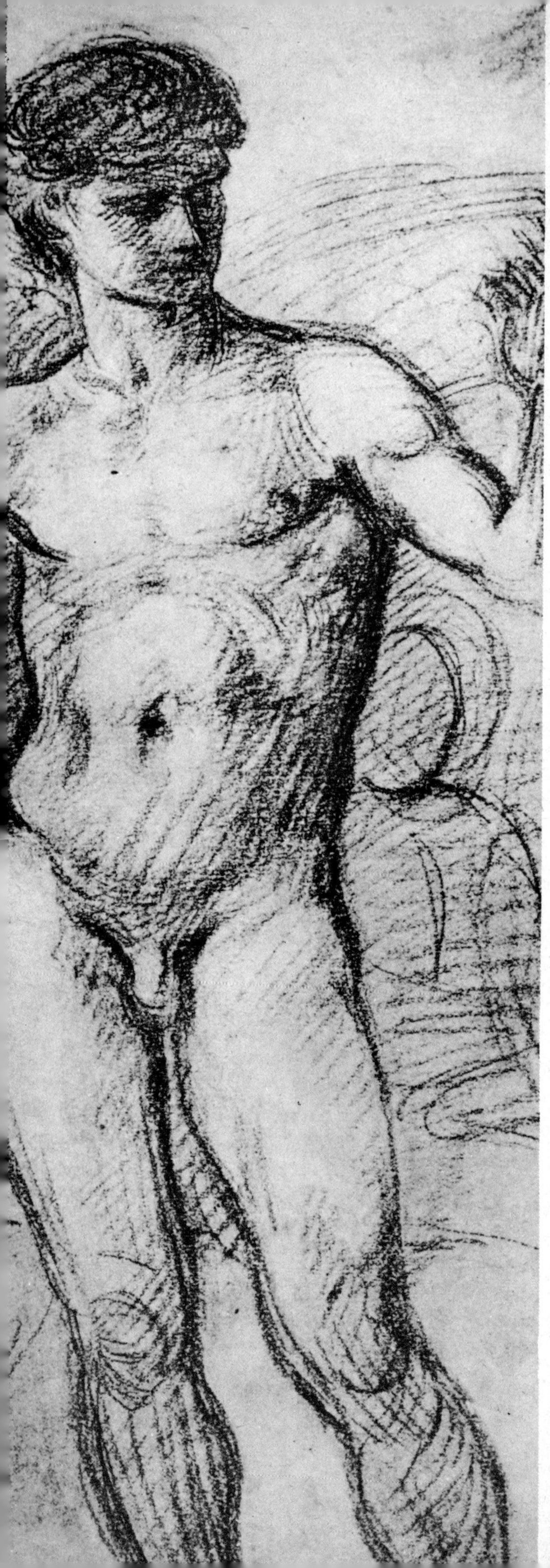
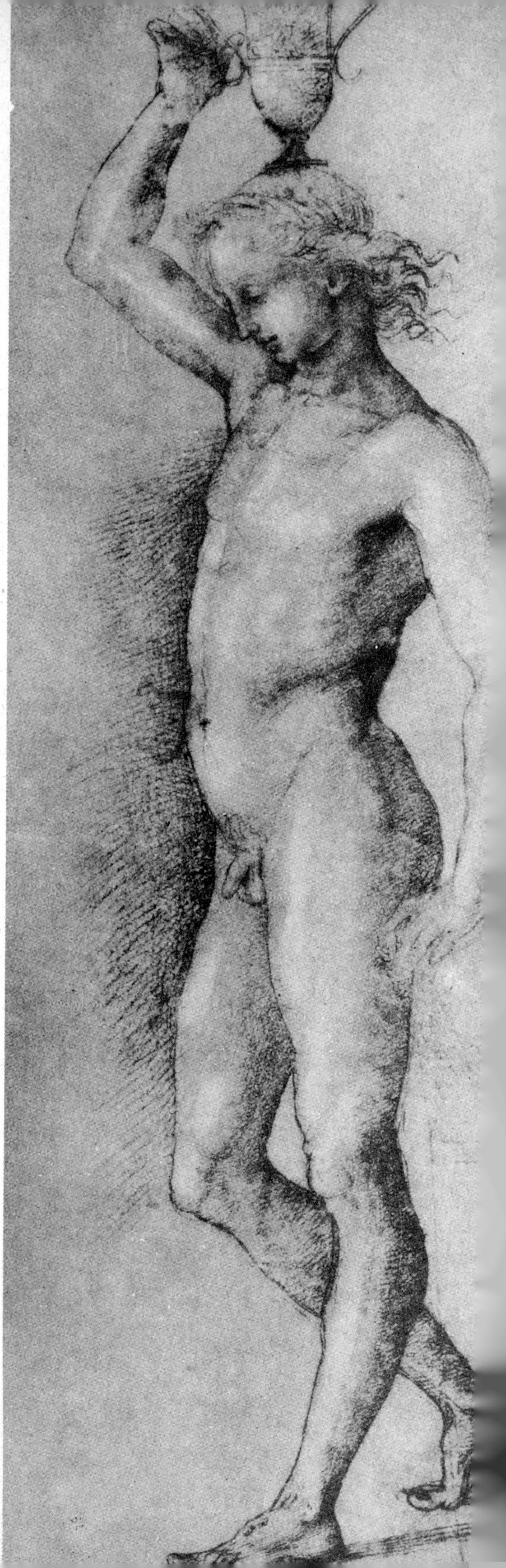

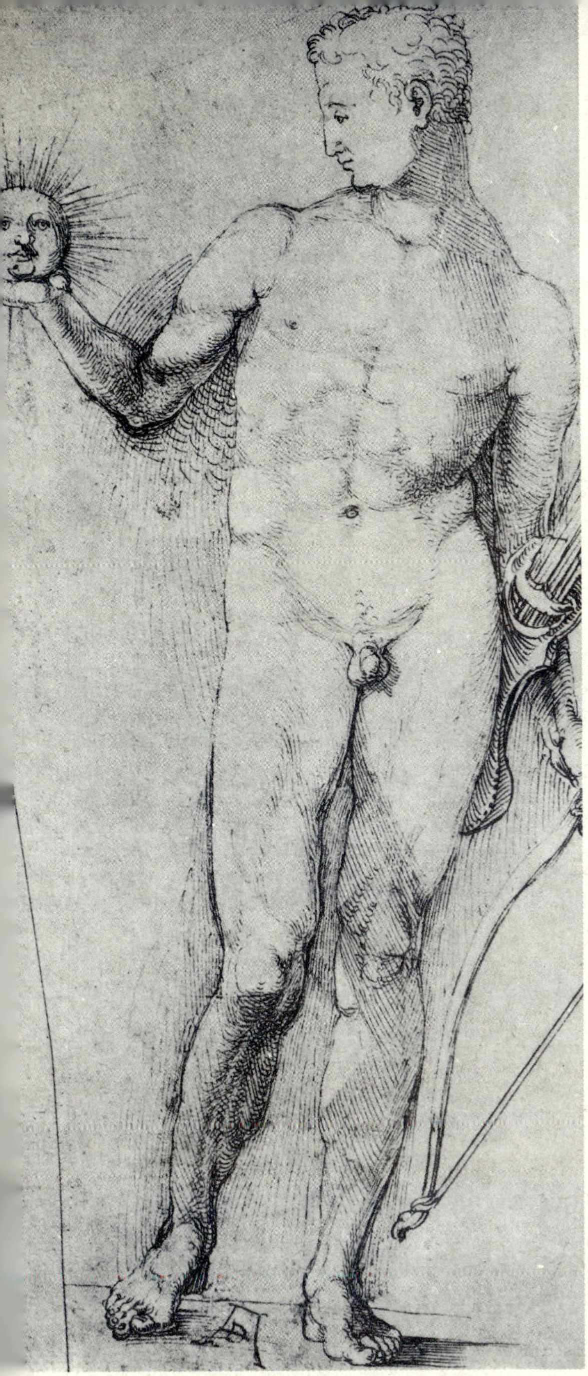

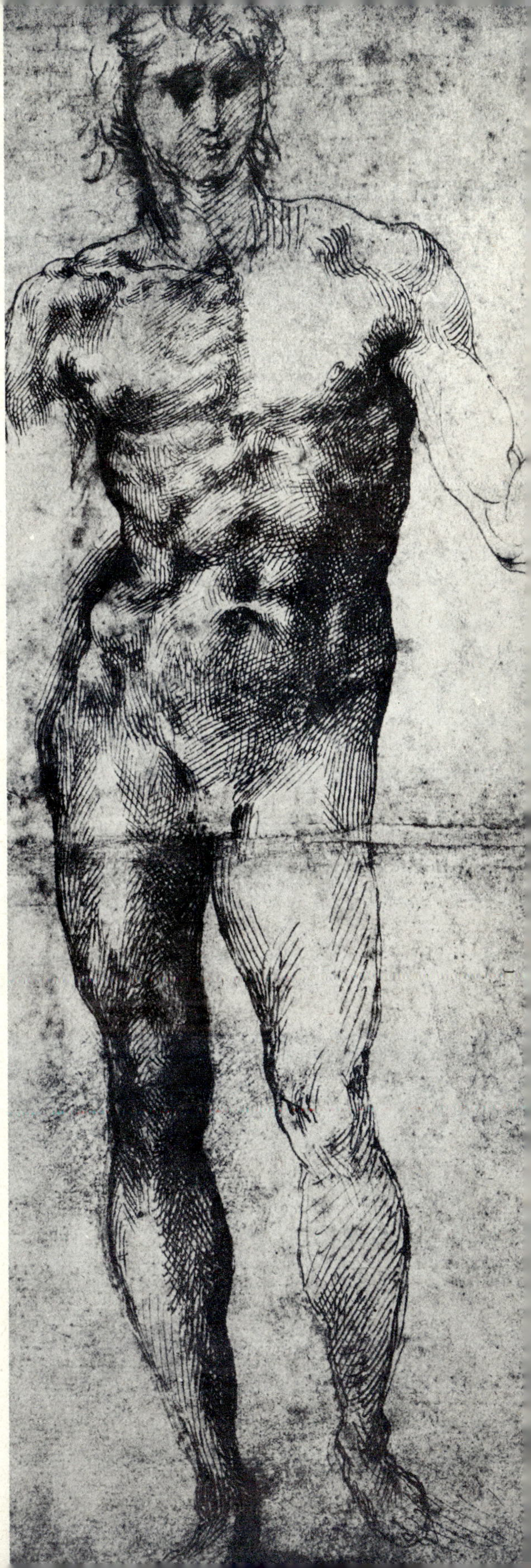

Hans Van Marees: Desnudo masculino de

ael: Desnudo masculino de Baco

r.) Alberto Durero: Apolo sosteniendo el
on la diestra

uel Angel: Estudio de un hombre desnudo.
vre. París

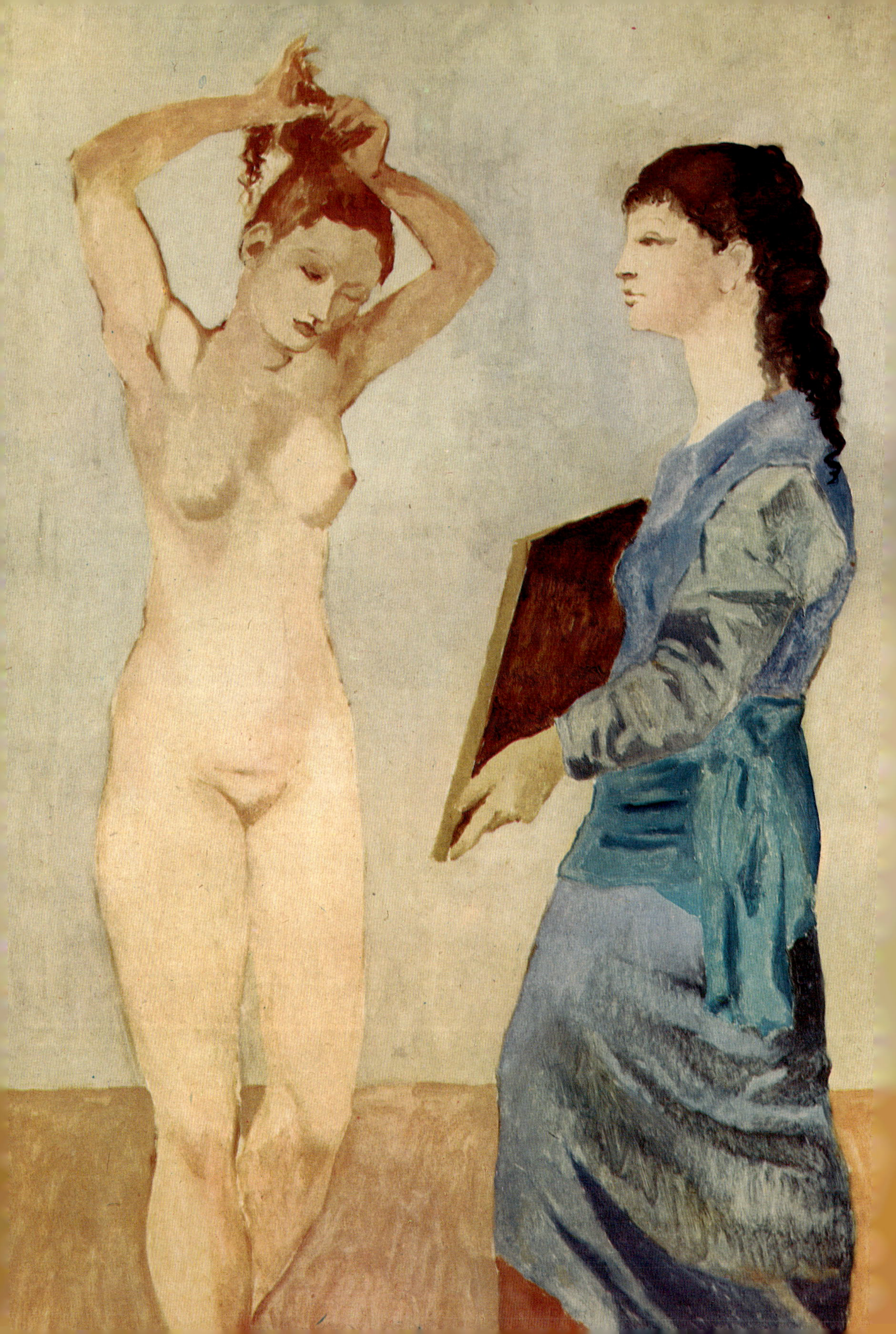

LA MUJER

APARATO SEXUAL FEMENINO

Los órganos sexuales de la mujer, al contrario que los del hombre, están situados en su mayor parte en el interior del abdomen (v. figura 16). La entrada a los mismos constituye los órganos sexuales externos, que en la mujer adulta están ocultos bajo el vello del pubis y la hendidura de la vagina. Dicha hendidura se halla entre los muslos en su tercio anterior.

La vagina propiamente dicha constituye la unión entre los órganos sexuales internos y los externos. Con respecto al eje del cuerpo, está inclinada de adelante atrás y hacia arriba. Su función es la de albergar el miembro viril y el semen, y también sirve como vía de salida para la menstruación y el fruto del embarazo.

El útero o matriz, que, a causa de su cometido, proteger la nueva vida y permitir que el feto se desarrolle, debe forzosamente dilatarse hacia el interior del cuerpo, con respecto al eje de la vagina está fuertemente inclinado hacia adelante, de forma que con ocasión de un embarazo pueda avanzar libremente hacia arriba y adelante, introduciéndose en la cavidad abdominal. Las dos trompas de Falopio constituyen la unión entre ambos ovarios y la matriz. Sirven para transportar el óvulo desde el ovario hasta la matriz, y también como vía de acceso de los espermatozoides, procedentes de la vagina, hasta el óvulo.

La silueta de la mujer se diferencia de la del hombre en general, por la mayor curvatura de sus líneas. El tórax femenino se distingue principalmente por la conformación de los senos. La silueta está determinada también por la redondez más o menos acentuada de caderas, muslos y nalgas.

El regazo de la mujer es una zona situada entre el bajo vientre y los muslos que cubre el acceso a los órganos sexuales externos, en posición sentada, con los muslos unidos, y constituye el límite superior del vello púbico, zona en la que es perfectamente visible el llamado «monte de Venus».

ORGANOS SEXUALES EXTERNOS

Los órganos sexuales externos de la mujer se hacen visibles cuando se separan los muslos y los labios mayores.

Labios mayores y menores y vestíbulo vaginal. Los labios mayores, de situación externa (v. especialmente las figuras 17 y 18), son dos bolsas dérmicas rellenas interiormente con panículo adiposo, cubiertas exteriormente de vello y con glándulas odoríferas que, en la posición normal de la mujer, de pie, están unidos entre sí, y forman la hendidura de la vagina, de unos ocho centímetros de longitud. Desde el punto de vista del desarrollo corresponden a las dos mitades del escroto del hombre. Por la parte posterior, los labios mayores están unidos por una cinta dérmica transversal, que separa el órgano sexual femenino del periné, la zona blanda situada entre la vagina y el ano.

Esa zona blanda puede desgarrarse durante el parto a causa de la fuerte distensión a que se ve sometida la vagina. Si dicho desgarro llega hasta el periné, se hablará en tal caso de *dilaceración del periné.*

Estos pequeños desgarros, tanto del periné como de la vagina, cicatrizan fácilmente, excepto si el ano se ha visto también afectado.

Por la parte anterior, los labios mayores terminan en el monte de Venus. Si los labios mayores se separan, queda a la vista el vestíbulo vaginal en el que desembocan externamente la vagina y la uretra.

El vestíbulo vaginal está limitado lateralmente por los labios menores. Son suaves, carecen de pelo y revisten diverso grosor y tamaño (desde unos pocos milímetros hasta tres centímetros), y a menudo contienen cintas dérmicas asimétricas que poseen numerosos corpúsculos sensitivos, muy sensibles, al mismo tiempo que un plexo sanguíneo. Son muy sensibles a la excitación por el roce y adoptan una cierta fase de erección, por llenarse completamente el plexo sanguíneo citado; contribuyen así a que la hendidura de la vagina se mantenga cerrada, y se hacen fácilmente visibles, a ambos costados de la misma, como dos gruesas cintillas dérmicas. Con ocasión de la autosatisfacción sexual femenina, y también con ocasión de las maniobras estimulantes llevadas a cabo por el varón, a menudo se accede en primer lugar a esos labios menores. A causa de una excitación prolongada y continua, y limitada a ellos, pueden llegar a distenderse, convirtiéndose en unas cintillas largas y delgadas.

En el tercio inferior de los labios menores desembocan, por su parte interna, los conductos secretores de las glándulas de Bartholino, cuyo tamaño oscila entre el de un guisante y el de una haba (v. figura 18), las cuales —que corresponden a las glándulas de Cowper en el hombre—, al principio de la excitación sexual segregan un líquido gris blancuzco, que sirve para la lubrificación y humedecimiento de la porción externa de la vagina, para facilitar la entrada del miembro masculino. Ya al principio de la pubertad, cuando los órganos sexuales comienzan a ejercitar lo que serán después sus funciones, puede llegar a producir una secreción tan exagerada de esas glándulas, que el humedecimiento llega a convertirse en un flujo, lo que puede ocurrir también después, en una mujer adulta en espera de realizar el acto sexual.

Con ocasión del juego amoroso preparatorio, el humedecimiento de los órganos sexuales externos de la mujer indica al hombre el estado de excitación de su compañera. Puesto que en ese momento funcionan también con mayor energía una serie de glándulas odoríferas, se provoca también de esta forma la excitación del hombre.

A poca profundidad, y por debajo de los labios menores, a ambos lados existen los cuerpos cavernosos anteriores (v. figura 18). Esos cuerpos cavernosos se rellenan al aumentar la excitación de la mujer, constituyendo a modo de dos columnas que hacen más estrecho el espacio de entrada de la vagina, de modo que rodean firme y suavemente a la vez al miembro, aumentando el placer, tanto con ocasión de la introducción del pene, como durante su permanencia en el interior de la vagina a causa del estrecho contacto entre ambas mucosas y de la excitación nerviosa por ello provocada.

Por la parte posterior, los labios menores se unen en una pequeña cintilla, que ocasionalmente está también dotada de corpúsculos sensitivos, pero que suele desgarrarse con ocasión del primer parto.

En su porción anterior, cada labio menor se divide en dos bandas; de ellas, las dos internas corren paralelas, son extremadamente sensibles y coinciden en la cara inferior del clítoris. Las dos bandas externas se unen estrechamente al clítoris por su parte superior, y constituyen su prepucio.

El clítoris. Corresponde al glande del miembro viril y constituye la terminación externa e inferior de dos gruesos cuerpos cavernosos que proceden, en profundidad, de la región ósea pubiana, a la que están fijos. El clítoris (v. figura 18) es el órgano más sensible del sexo femenino y, conjuntamente con la parte posterior de la vagina, junto con los diversos corpúsculos sensitivos del órgano sexual femenino, es el factor desencadenante del placer, del reflejo de la copulación y del orgasmo (el llamado orgasmo del clítoris).

La palabra clítoris, procedente del latín, significa llave, y con ello los médicos de la antigüedad querían dejar entender que ese órgano constituye la clave del placer sexual de la mujer. El tamaño del clítoris —lo mismo que en el hombre el tamaño del pene— es muy variable, pero en las mujeres de la raza blanca suele tener entre cuatro y quince milímetros de longitud. En su momento de máxima excitación, a causa del ingreso de sangre en los cuerpos cavernosos, puede llegar a doblar su longitud, y durante el acto sexual puede llegar a contactar estrechamente con el miembro viril. Por causa de su prepucio, que incluso en el momento de máxima excitación deja libre solamente el glande, el clítoris se ve constantemente impulsado hacia abajo, de modo que se dirige hacia la entrada de la vagina, situada entre los dos labios menores.

Bajo el prepucio del clítoris —lo mismo que en el hombre— existen innumerables glándulas seborreicas, las cuales, junto con las glándulas odoríferas situadas en la porción externa de los labios mayores, confieren al órgano sexual femenino su olor característico, cuya intensidad es muy variable y, por regla general, constituye un elemento excitante para el hombre.

La desembocadura de la uretra se encuentra entre dos y tres centímetros por debajo del clítoris, en un pequeño montículo carnoso. En muchas mujeres, pero no en todas, esa zona es también sensible al placer sexual. La zona que rodea al citado montículo carnoso suele estar cubierta por ciertas glándulas, muy pequeñas, que con ocasión de la excitación sexual suelen secretar un líquido que humedece la entrada de la vagina y que, probablemente, sirve para neutralizar los restos de orina que pueden haber quedado albergados junto a la desembocadura de la uretra.

El himen. Inmediatamente debajo de la desembocadura de la uretra se halla la entrada de la vagina, la cual, en la mujer virgen, se ve muy reducida de tamaño a causa de la existencia del himen, cuyo orificio es de tamaño variable, pero por regla general suele tener el diámetro de un dedo meñique.

El himen (v. especialmente la figura 17 B) puede ser de forma circular o falciforme, agujereado como un colador, o bien de bordes dentados o tersos. Su grosor y dimensiones pueden ser muy variables. Ocasionalmente puede estar completamente cerrado, y, en tal caso al principio de la pubertad debe ser incidido quirúrgicamente para permitir la libre salida del flujo sanguíneo de la menstruación; de otro modo, dicha sangre, al no hallar salida, puede alcanzar en su reflujo, incluso a las trompas de Falopio.

Su grosor suele oscilar entre 0,1 y 2 milímetros, pero sólo en muy contados casos es un obstáculo de importancia para la primera introducción del pene. Por regla general, en tal momento se logra desgarrar el himen, lo que muy a menudo va ligado con el derrame de una pequeña cantidad de sangre. Este proceso de la desfloración, o rotura del himen, ha interpretado en todas las civilizaciones un papel de la mayor significación. La desfloración es dolorosa en muy contados casos, pero especialmente cuando ésta se realiza contra la voluntad de la muchacha. De otro modo, la excitación y la tensión sexual, unidos a la sensibilización de los órganos sexuales externos, son tan fuertes, que el corto momento del desgarro apenas si se advierte.

Con ocasión del primer parto, el himen queda notablemente destruido, de forma que quedan del mismo tan sólo unos restos en forma de verrugas, y se deja ver, por primera vez, una vez separados los labios menores, la pared posterior de la vagina con sus hendiduras transversales.

El orificio vaginal. Todo el orificio vaginal (v. figura 17), en una capa muy profunda, está rodeado por una zona muscular de acción voluntaria, que con el reflejo de la copulación estrecha el diámetro del orificio vaginal, haciendo que los labios menores y el clítoris rocen mucho más fuertemente con el pene y aumenten de esta forma la erección del mismo. Cualquier mujer puede aprender a accionar estos músculos de la base de la pelvis y a moverlos rítmicamente durante el acto sexual, de modo que pueda aumentar el placer sexual logrado por el mismo. De este modo, también el hombre llega más rápidamente al punto más elevado de su excitación sexual. Las últimas investigaciones parecen confirmar que la excitación de estos músculos desencadena de forma especial el llamado orgasmo vaginal; porque en la porción más interna de este músculo, de tres a cinco centímetros fuera del orificio, se ha hallado la fuente más importante de la excitabilidad sexual de la vagina. Ese conocimiento coloca al hombre en situación de poder actuar especialmente sobre esta zona durante el acto sexual, y lograr un aumento de la excitación merced al movimiento de las paredes vaginales. De este modo, el movimiento lento y suave del varón es mejor que la actividad excesiva y demasiado rápida, así como la introducción demasiado profunda y repentina del miembro puede perjudicar a la mujer y anular o borrar su excitación.

Frigidez. Un agotamiento de los músculos del orificio vaginal —como consecuencia de un movimiento de defensa de origen síquico— puede impedir la introducción del pene, o presionar dolorosamente sobre un pene ya introducido. Ocasionalmente, el agarrotamiento de estos músculos, producido durante el acto sexual, ha hecho incluso precisa la intervención médica. Esos procesos, a menudo unidos a la sequedad del órgano sexual femenino, constituyen expresiones de un profundo e inconsciente rechazo síquico de lo sexual o de un compañero determinado. Tal tipo de comportamiento, que puede coexistir con un amor dirigido conscientemente a un hombre determinado, suele definirse con el nombre de frigidez. La dilatación de la entrada vaginal no es más que un tratamiento incompleto, porque lo decisivo para el comportamiento de defensa no es una estrechez orgánica, sino un movimiento de rechazo inconsciente e irresistible. Las formas más importantes de la frigidez las constituyen el agarrotamiento vaginal (vaginismo), ya citado, y la anorgasmia, la incapacidad de alcanzar, con ocasión del acto sexual, un punto máximo de excitación sexual. También la sequedad del orificio vaginal, como consecuencia de un defecto del funcionamiento glandular, imputable a causas síquicas, que puede ser causa de que el acto sexual se convierta en algo doloroso, debe englobarse en este apartado.

Todas estas formas, dado que tienen una importante componente síquica —lo mismo que hemos dicho ya de la impotencia en el varón—, exigen un tratamiento sicoterápico lo más precoz posible.

ORGANOS SEXUALES INTERNOS

Los órganos sexuales internos de la mujer (v. figuras 19 y 20) constan de dos ovarios, dos trompas de Falopio, una matriz y una vagina. Los ovarios son las glándulas germinativas de la mujer. Son órganos ovales, aplastados, y durante el período de tiempo en que la mujer es capaz de concebir, alcanzan el tamaño de una ciruela (por término medio, entre tres y seis centímetros de diámetro máximo). Su tamaño oscila según cada persona, pero con la vejez disminuye de tamaño, al anularse funcionalmente.

Los ovarios están situados en las paredes internas de la pelvis, por encima de las trompas de Falopio y a alguna distancia del útero.

Los óvulos, células sexuales femeninas, se hallan en los ovarios desde el nacimiento, pero su proceso de maduración sólo es efectivo durante el período de la vida en que la mujer es fecunda (por regla general, hoy en día, entre los catorce y los cincuenta años); cuando están maduros se desprenden de los ovarios.

Las trompas, llamadas así por tener la forma de este instrumento musical, constituyen el tramo de unión entre los ovarios y la matriz; tienen entre diez y veinte

centímetros de longitud. En su extremidad superior, abierta al abdomen y a los ovarios, tienen forma de embudo de bordes dentados, muy semejante a las hojas de un clavel. Por su extremo superior, la luz de la trompa de Falopio mide un centímetro, y junto a la matriz unos dos milímetros.
Las trompas recogen el óvulo, una vez desprendido éste, y sirven de vía para su avance hacia la matriz.
La matriz es un órgano cavitario de fuerte musculatura y forma de pera, de una longitud entre siete y ocho centímetros (en mujeres no embarazadas). Está situada entre la vejiga de la orina y el intestino ciego, y una serie de ligamentos la mantienen en su posición.
La vagina, aplanada, en forma de tubo, constituye el nexo de unión entre la matriz y los genitales externos. Por su gran elasticidad puede continuar unido a la matriz cuando ésta cambia de posición y de tamaño. Puede ocurrir también que la matriz penetre en el interior de la vagina; ya hablaremos entonces de un desprendimiento de matriz, que requiere tratamiento quirúrgico.

El útero o matriz. El útero es el órgano en el que el feto, una vez ha caído el óvulo fecundado, recibe todos sus alimentos y todas las posibilidades de vida. Es también un órgano importante en el acto sexual, puesto que al desencadenarse el reflejo del coito, produce una serie de movimientos que colaboran fundamentalmente en la consecución del estado de máxima excitación, correspondiente al máximo placer experimentado por la mujer. Es también el órgano que desencadena la menstruación, mecanismo que está íntimamente ligado con la posibilidad que tiene el útero de albergar un óvulo fecundado.
En el útero diferenciamos el cuerpo, en la parte superior, de gran potencia muscular, limitado inferiormente por un canal de medio centímetro de longitud que lo separa del llamado cuello del útero. Una parte de este cuello se introduce en la vagina y recibe el nombre de porción u hocico de tenca. En esta zona se halla la abertura externa del útero que en las mujeres que aún no han dado a luz tiene forma de esfera, mientras que después del parto su aspecto es más aplanado o en forma de estrella.
La cavidad del útero, principalmente por razón de la unión de las paredes musculares, vista en sección, tiene la forma de un triángulo. Esa cavidad interna está recubierta por una mucosa que —excepto durante el embarazo— se ve sometida a una serie de alteraciones cíclicas. En el canal del cuello se encuentra un tapón mucoso que separa al útero del exterior y, con ello, la cavidad abdominal de la mujer (la cual, a través de la porción terminal de las trompas, el útero y la vagina, está en abierto contacto con el exterior). El tapón mucoso, sin embargo, no tiene tan sólo el cometido de impedir el acceso de gérmenes infecciosos al interior de la cavidad abdominal femenina, sino que también protege de esta forma al feto. Durante el momento culminante del reflejo del coito, a través del movimiento muscular del útero, dicho tapón entra y sale parcialmente en la vagina. Si el orgasmo del hombre y el de la mujer se producen simultáneamente, el semen masculino se introduce fácilmente en el cuello del útero, por cuanto los citados movimientos del tapón mucoso sitúan a este cuello en óptimas condiciones para la inseminación.

De todos modos, este proceso no es condición ineludible para una inseminación, una concepción y un posterior embarazo. Sin que se produzca el orgasmo femenino —incluso cuando el semen sólo accede a los órganos genitales externos— los espermatozoides, por sus propios medios, pueden progresar en dirección al óvulo.

El proceso de succión de los espermatozoides, sin embargo, no tiene la misma significación que en el caso en que éstos, mezclados con el tapón mucoso uterino, se hallan ya en la matriz. Por el contrario, los espermatozoides, al tratar de avanzar por sus propios medios en dirección al óvulo, atraviesan el tapón mucoso y experimentan en él una «depuración química» por la que son librados de todas las sustancias que les acompañaban, incluido el líquido espermático.

En la inseminación artificial de la mujer, al principio se introducía el semen a través del tapón mucoso, directamente en la cavidad uterina. En la mayor parte de los casos, ello determina fuertes reacciones tisulares locales, unidas a dolores, ocasionalmente tan fuertes, que las mujeres así tratadas sufren shocks que pueden determinar incluso su muerte. Sin embargo, esas reacciones no constituyen una demostración de hipersensibilidad contra el semen de un varón determinado, sino de la incompatibilidad entre la mucosa uterina y el semen masculino. A la vista de esta situación, el semen es colocado en la parte más externa del tapón mucoso desde la cual los espermatozoides deben proseguir por sí solos su camino; el semen se introduce diluido en algún vehículo no estimulante, o bien los espermatozoides en una suspensión del mismo líquido.

En el corte transversal (figura 21) comprobamos la especial situación del útero, «normalmente» inclinado hacia adelante y nuevamente, por una línea que separe imaginariamente el cuello del cuerpo del útero, flexionado también hacia adelante.

Esta inclinación e inflexión del útero hacia adelante es necesaria, porque de esta forma el cuello del útero queda abierto hacia la parte posterior de la vagina, lugar en que el semen será depositado en el acto sexual. Con ello se facilita la introducción de los espermatozoides en el útero. Por otra parte, esta situación del útero permite que durante el embarazo, éste se desarrolle sin obstáculos óseos hacia la porción más libre del abdomen.

La caída anormal del útero dificulta notoriamente la introducción de los espermatozoides y el desarrollo del útero durante el embarazo. Puede ser ésta una causa de esterilidad en la mujer, pero también de partos anormales. Tal situación anormal puede corregirse fácilmente por vía quirúrgica y permitir de esta forma la fecundidad de la mujer y el desarrollo de un embarazo normal.

El hocico de tenca del útero, ya descrito, es firme y de una consistencia semejante a la del glande masculino durante la erección. En una introducción profunda durante el acto sexual, el glande masculino y el hocico de tenca femenino se unen íntimamente. Ello determina, no solamente que el estímulo sexual del hombre se vea aumentado, sino que también lo sea el de la mujer, cuyo útero, en conjunto, se ve levantado. De modo reflejo, este proceso llega a producir un movimiento simultáneo de los músculos del útero, semejante a las contracciones producidas en el reflejo del coito, que actúa apoyando las mismas. Un movimiento brusco del hombre, sin embargo, puede llegar a provocar sensaciones dolorosas cuando la situación del útero es modificada fuertemente y éste no se halla preparado para ello (por ejemplo, durante el embarazo); también ocurre lo mismo cuando la mucosa del hocico de tenca sufre alguna alteración patológica.

Al contrario que en el aparato sexual masculino, en la mujer es frecuente el cáncer de los órganos sexuales internos. Y de ello es principal responsable, precisamente, el hocico de tenca del útero. En su capa superficial, en las proximidades del orificio uterino, se unen dos mucosas distintas: la del útero y la externa del hocico. Ello determina que, constantemente, exista allí una «lucha fronteriza entre mucosas» que puede ser más o menos encarnizada y cuyas consecuencias al principio no sobrepasan la escala local, pero que finalmente pueden ser origen de un cáncer que se extienda por los alrededores (no es que deba ocurrir así necesariamente, entiéndase). Puesto que esa «lucha fronteriza» se produce en todas las mujeres, éstas, a partir de los treinta años de edad, debieran hacerse visitar por un especialista, porque los estadios iniciales del cáncer no se manifiestan jamás con dolor ni hemorragias, pero el reconocimiento temprano de esos estadios primarios, tratados adecuadamente en términos médicos, tienen prácticamente probabilidades totales de éxito.

En muchos casos, la vida de la mujer tiene que salvarse extirpando una parte del útero, principalmente el hocico de tenca precisamente, o bien la totalidad del útero. Naturalmente, esas intervenciones quirúrgicas uterinas no están totalmente exentas de riesgo, y el aconsejar acerca de las mismas depende de cada cirujano. Sin embargo, no deben olvidarse las importantes consecuencias síquicas que para la mujer tiene una operación de este tipo. Muchas mujeres, y también muchos hombres, opinan que la extirpación de una parte o de todo el útero (y lo mismo piensan cuando se trata de uno o ambos ovarios), significa la eliminación de la vida sexual. No es extraño que en estos casos se diga que «ya no es una mujer completa». Vamos a desmentir totalmente este concepto erróneo.

El sexo femenino y sus órganos, cuando se está preparando la operación, durante la misma y en la fase de tratamiento posoperatorio, son accesibles a personas distintas del propio cónyuge. La mayor parte de las mujeres, síquicamente, aceptan este estado de cosas haciendo de su sexo algo subjetivo, eliminando toda su objetividad. Pero, sin duda alguna, la mujer en cuestión necesita un período de tiempo más o menos largo para adquirir de nuevo el dominio síquico de su cuerpo y colaborar afectivamente con su cónyuge. ¡Qué duda cabe!, falta un órgano, pero incluso cuando se han extirpado ambos ovarios y todo el útero es posible experimentar de modo completo el placer sexual; porque éste no depende de la maduración del óvulo y de la formación de hormonas en los ovarios, consecuencia de la misma, ni tampoco de los movimientos rítmicos del útero y sus funciones específicas.

La capacidad de experimentar el placer sexual permanece inmutable, porque depende de las hormonas de la hipófisis y de la actitud interna frente a la sexualidad en general y el acto sexual en particular. Yendo más allá, es también independiente de la capacidad de estímulo de los órganos sexuales externos y de la vagina. Una mujer que haya perdido ambos ovarios y el útero es capaz de experimentar el orgasmo cuando internamente está preparada para ello y cuando su esposo le dedica todo su amor. Por otra parte, ambos cónyuges suelen necesitar un plazo

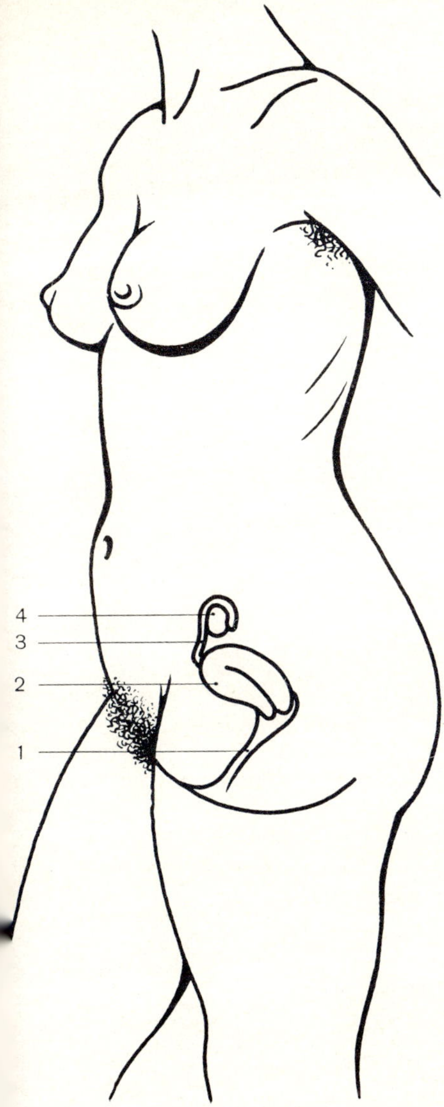

16. Situación de los órganos sexuales fe-
eninos; corte medio
gina
atriz
ompa
ario

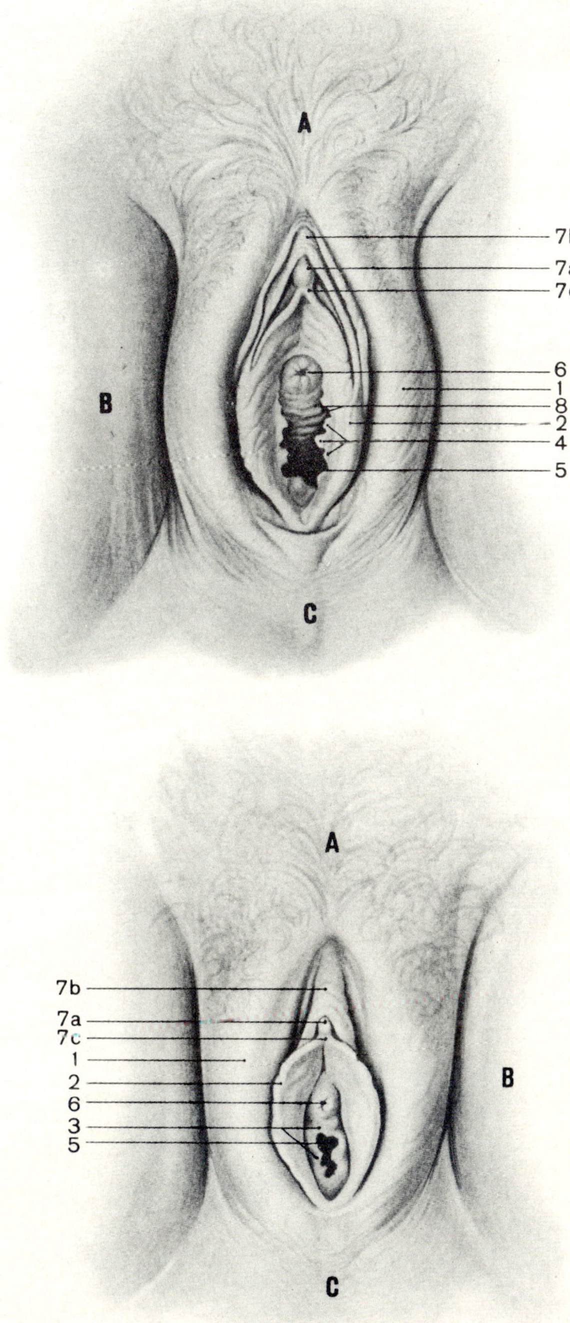

Fig. 17. Vagina. Arriba, tras un parto. Abajo, con el himen intacto
A Pubis B Muslo C Periné 1 Labios mayores (ext.) 2 Labios menores (int.) 3 Himen 4 Restos del himen 5 Orificio vaginal 6 Meato urinario 7 Clítoris a) Glande b) Prepucio c) Comisura 8 Pliegues oblicuos de la pared anterior a la vagina

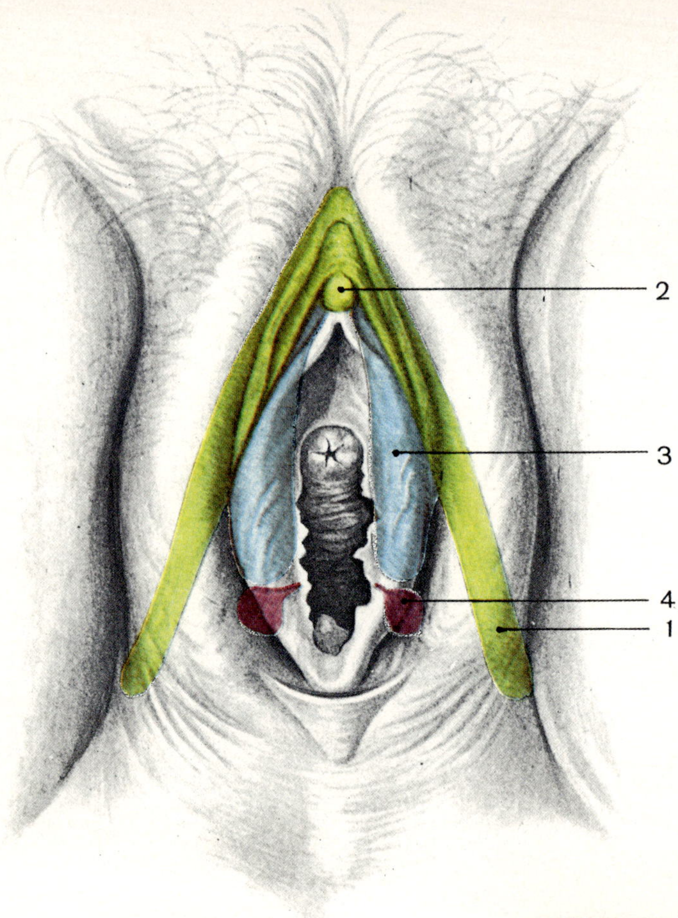

Fig. 18. Cuerpos cavernosos de
órganos sexuales femeninos
1 Cuerpos cavernosos del clíto
(bajo los labios mayores)
2 Glande del clítoris
3 Cuerpos cavernosos del atrio va
nal (bajo los labios menores)
4 Glándulas de Bartholini, con or
cio de salida en la cara interna
los labios menores

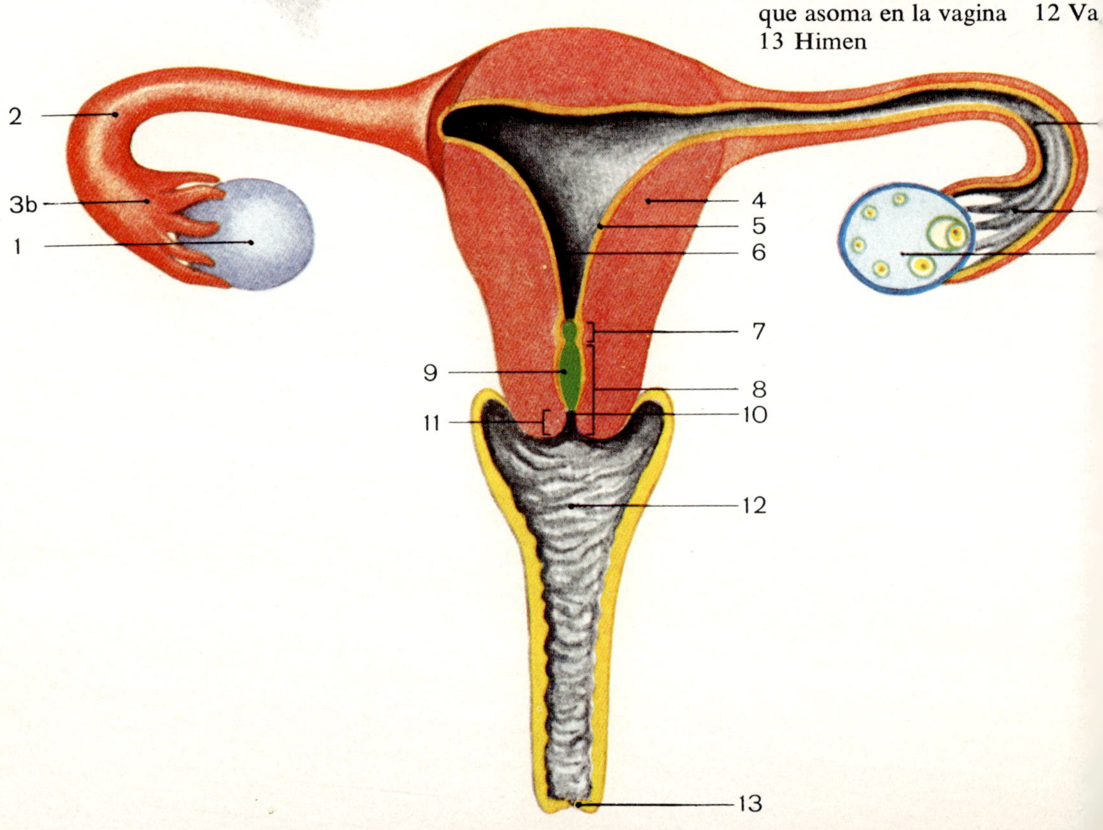

Fig. 19. Organos sexuales femenin
corte frontal. Para facilitar la vis
general, se ha prescindido de la a
flexión e inclinación del útero
1 Ovarios; el de la derecha, en secc
mostrando los folículos 2 Tron
de Falopio; la de la derecha, en s
ción longitudinal 3 a Terminac
en forma de embudo de la trom
abierta a la cavidad abdominal
los ovarios 3 b El ovario en la
sición en que se produce la ro
del folículo 4 Músculo uterino
Mucosa uterina 6 Cavidad u
na 7 Estrechamiento entre el
llo y el cuerpo del útero 8 Cu
del útero 9 Tapón mucoso que
rra el canal del cuello del útero
orificio externo de la matriz
Hocico de tenca, porción del ú
que asoma en la vagina 12 Va
13 Himen

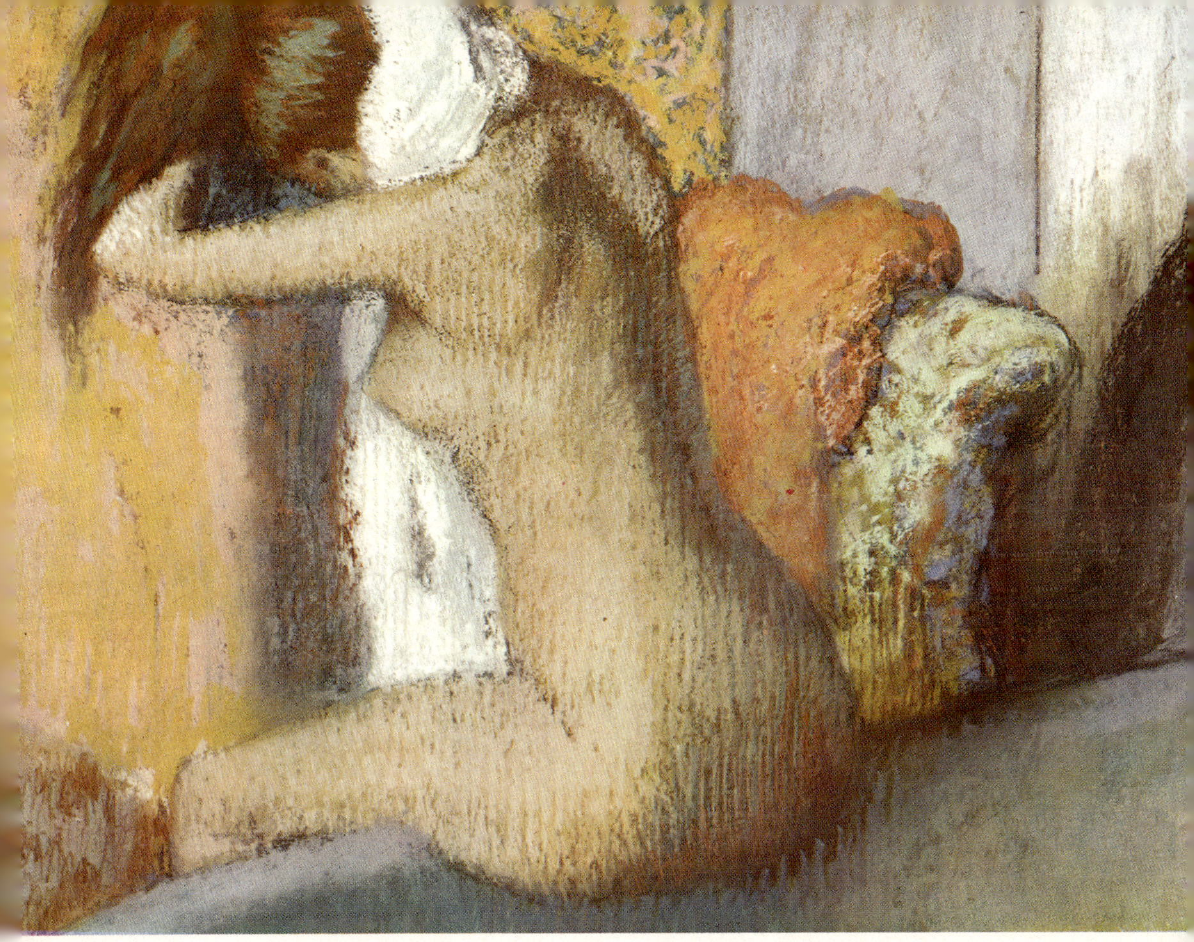

...as: "Mujer bañándose". Jeu de Paume. París

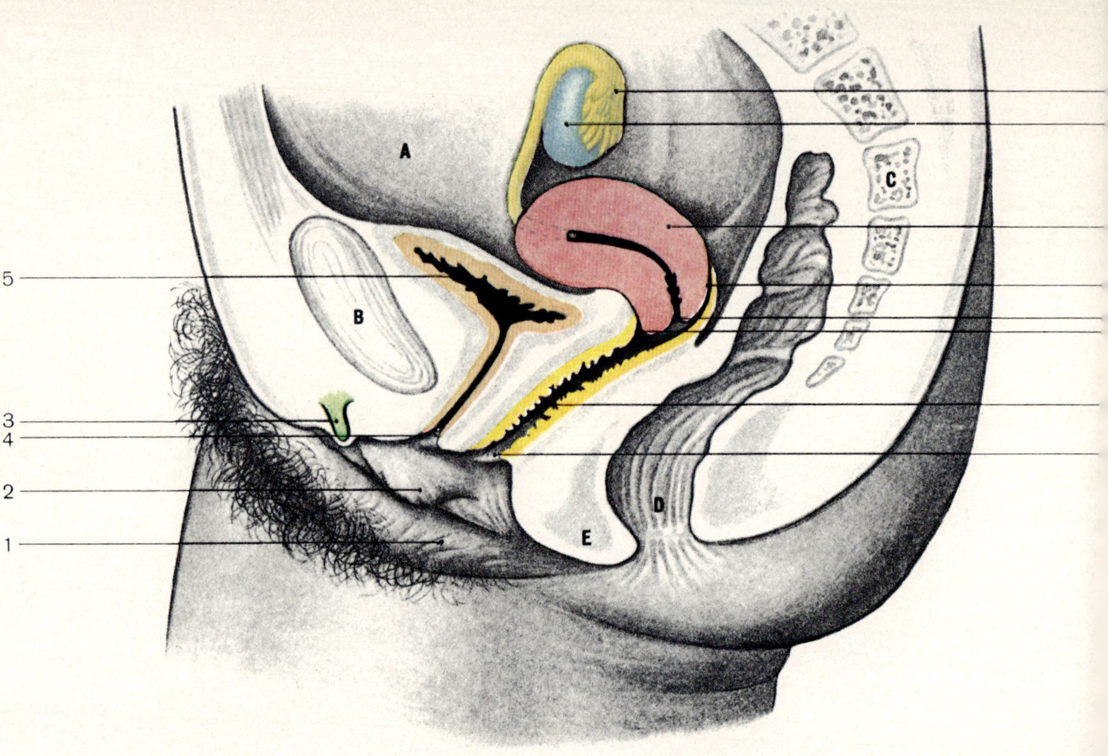

Fig. 20. Pelvis femenina, con los órganos sexuales; corte longitudinal

A Cavidad abdominal
B Pubis
C Hueso coxal (columna vertebral)
D Ciego
E Ano
1 Labios mayores
2 Labios menores
3 Clítoris y cuerpo cavernoso
4 Meato urinario
5 Vejiga
6 Orificio vaginal
7 Vagina
a) Prominencia vaginal posterior
b) Prominencia vaginal anterior
8 Utero
9 Orificio de salida del útero
10 Trompa
11 Ovario

Fig. 21. Inclinación y anteflexión del útero

1 Eje vaginal
2 Eje del cuello del útero
3 Eje del cuerpo del útero
4 Angulo de inclinación
5 Angulo de anteflexión

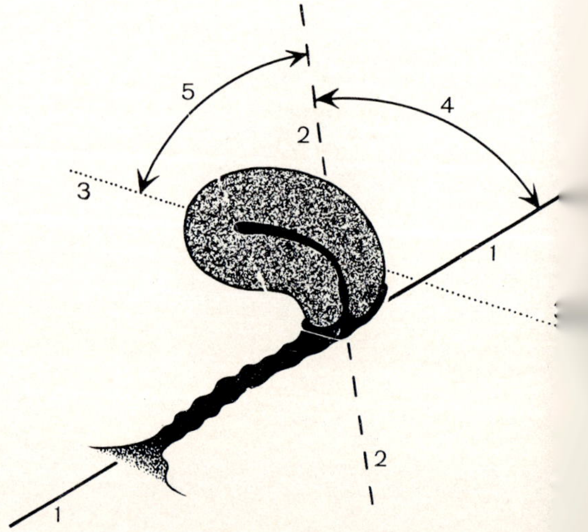

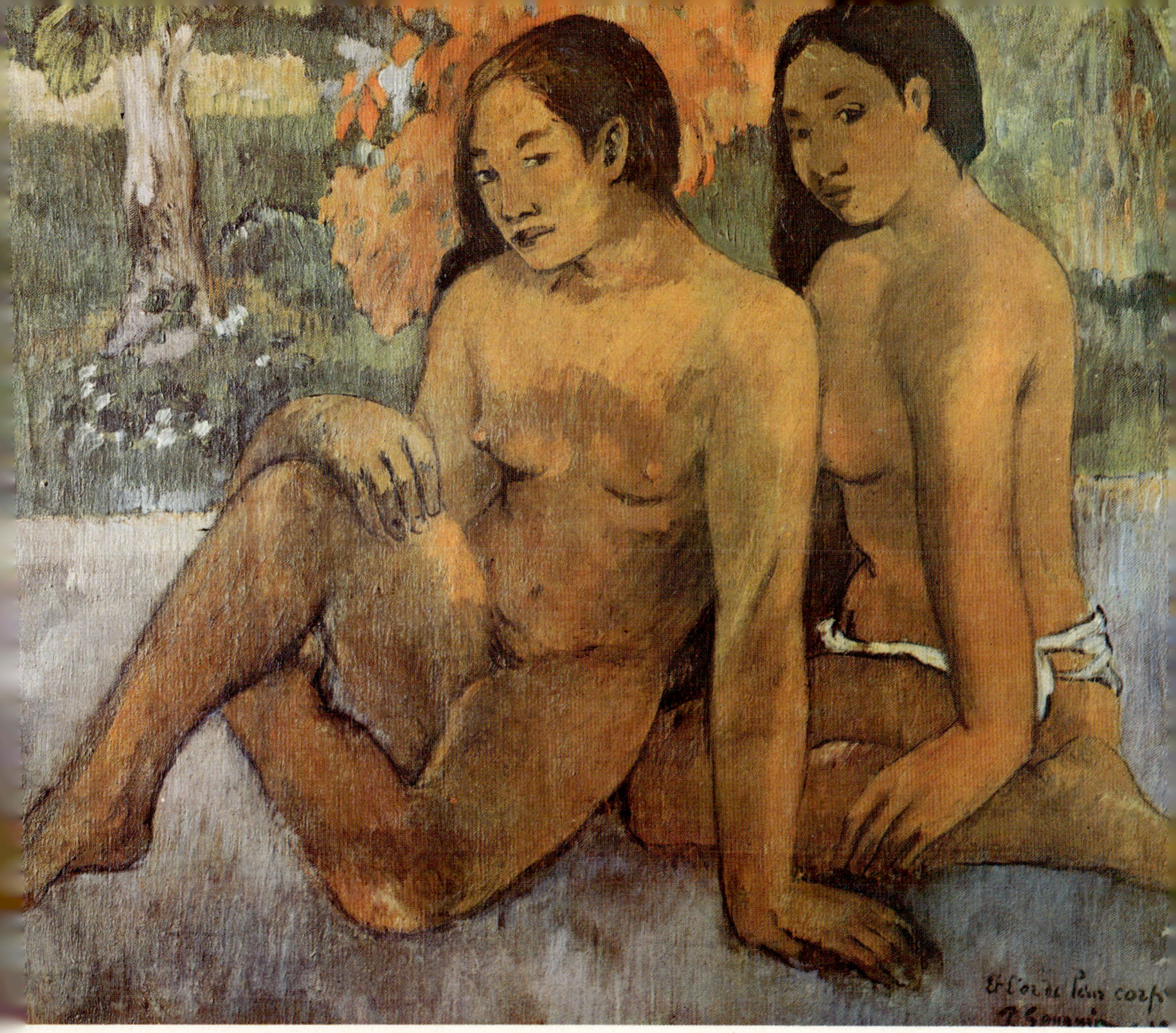

Gauguin: "Et l'or de leur corps". Jeu de Paume, París

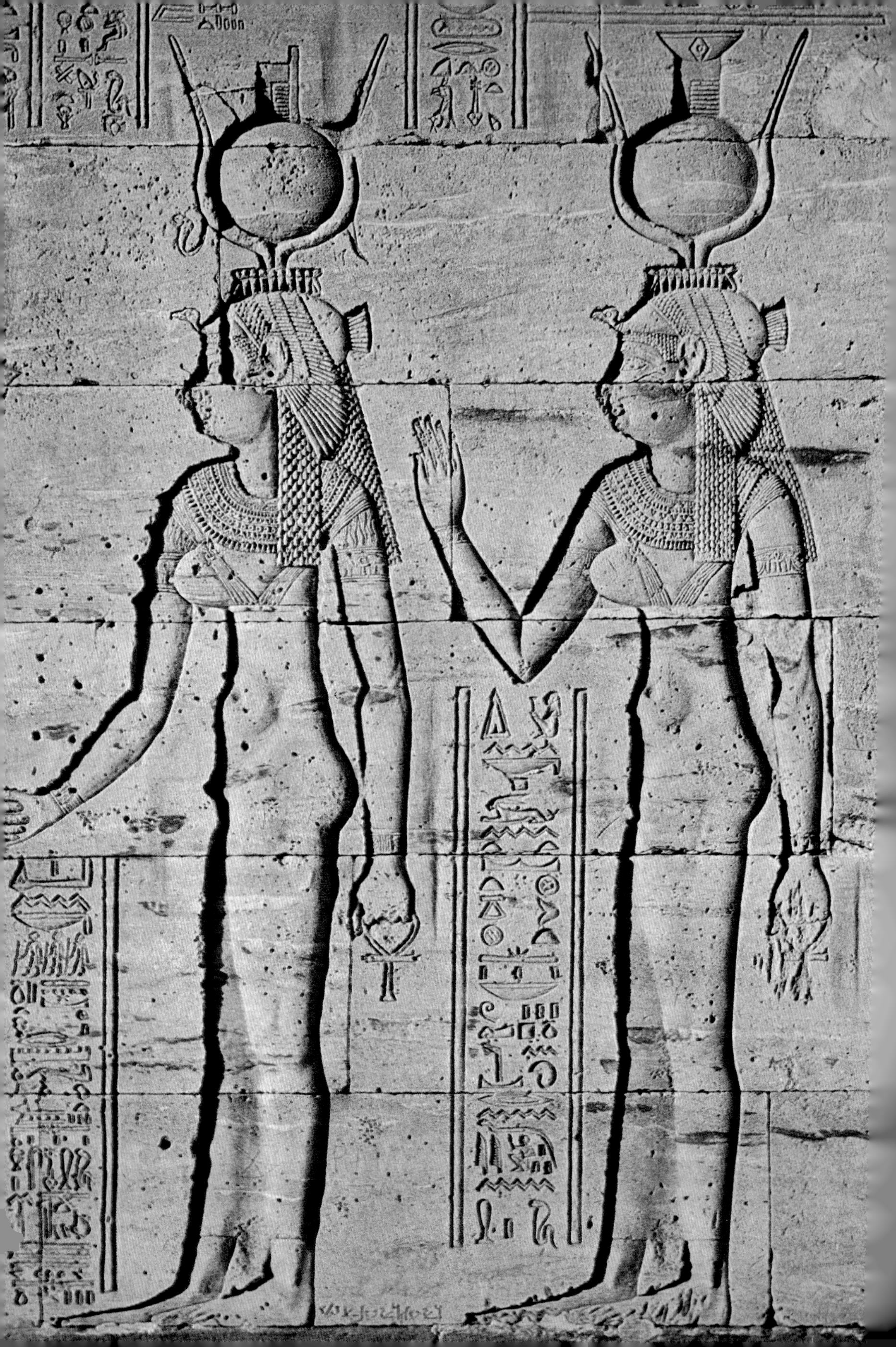

Fig. 22. Ovario. Dibujo esquemático de maduración de un folículo

1 Ovulos en reposo, contenidos en cápsulas, en el momento de nacer la niña, situado bajo la superficie de los ovarios

2 Ovulos en reposo, igualmente encapsulados al alcanzar la niña su edad de madurez sexual

3 Ovulos rodeados por múltiples capas de células foliculares; principio de la formación de los folículos

4 Folículos
   a) Células foliculares
   b) Líquido folicular que se derrama
   c) Folículo y líquido folicular

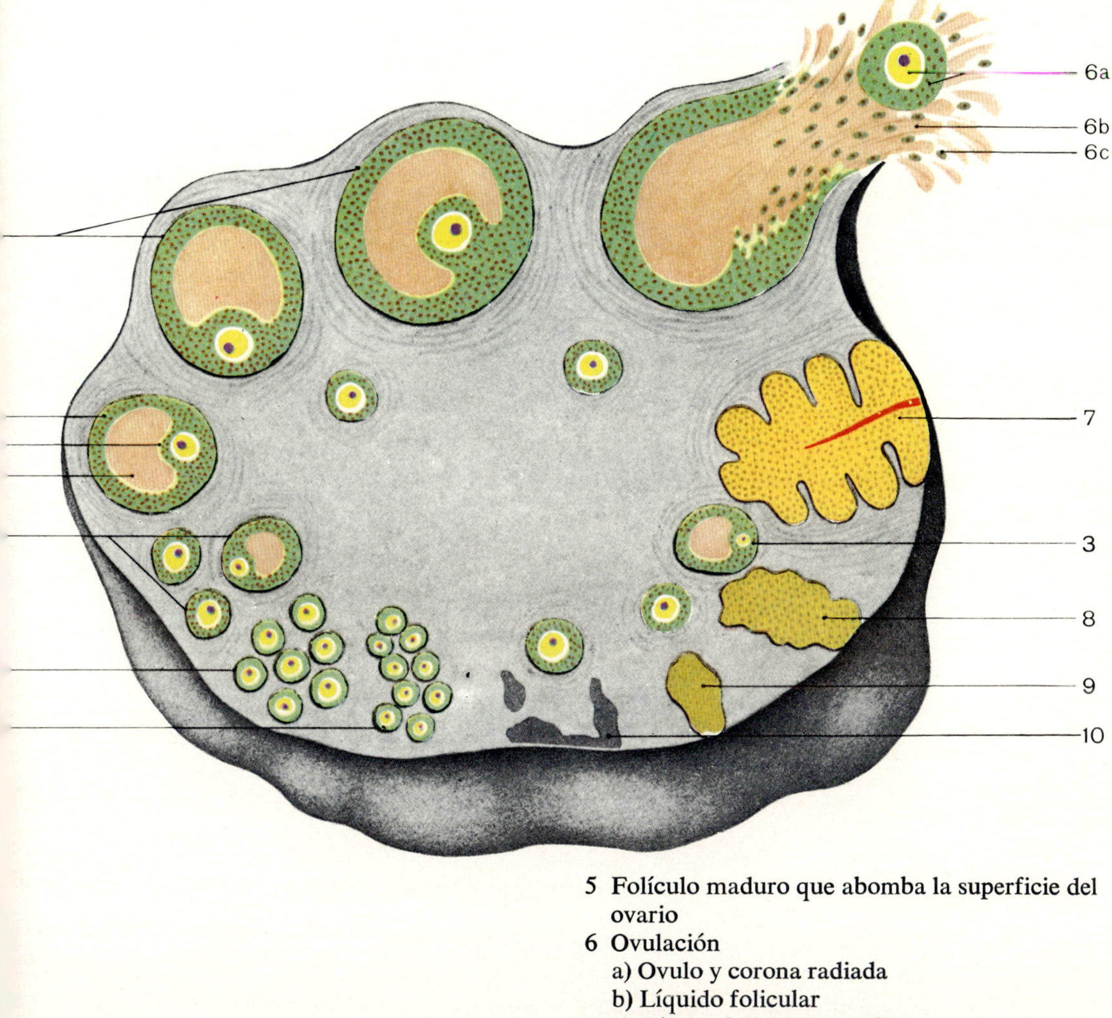

5 Folículo maduro que abomba la superficie del ovario

6 Ovulación
   a) Ovulo y corona radiada
   b) Líquido folicular
   c) Células foliculares sueltas

7 Cuerpo amarillo con restos de sangre

8 Cuerpo amarillo en regresión

9 Residuo funcionalmente inútil del cuerpo amarillo (corpus albicans)

10 Cicatrices en la superficie del ovario

relieve egipcio con figuras femeninas

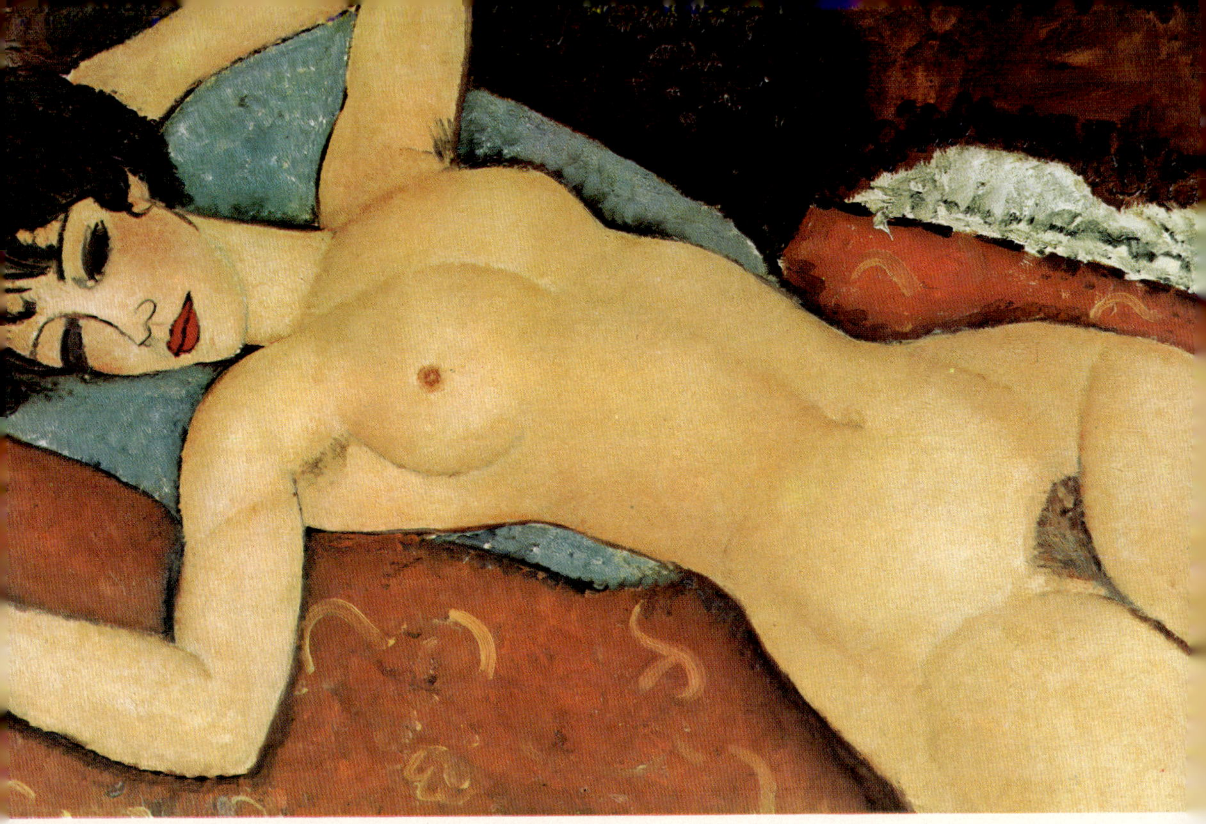

Modigliani: "Desnudo". Colección particular. Milán

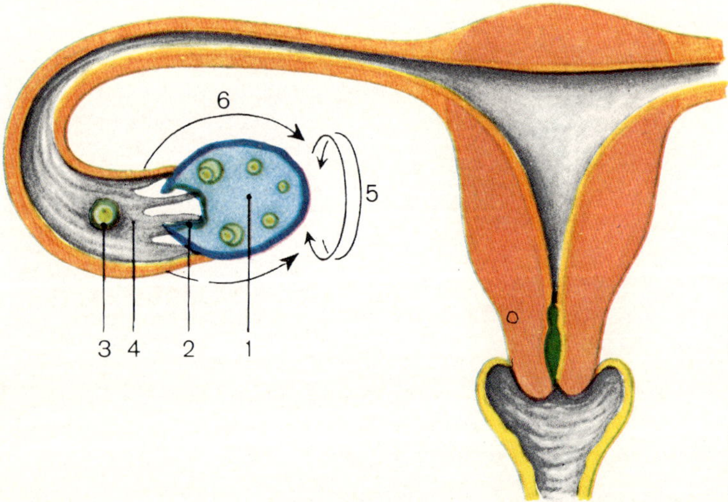

Fig. 23. Dibujo esquemático del canismo de recogida

1 Ovario
2 Folículo abierto
3 Ovulo con su corona radiada e (4) extremo abierto de la tro (embudo)
5 Ejemplo de la torsión del ovar lo largo de su eje longitudinal
6 Dirección del movimiento de a ce de la trompa sobre el ovario

de tiempo para «ejercitarse», tras una operación de este tipo, lo mismo que ocurre al comenzar el matrimonio.

Por regla general, no son raros los quistes musculares benignos en el útero. Pueden abombar, hacia adentro o hacia afuera, las paredes musculares y, aunque en sí mismos no produzcan dolor, pueden ser causa del mismo al estimular las zonas próximas y provocar hemorragias irregulares al actuar sobre la mucosa uterina. También en este caso se hace necesario el tratamiento médico.

La vagina. Es un conducto de entre seis y quince centímetros de longitud, dimensión que depende de la situación del útero, con una mucosa rígida, rugosa, muy elástica y rodeada por una musculatura relativamente fuerte y de curso espiral. Permite la introducción del miembro viril en el acto sexual y es la vía de salida del feto durante el parto. Las dimensiones de anchura y altura de la vagina son difíciles de determinar, por su gran elasticidad. En reposo, la luz de la vagina constituye una hendidura oblicua en forma de H (por eso en la figura 19 la vagina se ha dibujado ancha, mientras que en la 20 se ha dibujado estrecha).

En su parte superior, la vagina limita con el hocico de tenca, el cual, a causa de la inclinación normal del útero en la porción terminal de la vagina, origina dos mamelones: uno anterior, corto y otro posterior, largo. De esta forma, el mamelón vaginal posterior representa una prolongación directa del eje vaginal. Hacia abajo, la vagina desemboca en el vestíbulo vaginal. El acceso al mismo viene indicado por la presencia del himen, o por los restos del mismo.

El tapizado interior de la vagina, al contrario que otras mucosas, posee muchas fibras de curso oblicuo (anillar), que abomban en forma de columna las paredes anterior y posterior, refuerzan el roce con el pene, y en consecuencia la excitación, durante el acto sexual y hacen posible el acomodo de la vagina, cualquiera que sea el tamaño del miembro viril (por ello carece de fundamento la pretensión de comprobar, con anterioridad al matrimonio, el tamaño de los órganos sexuales). En el momento del parto, las fibras hacen posible la enorme elasticidad de la vagina, de forma que la cabeza del feto —la parte más dura del mismo— pueda atravesarla. A las pocas semanas del parto, la vagina no ha recuperado todavía el estado inicial, anterior a su dilatación, de forma que, en el acto sexual, carece de la rigidez y capacidad de adaptación mencionadas. Cuando una mujer ha dado a luz numerosas veces —y también poco después del parto, y precisamente cuando exista debilidad en los tejidos elásticos— puede llegarse a una pérdida de elasticidad de carácter permanente. En tales casos, para el acto sexual se recomienda la adopción de aquellas posiciones en las que se logre un roce máximo entre pene y vagina, capaz de aumentar los estímulos sexuales; sirven para este fin todas aquellas posiciones en las que la mujer, tras la introducción del miembro masculino, junta los muslos; también son apropiadas todas aquellas variaciones de las restantes formas de coito en las que se logre en alguna forma que los ejes del pene y de la vagina no coincidan, de forma que la pared posterior o anterior de la vagina (y también la cara superior o inferior del pene) aumenten su excitación. Si se produce una mayor pérdida de elasticidad de las paredes vaginales, los órganos vecinos (vejiga de la orina, útero, intestino ciego) pueden terminar presionando tan fuertemente en la vagina, abombándola interiormente, que hagan que sus paredes queden replegadas. Se habla en este caso de caída de la vagina, que requiere tratamiento quirúrgico.

Las capas superficiales de la mucosa vaginal poseen gran riqueza de materias feculentas y se escaman fácilmente. Unas bacterias determinadas que viven corrientemente en la vagina sana producen, a partir de esas féculas, ácido láctico, que constituye la defensa natural de la vagina y un auténtico muro de protección de los órganos sexuales internos femeninos contra los gérmenes infecciosos procedentes del exterior. El ácido láctico es letal para los espermatozoides, y la existencia de líquido espermático acompañándoles protege a éstos de los efectos de dicho ácido.

La mucosa de la vagina, prácticamente carece de glándulas. Su humedad procede de una pequeña porción de la mucosa uterina y de un cierto grado de filtración de flujo. La capa muscular relativamente débil de la vagina, con ocasión de la excitación sexual, al contraerse favorece el roce entre el miembro y las paredes vaginales. Una serie de potentes músculos que rodean la entrada de la vagina y se insertan en los huesos de la pelvis, colaboran en la producción del estímulo sexual, ya que, durante el coito, casi siempre involuntariamente pero muy a menudo de forma manifiesta y excitante tanto para el hombre como para la mujer, se contraen y dilatan rítmicamente, permitiendo así la fácil introducción del pene en la vagina. Una vez llegados a la excitación sexual máxima, en la mujer, dichas contracciones disminuyen paulatinamente, y la mayor parte de mujeres agradecen que el hombre, al llegarse a este punto, suspenda todo movimiento.

En la vagina hay mucha menor cantidad de corpúsculos sensitivos (terminaciones nerviosas) que en los órganos sexuales externos de la mujer. No obstante, sería erróneo suponer que la vagina, por este motivo, sea de mucho menor importancia para la obtención de placer en el reflejo del coito y en la consecución del orgasmo (acerca del orgasmo, véase la página 239).

Desde el momento en que la vagina queda dilatada por la introducción del pene, el estímulo que dicha introducción representa se traslada a toda la zona que rodea la vagina; por ejemplo, a los músculos de la pelvis. Estos son sensibles a la modificación del diámetro y reaccionan contra ella, precisamente contrayéndose. Por otra parte, la mucosa de la vagina, bajo el estímulo sexual, experimenta una mayor o menor tumefacción. La dilatación, contracción y tumefacción de la vagina, de modo rítmico, conducen a una excitación especial que, por sí sola, basta para llevar a algunas mujeres hasta el placer sexual más elevado. Al orgasmo alcanzado en esta forma se le denomina orgasmo vaginal, y nadie puede todavía responder de modo definitivo a la pregunta de que si este orgasmo vaginal constituye la demostración de que la mujer ha alcanzado el máximo grado en su madurez amorosa. Las últimas investigaciones han demostrado que el orgasmo vaginal y el orgasmo del clítoris son absolutamente independientes de la mayor o menor madurez de la mujer en la vida amorosa. En su mayor parte dependen de la capacidad de excitación de dichas zonas, correspondiente a cada mujer en particular, y de las características particulares de las relaciones de la pareja, lo mismo que del comportamiento amoroso del cónyuge masculino. Sin duda, al principio de su vida amorosa la mujer es más fácilmente excitable en el clítoris y sólo cuando ha alcanzado mayor experiencia es capaz de experimentar un orgasmo vaginal. Por decirlo de otra forma, podemos hablar de que la mujer, al sentir conscientemente que el pene masculino está en su interior, experimenta una sensación, física y síquica, de estar «llena». De esta forma, dependiendo también, naturalmente, de la mayor o menor experiencia del hombre en su actuación, puede aumentar su nivel de placer sexual.

Los ovarios. Las células germinativas de la mujer —lo mismo que las espermatogonias del hombre— proceden de una división celular muy temprana, durante la formación de otros órganos del embrión. En un embrión de un milímetro y medio de longitud (unas tres semanas tras la concepción) son ya visibles. Hacia el final del cuarto mes de embarazo están ya fijas en el tejido orgánico de las glándulas germinativas.

Mientras las espermatogonias del hombre —exclusivamente situadas a nivel de los conductillos seminíferos testiculares— mantienen hasta edades muy avanzadas su capacidad de división, las oogonias se dividen en el momento de nacer la niña, produciendo ya óvulos: en este momento posee ya entre 400 y 500 mil óvulos (de 200 a 250 mil en cada ovario).

Durante el desarrollo de la niña en el claustro materno, cerca de la superficie del ovario se forman unas bolsas en cuyo interior está el óvulo envuelto en una membrana celular procedente del tejido ovárico: son los folículos primordiales. La mayor parte de estos óvulos no abandonan el ovario en toda la duración de la vida de la mujer: sólo entre 400 y 550 óvulos llegan a la maduración total (la edad fecunda va desde los doce hasta los cincuenta años, es decir treinta y ocho años; si contamos entre doce y catorce ovulaciones por año, y exceptuamos los períodos de embarazo en los que la ovulación queda interrumpida, obtendremos la cifra más arriba indicada). Al principio de la edad fecunda comienza a formarse una capa celular, doble al principio y múltiple después, alrededor del óvulo hasta entonces en reposo. En el folículo comienza a formarse una cavidad, la cavidad folicular, llena del denominado líquido folicular; finalmente esta formación constituye una vesícula de entre cinco y ocho milímetros de diámetro. El óvulo se mantiene en reposo en el interior de dicho folículo, rodeado por células foliculares que forman la llamada membrana granulosa. Los folículos permanecen de esta forma, de nuevo, en un estado de reposo, para mantenerse siempre en esta situación o madurar. Entretanto, alrededor del óvulo se forma también una capa celular cuyo cometido principal es separar el óvulo del medio ambiente, y que más tarde será atravesada únicamente por el espermatozoide. Cada folículo está rodeado por una espesa red de capilares sanguíneos que aseguran la alimentación del folículo y, simultáneamente, transportan las hormonas aquí segregadas, de las que más tarde hablaremos.

En la figura 22 aparece un ejemplo de la maduración de los folículos cuyo desarrollo esquemático viene representado en el sentido de las manecillas de un reloj.

Tomemos uno de los muchos cúmulos de células que la formación de una cavidad rellena de líquido convierte en folículos, en los que queda depositado el óvulo: al principio, su forma es esférica y, posteriormente, conforme va creciendo la presión del folículo en formación, las células van retrayéndose hacia la pared de la esfera, formando una especie de cápsula. Puesto que la cavidad va llenándose cada vez más del líquido que antes hemos denominado folicular, se dilata incesantemente, manteniendo la célula en una convexidad a la que se da el nombre de cúmulo ovígero, fijado en el borde interno del folículo que se mantiene en constante crecimiento.

Ese aumento de tamaño, en el que el óvulo mantiene sus dimensiones originarias, le hace alcanzar, en pocos días, casi el tamaño de una cereza (de 1,5 a 2 cm de diámetro).

El folículo así madurado abomba la superficie del ovario de forma evidente. Al final de esta maduración se produce la disgregación de la cápsula del folículo, a causa de la presión y de procesos químicos que determinan finalmente su rotura. El folículo se abre y deja escapar el óvulo con las células foliculares que lo rodeaban, células que ahora reciben el nombre, en su conjunto, de corona radiada; también se derrama completamente el líquido folicular.

Este proceso recibe el nombre de rotura del folículo u ovulación. La caída del óvulo, durante la ovulación, no es repentina ni cabe pensar en una especie de salto, sino que su desprendimiento viene frenado por la caída del líquido folicular, de bastante consistencia (muchas mujeres advierten la ovulación, inmediatamente de producirse, ya que experimentan un dolor característico en el bajo abdomen derecho o izquierdo).

Mecanismo de recogida del óvulo. Podría suponerse que, con la rotura del folículo, el óvulo puede caer en la cavidad abdominal, lo cual, sin embargo, no ocurre nunca. En el momento de la rotura del folículo, el ovario y la trompa de Falopio se aproximan, realizando lo que se denomina «mecanismo de recogida del óvulo» (figura 23). El extremo abierto de la trompa se desliza periódicamente sobre el ovario, y éste, en este mismo momento, suele experimentar torsiones periódicas a lo largo de su eje longitudinal. Así, cada dos minutos, la superficie del ovario queda cubierta y el óvulo caído del ovario va directamente a la trompa al no quedar espacio libre entre ésta y el ovario. En este punto debemos recordar que la vida del óvulo, y con ello su capacidad de fecundación, una vez salido del ovario, es de sólo dos días.

El cuerpo amarillo. Las células del folículo que, una vez producida la ovulación permanecen en el ovario, adoptan una formación característica. En primer lugar, la pared del folículo pierde su tensión a causa de disminuir la presión del líquido folicular, y se repliega en una forma típica. En el interior de la cavidad resultante se halla un rastro de sangre, derramada con ocasión del desprendimiento del óvulo al romperse algunos vasos sanguíneos de la superficie del ovario. Las células foliculares allí conservadas dejan de dividirse, pero segregan y se tiñen con una sustancia de color amarillento que les da un aspecto del cual se ha tomado su denominación: cuerpo amarillo (o lúteo). Ese cuerpo amarillo tiene diversas funciones hormonales (de las que hablaremos más tarde). Se desarrolla completamente entre los dos y diez días siguientes a la ovulación (los datos que acerca de ello existen son muy distintos), y alcanza en este momento un tamaño de entre 1,2 y 1,5 centímetros de diámetro. Si se produce la concepción y con ello se inicia un embarazo, el cuerpo amarillo se mantiene en este estado hasta el final e impide la maduración de un nuevo folículo. Si el óvulo no es fecundado, unos doce días después de la ovulación se inicia una regresión del cuerpo amarillo, el cual queda reducido a un pequeño cuerpo cicatricial, que en su estadio final determina una contracción de la superficie del ovario, pero que por lo demás apenas se diferencia de los folículos primordiales ya existentes. La desaparición del cuerpo amarillo hace posible la maduración de un nuevo folículo. Los ovarios no se relevan de un modo regular en la maduración de óvulos.

Ovulos. Los óvulos, procedentes a través de numerosas divisiones celulares de las células primigenias (figura 24), agrupadas en cápsulas ovulares junto a la superficie del ovario, pueden adoptar diversas formas.

La posibilidad más frecuente es la de que haya un óvulo, con un núcleo celular, encerrado en un folículo primordial (fig. 24,2). Algunos óvulos tienen dos núcleos (3). Algunos, muy pocos, tienen tres núcleos (4). Pueden encontrarse también dos óvulos en un solo folículo primordial (5). Este tipo de óvulos proporcionan la posibilidad de que nazcan gemelos bivitelinos, es decir, procedentes de dos óvulos. Se dan también casos de folículos primordiales con tres óvulos (6). Constituyen el origen de los embarazos gemelares triples. Es posible también que haya una forma mixta entre las descritas; por ejemplo, dos óvulos en un solo folículo primordial, uno de los cuales tiene dos núcleos (7).

Como se ha observado, los embarazos gemelares suelen tener su fundamento en una herencia familiar (abuela, madre, hija, etc.), y por ello el concepto que acabamos de explicar de la existencia de dos o tres óvulos en un folículo primordial (quizás originado con ocasión de la partición de las células primitivas) tiene su origen en una característica hereditaria. Cuando tales folículos primordiales con varios óvulos abundan, la probabilidad de que tales folículos primordiales maduren y sus óvulos sean fecundados es mayor que en el caso de folículos primordiales de un solo óvulo. Acerca de la fecundación de óvulos con dos o tres núcleos, no se sabe apenas nada a ciencia cierta en el género humano. En la estructura del óvulo, que se mantiene en reposo hasta que la mujer llega a la edad fecunda, con un tamaño de entre 0,04 y 0,05 milímetros (40-50 μ), se diferencian la sustancia celular general, citoplasma o vitelo, la vesícula germinativa y la mancha germinativa. Vesícula y mancha germinativas están situadas casi siempre junto al borde del vitelo que les rodea, es decir excéntricamente con respecto al óvulo. El óvulo está rodeado por una membrana celular constituida por numerosas capas, rodeada a su vez por las células foliculares que constituyen la corona radiada. Estas últimas están separadas del tejido del ovario por una cápsula.

La vesícula germinativa constituye el equivalente de la yema del huevo de las aves y tiene una función correspondiente con ocasión de las primeras divisiones celulares del óvulo fecundado, hasta tanto sea posible que la alimentación se haga a través del tejido materno.

Al crecer el óvulo —hasta que éste abandona el ovario— aumenta notablemente la sustancia que constituye la vesícula germinativa, mientras que disminuye la cantidad de sustancia celular o vitelo y aumenta también el núcleo del óvulo o mancha germinativa.

Maduración del óvulo. Mientras que el folículo primordial es un folículo maduro, madura también el óvulo (fig 25). Todo ello se produce mediante procesos de división celular por los que el óvulo se divide en cuatro, igual que ocurre en el hombre con los espermatozoides de primer orden que constituyen cuatro espermatozoides, con la única diferencia de que en el caso del óvulo, tres de estas células mantienen un tamaño pequeñísimo.

Realmente no es todo el óvulo el que se divide, sino tan sólo el núcleo, rodeado de una pequeña porción de vesícula germinativa. Esas pequeñas esferas constituyen los llamados glóbulos polares que penetran en la sustancia celular restante pero no pueden abandonar el óvulo porque se lo impide la membrana celular o vitelina.

Por la división nuclear a partir del óvulo se forma el oocito de primer orden, con un glóbulo polar. Oocito de primer orden y glóbulo polar se dividen nuevamente, y así hasta que en el óvulo existen tres glóbulos polares. Los glóbulos polares suelen desaparecer. La primera división, que forma el oocito de primer orden y el primer glóbulo polar, se produce cuando el glóbulo está todavía en el folículo; es decir, en el ovario.

La segunda división, por regla general, se produce después que el espermatozoide se haya introducido en el oocito, hallándose éste en la trompa de Falopio, naturalmente antes de la unión de ambos núcleos celulares. Es curioso que la partición de los glóbulos polares —es decir, de una mitad de la segunda división— se produzca, en el tiempo, antes de la segunda división del oocito. Esas divisiones suelen denominarse divisiones de maduración. Son de extraordinaria importancia para la distribución de los caracteres hereditarios. Cuando hablemos de la herencia (en el capítulo sobre maduración de las células germinales y transmisión hereditaria, páginas 255 a 273 y figuras 39 y 40) nos referiremos de nuevo al tema.

Para resumir los procesos de maduración del óvulo y del espermatozoide, incluimos a continuación los dos esquemas de la figura 26.

El óvulo maduro. El óvulo maduro (fig. 27) posee, si prescindimos de la corona radial, entre 0,10 y 0,15 milímetros de diámetro (de 100 a 150 micras). La cubierta elástica externa está en íntima relación con las células foliculares que constituyen lo que denominamos corona radiada, cuando cae el huevo del ovario. Esas células foliculares, entre tres y cuatro mil, tienen un cometido determinado. Extienden sus prolongaciones celulares en el interior del óvulo, llegando incluso hasta la vesícula germinativa por el punto en que ésta está más cerca de la superficie ovular, y vierten su sustancia celular en el óvulo. Merced a una serie de ramificaciones se comunican entre ellas, de forma que se relacionan lo mismo que los afluentes de un río. Vemos, pues, que su misión es la de alimentar el óvulo durante su crecimiento en el interior del ovario.

Cuando el óvulo ha caído en la trompa, la corona radiada es diluida inmediatamente —en pocas horas— por las sustancias contenidas en la trompa. Esa eliminación de la corona radiada es una condición previa para la introducción del espermatozoide. Los espermatozoides serían incapaces de atravesar el muro constituido por la corona radiada y llegar hasta el óvulo, al contrario de lo que ocurre en otras especies animales.

La trompa de Falopio y el transporte ovular. La trompa, una formación tubular de entre 10 y 20 cm. de longitud que se extiende desde cada ovario hasta el útero, está tapizada interiormente por una mucosa —más resistente en su extremo abierto que en el que desemboca en el útero—; posee también una capa media muscular y una envoltura externa (fig. 28). La mucosa está constituida por células con prolongaciones ciliares vibrátiles que crean un movimiento rítmico ondulatorio en dirección al útero, de forma que si pudiera obtenerse una visión general de la superficie de la mucosa de la trompa, ésta semejaría un trigal ondulado por el viento. Entre estas células ciliares se hallan otras segregadoras de moco. La corriente ciliar y la corriente mucosa transportan el óvulo hasta el útero. Sustancias propias de la mucosa cuidan de la disolución de la corona radiada.

El transporte del óvulo es apoyado por movimientos de la musculatura media de la trompa, en la misma dirección que las corrientes citadas; dicha capa muscular está constituida por una serie de fibras musculares dispuestas en espiral. Otra capa externa muscular es responsable de los movimientos de la trompa con ocasión del mecanismo de recogida del óvulo.

El óvulo, en su camino hasta el útero, recorre varias veces la longitud externa de la trompa puesto que los múltiples pliegues de la mucosa de ésta actúan para el óvulo a modo de valles y montañas. El transporte del óvulo, desde la ovulación (no desde la fecundación) hasta su entrada, fecundado o no, en la mucosa uterina, comporta un total de cinco a seis días. Si no se ha producido la fecundación, el óvulo muere a las 48 horas; es destruido por las sustancias contenidas en la mucosa de la trompa y desaparece rápidamente.

Bajo el concepto de esterilización de la mujer se comprende una intervención quirúrgica (con apertura de la cavidad abdominal), mediante la cual las trompas son seccionadas y ligadas. De esta forma es imposible que espermatozoide y óvulo se unan jamás, con lo que la mujer es absolutamente estéril. Esta intervención puede realizarse únicamente en una institución hospitalaria o similar (al contrario de lo que ocurre con la esterilización del hombre, según se indica en la página 174). En algunos casos, tales intervenciones quirúrgicas se hacen necesarias a causa de un determinado tipo de enfermedades.

Pero puede servir también para la esterilización artificial de la mujer. La refertilización puede intentarse, pero no carece de riesgos y presenta muy pocas posibilidades de éxito. Mediante un nuevo método operativo, el extremo abierto de la trompa —es decir el que recoge el óvulo caído del ovario—, se modifica de posición, uniéndolo a algún repliegue abdominal, sin causar lesión alguna a la trompa en sí. Teóricamente, en este caso, «en cualquier momento» puede colocarse el extremo terminal de la trompa en su primitiva posición (sin duda, mediante una nueva intervención quirúrgica). Sin embargo, hasta la fecha no se posee suficiente experiencia con respecto a esta refertilización. Acerca de las consecuencias de la esterilización de la mujer, como una medida para suprimir los hijos en el matrimonio, véase la página 281.

MENSTRUACION

Mientras se produce la maduración del óvulo y el crecimiento del folículo en el ovario, y tiene lugar el transporte del óvulo a lo largo de la trompa en la mucosa del útero (fig. 29) se realizan unos fenómenos característicos, preparatorios de una eventual implantación de un óvulo fecundado.

La mucosa uterina. La mucosa uterina se desarrolla y enriquece su acopio de sustancias nutritivas, de forma que el óvulo fecundado pueda anidar y halle condiciones favorables para su desarrollo. Pero muy pocas veces el huevo que llega a la mucosa uterina está fecundado: la mayor parte de óvulos maduros mueren sin fecundar. La preparación de un lugar idóneo para la recepción del óvulo, a cargo de la mucosa uterina, es a menudo inútil. El lugar dispuesto para el huevo se destruye para dejar lugar a una nueva preparación. Podemos pensar que ello se produce porque las sustancias nutritivas no pueden permanecer durante mucho tiempo sin alterar el interior de la mucosa, y por ello la mucosa uterina, a la que podemos llamar «despensa del útero», se libera de las sustancias nutritivas que se echan a perder más fácilmente, para poder depositar después, en el mismo sitio, nuevas provisiones.

Las capas superiores de la mucosa se destruyen, la musculatura uterina se contrae, más o menos rítmicamente y con mayor o menor potencia, e impulsa las porciones de la mucosa que se han desprendido entretanto, a través del canal y el orificio uterino hacia el exterior, hasta llegar a la vagina desde donde accede a los órganos sexuales externos. El tapón mucoso que se alberga en el cuello del útero es destruido también en este momento y es expulsado. A ese proceso se le conoce con el nombre de menstruación, y tiene una periodicidad regular, más o menos evidente según cada mujer en particular.

La secreción menstrual, eliminada por vía vaginal, tiene un color entre marrón y rojo, y va acompañada de porciones de la mucosa uterina sin teñir de dicho color. Es inodora, pero al entrar en contacto con el aire se descompone y desprende un olor característico. La cantidad de secreción menstrual y la duración del proceso en dos mujeres puede ser muy diferente y varía también a lo largo de la vida.

En general, la menstruación alcanza su punto máximo durante los dos primeros días y dura entre tres y cinco días, los últimos de los cuales presentan una secreción mínima. La mujer recoge la secreción menstrual en unas compresas o paños, hechos a propósito, y que se expenden en el comercio en el interior de bolsas. La higiene exige que en los días de mayor secreción menstrual, esas compresas se cambien a menudo y que los órganos sexuales externos sean lavados al menos una vez al día. No se recomiendan los baños, porque el agua se tiñe de rojo a causa de la sangre menstrual. Los baños calientes aumentan el flujo menstrual, ya que el calor es un agente favorecedor de la fluidez sanguínea.

Las mujeres que ya han dado a luz pueden utilizar también los llamados tampones, en lugar de compresas. Se trata de unos cilindros de celulosa, especialmente preparados, que deben introducirse en la vagina. Al empaparse del flujo menstrual aumentan de tamaño y se dilatan, de forma que la secreción se mantie-

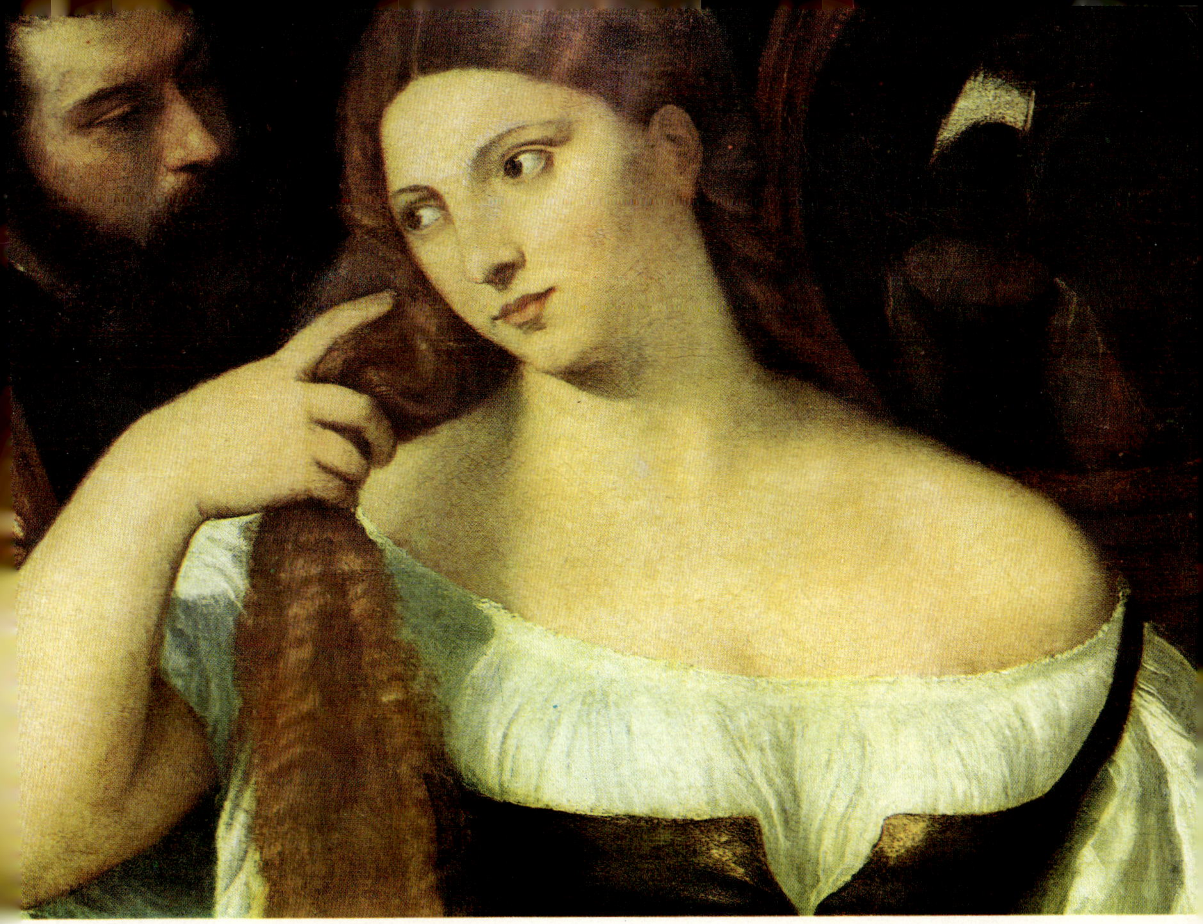

ano: "Joven peinándose". Legado Cambó.
celona

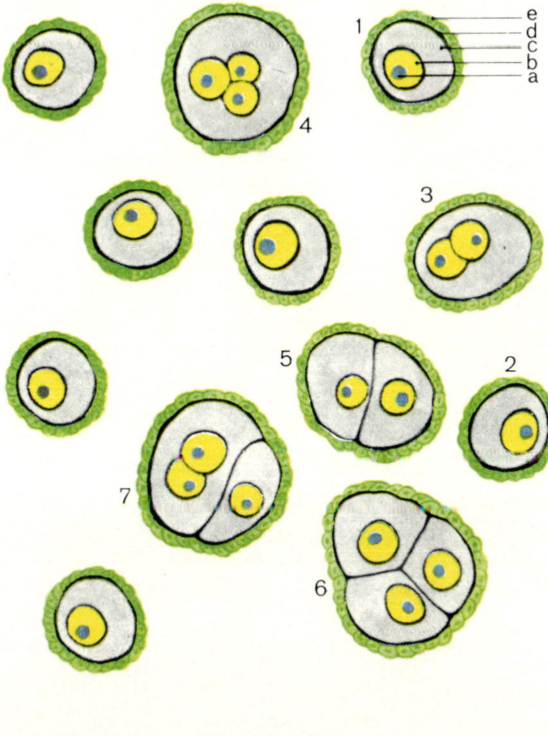

24. Diferentes formas del óvulo en el ovario
vulo: a) Mancha germinativa o núcleo b)
esícula germinativa c) Vitelo o citoplasma
Membrana vitelina e) Células foliculares,
tura corona radiada
n óvulo en un futuro folículo (casi todos los
olículos tienen esta forma originalmente)
vulo con 2 núcleos
vulo con 3 núcleos
os núcleos en un futuro folículo
res óvulos en un futuro folículo
os óvulos en un futuro folículo, uno de ellos
on dos núcleos (muy raros)

sto que cada núcleo debe ser fecundado separa-
ente por un espermatozoide, aunque tenga va-
núcleos un solo óvulo no puede dar origen a
elos

Fig. 25. Maduración del óvulo

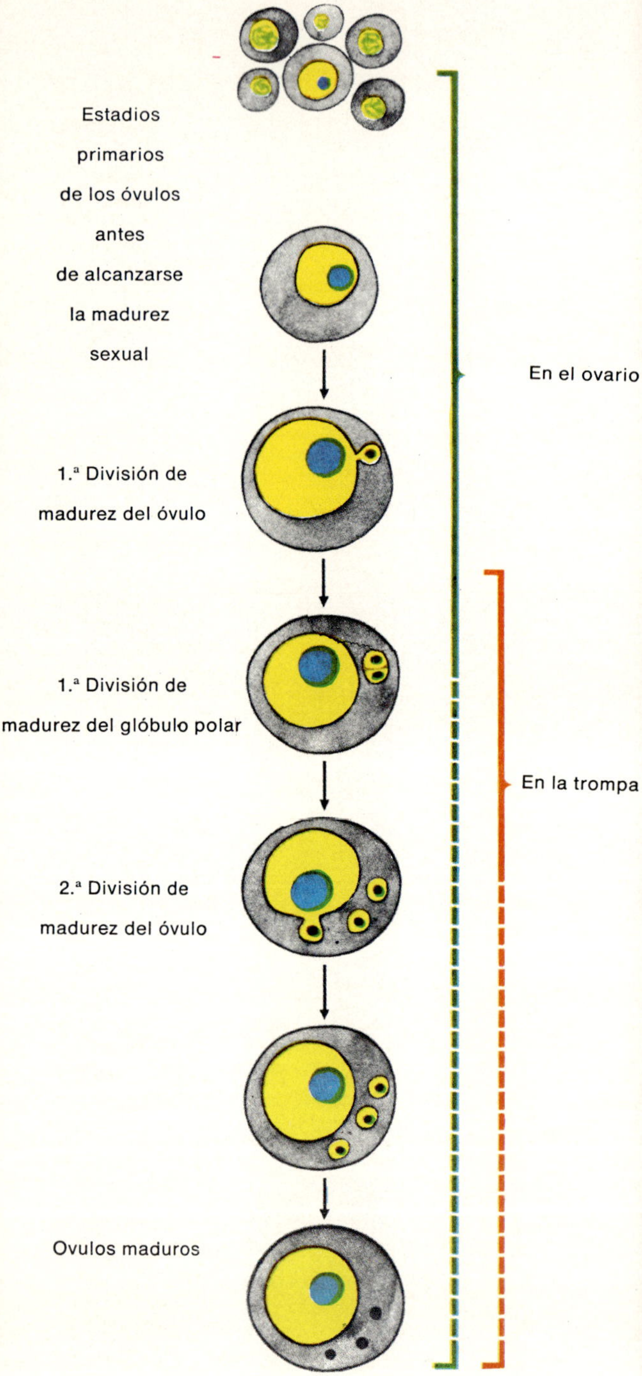

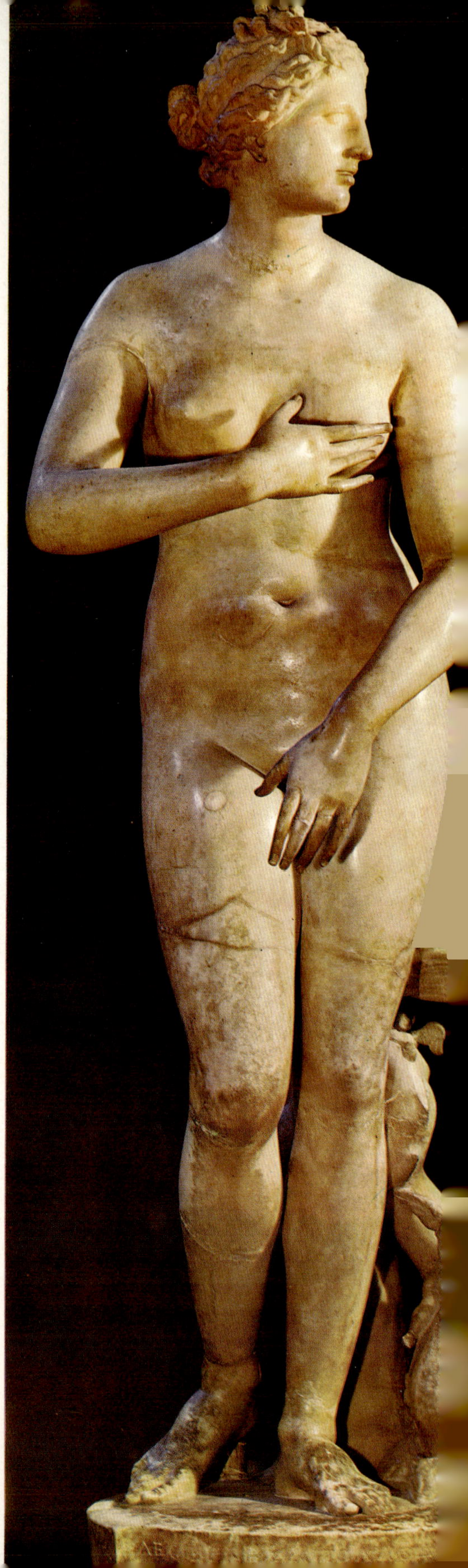

"Venus de Médici". Galería Uffizi. Florencia

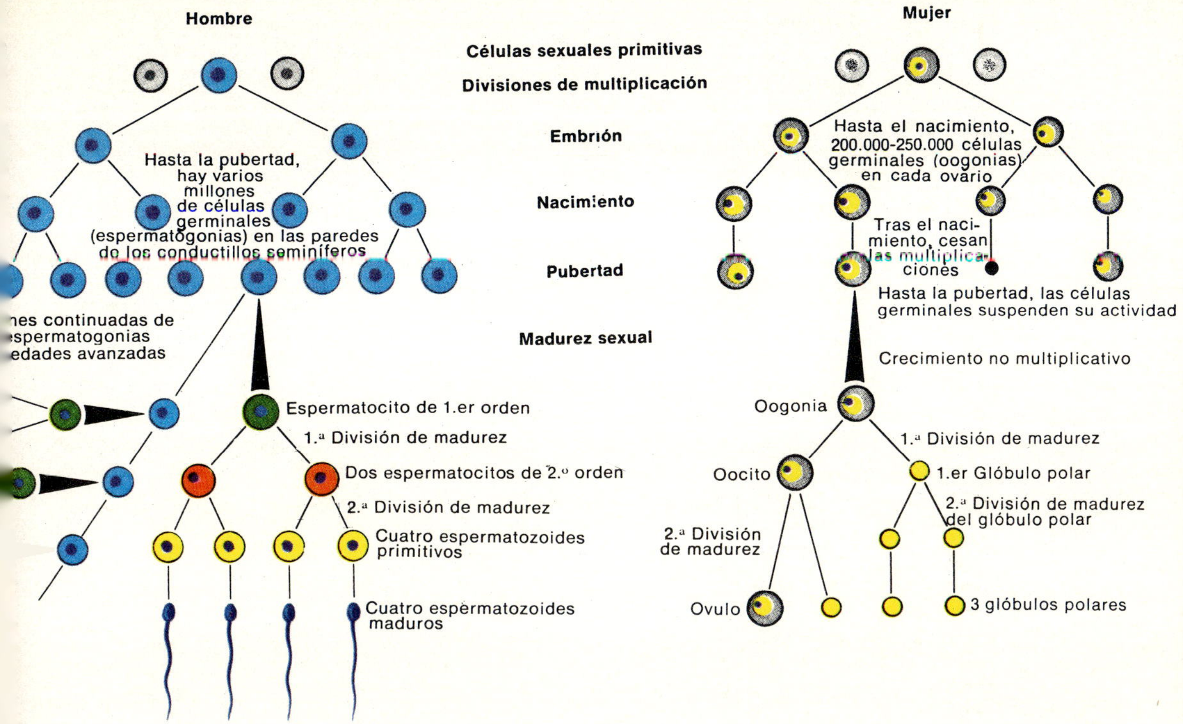

Fig. 26. Multiplicación de las células germinativas

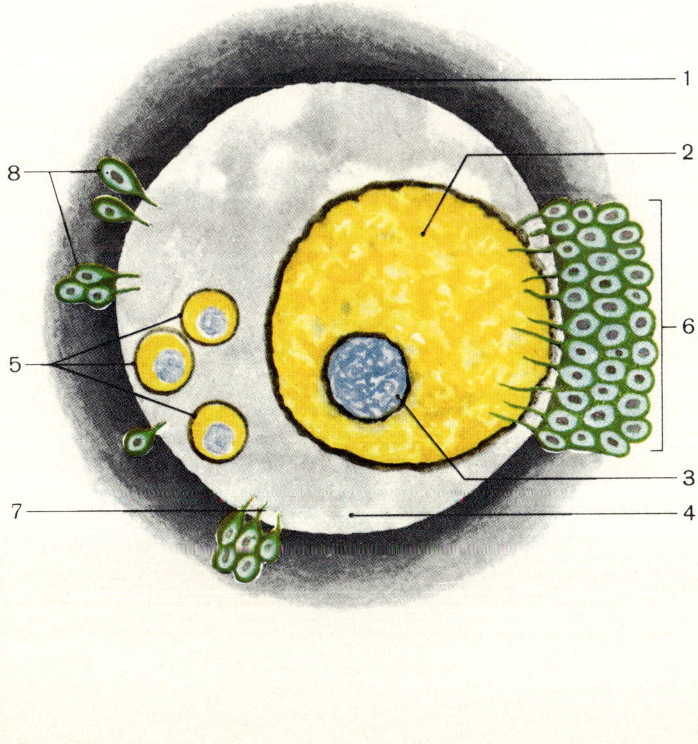

Fig. 27. Ovulo maduro. Diámetro (sin células coronarias): de 0,1 a 0,5 mm (aproximadamente una punta de aguja)
1 Cubierta elástica externa 2 Vesícula germinativa del óvulo (yema) 3 Mancha germinativa que corresponde a la cabeza del espermatozoide 4 Citoplasma o vitelo 5 Tres glóbulos polares 6 Corona radiada 7-8 Prolongaciones de las células foliculares de la corona radiada que se introducen en el óvulo

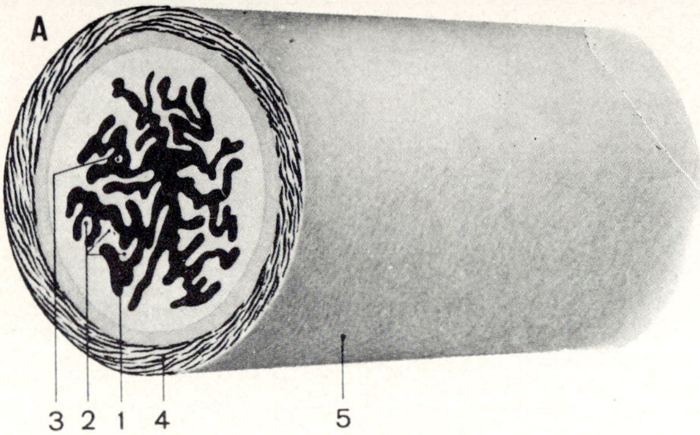

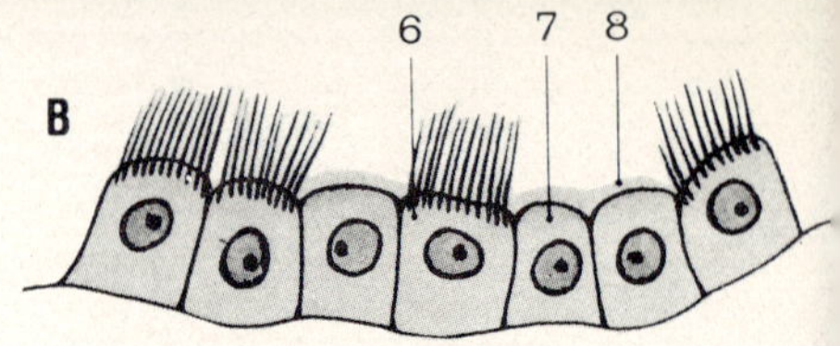

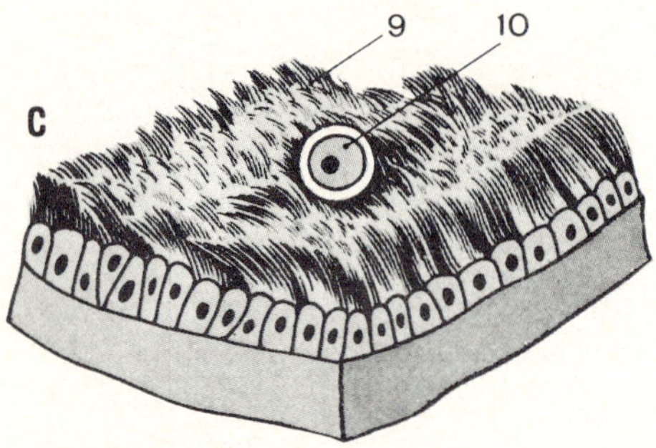

Fig. 28. Trompa y transporte del óvulo, a l
largo de ésta

A Corte transversal B Capa más externa d
la mucosa (muy aumentada) C Función d
la mucosa

1 Luz
2 Pliegue de la mucosa
3 Ovulo (tamaño proporcionalmente mayor)
4 Capa muscular
5 Cubierta externa
6 Células con cilios
7 Células productoras de moco
8 Moco
9 Ondulaciones de los cilios en dirección al útero
10 Ovulo transportado pasivamente

Fig. 29. Mucosa uterina

A Mucosa uterina en reposo, después de la menstruación B Mucosa preparada para la anidación (enriquecida con sustancias alimenticias) C Desprendimiento y expulsión de la mucosa (menstruación)

1 Mucosa
2 Tapón mucoso, que ocluye el útero
3 Porciones de la mucosa desprendida
4 Ausencia del tapón mucoso

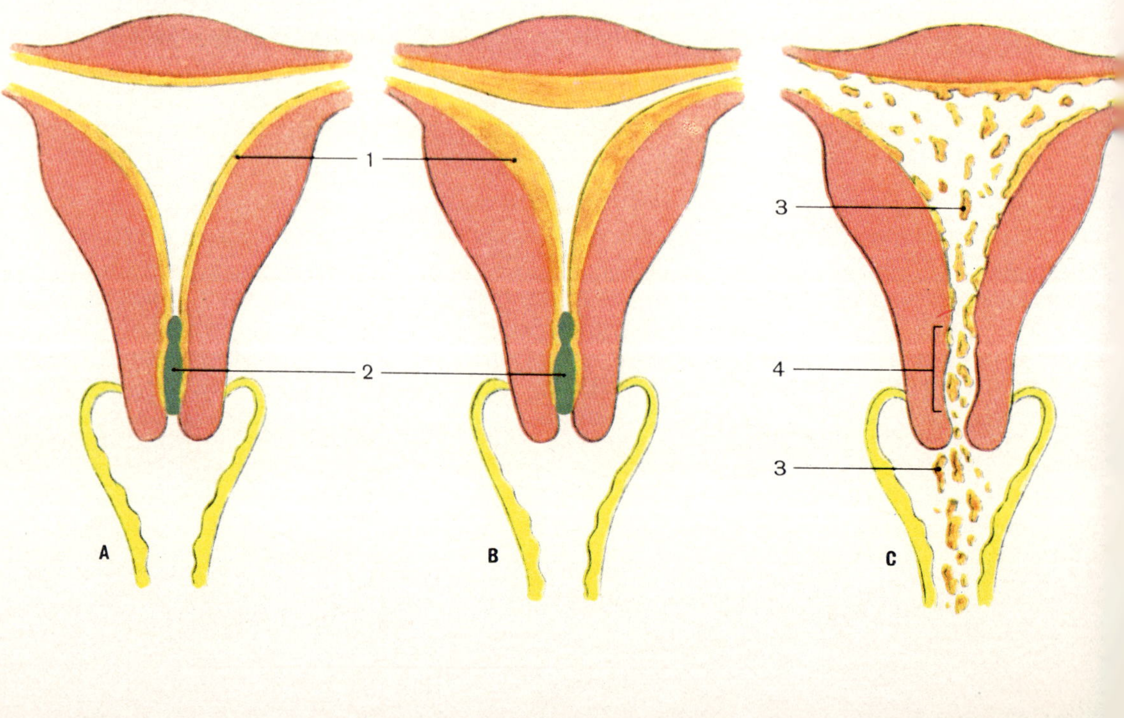

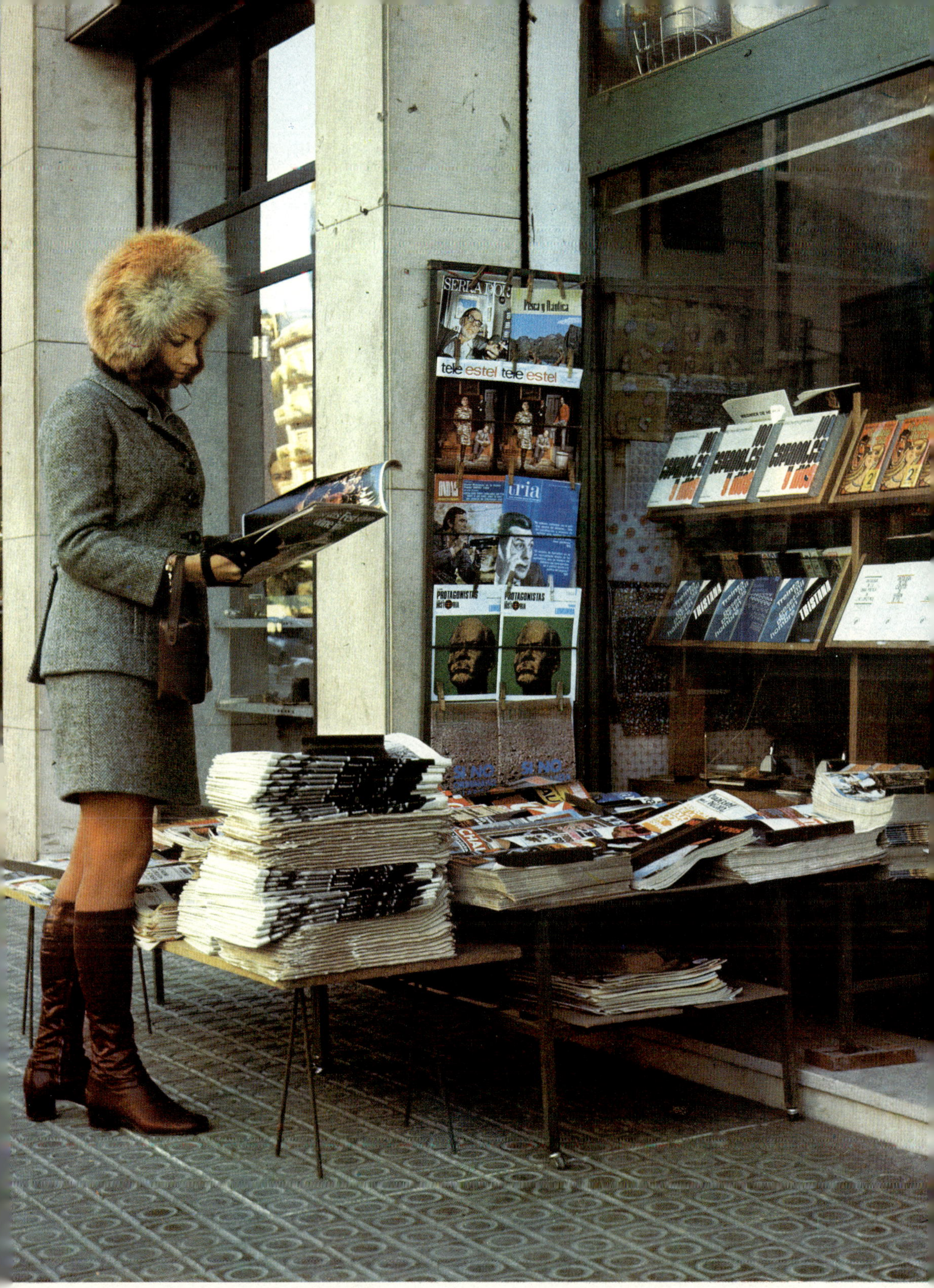

La mujer en la vida moderna

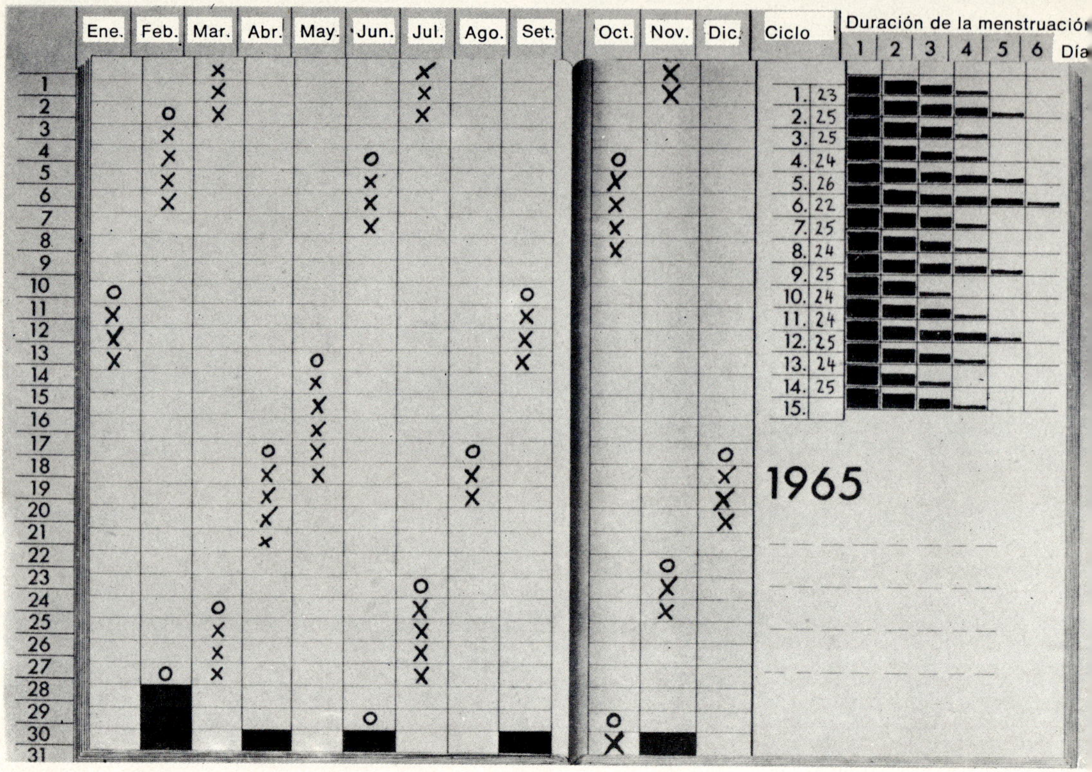

Fig. 30. Calendario de menstruaciones, que toda mujer debiera llevar cuidadosamente

Fig. 31. Resumen de los ciclos de una n mujer (nacida en 1930), en diversos años

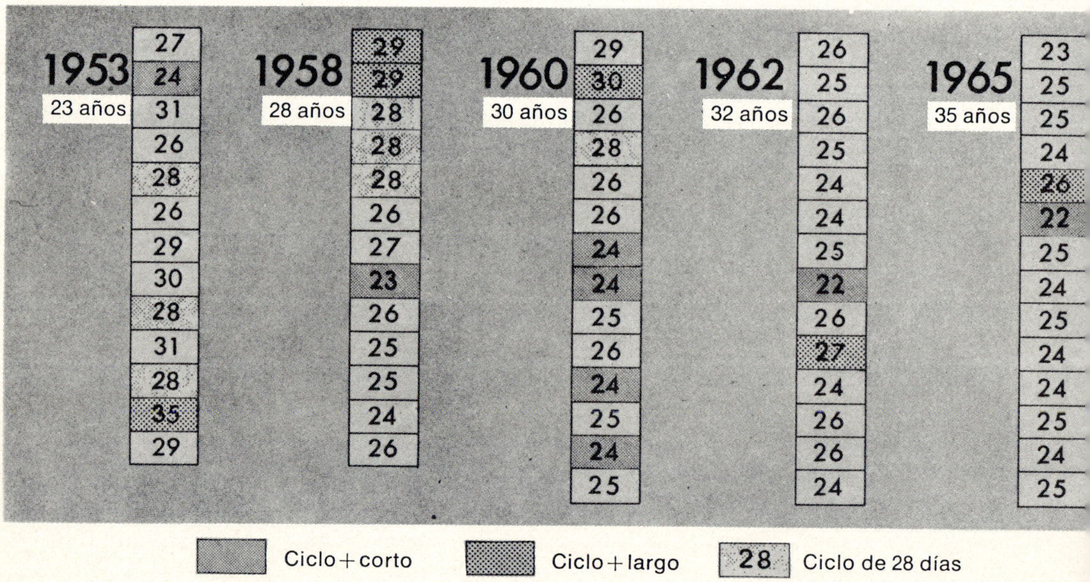

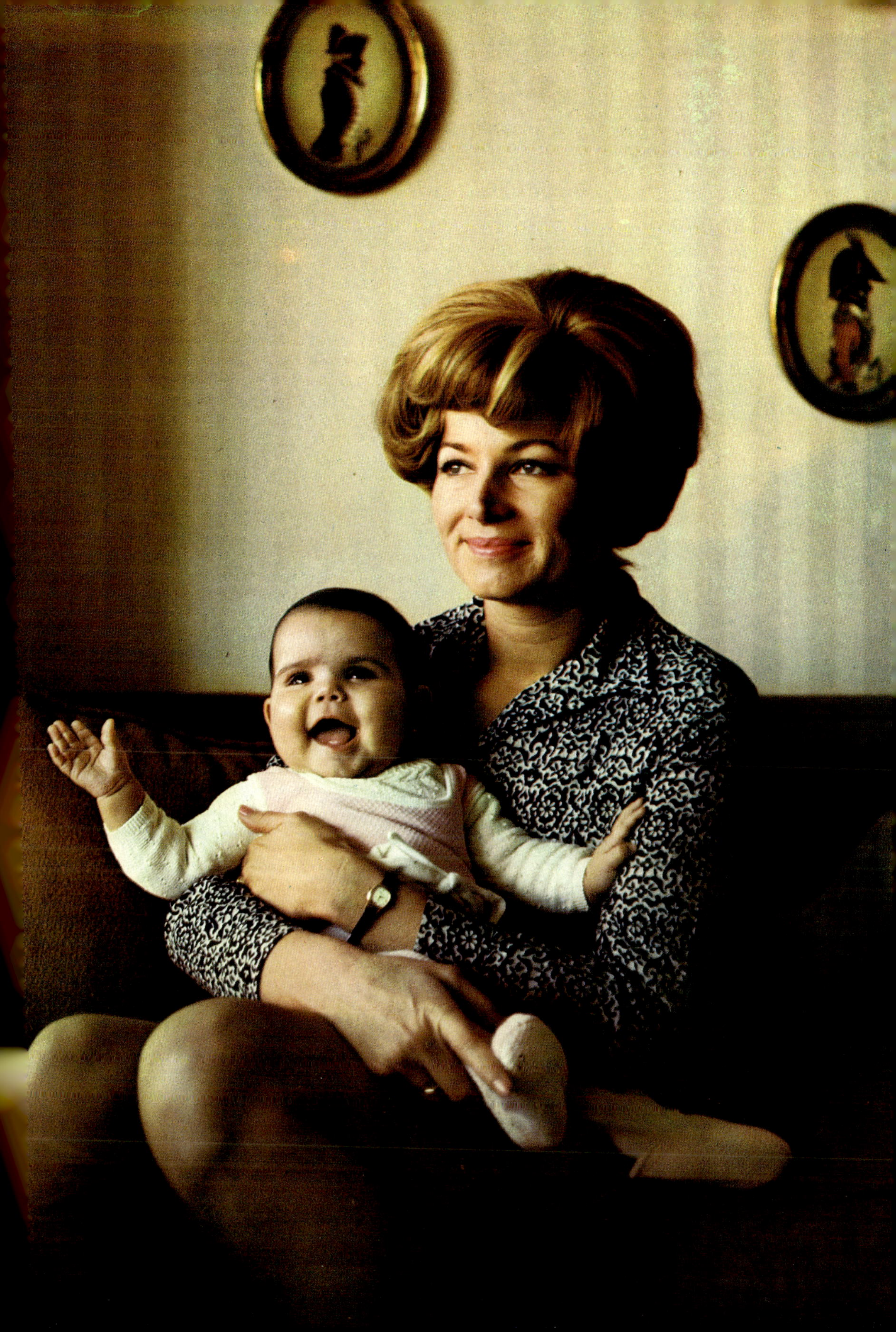

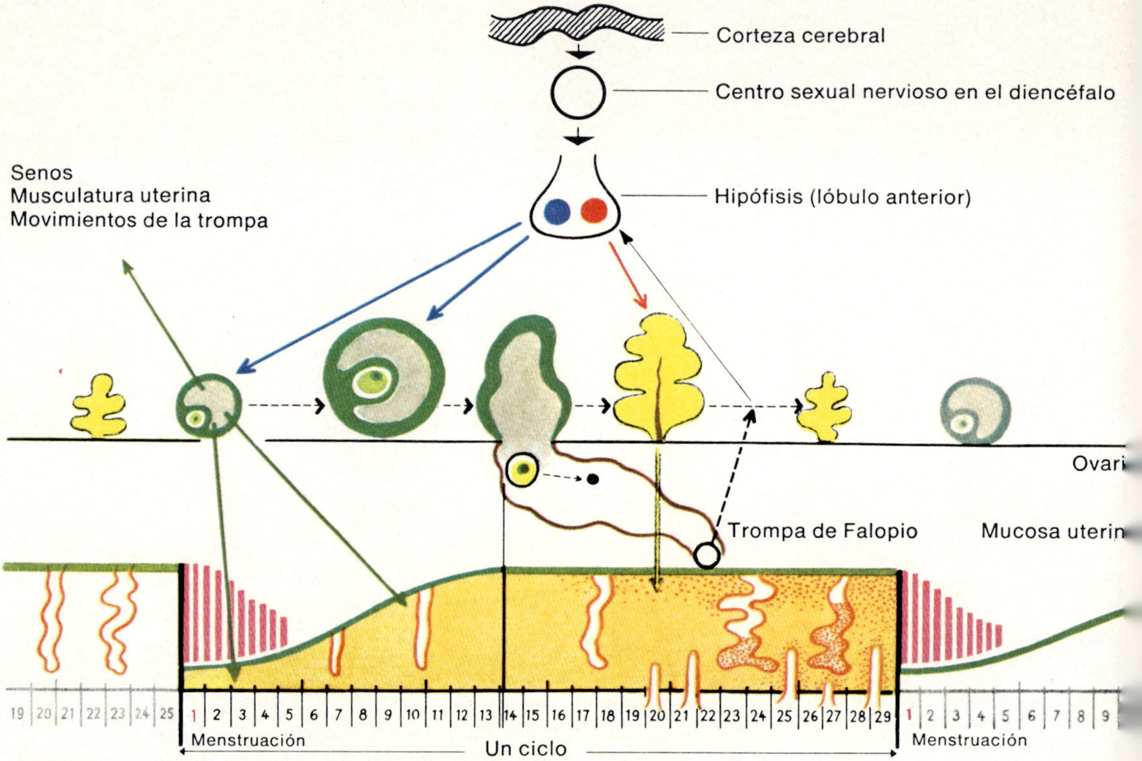

Fig. 32. Dibujo esquemático de las funciones del ovario y de la menstruación. La caída del óvulo no es constante, sino que puede ocurrir entre 14 y 20 días antes de la próxima menstruación

Fig. 33. Las hormonas y la menstruac

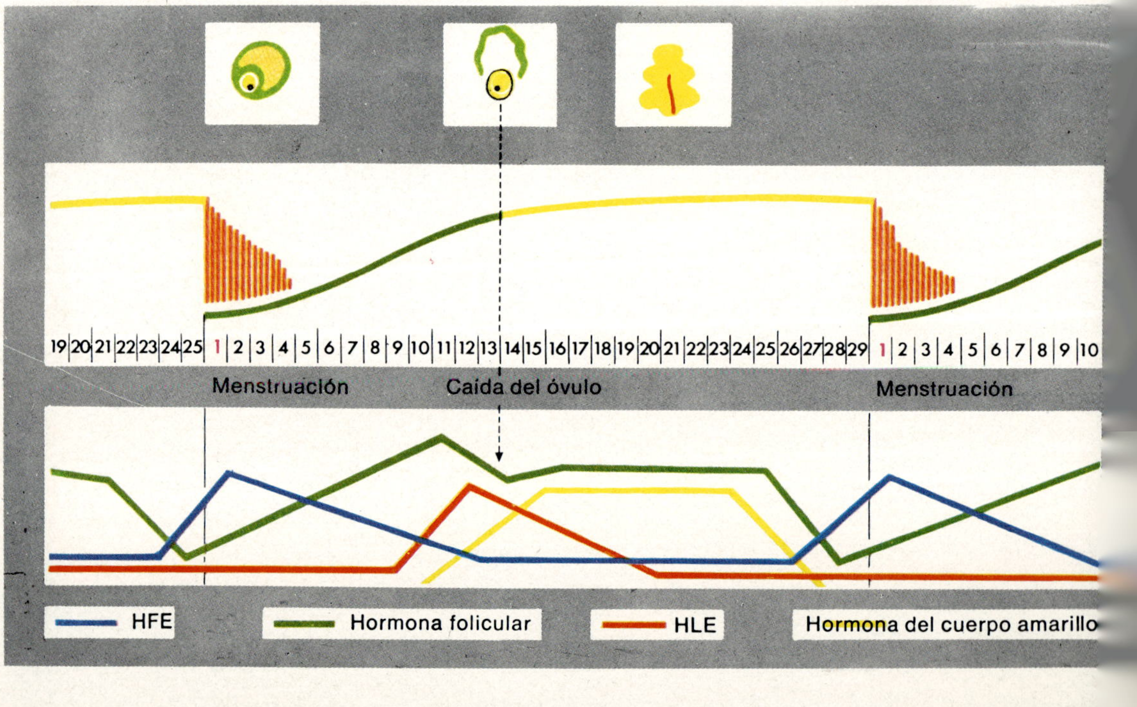

ne en el interior de la misma hasta que se cambie el tampón. Aunque se expende en diversos tamaños —a causa de la distinta elasticidad de las vaginas, y no a causa de las distintas anchuras, puesto que en toda mujer puede llegar a alcanzar el diámetro de la cabeza de un niño—, recomendamos que en los primeros días de la menstruación sigan utilizando compresas, porque éstas ofrecen mayor seguridad en cuanto a la recogida de la secreción menstrual. Las mujeres con el himen intacto no deben utilizar tampones, porque les sería muy dificultosa la introducción de los mismos en la vagina.

Primera menstruación (menarquía). Significa el principio de una nueva etapa en la vida de la mujer: la fecundidad. Hoy en día, la menarquía tiene lugar relativamente pronto. En la zona geográfica europea ya no son raras las niñas que a los nueve años menstrúan por primera vez. Pero, por regla general, la menarquía se produce entre los doce y los catorce años (término medio de edad: trece años y medio).

Las muchachas que a los dieciséis o diecisiete años no han menstruado todavía, deben hacerse visitar por un médico especialista, independientemente de si entretanto se les hayan desarrollado los caracteres sexuales secundarios: vellosidades púbicas y desarrollo del seno. La falta o el retraso considerable de la menarquía puede tener diversas causas: corrientemente se trata de procesos de insuficiencia hormonal, ligados con la infantilidad de los órganos sexuales externos, los cuales pueden ser normalizados a través de un tratamiento quirúrgico a efectuar en el momento adecuado. Sin embargo, una vez terminado el período de crecimiento (alrededor de los veinte años) las medidas quirúrgicas carecen ya de utilidad y el trastorno puede que sea ya imposible de normalizar. La consecuencia es una esterilidad permanente. Pero hay otras alteraciones que pueden ser causa de la falta de menarquía; por ejemplo, el cierre externo total de la vagina a causa de un himen totalmente ocluido. En estos casos, la sangre menstrual se estanca en la vagina y ocasiona dolores periódicos. En caso de que no se intervenga quirúrgicamente a tiempo, puede acarrear trastornos de importancia al útero y a los ovarios.

El período de fecundidad de la vida de la mujer termina con el cese de las menstruaciones (la menopausia, entre los cuarenta y los cincuenta y cinco años).

A este período antecede un plazo de dos o tres años en el que la menstruación se hace irregular. Esa época de cambio suele denominarse climaterio. El climaterio suele estar acompañado de fuertes trastornos afectivos.

Ciclo y calendario menstrual. Puesto que la menstruación depende directamente de la ovulación, se produce en períodos separados regularmente y que suelen ocurrir entre doce y catorce veces por año. El período de tiempo que va desde el principio de una menstruación hasta el último día antes de la próxima menstruación se conoce con el nombre de período o ciclo.

El ciclo, en los dos primeros años tras la menarquía, en la mayor parte de mujeres es muy irregular; en realidad, no puede hablarse propiamente de ciclo. El organismo femenino no ha aprendido todavía a llevar a cabo de forma correcta ese grupo de funciones tan necesarias. Pero más adelante y hasta el principio del climaterio, se establece una regularidad individual, propia de cada mujer. Sin embargo, esta regularidad no se mantiene durante toda la vida. Por ejemplo, se modifica tras los embarazos, tras enfermedades graves, con ocasión de cambios de clima, al llevar a cabo fuertes esfuerzos físicos, o al producirse trastornos afectivos de importancia; dejando aparte estás eventualidades, podemos decir que el ciclo, con pequeñas oscilaciones, se mantiene constante para cada mujer. También la longitud media del ciclo se modifica a menudo a lo largo de la vida de una mujer. Se han llevado a cabo cómputos exactos (véase el calendario de la menstruación en las figuras 30 y 31) y se ha comprobado que la máxima estabilidad se produce entre los veinticinco y los cuarenta años. Pero las oscilaciones de entre tres y cinco días pueden considerarse siempre normales. Por otra parte, es también una notable fuente de error hablar de que el ciclo medio de la mujer es de cuatro semanas. Ello es cierto, si hablamos de datos estadísticos tomados de miles de ciclos femeninos. Pero debe recordarse, para esto y muchas otras cosas, que estos «datos estadísticos medios» en muy pocos casos tienen validez llevados al campo individual. Las mujeres que no llevan un calendario de menstruaciones exacto pueden equivocarse mucho en sus cálculos. Para terminar, hacemos hincapié en que las mujeres con un ciclo medio de 21 días son tan normales como las que lo tienen de 35 días.

Las dos figuras referentes al calendario de la menstruación (figs. 30 y 31) indican claramente las diversas modificaciones y oscilaciones. Para una mejor posibilidad de comparación, los ciclos de veintiocho días, y también los más largos y los más cortos de cada año, se señalan con un color especial. Nótese también la estabilidad de los ciclos, que va en aumento a partir de los 25 años.

Función directiva de las hormonas en la menstruación. La función del ovario, lo mismo que ocurre en el caso del hombre, está dirigida por las hormonas de la hipófisis (figs. 32 y 33). Dicha glándula está sometida a la dirección del centro sexual nervioso, situado en el diencéfalo, que, por su parte, está directamente influido por la corteza cerebral.

Sabido esto, será más fácil comprender que un temor muy fuerte (por ejemplo, a causa de una violación) puede impedir completamente la ovulación y llevar a una suspensión completa (llamada secundaria) de la menstruación (suspensión que puede durar incluso años). Pero hay otras causas que determinan la suspensión de la menstruación: por ejemplo, el embarazo. En cada caso debe solicitarse, a tiempo, el consejo del médico. Pero también hay otros acontecimientos que pueden influir en la función directiva sobre la hipófisis y modificar así el ciclo, de forma que «voluntariamente» pueda producirse la apertura de un folículo, y con ello una posibilidad de fecundación en un momento determinado en que, de ocurrir dentro de la normalidad, no debiera producirse.

Acerca de ello nos remitimos a lo que se ha dicho anteriormente al hablar de la efectividad hormonal general sobre el hombre: la secreción de la hipófisis (de las hormonas sexuales) es responsable de la capacidad de reacción de los órganos sexuales ante estímulos excitantes. Al principio de la pubertad y del climaterio se produce una secreción mayor de hormonas sexuales.

La hipófisis femenina produce las mismas hormonas sexuales que la del hombre.

La diversa efectividad de esas hormonas se debe a que el órgano clave de la mujer es el ovario y no el testículo.
Una de las hormonas de la hipófisis actúa sobre los folículos del ovario y cuida de su crecimiento y de la formación del líquido folicular. Se habla por ello de la hormona folículo estimulante (HFE).
Otra hormona de la hipófisis es la que cuida del cuerpo amarillo, y por ello se llama hormona luteínica(HLE). La luteína es el colorante amarillo que tiñe el cuerpo amarillo de este color.
La tercera hormona de la hipófisis es efectiva sobre el crecimiento y actuación de las glándulas mamarias; aunque en el hombre también existe, en su caso carece de efecto. Sin duda alguna, su efectividad depende de la existencia de las hormonas procedentes del ovario (esta hormona se llama prolactina).
Los folículos del ovario, por su parte, segregan la hormona folicular (estrógeno), y el cuerpo amarillo la hormona del cuerpo amarillo o del cuerpo lúteo (progesterona).
La hormona folicular (formada también en los folículos que no están en trance de madurar) tiene efectos ya antes de producirse la menstruación, pues colabora en la formación de los caracteres sexuales secundarios (vello púbico, acumulación de grasa en senos y caderas) y, conjuntamente con la tercera hormona hipofisaria, colabora en el crecimiento de los senos. Más tarde será también efectiva sobre el movimiento de la musculatura uterina durante la menstruación. Esos efectos resultan apoyados por la hormona luteínica o del cuerpo amarillo, y precisamente en la segunda mitad del ciclo y durante el embarazo. La hormona folicular actúa sobre los movimientos de trompas y ovarios en el proceso de la captación del óvulo. Su efecto más evidente lo tiene sobre la mucosa uterina, cuyo aumento de tamaño (hipertrofia) regula, en la llamada fase de proliferación. Bajo su influencia, los túbulos glandulares de esta mucosa aumentan de longitud.
Poco antes de la rotura del folículo, cuando está en el momento de máxima tensión, accede esta hormona, en grandes cantidades, a la corriente sanguínea y se inicia en aquel momento la formación de la hormona del cuerpo amarillo, a cargo de las mismas células. A diferencia de lo que ocurre con la hormona del cuerpo amarillo, en ningún momento cesa de producirse la hormona folicular. De una parte, también en el cuerpo amarillo se forma algo de hormona folicular, y de otra, durante toda la edad fecunda de la mujer, los folículos no maduros producen constantemente algo de dicha hormona (fig. 33).
La hormona del cuerpo amarillo es efectiva fundamentalmente sobre el enriquecimiento de la mucosa uterina en sustancias nutritivas (fase de secreción) e impide la descomposición de la mucosa. Bajo su efecto, las glándulas de la mucosa uterina crecen, adoptando forma de dientes de sierra, y se enriquecen con sustancias proteínicas. En la superficie de la mucosa se produce el depósito de azúcares fácilmente solubles, y la red de vasos sanguíneos en constante desarrollo cuida del aporte de grasas; de esta forma, el huevo, al implantarse, hallará en la mucosa uterina todas las sustancias fundamentales que su nutrición exige.
Si el óvulo muere, falta para la terminación de este proceso un estímulo hormonal decisivo, y el cuerpo amarillo suspende sus funciones.
Si un óvulo es fecundado y se produce un embarazo, el cuerpo amarillo será reafir-

mado en sus funciones, se producirá nuevamente hormona luteínica, todo a través de una hormona segregada por la hipófisis y que actuaría sobre el tejido uterino que comparten madre e hijo. Pero de no fecundarse el óvulo, todo esto no acontece y se anulan las funciones del cuerpo amarillo. Ello tiene como consecuencia que, en este momento, en el organismo, la hormona del cuerpo amarillo y la hormona folicular formada por los folículos se eliminan rápidamente.

La simultánea eliminación de ambas hormonas, activas sobre la mucosa uterina, tiene dos efectos: por una parte, la hipófisis es estimulada a formar de nuevo hormona folículo estimulante, con la que se madura un nuevo folículo, y, consecuentemente, comienza de nuevo la llegada de hormona folicular a la sangre. La introducción de hormona folículo estimulante en la sangre, sin embargo, es también responsable de que poco antes de la menstruación se produzca un aumento de la sensibilidad.

El segundo efecto de la falta de hormonas del cuerpo amarillo y folicular, a causa de la no fecundación de un óvulo, es el proceso de disgregación de la mucosa uterina, que a los dos días de la mencionada disminución en la cantidad de ambas hormonas, conduce a la destrucción de dicha mucosa uterina.

De esta forma —dejando únicamente una capa fundamental muy delgada que permanece siempre— se destruye la totalidad de la mucosa. A partir de esa capa fundamental mínima se inicia un nuevo crecimiento.

Sin embargo, durante la menstruación se llega inmediatamente a la reconstrucción de una nueva mucosa bajo el influjo de la nueva hormona folicular, y el ciclo se reemprende.

Por ello el ciclo se cuenta a partir del día en que se inicia la destrucción de la mucosa (primer día de flujo sanguíneo), hasta el último día en que existe mucosa (último día antes de la siguiente menstruación). Y nos encontramos ahora de nuevo con el problema de las diferentes longitudes del ciclo. Acerca de ello podemos decir solamente que la ovulación se produce entre veinte y catorce días antes de la próxima menstruación. Ese concepto es muy importante, por cuanto la conocida norma de Knaus y Ogino —los investigadores que por primera vez se dedicaron a estudiar intensamente el ciclo menstrual de la mujer— asegura que la fase de la hormona del cuerpo amarillo es constante, en toda mujer, y alcanza entre 14 y 15 días de duración. Esto no está de acuerdo con las investigaciones hormonales que se han emprendido, unidas a electrovaginogramas practicados en el bajo abdomen de la mujer.

Acerca de la forma de contar los días fértiles y estériles, hablaremos en otro lugar de esta misma obra, relacionándolo con los métodos de regulación de la concepción (v. pág. 283).

Debemos mencionar aquí aquellos ciclos en los que no existe ovulación; es decir, en los que en la trompa, entre una y otra menstruación no se deposita ningún óvulo capaz de ser fecundado. Las causas de ello pueden estar en la propia función de los ovarios, o en la de la hipófisis. La causa más corriente es la de que el folículo maduro no puede completar su función y permanece cerrado durante un tiempo excesivo, hasta que se destruye por causa de su edad. En general, estos ciclos sin ovulación son algo más cortos que los ciclos que consideramos medios para la misma mujer. Esos ciclos, llamados anovulatorios, en los primeros años después de la menarquía, son mucho más frecuentes que los ciclos normales; pero también entre los 18 y los 20 años constituyen entre un 20 y un 30 por ciento de los ciclos normales. Entre los 20 y los 40 años, por el contrario, son muy escasos (entre un 3 y un 10 por ciento), excepto tras el parto o con ocasión de sobrecargas nerviosas. Sin embargo, incluso después de un parto, no debe descuidarse totalmente esta cuestión. En el climaterio, esos ciclos anovulatorios vuelven a adquirir importancia y son tan frecuentes como poco después de la menarquía.

El descubrimiento de tales ciclos anormales se realiza fácilmente con ayuda de la llamada medición de la temperatura basal. Este método se basa en que uno o dos días después de la ovulación de la mujer se produce una elevación de la temperatura en algunas décimas. En el caso ideal, el cuadro sería el siguiente: durante la menstruación e inmediatamente después, la temperatura basal está por debajo de 37 grados y tiene una tendencia a descender aún más (hasta los 36,5°). Tras la ovulación, durante dos días, la temperatura aumenta hasta valores superiores a los 37° (hasta 37,5°). Esas temperaturas se mantienen durante un cierto período de tiempo para, poco antes de la próxima menstruación, situarse de nuevo por debajo de los 37°. La consecuencia fundamental que hay que extraer de todo ello es que el salto de la temperatura sigue a la ovulación, en un plazo de uno o dos días. Si se trata, en este caso, de un ciclo sin ovulación (un ciclo anovulatorio), no se produce este salto en la temperatura. Es decir, que simplemente leyendo el curso de la curva de temperaturas puede decirse si se ha producido o no una ovulación. Este método es también utilizado como regulador de la concepción, pero no es válido en todo caso puesto que la curva de temperaturas puede también ser modificada por esfuerzos físicos o síquicos, igualmente que por procesos infectivos o inflamatorios. Además, una de cada diez mujeres tiene una curva de temperaturas totalmente distinta de la clásica (véase la página 285).

El hecho de que la menstruación se produzca exactamente igual, aunque el ovario no desprenda ningún óvulo, se debe al hecho de que la mucosa cuyo crecimiento ha favorecido la hormona folicular —y que no debe ser enriquecida ya con sustancias nutritivas— debe ser destruida al excederse de su tiempo de vida normal.

Consecuencias síquicas de la menstruación en la menarquía, en la madurez sexual y el climaterio. Científicamente está totalmente rebatida la afirmación de que el ciclo menstrual dependa de las fases de la luna. Pese a que hoy en día sigue manteniéndose como superstición, es expresión de un conocimiento primitivo correcto: el hecho de que la vida sexual de la mujer se basa en un proceso eminentemente rítmico.

El flujo sanguíneo menstrual tampoco está constituido por sangre «mala», ni incluye sustancias venenosas. Esta creencia popular se basa en que se decía antiguamente que la mujer, desde poco antes de la menstruación y durante ella, era tabú; es decir, sagrada e intocable, porque necesita este tiempo para dedicarlo a ella misma. Esto es algo que la mujer moderna, muy a pesar suyo, ha perdido casi completamente, situación que difícilmente puede modificarse en nuestra sociedad actual, puesto que la mujer moderna está obligada a vivir dentro de pequeñas familias, sin nadie que la ayude; o bien, si trabaja fuera de casa, dedicada a su profesión, no le resulta ya posible aislarse, eliminar todo contacto con su marido, los niños o el mundo ambiente. Sin embargo, aunque fuera en una forma moderna, debiera también dejarse llevar por el ritmo de su femineidad (v. página 213).

La menarquía no debe hallar sin preparación a la niña. Es cometido de la madre el de preparar a su hija adecuadamente, tanto en cuanto a la forma de recibir la primera menstruación, como en cuanto al momento en que se producirá. El hecho de que la exclusión de su propia sexualidad, de su propia femineidad, se haga a través del hallazgo inesperado de un flujo sanguíneo, puede tener graves consecuencias para la evolución de la niña en mujer. Sin embargo, si la niña ha sido informada en forma adecuada acerca de la estructura y las funciones de sus órganos sexuales, se alegrará cuando se produzca su menarquía al darse cuenta de que ha dado un paso fundamental en su acercamiento a la mujer adulta. Es propio del sexo femenino «querer la menstruación», y no odiarla, como un destino fatal que los hombres se ahorran. Por otra parte, la afirmación de que los días de la menstruación deban ser considerados días normales, como si ésta no se produjera, no conduce a una correcta implantación de la femineidad. Desgraciadamente, existe una clara tendencia en la publicidad de compresas y tampones a hacer que las mujeres se comporten de esta forma.

La menstruación no está directamente relacionada con la capacidad de experimentar el placer sexual y el orgasmo. Ello se hace especialmente evidente por el hecho de que, tras la menopausia, la mujer sigue siendo absolutamente capaz de alcanzar el orgasmo hasta edades muy avanzadas; incluso cuando —como ocurre en el hombre— la necesidad interna de placer sexual suele ser menor y se mantiene exclusivamente la apetencia como demostración de cariño. Sin embargo, el ciclo menstrual, hasta tanto se mantiene, tiene una clara influencia sobre sus procesos. Por regla general, la mujer, horas o días antes de la menstruación, experimenta una alteración en su ánimo, en el sentido de aumentar su necesidad de tranquilidad, protección y sensación de seguridad: de cariño y ternezas en general, no dirigidas especialmente a los órganos sexuales. Las circunstancias externas que vayan en contra de esas necesidades serán consideradas pesadas y molestas por la mujer que se halla en esta situación. Yendo más allá, en esta época se adivinan con mayor claridad las características temperamentales y de comportamiento de cada mujer, que, en la vida normal, por necesidades sociales o basadas en el sentido común, se mantienen ocultas. Por otra parte, se produce una hipersensibilidad manifiesta y, ligada con ella, una fuerte capacidad de reacción a los estímulos externos, tanto en las cuestiones agradables como en las desagradables. La hipersensibilidad y la «blandura» de sentimientos, tienen también como consecuencia una gran sensación de agotamiento. Finalmente, debemos mencionar que el «período de espera» de la menstruación puede ser muy distinto. La espera infructuosa de un embarazo o el terror al mismo hacen que la mujer se enfrente al período menstrual con temor, tensión e intranquilidad. Al mismo tiempo, pueden enfrentarse sus deseos, conscientes e inconscientes, y crearse una situación de disgusto difícil de explicar.

El sentimiento de tensión en los senos y un aumento de la sensibilidad en los pezones —ligados a la actividad hormonal con ocasión de la menstruación— no necesariamente deben ser considerados desagradables. Es igualmente muy distinta la disposición para el acto sexual, puesto que en algunos días puede estar aumentada o disminuida. Las causas de ello se supone que residen también en cuestiones síquicas.

De esta forma, la mujer (cualquier mujer) inmediatamente antes de la menstruación siente necesidad de vivir más introducida en sí misma. Si actúa de modo contrario, porque, equivocadamente, piensa que la mujer moderna no debe demostrar ningún tipo de debilidad en su competencia con el hombre, que debe ser igual a él en todos los terrenos, pueden llegar incluso a producirse trastornos orgánicos durante la menstruación: desde dolores fuertes en el bajo abdomen —a veces tan violentos que la mujer se ve obligada a acostarse—, pasando por terribles dolores de cabeza, hasta incluso degenerar en el insomnio.

Por eso, nadie puede decir que la menstruación deba contemplarse como algo «normal», que no debe advertirse externamente. Muy al contrario, la sensibilidad, en general, se exagera cuando la mujer lleva a cabo un comportamiento defensivo como el que acabamos de explicar.

Los tocólogos experimentados saben que al menos el ochenta por ciento de las molestias menstruales tienen causas síquicas y no orgánicas, lo mismo que las quejas de las muchachas después de la menarquía. Las causas más corrientes de estos trastornos juveniles suelen ser sus condiciones de vida y a menudo una educación equivocada que no las ha preparado para la menarquía. Toda muchacha —lo mismo diríamos de los muchachos— debe saber, porque hay que tener confianza en ella, que un día u otro, muy pronto, se convertirá en una mujer capaz de tener hijos. El camino hacia esta confianza es muy largo, y al principio va acompañado de inseguridad, especialmente cuando —muy a menudo— junto a la indisposición creada por la repleción sanguínea de los órganos sexuales, se experimentan también sentimientos de placer, los cuales se interpretan como algo no permitido. De la inseguridad de la muchacha, que le hace necesitar comprensión afectuosa y simpatía por parte de quienes la rodean, nace también su negativa a aceptar ayuda alguna de los adultos, con respecto a los cuales, al aumentar su conciencia de sexo, experimenta los característicos sentimientos de rivalidad de una mujer frente a las demás (madre, hermana, etc.). Tan sólo una madre y un medio social llenos de comprensión pueden tomar el camino correcto y proporcionar a la muchacha los medios para que encuentre su sitio en la familia y en la sociedad. El camino hacia la vida sexual, en cambio, es el opuesto; para ésta, en la niña no existe ningún condicionamiento interno de que antes deba culminar su desarrollo síquico o moral; de no hacerlo así, puede que para ella la vida sexual no sea más que la demostración errónea de que ha llegado al dominio de su sexualidad femenina, la simple satisfacción de una necesidad o el motivo de una unión incompleta con alguien de otro sexo, errores todos ellos que pueden determinar la interrupción definitiva del desarrollo hacia una personalidad propia y bien formada.

Tras la menstruación, la mujer experimenta un incremento en su actividad síquica, se comporta de una forma más consciente y adopta ante la vida una situación más objetiva, fenómenos que alcanzan su grado más evidente en el momento de la rotura del folículo.

En nuestro tiempo, cuanto mejor aprendan las mujeres a conocer su debilidad cíclica y a dejarse llevar en estos casos por su esencia femenina, más fácil les será aceptarla internamente y actuar conscientemente de acuerdo con ella. A ello es

contrario tanto la oposición total, patológica, como la ignorancia, igualmente dañina, y la tolerancia fatalista —basada en una disensión interna— del destino de la mujer. Por el contrario, las mujeres suelen aprender a enfrentarse conscientemente a su ritmo de vida natural, llegando así a tener acceso a la perdida sabiduría de las antiguas civilizaciones.
Si recopilamos todo lo que hemos hablado acerca de la efectividad de las hormonas, y nos preguntamos especialmente por los efectos de cada una de ellas, simultáneos a las alteraciones síquicas durante el ciclo, podemos crear el siguiente cuadro:

Menarquía. La segregación, que va en aumento, de hormona folículo-estimulante formada en la hipófisis, durante la pubertad conduce a excitar la sensibilidad para los impulsos sexuales; por otra parte, éste es el mismo efecto de todas las hormonas gonadotropas (es decir, activas sobre las glándulas germinales). Así, pues, la muchacha, de modo repentino, se hace receptiva al estímulo sexual, frente al que hasta entonces era indiferente. Con la progresiva maduración de los caracteres sexuales secundarios (merced a la formación de hormona folicular en el ovario), el nacimiento de su sexualidad se hace evidente externamente. La HFE y la HLE, junto con la hormona folicular y del cuerpo amarillo conducen exclusivamente a la primera ovulación, y a través de ella a la menarquía. Con ella, la muchacha experimenta por primera vez su esencia femenina, fecunda, pero también una repleción sanguínea de los órganos sexuales, y con ello una necesidad activa de satisfacción genital. La inseguridad síquica conduce a un típico comportamiento doble, vacilante entre el deseo y el rechazo.

Menstruación. El aumento de producción de hormona folículo-estimulante coincide con el aumento de la sensibilidad general, pero también con un incremento de la susceptibilidad.
La supresión simultánea de la hormona luteinizante y la consecuente eliminación de la hormona del cuerpo amarillo y la hormona folicular (fig. 33) conducen a una menor excitabilidad de las zonas erógenas —por ejemplo, el seno, que depende de la particular influencia de la hormona folicular—, y con ello se llega a un comportamiento de rechazo con respecto a la excitación sexual. Inmediatamente antes de la menstruación se produce también un comportamiento ambivalente de la mujer con respecto al comercio carnal.
El aumento de la hormona folículo-estimulante, lo mismo que el aumento simultáneo de la propia hormona folicular (fig. 33), conducen, tras la menstruación, a una estabilización de la situación emocional, haciendo posible el coito, habiendo aumentado la excitabilidad y actividad sexuales.
El aumento de la hormona luteinizante, antes de la ovulación, que aumenta al mismo tiempo la sensibilidad de los órganos sexuales y de sus zonas erógenas, determina poco antes de la ovulación una gran predisposición al acto sexual, basada en el objetivo biológico de la fecundación.
Sin embargo, simultáneamente se produce un aumento de hormona del cuerpo lúteo o amarillo, que no sólo estabiliza la situación en que se encuentra la mucosa uterina, sino también el estado emocional de la mujer. Consecuencia de ello, tras

la ovulación, es una predisposición equilibrada para el comercio sexual que después, inmediatamente antes de la próxima menstruación, disminuye notablemente, puesto que en este momento se inicia el ciclo que más arriba hemos empezado a describir.

Medios hormonales de evitar la maduración del óvulo (véase también la página 291). A causa de la constante y equilibrada segregación de hormona folicular y del cuerpo lúteo que contienen las llamadas «píldoras anti-baby», cuando se toman tales píldoras durante largo período de tiempo se llega a una nivelación de la secreción hormonal de la hipófisis y, como consecuencia de ello, a un retroceso de la sensibilidad ante los estímulos sexuales, con la consiguiente disminución en la predisposición al acto sexual. Sin embargo, puesto que se mantienen las grandes descargas hormonales previas a toda menstruación normal, el acto sexual no es rechazado totalmente. En una palabra, se eliminan los máximos y mínimos en la curva de excitabilidad sexual de la mujer, y el resultado de ello es que la apetencia sexual se mantiene en un término medio constante. Esta situación corresponderá, en cuanto a su duración, al comportamiento individual de la mujer, y puede oscilar entre una aceptación positiva del acto sexual y un rechazo total del mismo, pasando por una completa indiferencia. Por los efectos de la regulación hormonal de la concepción según acabamos de ver, se pone en evidencia la opinión de la mujer, condicionada síquicamente, con respecto al acto sexual.

Climaterio. Sabido es que al iniciarse el climaterio se produce un aumento en la segregación de hormonas activas sobre las glándulas germinales, cuyas causas son todavía desconocidas. Ese aporte incrementado —lo mismo que al principio de la pubertad— conduce a una pronunciada susceptibilidad, unida a un aumento de la sensibilidad para los estímulos sexuales. La susceptibilidad conduce de modo natural a una gran vulnerabilidad de los sentimientos y, como consecuencia, al desánimo, la pérdida de moral. Se mantiene el aporte de hormona folículo-estimulante y de hormona luteinizante, pero falta el efecto de reacción del ovario (a causa de que las funciones normales no pueden ya realizarse, manteniéndose en reposo los folículos y no formándose ningún cuerpo amarillo), con lo que falta el efecto estabilizador de la hormona luteinizante. La administración externa de determinadas hormonas puede mejorar la situación emocional durante el climaterio.

Menopausia. Al anularse las funciones del ovario se elimina también todo efecto de reacción frente a la acción de las hormonas hipofisarias activas sobre las glándulas germinales. Debido a ello, al principio, la hipófisis aumenta su secreción de hormonas folículo-estimulante y luteinizante, y con ello se produce un aumento en la predisposición sexual; en otras palabras, al principio de la menopausia aumenta la necesidad de vida sexual. Sin embargo, cesan las caídas de ánimo puesto que se ha eliminado todo efecto de reacción, y la secreción hormonal de la hipófisis es constante. Posteriormente se llega a una disminución de la producción hormonal de la hipófisis, y con ello a un rechazo general y progresivo del contacto sexual íntimo.

Las bellezas de antaño si las comparamos con *starlets* del momento nos parecen ridículas y hasta grotescas

Gracias al cinematógrafo y a la publicidad *sexy*, ha ido forjándose en la actualidad un tipo estereotipado de belleza femenina que anula prácticamente la individualidad

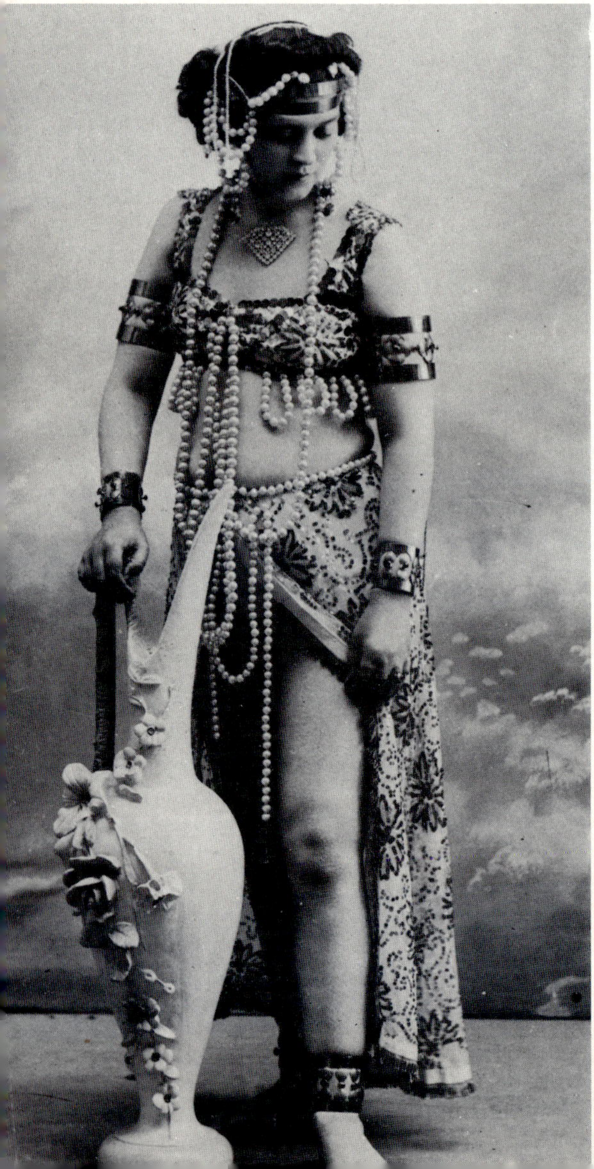

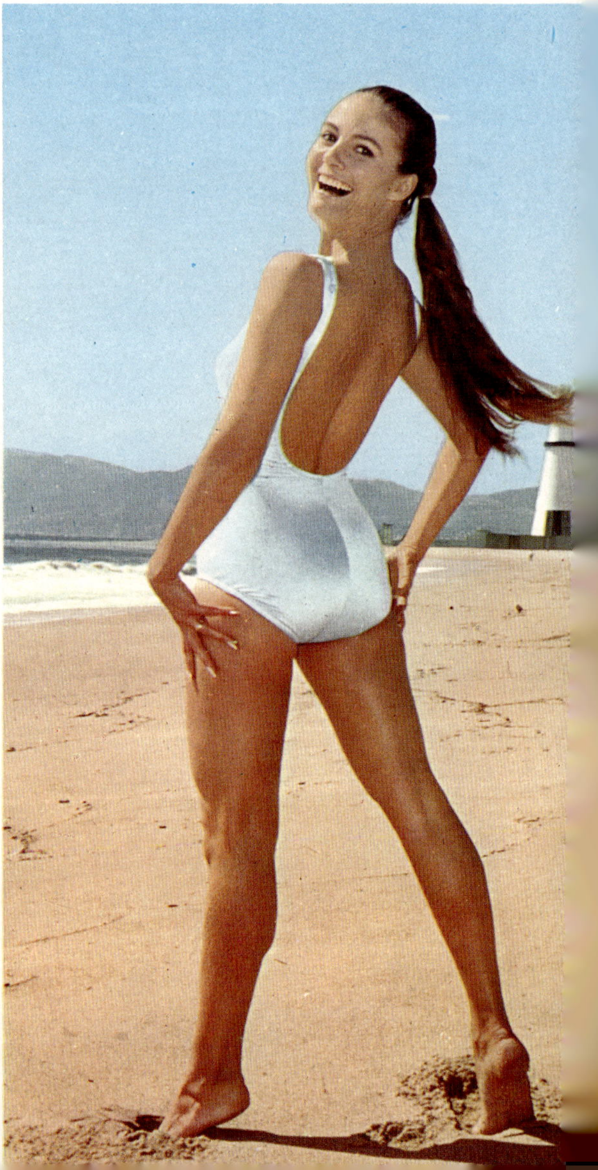

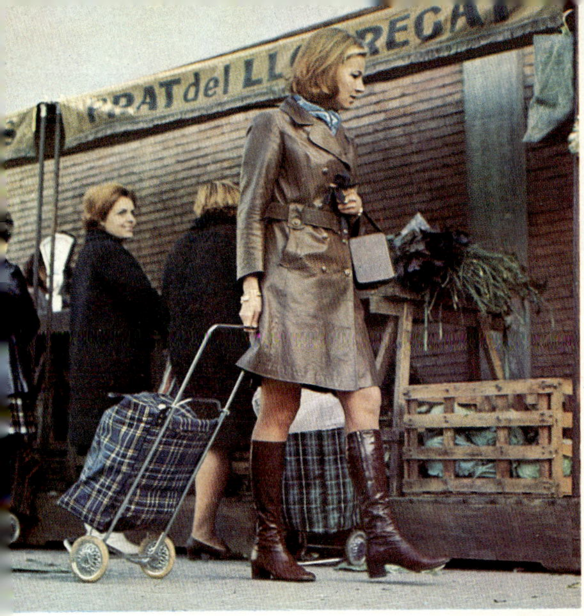

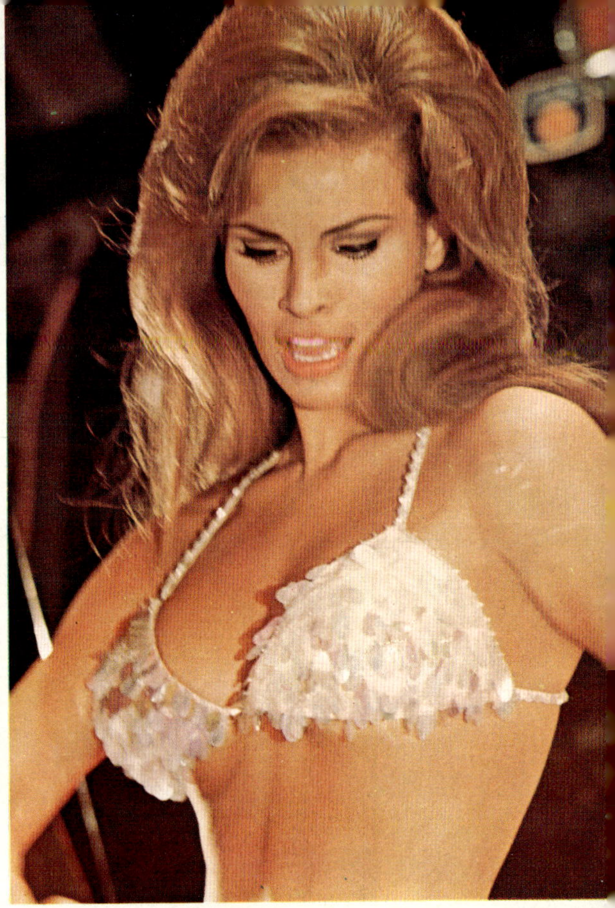

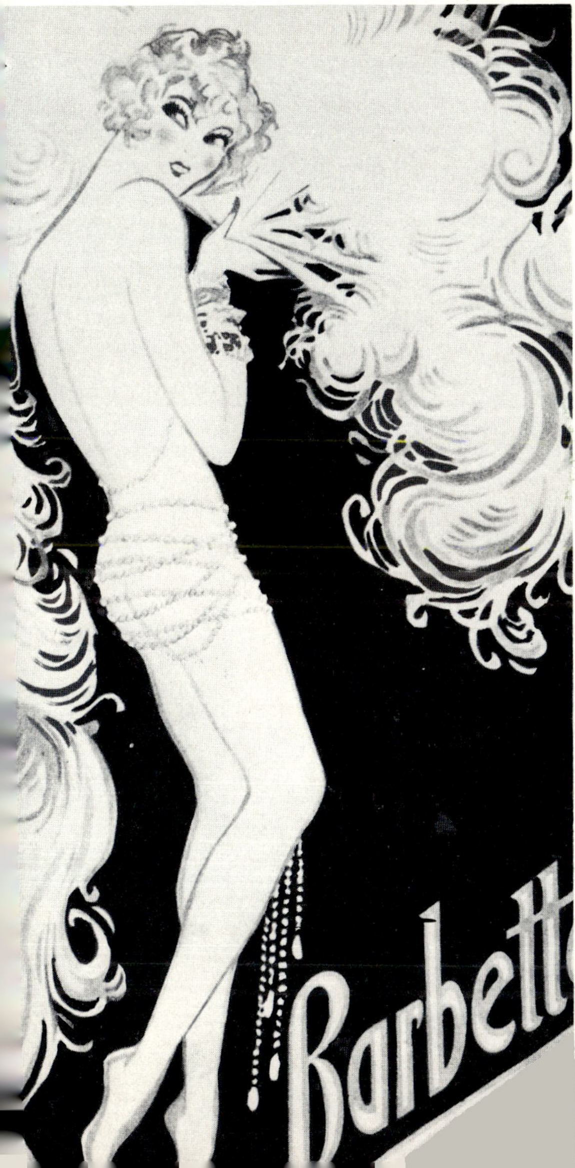
Barbett

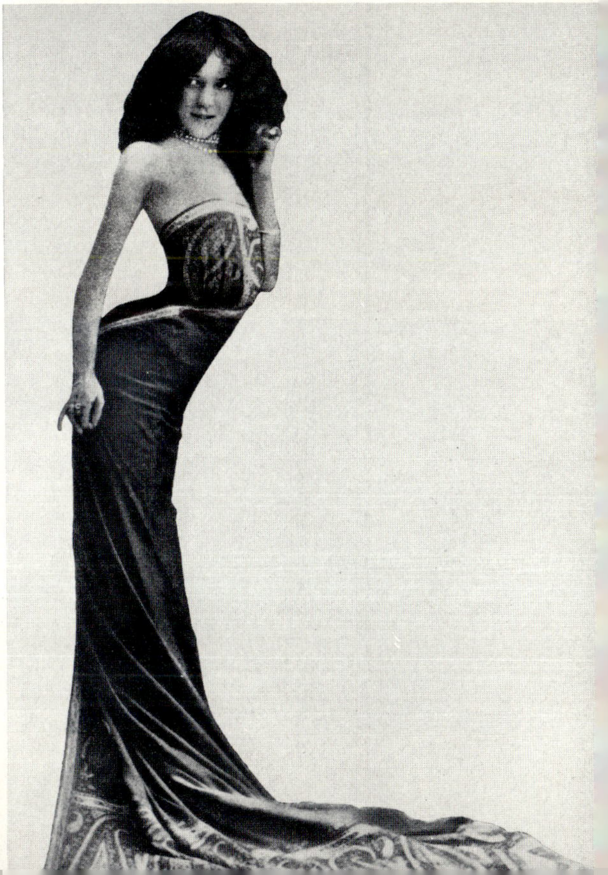

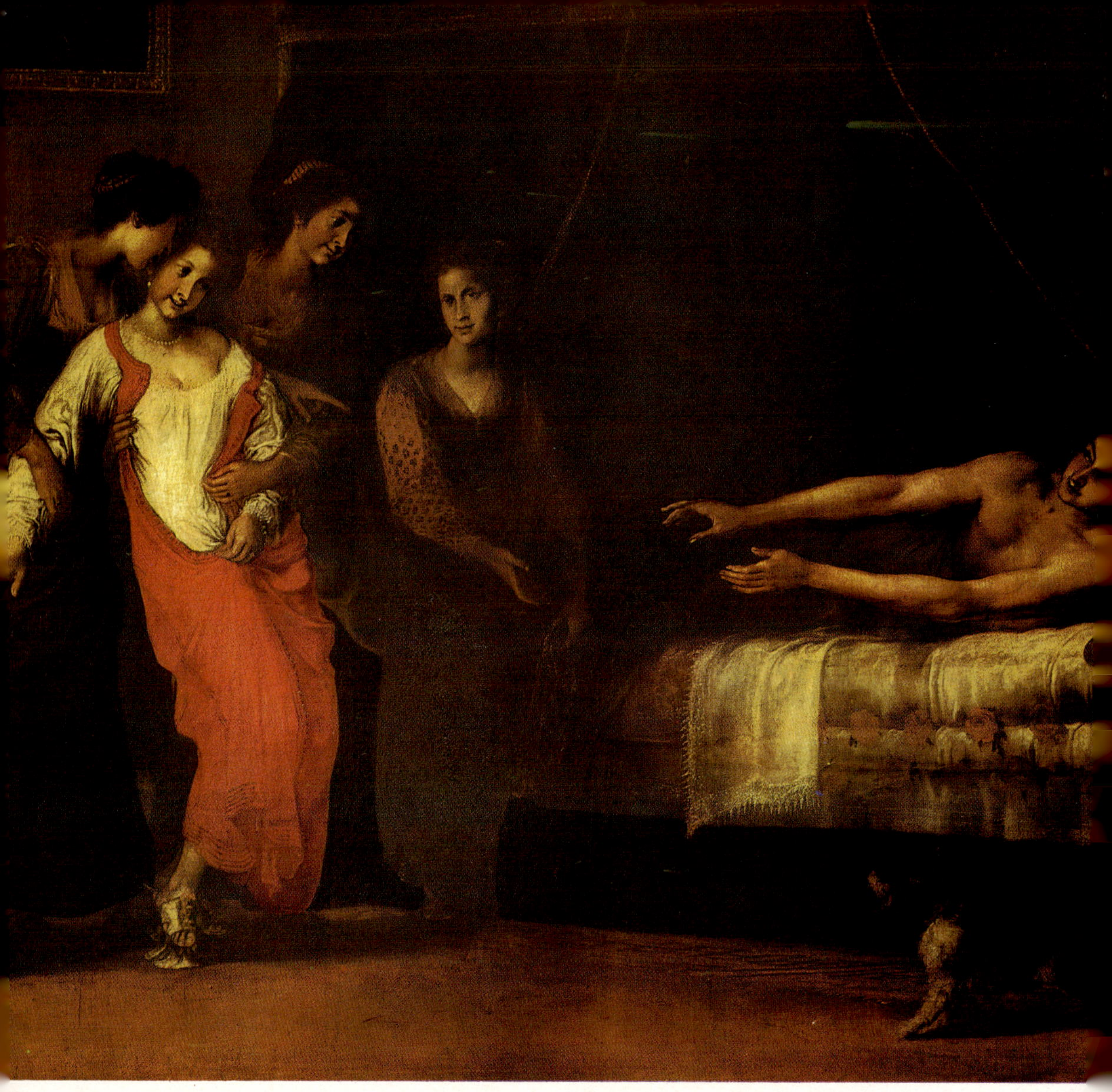

San Giovanni: "La primera noche de boda". Palatina. Florencia

LA VIDA SEXUAL

DESARROLLO DE LA VIDA SEXUAL

En la introducción de este libro se ha dicho ya que al producirse el desarrollo que conduce a la formación de un hombre y una mujer maduros, no sólo hay que tener en cuenta la integridad y capacidad funcional de los órganos sexuales, sino también el conocimiento del proceso de la intimidad sexual; este conocimiento es aún más importante para que los cónyuges puedan conocerse mejor mutuamente. La posición mental que con respecto a la propia sexualidad y a la del sexo opuesto se adopte, y también la madurez y capacidad para hacerse cargo de la responsabilidad y preocupaciones que acarrea la vida en común, son igualmente importantes para que las relaciones del hombre y la mujer puedan mantenerse en la forma correcta. En la sociedad formada por el matrimonio entre dos individuos (monogamia), que nuestra civilización acepta como la mejor para vivir en un estado de entrega total con respecto al cónyuge del sexo opuesto, tanto el hombre como la mujer esperan, en medida creciente, la ejecución satisfactoria y duradera de su destino sexual como seres humanos. No obstante, precisamente por ello es también importante prestar atención, al mismo tiempo que a la preparación mental para esta forma de vida, a la forma en que se ejercite la sexualidad, cosa que depende siempre de los cónyuges.

En todo ejercicio, en toda realización práctica de cualquier carácter, se atraviesan etapas imperfectas, las cuales —aisladas y consideradas en sí mismas— no suelen dar una idea clara de lo que constituye el ejercicio completo, la práctica total. El peligro para la práctica total reside no raras veces en que se tome por definitivo lo que sólo es preliminar. En otras palabras, y acudiendo a una frase hecha, los árboles no dejan ver el bosque. Lo peligroso, en el ejercicio de la sexualidad, es que aquel que ha comenzado satisfaciendo exclusivamente su propia sexualidad, puede llegar a considerarla la única digna de esfuerzo, con lo que se produce lo que antes comentábamos, la detención ante lo preliminar. Al hablar de estas dificultades, pensamos especialmente en la llamada autosatisfacción y en las maniobras estimulantes que más tarde describiremos. Por otra parte, la fijación en este tipo de prácticas sexuales está favorecida por el hecho de que socialmente están vedadas o son menospreciadas. Fácilmente acaban convirtiéndose en el único objetivo sexual perseguido, sin llegar a formas de madurez más elevadas.

Los grados en que debe dividirse el ejercicio de la sexualidad, necesariamente corresponden a estadios del desarrollo. Su puesta en práctica individual es muy diferente, pero todo muchacho o muchacha que se halle en esta época (y no después) debe ser consciente de que esos grados de ejercicio son sólo eso: grados, que únicamente tienen validez para un período de tiempo determinado, precisamente aquel en que se inicia la práctica sexual. A partir de este momento carece de toda justificabilidad. Puesto que toda forma de sexualidad va dirigida al cónyuge, la forma de llevarla a cabo debe ir siempre encaminada a la satisfacción de los deseos y necesidades del cónyuge, y por ello es errónea toda forma que tienda, egoístamente, a la autosatisfacción. En las relaciones conyugales debe ir en aumento el respeto y la consideración mutuas, y ello se conseguirá tanto más rápidamente cuanto antes y mejor ambos cónyuges hayan aprendido a posponer sus propios deseos y necesidades.

Autosatisfacción. Chicos y chicas descubren muy pronto que al tocar y acariciar repetidamente el miembro o la vagina (especialmente el clítoris, del que las chicas no son conscientes hasta relativamente tarde), produce un placer característico y agradable, que gustan de provocarse repetidas veces, a causa de las sensaciones placenteras que le acompañan.

Este descubrimiento, del que se suele tener conciencia —lo más tarde— en la pubertad, pero muchas veces ya en la prepubertad, no es causa de perjuicio alguno para chicos o chicas. El ejercitarse para la consecución del orgasmo es exactamente tan «normal» como el hecho de que el bebé ha de comenzar por pernear, andar a gatas después y finalmente mantenerse erguido, antes de que pueda enfrentarse a la forma en que los seres humanos andan usualmente. Si al bebé se le impidiera pernear y andar a gatas, nunca podría andar, y mucho menos aprender después a correr o bailar. Con respecto a la sexualidad, a menudo se olvida voluntariamente que el placer sexual, que ya empieza a conocerse en la infancia y que se advierte con mayor claridad al comenzar la pubertad, puede convertirse en una parte esencial del amor sólo cuando se posee alguna experiencia del mismo. Si se impide o prohíbe su ejercicio, se hace imposible el desarrollo interior, que debe estar acorde con los órganos y las emociones que desencadena la actividad de los mismos. Toda la formación sexual posterior debe estar basada en la primera niñez o la prepubertad, y a partir de ahí averiguar que la sexualidad exclusivamente física no puede estar aislada de la responsabilidad, la entrega y el cuidado debidos al compañero, y que nunca debe ser considerada como un objetivo en sí.

De esa forma, la educación equivocada de padres y educadores es responsable de que se produzca un desarrollo cuya base de partida hayan sido conceptos negativos: «lo que no se debe hacer» y «lo que no se debe decir». Lo que el niño no ha hecho, lo que el niño no ha podido conocer, no podrá después en modo alguno realizarlo; lo que no ha podido nombrar, será para él eternamente algo sin nombre, algo temible con respecto a lo cual, pese a que, como ocurre en la sexualidad constituya una parte de sí mismo, no le está permitido establecer ninguna relación constante. Lo que él ha debido nombrar de un modo falso, le llevará siempre al mantenimiento de unas relaciones igualmente falsas. Sin embargo, el resultado de un desarrollo basado en un tal comportamiento de los adultos, deberá ser lamentado después, o combatido con indignación. De nada sirven ninguno de estos dos caminos. Por ello es necesario en este punto explicar una vez más la forma en que debe considerarse el hecho de que el niño o el joven libere voluntariamente sus tensiones sexuales y se proporcione placer.

Esta forma de actividad sexual parece ser un comportamiento imperfecto e incompleto, porque evidentemente no va dirigido a ningún antagonista sexual. Pero en ello radica un frecuente error, puesto que este tipo de actividad representa la expresión de una serie de deseos y fantasías dirigidas por regla general a una persona del sexo opuesto. En los niños muy pequeños, esa persona del sexo opuesto es el padre o la madre, según su sexo sea, respectivamente, femenino o masculino. Puesto que el niño no puede realizar ese deseo suyo, esta actuación se ve sometida a la prohibición, cargada con sentimientos de culpabilidad y acaba por desaparecer, ya que no tienen ninguna posibilidad de existencia. Sin embargo, el núcleo de este deseo y la actividad sexual no debe considerarse dañina, mala. Al contrario, este deseo inconsciente del niño, a través de todos sus juegos será fácilmente percibido por los padres avisados, y debe ser tenido en cuenta por los padres y educadores; más tarde, deberá dirigirse a una persona extrafamiliar. Por ello debe mantenerse viva la fuerza de este deseo y utilizarse en el nacimiento del hombre y la mujer adultos; aprender, crecer y madurar.

En la pubertad, la vida sexual que de nuevo tiende a manifestarse en una actividad y un ejercicio usuales, busca todas las formas posibles de expresión. Pero también el antagonista sexual en cuestión, en este caso, es inalcanzable al principio. Ello corresponde a la difícil situación de chicos y chicas durante su pubertad. Llegada la anteriormente descrita necesidad de ejercicio sexual, se produce en nuestra cultura el hecho de que la actividad sexual prematura entre niños y niñas está prohibida, con lo que se produce una prolongación del período de tiempo durante el que chicos y chicas se entregan a la autosatisfacción sexual. Unos y otras, a través del comienzo de su pubertad (a los nueve o diez años) y mediante largos procesos de aprendizaje, que más tarde deberán ser socialmente compartidos, se encuentran a menudo, durante diez o quince años de su vida (de los 10 a los 25 años) en una situación en la que el matrimonio, en lo económico, es difícilmente alcanzable, con lo cual, su tendencia a formar una comunidad sexual —si prescindimos de la posibilidad de relaciones sexuales prematrimoniales— deviene totalmente irrealizable. Por término medio, la edad en que se contrae matrimonio en la República federal alemana es, para los hombres de 25,9 años y para las mujeres de 23,7 años; el período en que es más frecuente el matrimonio va, para los hombres de los 26 a los 27 años, y para las mujeres de los 23 a los 24.

Hoy en día, al contrario de lo ocurrido en generaciones anteriores, las chicas se manifiestan de una forma activa en cuanto a la consecución del placer sexual. Incluso cuando carecen de información suficiente y no han tenido una educación sexual adecuada, las madres enseñan a sus hijas a exigir para sí mismas el derecho a su propia satisfacción sexual. Este comportamiento de las madres es suficiente para que las hijas creen un estado de conciencia que les permite exigir el cumplimiento de sus derechos a la sexualidad. Por ello, las chicas, mucho más que antes, son conscientes de su sexualidad desde los primeros tiempos y por ello —del mismo modo como ha ocurrido siempre entre los chicos— descubren el placer sexual de la autosatisfacción y la practican. La creencia antigua de que el chico practica la masturbación pero no la chica, carece ya de validez.

En la educación debe tenerse también en cuenta que la tensión y el placer sexual liberados en uno mismo (que el concepto de autosatisfacción o masturbación sólo describe de modo incompleto), consciente o inconscientemente van dirigidos a un antagonista sexual, y precisamente éste es su origen. Pero puesto que el antagonista citado es inalcanzable, el deseo sexual permanece irrealizado, y lo que se produce no es una auténtica satisfacción. Si este proceso fuera dirigido exclusivamente hacia uno mismo, también posteriormente debería manifestarse en un narcisismo (amor desordenado hacia uno mismo), tal como se produce en un corto período al principio de la pubertad en el cual la autosatisfacción sirve exclusivamente para un ejercicio que podríamos llamar orgánico, sin ninguna componente síquica. Con este tipo de actuación se demostraría ya un desarrollo anormal, cuyas causas últimas hay que buscar en una formación deficiente. Por otra parte, la autosatisfacción sexual no debe evitarse, supuestamente en bien del proceso del desarrollo sexual, recomendando a los jóvenes el comercio carnal prematuro. Tal actuación, en nuestra sociedad, conduce a la formación de personalidades inmaduras e impreparadas, que consideran el acto sexual no como expresión externa de una relación sexual completa con el compañero, sino como una mera y simple liberación de tensiones genitales. Y con ello se ejercita un comportamiento sexual que a menudo será perjudicial para la entrega a que obliga el matrimonio. Por otra parte, también es posible que, a partir de una satisfacción sexual que al principio sólo fue orgánica, se desarrolle posteriormente una correcta capacidad de convivir, cuando la persona en cuestión se liga a otra determinada. Sin embargo, se mantiene el peligro de que la actuación sexual meramente orgánica conduzca siempre a una insatisfacción y, con ello, a un constante cambio de antagonista sexual, puesto que lo que se busca con ello en ningún caso es una armonía síquica y física, de mutua responsabilidad, cuidado y atención.

Por todo ello, afirmamos que, en nuestra civilización, el fenómeno de la autosatisfacción no podrá eliminarse en mucho tiempo, y debemos aprender que tanto para el niño como para los púberes, y para los chicos y chicas que se aproximan a la madurez, constituye un comportamiento en cierto modo positivo, en un período de conflicto entre el deseo correcto de relaciones sexuales y las dificultades personales y sociales de procurarse el compañero deseado.

Maniobras estimulantes de la sexualidad. Aunque la autosatisfacción o masturbación vaya dirigida a un compañero, quien se entrega a ella está solo, aislado. Puesto que los seres humanos son por naturaleza sociales, para todos nosotros la relación entre seres humanos debe ser algo superior que la entrega física. En el desarrollo de cada ser humano se produce la maduración de los órganos genitales, con lo que se hace posible la exteriorización de los deseos sexuales, dirigiéndolos a un compañero; es decir, a otro miembro de la sociedad. El desarrollo hasta la madurez sexual significa, según lo que llevamos dicho, que tras alcanzar la capacidad física de realizar el acto sexual orgánicamente, se produce el desarrollo de la capacidad de relación en sentido amplio, porque el hombre es una unidad síquica, espiritual y física, y busca siempre la unión con los demás seres humanos en los tres ámbitos que hemos citado: la vida síquica, la vida física y la vida espiritual. Hasta que el hombre y la mujer no sean capaces de mantener unas relaciones correctas, repetimos que en su sentido más amplio no se les puede considerar adultos, no son suficientemente maduros para mantener de un modo duradero las relaciones a que va dirigida la comunidad sexual.

El ser humano necesita varios años para alcanzar esta madurez. En el primer capítulo de este libro hemos hablado ya acerca de la importancia que tiene, en este período de la vida humana, la ayuda para llegar a ser «lo que se está en camino de ser»: formación profesional, concentración en cometidos determinados, ejercicio de la capacidad de contacto (general) a todo lo largo de la vida diaria, y en el tiempo libre dentro de grupos formados por miembros de ambos sexos; actividades deportivas, musicales, literarias, social-políticas y otras semejantes; relación con hombres y mujeres adultos en la vida diaria; relación con conocidos, camaradas y amigos; adquisición de derechos y obligaciones en los trabajos domésticos, en el dinero, en las responsabilidades religiosas o políticas, etc. Los chicos y chicas a punto de ser adultos gastan sus energías en estos cometidos y se ejercitan de modo correcto en la vida social. Pese a toda la liberalidad sexual que existe en nuestra época, no cabe duda acerca de que, según la capacidad de comprensión, según la inteligencia de cada cual, el mejor camino para alcanzar la madurez sexual completa es lograr que transcurra el tiempo entre la pubertad y el matrimonio sin ceder a la tendencia natural hacia el comercio carnal. Sin embargo, es decisivo para que pueda llegarse a tomar esta decisión, que debe renovarse una y otra vez a lo largo de este período, el hecho de que al ir creciendo en edad, se tenga también acceso a la comprensión de los múltiples problemas ligados a esta evolución, y que no se obtenga simplemente la prohibición de toda actividad sexual.

En el curso de tal desarrollo hacia la capacidad de relación, no es raro que se produzcan encuentros entre hombres y mujeres que deseen recorrer juntos el camino hacia la madurez. Puesto que la relación espiritual y síquica entre el hombre y la mujer no excluye la relación corporal, sino que tan sólo la posterga o la sitúa en un campo paralelo, con la creciente confianza en el trato y el mejor conocimiento del compañero despierta el deseo y la necesidad de relacionarse y unirse físicamente. Pero a menudo, por causas sociales y económicas, no es posible contraer matrimonio. En tal caso, la pareja se encuentra con la necesidad de decidir entre iniciar unas relaciones sexuales prematrimoniales o intensificar la mutua concesión de caricias. A esa intensificación de las caricias y de las maniobras afectivas las reunimos bajo el concepto de actividades estimulantes de la sexualidad, en las que se incluyen los conceptos *petting* y *necking,* voces inglesas cuyo significado pasamos a explicar. *Petting* es la actividad estimulante de la sexualidad que se realiza en los órganos sexuales del compañero, y que conducen a éste hasta el orgasmo;

necking es la actividad estimulante de la sexualidad realizada para satisfacer las necesidades sexuales del compañero, pero sin maniobrar sobre sus órganos sexuales. El significado real de las actividades excitantes radica en que ambos jóvenes liberan sus respectivas tensiones sexuales sin que se produzca el acto sexual. Con ello, la chica sigue siendo virgen, pese a que, desde el punto de vista sexual, conoce cuanto le reserva la vida íntima matrimonial. Estas actividades excitantes no son en absoluto dañinas para la salud, hasta tanto realmente conduzcan a la eyaculación y el orgasmo. De otro modo, pueden conducir a una tensión sexual constante y no liberada que determine una intranquilidad y un nerviosismo que pueden ser causa posterior de otros estados patológicos siquiconerviosos.

Las actividades estimulantes son, con toda seguridad, formas de expresión de la vida sexual prematrimonial. Constituyen una solución para aquellos jóvenes que no quieren ejercitar el comercio sexual prematrimonial. Pero también constituyen la expresión de una unión sexual cuyo origen es una estrecha unión amorosa, mucho más de lo que podía originar una amistad libre de toda componente sexual. Por otra parte, las actividades estimulantes de la sexualidad son también una forma de ejercitar la vida sexual. Por una parte, la excitación común y mutua transforma el aislamiento de la autosatisfacción, de la masturbación, en una intensa actividad de relación. Por otra parte, con la realización de estas actividades se adquiere una preparación para el futuro comercio sexual correcto. Y no debemos olvidar que las actividades estimulantes constituyen la expresión de un caudal afectivo considerable. Así es, porque expresan —al contrario que el acto sexual aislado— realmente una componente erótica y un deseo de llegar a la relación íntima y total.

De esta forma, las actividades estimulantes constituyen para muchos chicos y chicas, una fórmula de ejercicio del erotismo íntimo. Por ello, no hay que admirarse de que haya parejas que mientras que, en un principio, cuando realizaban actividades estimulantes de la sexualidad se mantuvieron unidas, posteriormente, al realizar el acto sexual dentro de su matrimonio, sufren menos de las consecuencias de la frigidez y de la impotencia como ocurre con otras parejas.

Sin embargo, no debe olvidarse que en el desarrollo hacia la madurez sexual completa, estos grados intermedios no deben tener una duración excesiva, puesto que de otro modo pueden ser dañinos. Es fácil que se llegue a la fijación en estas actividades del proceso de excitación, y con ello a dificultar la realización del acto sexual correcto. Más tarde, cuando tras una inicial satisfacción mutua con un compañero, se produce un sentimiento de insatisfacción, debe dejarse atrás ese grado del desarrollo. Este debiera ser exactamente el momento en que contrajeran matrimonio, para que la realización del acto sexual se produjera en la seguridad y protección que proporciona la institución del matrimonio. Porque el comercio carnal prematrimonial, incluso cuando se realiza previa la mutua atención, cuidado y responsabilidad, y con intención de mantener estas relaciones de modo duradero, se apartan ya del ámbito del ejercicio sexual en el sentido que hasta aquí le hemos dado. El hecho de que el acto sexual, sin intención de que las relaciones se mantengan de forma duradeza, no constituye en realidad ningún ejercicio positivo, sino que en último término representa un aislamiento irresponsable de la sexualidad, debe ser un concepto que quede totalmente claro y que aquí nos limitamos a repetir.

LA ATRACCION SEXUAL

Hemos dicho ya que un comportamiento correcto con respecto a las relaciones sexuales es el de no tratar de emprenderlas sin antes haber reconocido que han de establecerse con un conjunto de elementos físicos y espirituales al que llamamos persona, y que no hay que ver en el compañero sólo la «envoltura de un órgano sexual», sino que es preciso ver en él otro Yo, al que debe amarse en toda su individualidad y complejidad, porque solamente puede nacer un Nosotros feliz de la independencia y aceptación de cada Yo, y de la duración de las relaciones.

Reacciones sexuales. El «control nervioso» del proceso funcional que se produce en los órganos sexuales con ocasión del acto sexual es extraordinariamente complicado. Sin embargo, puesto que hasta nuestros días se han elaborado numerosas teorías y explicaciones acerca de este tema, muchas de ellas erróneas y muchas mecanicistas, debemos tratar de dar una visión de conjunto, exponiéndola desde el punto de vista científico.

La unidad más sencilla de esta función nerviosa es el llamado *reflejo*. Por reflejo entendemos la reacción de un órgano, una parte de un órgano, un sistema de órganos, frente a un estímulo exterior (o interior: mental), que para este órgano y esta función hemos de suponer específico (el oído reacciona solamente frente a ondas de sonido y no frente a ondas luminosas; el tacto reacciona tan sólo por reacciones de contacto, no por estímulos olfatorios). Tales estímulos consisten en modificaciones de la situación en que se encontraba previamente el órgano receptor (oscuro-claro, silencio-ruido, calor-frío). A esa modificación la denominamos «estímulo» y depende tanto de la magnitud de la modificación como del estado previo del órgano sobre el que dicha modificación actúa realmente como estímulo (no es lo mismo el ruido de un martillazo dentro de una sala de máquinas que en una noche silenciosa).

La percepción de un estímulo depende también de la predisposición a percibirlo. Por ejemplo, cuando estamos jugando o leyendo con mucho interés, no oímos —con el oído interno— si nos llaman a comer, aunque las ondas sónicas alcancen realmente nuestro oído. Se ha producido un «cortocircuito». Pero el que tiene hambre y está jugando o leyendo tan sólo para hacer tiempo hasta la hora de comer, puede confundir cualquier sonido con la llamada que está esperando, aunque lo que su oído haya percibido sea un sonido completamente distinto. A ese proceso, en el que un impulso se hace realmente efectivo, le denominamos «traspaso de la onda impulsiva».

Al producirse este traspaso de las ondas impulsivas, los impulsos simples son registrados por las terminaciones nerviosas específicas. Lo que éstas registran, a través de las vías nerviosas llegará hasta la médula espinal: allí se origina una vía de conducción del impulso (véase la figura 34). Estas vías nerviosas poseen células nerviosas, con engrosamientos nodulares en las raíces posteriores de los nervios, pero por fuera de la médula espinal (nódulos de la ilustración 34, a la derecha, arriba).

De la sustancia gris de la médula espinal, el impulso se transmite a otras células nerviosas, hasta llegar a las que se ocuparán de distribuir los impulsos. Esta dis-

tribución alcanza tanto el lado contrario (de la derecha a la izquierda y a la inversa), como hacia arriba y abajo. Más adelante, el impulso alcanzará ciertas células nerviosas que, unidas a determinadas porciones del órgano receptor del impulso, producirán alguna modificación en dicho órgano.
Ambas posibilidades de comunicación de los impulsos llegados a la médula espinal alcanzan también las células nerviosas de salida, comunicadas con el órgano que ha recibido el impulso. Estas vías nerviosas de descenso provocan en los órganos una reacción al impulso; es decir, una modificación que puede ser adecuada al impulso (por ejemplo, golpe sobre un músculo → conducción del impulso a la médula espinal → distribución en la médula espinal → conducción del impulso a partir de la médula espinal → contracción del músculo: movimiento de una articulación). Este proceso ocurre sin que nosotros nos apercibamos, sin que intervenga nuestra voluntad. Es un acto involuntario al que denominamos «reflejo».
En los órganos sexuales se producen multitud de tales reflejos, que tienen lugar de un modo totalmente inconsciente. Se producen simplemente porque nuestro organismo está preparado para registrarlos y reaccionar ante ellos. Sabemos que estos reflejos se producen también cuando la porción inconsciente de nuestro sistema nervioso queda aislada de todas las demás porciones de dicho sistema, como puede ocurrir en casos muy graves, por ejemplo en una parálisis.

Reflejo del coito. El conjunto de estos reflejos relacionados con los órganos sexuales y sus funciones se denomina «reflejo del coito». Dependen directamente de la situación de una cantidad determinada de hormonas gonadotropas de la hipófisis. Ello significa que estos reflejos se inician con la pubertad, pero se mantienen efectivos hasta edades muy avanzadas; es el caso de la mujer después de terminar su vida fecunda, es decir, después del climaterio.
Sin embargo, la efectividad de un impulso no se limita al desencadenamiento de un proceso reflejo. Ya hemos hablado de la posibilidad de distribución del impulso a células nerviosas situadas más arriba o más abajo en la médula espinal, y también que llegue a conocimiento de centros de distribución nerviosa situados fuera de la médula espinal. Sin embargo, la distribución se produce también de un modo absolutamente distinto; nos referimos a la comunicación del impulso al cerebro (v. figura 35). De esta forma, por una parte se llegará a porciones del cerebro en las que, lo mismo que en la médula espinal, se desencadenan reflejos (aunque mucho más complicados y polifacéticos); por otra parte, se llegará también a porciones del cerebro que controlan, de forma consciente o inconsciente, el total comportamiento del ser humano.
Todas las reacciones del hombre que (solamente) se basan en arcos reflejos (de la médula espinal) simples, reciben el nombre de reacciones involuntarias. Todos los reflejos que pasan por el cerebro reciben el nombre de reacciones voluntarias. Con ello no se quiere indicar que estas llamadas reacciones voluntarias hayan de ser forzosamente conscientes. Para evitar errores, recuérdese que deben contraponerse la médula espinal y el cerebro, como sistema nervioso central, y el sistema nervioso exterior o periférico (nervios y otros centros de distribución). Yendo más allá, debe diferenciarse también un sistema nervioso independiente (especialmente troncoabdominal), que controla de modo reflejo muchas funciones

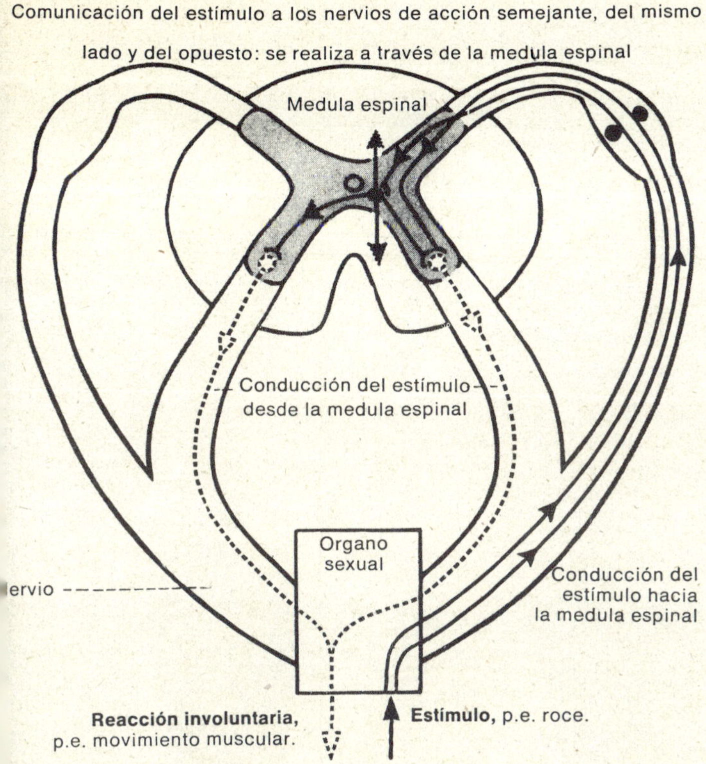

Fig. 34. Dibujo esquemático del acto reflejo en la médula espinal (sólo por un lado del cuerpo)

Las vías nerviosas procedentes de los órganos tienen células en un nódulo (ganglio) situado exteriormente a la médula. Estas células conducen el estímulo, ya en la médula espinal, a otras células nerviosas que cuidan de distribuir el estímulo a otros centros de la médula o directamente a algún órgano.

El estímulo y la reacción no son percibidos por el individuo, y en estos procesos reflejos no reciben ninguna influencia de la voluntad

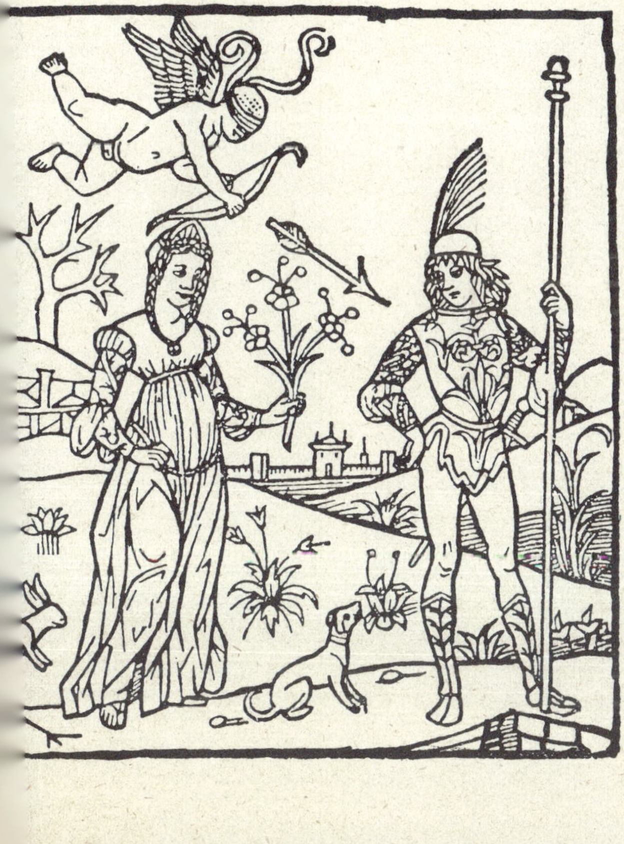

"Amor". Grabado italiano del siglo XV.

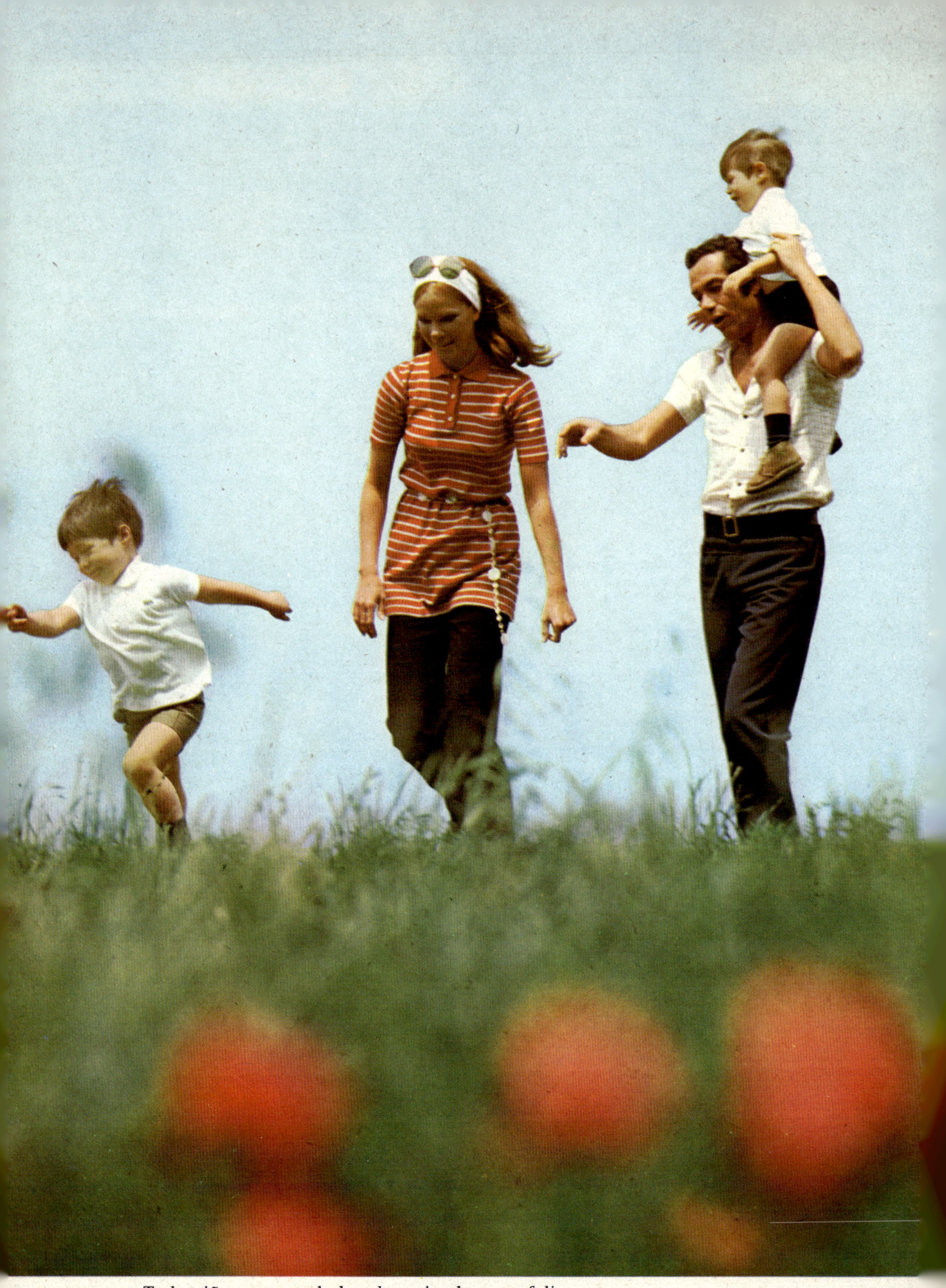

Todo niño, como todo hombre, tiende a ser feliz

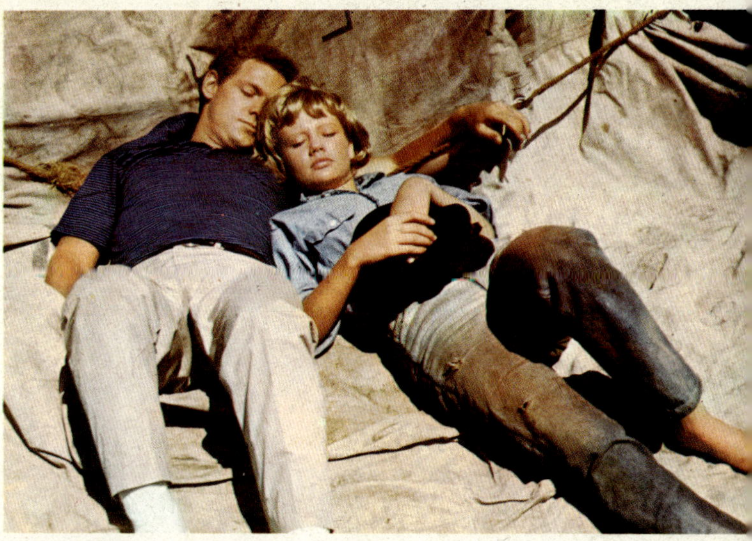

La vida sexual puede convertirse en una simple cuestión de costumbre, pero si cambia el objeto de la sexualidad afecta al otro ser humano en su intimidad

Página siguiente
La disposición anímica con respecto al compañero y a la vida en común es decisiva. Si no sabe amarle, dejando a un lado faltas y debilidades, no podrá llegar a una satisfacción plena en la sexualidad

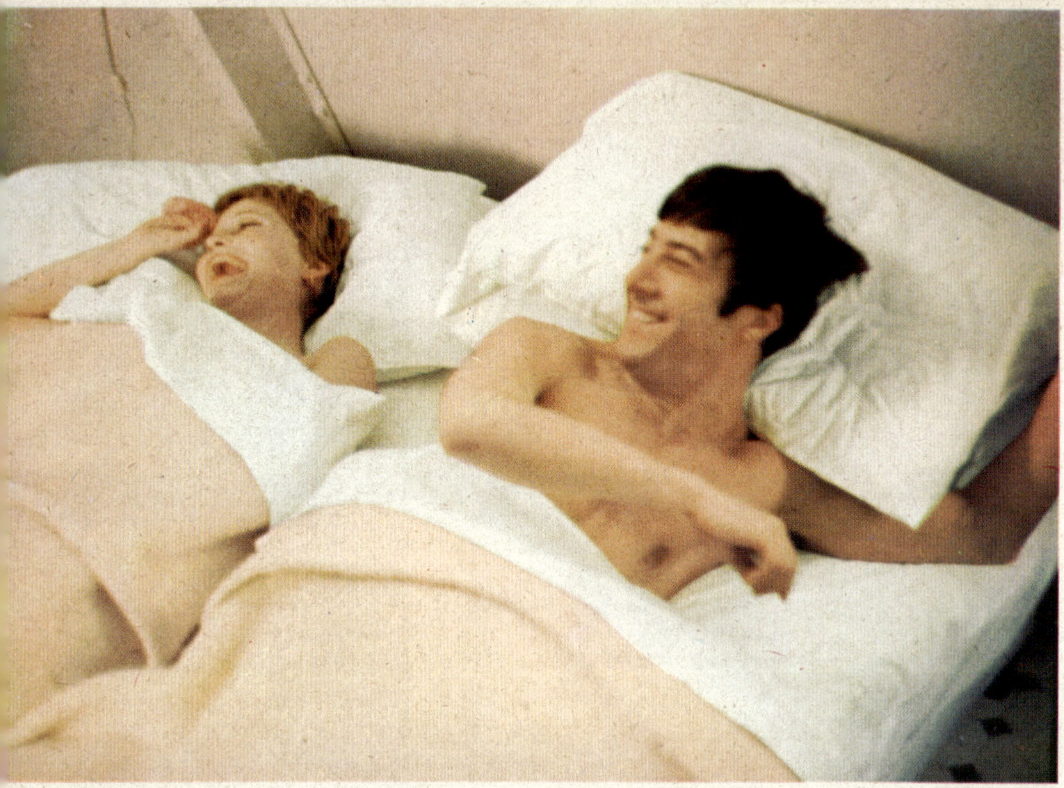

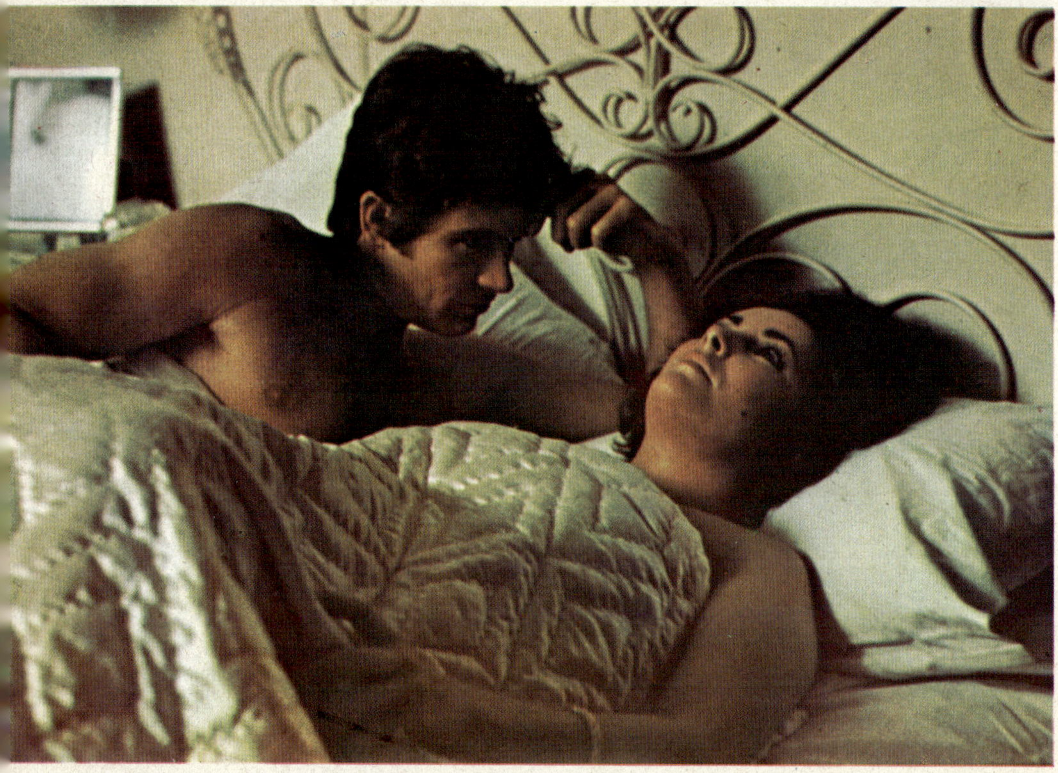

Es necesario que el acontecer sexual se halle amparado por la confianza en la atención, el cuidado y las responsabilidades mutuas

primarias involuntarias; por ejemplo, la actividad de los músculos intestinales, o las glándulas digestivas y también el corazón.

Sin embargo, con la llegada de un impulso al cerebro no se tiene necesariamente conciencia de este impulso, sino que muy a menudo lo que se experimenta es una sensación indeterminada, genérica o perteneciente a un sistema orgánico determinado. Por ejemplo, al producirse un roce sobre el glande del pene masculino o el clítoris de la mujer (v. figuras 6 y 17), se desencadena un primer reflejo que determina el aumento de volumen de los cuerpos cavernosos de los órganos sexuales masculinos y femeninos. Esta «repleción» de los órganos sexuales y los roces siguientes determinan una primera excitación placentera que incita a aumentar la excitación. De esta forma se incrementa el proceso reflejo, con el objetivo de hacer desaparecer la excitación, o sus causas. Pero ello no es posible hasta que el aporte sanguíneo que llena los cuerpos cavernosos y la excitación que va ligada a este fenómeno comiencen a decrecer. Por ello este reflejo, sometido a una serie de reacciones controladas por el cerebro, culmina en el orgasmo (v. página 242). De esta forma, el reflejo llega a su punto crítico y comienza a disminuir la excitabilidad. Un estímulo igual desencadenado inmediatamente después del orgasmo no produce ningún nuevo proceso reflejo, porque el nivel de excitabilidad del órgano durante el período de fatiga es muy elevado. Tal impulso nuevo, en este momento, incluso determina una sensación dolorosa o desagradable, y en ningún caso de placer.

Si prescindimos de las sensaciones ya aludidas del placer y del dolor, el proceso descrito se presenta como un reflejo influenciado por la voluntad —es voluntario porque interviene el cerebro—, pero también como un proceso que actúa de modo reflejo, es decir, sin que actúen otras porciones o funciones del cerebro —como el sentimiento y la memoria— y se desarrolla de modo inconsciente. Este proceso elemental de la reacción sexual es propio de todos los animales superiores. Puesto que esta forma de actuar en los animales depende de la existencia de una determinada cantidad de hormonas sexuales, se explica con ello por qué fuera de las épocas de celo, cuando en los animales no se secretan dichas hormonas, no se producen las reacciones previstas para estos estímulos. En los seres humanos, estas hormonas se producen de modo constante, y por ello su sexualidad es ordenada y conformada conscientemente, bajo el control de las formas de civilización.

Para los seres humanos hay otro mecanismo que resulta decisivo para el acontecer sexual. Lo que se experimenta o lo que se siente de modo indeterminado se controla y comprueba a través de la memoria y a través de las experiencias en ella almacenadas, conectadas o no con la conciencia; las experiencias inconscientes no por ello son menos efectivas. Esta memoria y experiencia actúan incluso en la primera infancia, aunque en este caso engloba solamente recuerdos recogidos durante muy poco tiempo, añadiéndose impresiones y experiencias que no sólo se refieren a la esfera sexual, según lo que aquí estamos tratando, sino también a todos aquellos extremos que estén en mayor o menor relación con ellos. Si reunimos toda esta serie de cuestiones bajo el concepto general de «memoria», al producirse la llegada de un impulso, todos los recuerdos, conscientes o inconscientes, aceptados o rechazados, placenteros o desagradables, saldrán a la luz. A menudo y simultáneamente, se recuerdan extremos de un matiz sensorial totalmente opuesto.

Si estos recuerdos contrarios son conscientes, es el individuo el que escoge y da prioridad a uno u otro recuerdo. Sin embargo, si uno de ellos es inconsciente, ya no es tan sencillo decidir, especialmente porque los recuerdos inconscientes son muchas veces los más fuertes, de forma que la voluntad «consciente» debe ceder y se llega a una decisión que «uno mismo no entiende». Ya aprendimos algo de estos procesos en determinadas formas de la impotencia o la frigidez. Si en el recuerdo predominan los elementos aceptados, satisfactorios y alegres, dichos recuerdos apoyarán el reflejo provocado por impulsos sexuales que tiendan a conseguir sensaciones máximas. Si predominan los recuerdos odiosos, rechazados y desagradables el proceso reflejo puede interrumpirse completamente, porque puesto que el arco reflejo simple pasa por la médula espinal, pese a toda voluntad consciente no se produce reacción alguna. No es posible exponer detalladamente los diferentes elementos de estos recuerdos de tanta significación. A causa de esa significación de los recuerdos que pueden entorpecer el proceso reflejo, expondremos a continuación algunos de ellos, aunque limitadamente.

Digamos ante todo que la prohibición de la sexualidad, ocurrida en la primera niñez o más posiblemente en la pubertad, y unida también a una condenación de los órganos sexuales y del placer unido a los mismos, puede conducir a la detención del proceso reflejo, hasta llegar incluso a la impotencia en el hombre o la frigidez en la mujer. Pero también los lazos infantiles, inconscientes, que unen al muchacho con su madre y a la chica con su padre, pueden determinar trastornos de esta especie. Si más tarde, tal tipo de unión se transmite al compañero en la vida sexual, puede determinar, ya entre adultos, un serio obstáculo para la entrega sexual, porque inconscientemente, con esta ligazón se ha transmitido simultáneamente la conciencia de que no es posible tener comercio carnal con el compañero, lo mismo que el muchacho no puede tenerlo con su madre, ni la hija con su padre. La violación, o cualquier otra anomalía en el trato sexual por el estilo, que pueda influir en la sique del ser humano directamente afectado por la misma, tiene consecuencias semejantes. Y no tienen menos importancia, aunque desgraciadamente no suele concedérseles ninguna, aquellos recuerdos directamente relacionados con la propia persona del compañero en la vida sexual, o bien lo que cada uno espera de éste (o de ésta), en posible contradicción con lo que ocurre durante el acto sexual. Precisamente la mujer es especialmente sensible para este tipo de recuerdos y deseos —ya cuando es una niña—, porque ésta está mucho más ligada a la vida sexual que el hombre. Los órganos sexuales femeninos más importantes están dentro de su propio cuerpo. Recogen el pene y el semen del hombre. Incluso síquicamente, la mujer es más introvertida que extravertida. Los órganos sexuales del hombre son externos a su cuerpo y ejercen su función claramente hacia afuera. Desde el punto de vista síquico, el hombre vive más dirigido hacia afuera que contemplándose a sí mismo, a su interior.

La disposición anímica, en general, con respecto al compañero y a la vida en común, es decisiva. Aquél que sólo someramente conozca al otro, que de él sólo sepa que es un ser vivo, pero lo considere solamente como un objeto con los órganos sexuales adecuados, al cual no conoce en su totalidad como sujeto, concepto en el que se incluyen sus faltas y debilidades, y no sabe amarle precisamente dejando a un lado estas faltas y debilidades, no podrá en ningún caso llegar a las esferas máximas del placer en la sexualidad, y muy probablemente su actividad sexual se detendrá a menudo en un grado primario. Si la actividad sexual se ve limitada a ese grado primario de modo permanente, grado que muchos, equivocadamente, consideran suficiente, se marcará en la experiencia del otro compañero una huella que difícilmente podrá borrarse o modificarse. Para expresar gráficamente este concepto, podemos sugerir un recorrido en automóvil, a través de un campo. Tras pasar por primera vez, las ruedas marcan una huella. Si se recorre por segunda vez el mismo campo y se utiliza el mismo camino, es decir, se discurre sobre las mismas huellas, resulta difícil abandonarlas en un momento dado. Tras repetidos recorridos, la posibilidad de abandonar la huella se hace cada vez más difícil, y, finalmente, es verdaderamente imposible hacerlo sin ayuda, puesto que las huellas se han hecho tan profundas, tan rígidas, que aun cuando entretanto se haya averiguado que estas huellas discurren por un camino que no es el correcto para llegar al objetivo deseado, es ya totalmente imposible abandonarlas. Precisamente las cuestiones corporales, sin una faceta en que se incluya el sentimiento, sin una intervención síquica, pueden convertirse fácilmente en «reflejos de dirección equivocada». La vida sexual puede convertirse en una simple cuestión de costumbre, lo mismo que el hábito matinal de lavarse los dientes, pero con consecuencias mucho mayores. Si se tira el cepillo de dientes y se cambia por otro, porque ya ha dejado de ejercer sus funciones de limpieza, no va a producirse perjuicio alguno. Pero si lo que se cambia es el objeto de la sexualidad, con respecto al cual el estímulo está embotado puesto que no desencadena reflejo ni placer alguno, afecta al otro ser humano en su intimidad, el ser humano cuyo pudor ha sido vencido, cuya forma de ser se ha desvelado por completo, al cual se había prometido amor. Precisamente, para conseguir una intervención de la sique, es necesario que el acontecer sexual se halle amparado por la confianza en la atención, el cuidado, la responsabilidad mutuas, lo cual es muy superior a la relación entre los respectivos órganos sexuales.

Por ello es totalmente ilusorio opinar que es posible efectuar un ensayo previo, referido a las relaciones sexuales, para averiguar si dos personas son adecuadas entre sí. Los órganos sexuales del hombre y la mujer son tan elásticos y tienen tanta capacidad de adecuación que, teóricamente, cualquier hombre puede tener comercio carnal con cualquier mujer. Las vías nerviosas y sus centros de distribución, en cada hombre y en cada mujer, están dispuestas de forma que todos los estímulos, sensaciones y placeres puedan transmitirse y ser objeto de una reacción determinada.

EL ORGASMO

El motivo de que valga la pena esforzarse por formar una comunidad fisicoespiritual, por concederse mutuamente la confianza, el cuidado y las atenciones, y comprenderse y sentirse responsables uno respecto a otro, desde el enamoramiento, tiene el objetivo fundamental de llegar, a través de tal amor, a una comunidad sexual basada en algo más que en lo meramente físico, basada en la expresión, propia de cada pareja, de que el hombre y la mujer constituyen un solo cuerpo.

Dentro de todo el curso del reflejo, de la forma en que lo hemos descrito más arriba, el orgasmo exige una importante intervención del cerebro. Sin embargo, lo que ocurre realmente cuando éste se produce, sigue siendo un misterio y lo seguirá siendo todavía durante mucho tiempo. De modo general, podemos decir solamente, con toda seguridad, que el orgasmo expresa la unidad entre la sique y el cuerpo del hombre, más que ninguna otra función corporal, y que tiene además esa unidad como condicionamiento previo. El placer sexual, la eyaculación, los movimientos rítmicos del útero, las tensiones y vibraciones sexuales no constituyen orgasmo, aunque éste no pueda producirse sin que ocurran al mismo tiempo todos los fenómenos citados. El orgasmo tiene como condición previa la de que hombre y mujer se entreguen totalmente, se hagan mutuamente ofrenda de su cuerpo. Pero es menos necesaria la voluntad de hacerlo que la predisposición interna e inconsciente. El deseo firme de querer para sí al compañero, y de, por él y con él alcanzar el punto más alto del placer (lo que puede expresarse en la frase: «Quiero ser feliz contigo») puede ser exactamente tan perjudicial para el orgasmo como la postura mental que se expresaría con la frase: «Tú debes ser feliz conmigo (a través de mí), yo quiero hacerte feliz.»

Sin duda la mejor disposición, pero no la más fácil, sería la que expresa la frase: «Estoy dispuesto, con toda mi sexualidad, a servir activamente a la tuya.» Pienso que casi cada palabra de esta frase tiene significado: *Yo,* es decir, no una fuerza que pueda haber en mí, no un «algo» inconsciente que pueda albergarse en mi alma, sino yo, yo mismo, con toda mi consciencia.

Yo estoy dispuesto, es decir, no es que yo exija nada de ti, para mí, sino que espero, con mi reacción, responder a tu acción.

Pero yo estoy dispuesto con toda mi sexualidad, no sólo con mis órganos sexuales, que están a disposición tuya, sino con toda mi calidad de ser humano, con toda mi fuerza y debilidad, con todo mi placer y felicidad, con todo mi cuerpo y con mi cariño, con mi piel y roce, con mi voz y mi olor, con mis ojos y oídos; en definitiva, con todas las piezas y fibras de mi ser, y también con todos mis pensamientos, que en este momento dirijo sólo hacia ti. Naturalmente, para ello es condición previa que exista una capacidad ilimitada de aceptación, y una seguridad en sí mismo *(Margarete Seiff: «Puedo vivir sin ti, pero vivir contigo es mejor»).*

Estoy dispuesto, contigo, es decir a no llegar al orgasmo con persona que no seas tú, a quien yo he dirigido toda mi confianza, atención, cuidados y responsabilidad, y porque sé que tú no eres ningún desconocido (ninguna extraña) para mí.

Estoy dispuesto a servirte activamente, no esperando a que tú me necesites para ofrecerme, sino yo mismo participando en la consecución de esta felicidad, complaciéndome tanto en mi excitación como en la tuya, y dedicándome a aumentarla, por mi propia voluntad y por la tuya.

Estoy dispuesto a servirte, es decir, soy para ti, y en estas cuestiones sólo para ti; estoy dispuesto a regalarte libremente toda mi propia existencia, y no con servilismo sino con alegría, porque tú, conmigo y a través de mí, debes ser feliz. Y lograrlo será toda mi felicidad.

A partir de tal expresión de amor —quisiera poder decir que tan sólo a partir de esta expresión— es posible la entrega última en el acto sexual. Hablamos de «muerte instantánea», en la que la existencia de cada uno se convierte en un

Nosotros, en un nuevo ser que sólo puede originar la unidad de sentimiento y voluntad de los dos cónyuges, en la que cada uno carece de poder sobre su propio cuerpo, y, muy a menudo, les conduce a un desfallecimiento extraordinariamente placentero (y cortísimo) que les mantiene arrobados en el Nosotros aludido. En el mismo, los dos, hombre y mujer, se han hecho mutua donación de toda su calidad de ser humano, renuncian a su existencia individual, porque ellos, separadamente, son totalmente incapaces de alcanzar esa experiencia única del placer en la que todo el ser humano participa, en cuerpo y alma, y, aunque sólo durante unos segundos, se fusiona con el compañero. En la cima de esta sensación máxima, el orgasmo propiamente dicho, carece de toda importancia la expresión del rostro. Esta sensación se halla a medio camino entre la muerte del Yo de cada uno y la vida de un nuevo Nosotros, entre el dolor (egoísta) por la propia individualidad y la felicidad por la entrega del yo respectivo en aras de la consecución de un nuevo ser común. Por ello la expresión del rostro debe vacilar entre la felicidad y el dolor, entre la vida y la muerte.

Hasta el momento hemos hablado tan sólo de los reflejos del coito que culminan en este orgasmo. Por ello, debemos ahora aclarar que todos los órganos y sistemas de órganos intervienen en la formación de este ser común. En aquel instante, cuerpo y alma tratan de hallar la paz uniéndose. Todos los órganos de los sentidos se condicionan a la consecución de este placer. El mundo circundante carece de toda importancia. La respiración se hace más profunda, como si los amantes quisieran liberarse de algo que les oprime; a menudo los corazones baten con el mismo ritmo, lo mismo que los movimientos musculares involuntarios, que unen a la pareja aún más estrechamente. Tan sólo en este corto instante del orgasmo se hace realidad la unión en un solo ser de la pareja, y con ello se accede a un placer imposible de otra forma; porque, de una forma maravillosa, pese al tremendo final de las relaciones sexuales, permanece vivo el elemento físico individual.

El orgasmo es el punto máximo de la tensión sexual que se desvanece después de la terminación del mismo, lo que se produce más o menos lentamente y unida a excitaciones rítmicas aisladas. No todos los actos sexuales terminan en un orgasmo. Exigir su realización de manera constante conduce fácilmente a una sobresaturación, y el orgasmo se convertirá en un esfuerzo destinado a la obtención del máximo placer posible. De esta forma, no sólo la sexualidad se convertirá en una arena en la que se dirimirán cuestiones de prestigio, sino que el orgasmo perderá su carácter de posibilidad máxima de armonizar cuerpo y espíritu. Y a ello se une el hecho de que uno de los cónyuges exija del otro la prestación sexual. No obstante, la armonía está siempre al alcance de quienes se preocupen mutuamente, uno de otro, de manera constante. Y ello debe ser así, tanto en la preparación para el matrimonio como en el matrimonio mismo.

A pesar de todo, no debe olvidarse la necesidad de un previo conocimiento de todas estas relaciones y una actuación mutua llena de tacto. En los primeros encuentros sexuales, difícilmente se alcanza el orgasmo al mismo tiempo, porque la tensión sexual de cada uno de los cónyuges es demasiado grande. El hombre y la mujer suelen «aprender» a alcanzar el orgasmo al mismo tiempo cuando llegan a amar, a ellos mismos y al cónyuge, con igual intensidad. No obstante, las experiencias previas con personas distintas de aquellas con que se ha contraído matrimonio carecen de toda utilidad. Porque todas las personas son distintas y exigen una forma especial de tratarlas. Por ello son indiferentes, para que se alcance el orgasmo con una persona determinada, los posibles éxitos sexuales obtenidos anteriormente, aunque sí puede ser importante para la propia predisposición a la entrega. El sentimiento de entrega en el orgasmo, sin embargo, es totalmente distinto del placer reflejo (de liberación de tensiones) obtenido con el acto sexual. Es algo semejante a lo que ocurre con las relaciones sexuales mantenidas en sueños o las maniobras practicadas en los propios órganos sexuales, que constituyen tan sólo una expresión incompleta o un grado primario del orgasmo. En este caso, no se trata solamente de una diferencia gradual, sino que la entrega en el orgasmo es tan total y engloba de manera tan completa todo el ser humano, que no puede repetirse con un número arbitrario y cambiante de compañeros. Precisamente la exclusividad de este sentimiento crea una relación entre los cónyuges que logra la confianza entre ellos y hace posible la consecución del orgasmo.

Curvas de excitabilidad. Un problema del que se ha hablado muchas veces es la cuestión de armonizar las distintas velocidades de reacción del hombre y la mujer frente al orgasmo; porque éste, y también la sensación de placer obtenida con el reflejo del coito, es tanto más intensa cuanto más simultáneamente ambos cónyuges lleguen al orgasmo. A lo cual se opone el hecho de que las curvas de excitabilidad del hombre y la mujer son muy distintas.

El hombre alcanza el orgasmo rápidamente, tras un ascenso casi vertical. Su excitación desciende también de un modo brusco (a).

La excitación de la mujer aumenta lentamente, permanece durante un cierto período en un determinado grado de excitación, y luego sigue hasta el próximo grado, y así sucesivamente. Su excitación desciende también de manera más lenta, y precisamente en forma ondulante (b).

En general, podemos decir que el hombre, a solas, alcanza cinco veces más de prisa el orgasmo que la mujer, y está dispuesto al acto sexual con una frecuencia tres veces superior. Estos datos son de carácter general.

Si dibujamos estas curvas superpuestas, cortando la línea en el momento en que ha concluido la excitación del hombre, el cuadro de la situación que se nos presenta es suficientemente ilustrativo, y es el que se produce en casi todos los primeros encuentros sexuales (c).

El hombre ha alcanzado su punto máximo de excitación mucho antes que la mujer, la cual, a causa de ello detiene su proceso de excitación y pierde todo interés en el acto por no haber quedado satisfecha. Esta desilusión es la consecuencia más corriente en todos los primeros encuentros entre el hombre y la mujer.

Hay hombres que en toda su vida no se han dado cuenta de que su esposa en ningún momento ha alcanzado el orgasmo, y hay mujeres que no saben que también ellas pueden alcanzar un punto máximo en el placer, el orgasmo.

A través de unas relaciones llenas de amor y afecto, ambos cónyuges aprenden a adecuar sus propios procesos de excitación y a preocuparse por alcanzar simultáneamente el orgasmo. Compárense las dos curvas (d) y (e): el hombre alcanza su punto máximo o bien al mismo tiempo que su esposa (d) o inmediatamente después (e).

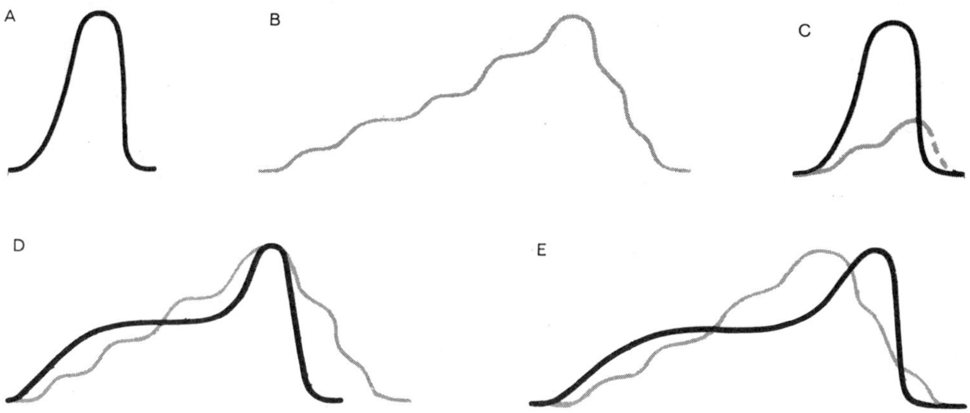

Al examinar estas dos últimas curvas se observa que sólo en el caso del hombre puede observarse una modificación fundamental. Ello es engañoso, porque también la mujer, a través de la actuación amorosa de su marido, puede aprender a alcanzar con mayor rapidez el punto más alto de su placer. Para ello es realmente decisiva la actuación del hombre. Si piensa exclusivamente en su propio placer, es decir, le importa poco hacer que su compañera llegue al orgasmo, hace imposible que ambos lo experimenten en común. Precisamente a través de la dedicación a su compañera —y la postergación de sí mismo, ligada a este tema y muy importante— consigue detener su propia excitación en un grado intermedio, necesario para que su compañera reciba suficiente estímulo, impidiendo así que se desencadene el último grado de su reflejo del coito, para no darle libre curso hasta que su compañera, mediante sus reacciones, demuestre claramente que se está aproximando decisivamente a su orgasmo (la imposibilidad de detener el reflejo del coito masculino se inicia con la absorción y expulsión de los espermatozoides desde el conducto deferente a la uretra; v. pág. 160 y siguientes).

Entrega mutua. El acto sexual no debiera ser una parcela separada de toda la vida en común de los cónyuges. Una expresión corriente y utilizada en la lengua castellana para denominar el acto sexual es la de «cohabitar». Es éste un concepto que habla exclusivamente de vivir en común, y no se refiere directamente al acto sexual, sino que acentúa única y exclusivamente el carácter de vivir conjuntamente. Esto es a lo que queríamos ir a parar: el hecho de vivir conjuntamente el matrimonio incluye el hecho natural del acto sexual. No se puede habitar correctamente uno junto a otro sin «cohabitar». En una palabra, este concepto indica claramente que el acto sexual no admite que se le separe de las restantes cuestiones de la vida en común. La dedicación, la entrega del hombre y de la mujer no se limitan al simple acto sexual, sino que se producen en todo momento del vivir cotidiano. Si este concepto se destruye, no será de extrañar que todo el conjunto de la sociedad íntima se destruya o esté a punto de hacerlo. Lo decisivo no es el contacto directo de los órganos sexuales o de sus zonas erógenas, sino que la simpatía y el deseo de ayudar en las pequeñas cosas de la vida diaria son las que crean el condicionamiento previo para unas relaciones íntimas correctas.
También en el propio comercio sexual no todo termina en el estímulo y excitación

de los órganos sexuales. Ya en la explicación sobre las actividades estimulantes que dábamos en la pág. 228 y siguientes hablábamos de que las caricias mutuas constituyen una preparación muy necesaria para el propio acto sexual. Por ello, pertenece al terreno del erotismo íntimo el hecho de que el hombre y la mujer se entreguen mutuamente a actividades amorosas preparatorias, y así se dispongan a la realización del acto sexual en sí. De esta forma, el comportamiento activo no debe ser desempeñado exclusivamente por el hombre, aun cuando por regla general —y especialmente al iniciar una comunidad amorosa— es quien interpreta el papel director. Su actividad tampoco se limita a la deferencia o aplicación descritas, que debe hacer máximas durante el propio acto. Muy al contrario, debe ocuparse previamente de toda la persona de su cónyuge y entregarle todo su afecto y cariño. Pero la mujer no debe dejarse dominar por la vergüenza y necesariamente ha de corresponderle con todo su afecto.

La expresión del afecto íntimo del hombre y la mujer puede tener múltiples facetas. Ante todo está la deferencia, la consideración, pero le sigue inmediatamente una lista casi interminable que incluye todas las posibilidades de actuación en la vida en común, desde las palabras amorosas hasta las caricias, por todo el cuerpo, pasando por las miradas significativas; desde un suave roce hasta un fuerte abrazo. En este juego amoroso, con cientos de variaciones, puede radicar a menudo la expresión de la mutua entrega, más que en el último momento del reflejo del coito. Y aún más, esta dedicación es condición previa para el orgasmo. Este juego amoroso que da escolta al acto sexual, como maniobra previa, afectuosa, anterior a la unión de los dos órganos sexuales, proporcionará un aumento de los estímulos sexuales, porque mediante él, la mujer recorre ya una parte de su excitabilidad, antes del propio acto en sí. La mujer entonces se ofrece al hombre mucho más dispuesta porque éste, previamente, a través de esta dedicación afectuosa, ha iniciado ya su proceso de excitación.

Al principio el hombre, en su dedicación íntima, se concentra en las zonas del cuerpo de la mujer que a él más le excitan. A este respecto, no es raro que se produzcan diferencias individuales muy acusadas, según sean las regiones del cuerpo femenino que más exciten al hombre y las consecuencias que su actuación tenga para el aumento de su propia excitabilidad. Independientemente de ello, la mujer, individualmente, también se excita de manera distinta según el roce se efectúe en unas u otras zonas de su cuerpo. Y a la inversa, cada mujer experimenta una sensación distinta según la zona del cuerpo del hombre que ella misma acaricie. Y lo mismo podemos decir del hombre. Puede ocurrir que la caricia realizada por la mujer, y que a ella le excite, inhiba o sea indiferente al hombre; y, a la inversa, una caricia determinada del hombre, que a éste le estimula, puede inhibir o dejar indiferente a la mujer.

En el curso de la vida matrimonial, habrá de llegarse a una mutua comprensión en este sentido. Puesto que ambos cónyuges internamente están dispuestos a lograr la felicidad del otro, como objetivo principal, pueden fijarse individualmente determinadas limitaciones que les conduzcan a un estado de excitación comparable. La mutua alabanza y las mutuas expresiones de cariño que en el matrimonio no deben desaparecer jamás, pueden ser también fundamentales en este terreno.

Igualmente, el tipo de caricia puede ser muy distinto. Principalmente las caricias

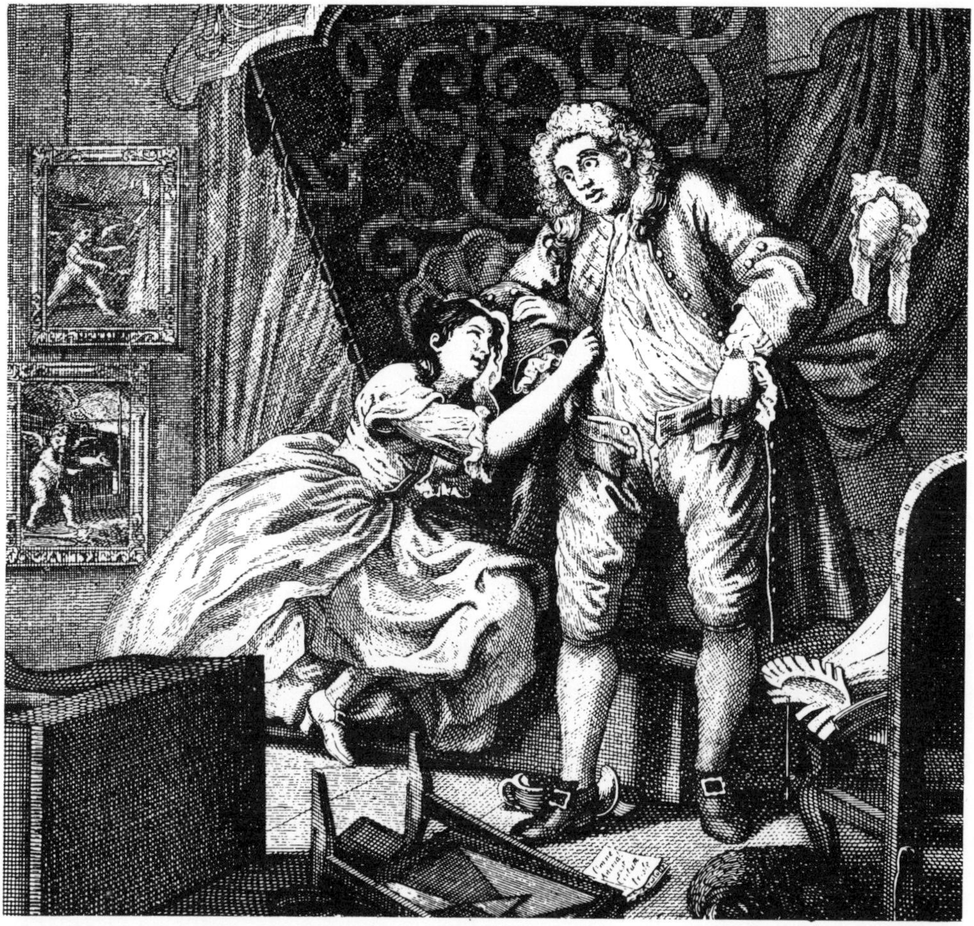

amorosas se realizan mediante las manos y la boca, pero puede darse una cantidad innumerable de posibilidades para las demostraciones táctiles de cariño, utilizando las puntas de los dedos o bien toda la presión de la mano, desde el simple roce con los labios hasta el verdadero beso. También es importante la forma en que se recibe esta caricia, sea con un dejar hacer abandonado o bien a través de una participación activa.

Pero no solamente las manos y la boca, sino cualquier caricia o roce de piel con piel puede tener efecto excitante, porque la sensibilidad sexual no tiene por qué hallarse únicamente en las zonas de estímulo conocidas corrientemente. Con el creciente aumento de la excitación, se hace más fuerte el deseo de que las caricias sean más intensas y enérgicas, y se llega finalmente a una preparación inmediata para el orgasmo.

Si bien hemos visto que toda la piel del ser humano es sensible a los estímulos afectuosos, debemos recordar que existe una verdadera escala de valores según las zonas del cuerpo —de la piel— y su excitabilidad: son las llamadas zonas erógenas.

Zonas erógenas de la mujer. Para las maniobras amorosas preparatorias, en el más amplio sentido, vale decir que el hombre debe expresar su afecto precisamente en las zonas erógenas que estén más alejadas de los órganos sexuales.

La cara interna de las manos no sólo es un factor estimulante, sino también una zona susceptible de ser estimulada, que responde a caricias, presiones y besos efectuados rítmicamente. Mucho más excitable es *la cara interna de la articulación del codo,* y la *cara externa del muslo.*

La cara interna del brazo y la *zona del nacimiento del pelo,* especialmente el cuello, son zonas excitables que pueden convertir en erógenas todas las restantes zonas del cuerpo femenino. El *lóbulo de la oreja* es menos excitable que la *fosilla* situada inmediatamente detrás de la oreja. No es otro el motivo de que precisamente esta zona sea perfumada, para atraer el hombre hacia la misma. Todo el *cuello* y la *parte superior de la espalda,* desde la nuca hasta los hombros, responden aún con mayor intensidad a las caricias.

El seno —tanto el conjunto de la glándula, como especialmente la areola y el pezón— es para muchas mujeres la zona de máxima excitabilidad, junto a los órganos sexuales. Sin embargo muchas mujeres encuentran desagradables las caricias practicadas en sus senos, si éstas se efectúan demasiado prematuramente, o con demasiado ardor. La *cintura,* las *caderas,* y la *región lumbar,* y también especialmente la del *sacro* reaccionan a los estímulos amorosos con fuerte intensidad. Las *nalgas* —en algunas modas antiguas tan acentuadas como hoy en día los senos— exigen por regla general estímulos enérgicos, pero también son sensibles a las caricias suaves, precisamente en las zonas situadas inmediatamente por encima de las porciones interna y posterior del muslo.

Las caricias en la cara interna del muslo, de piel muy fina, son muy excitantes para la mujer y, si no se realizan prematura y torpemente, predisponen a la mujer a entregarse al hombre. Las maniobras estimulantes en los propios *órganos sexuales* incluyen toda la zona vecina, desde las caricias casi fortuitas efectuadas inicialmente en esta región, pasando por recorridos táctiles rítmicos, llegando hasta una permanencia intensiva. Los labios de la vagina, el vestíbulo de la misma y el clítoris deben ser objetivos primordiales de las actividades estimulantes. Cuando la mujer, a través de su comportamiento, expresa que está ya dispuesta para la unión definitiva, el hombre debe determinarse a consumar el acto sexual, sin olvidar la continuación de las actividades estimulantes.

La mujer a la que se ha llevado hasta el orgasmo aprende a desarrollar su propia actividad y a actuar en forma semejante con respecto al marido. De esta forma, la mujer puede estimular y excitar al hombre con toda una serie de actuaciones posibles, para así pedirle o exigirle, ayudándole en su cometido hasta llegar al encuentro sexual. Finalmente, la mujer que conoce y desea el orgasmo tiene muchas más posibilidades de disfrutar de sensaciones sexuales internas y profundas que el hombre. La mujer, precisamente por serlo, siente y disfruta más ampliamente de la comunidad amorosa que el hombre, el cual permanece limitado al simple placer del reflejo del coito. Y en este caso es la mujer la que, con su actividad afectiva, puede llevarle a conseguir un verdadero orgasmo.

Zonas erógenas del hombre. En general, son en menor número que en la mujer.

Mientras que en ésta casi todo el cuerpo es susceptible de excitación, en el hombre la excitabilidad queda limitada a los órganos sexuales. Para él, por regla general, es mucho más importante, a través de la entrega de la mujer, a través de su colaboración, ver confirmada o aceptada la excitación que en él se ha desencadenado y sentirse animado a continuar su actuación. Por ello, cuando su esposa le acaricia en las manos, en la cabeza, en los labios o en su pelo, en sus brazos o en sus piernas, le indica que se ha dado cuenta de sus esfuerzos, y con ello aumenta también su propia excitación. La acción táctil, suave o enérgica, sobre su miembro en erección, la suave caricia en su escroto puede excitarle fuertemente. Sin embargo, hombre y mujer deben saber que —especialmente en el hombre inexperto y en aquel al que le cuesta dominarse— su excitación puede llegar con toda rapidez al punto máximo de la eyaculación. La esposa experimentada en el amor quiere casi siempre tocar el pene del hombre y mantenerlo cogido; muchos hombres encuentran esta maniobra altamente estimulante. Pero al principio, toda esposa vacila en acariciar el miembro masculino; hay también muchos hombres que impiden a su esposa este tipo de caricias. También en este extremo habrá de llegarse a la mutua comprensión entre los cónyuges, aunque, no obstante, sea bueno tener en cuenta, en todo caso, las reglas generales enunciadas.

Una vez más, y de modo general, debemos indicar que todo lo sabido y conocido en las relaciones íntimas es superficial, y por ello se limita a ser una simple técnica si en su origen no existe un afecto, una atención y unos cuidados profundos y mutuos, y, fuera ya de la comunidad íntima, no se expresa en la mutua disposición a ayudarse y a cuidarse en el curso de la vida cotidiana.

Acto sexual: frecuencia, posiciones, duración. Como hemos dicho, hay toda una serie de posibilidades diversas en la vida amorosa. Cada matrimonio, a causa del mutuo conocimiento y entrega, sabiendo lo que gusta y lo que no, crean una forma básica de actuación alrededor de la cual giran una serie de variaciones, por cuyo motivo con el transcurso del tiempo una u otra forma de actuación amorosa adquiere mayor o menor importancia. No obstante, siempre se basa todo en la mutua comprensión. En este tipo de relaciones debe considerarse inmoral el hecho de considerar al cónyuge como simple objeto del propio deseo o no deseo. Es decir, que la honestidad se basa en la entrega íntima, en la comprensión mutua y en la atención según las necesidades y deseos de cada cual.

Ello vale también para la frecuencia del acto sexual y para la forma en que se efectúe. En toda comunidad matrimonial existe una forma de actuar, difícil de resumir en una regla general, por la que cada matrimonio determina una frecuencia específica en sus relaciones íntimas, que a veces, a petición de uno u otro cónyuge, puede ser quebrantada, pero que, en general, se mantiene constante durante muchos años y que no deja de tener validez hasta que los cónyuges llegan a la vejez, pero que no debe considerarse extinguida de modo incondicional (v. pág. 249 y siguientes).

Y lo mismo cabe decir de la forma en que se realiza el acto sexual. Existe una gran cantidad de maneras de situar y disponer los cuerpos, respectivamente, mientras los órganos sexuales se hallan en íntimo contacto. En general se prefieren aquellas posiciones en las que los rostros se hallan enfrentados, porque el contacto visual y con él la expresión del rostro del cónyuge se consideran de la mayor importancia. El hecho de que sea la mujer quien se coloque sobre el marido, tendida, sentada o arrodillada, o bien que sea el hombre quien se tienda sobre la mujer, o se arrodille o se mantenga en pie frente a ella, situados los órganos sexuales de la misma en ligera elevación; o bien sean ambos cónyuges quienes se coloquen sobre un costado, en más o menos estrecho contacto corporal; o bien, finalmente, la mujer presente al hombre la nuca, la espalda y las nalgas, es cuestión de la facilidad de movimientos de los cónyuges, de su capacidad de adoptar formas esforzadas con su cuerpo, y finalmente una cuestión de mutuo gusto, que, en definitiva, es el extremo fundamental y más importante. En algunos casos, la cuestión de la posición corporal depende o se adecua a la conformación física o tamaño de alguno de los cónyuges, y el objetivo es conseguir el necesario estímulo en los órganos sexuales durante el acto. En otros casos, la forma del encuentro puede depender —por ejemplo, hacia el final del embarazo— del peso que puede soportar uno u otro cónyuge. También en este caso, en cada matrimonio, tras un tiempo de aprendizaje en el que los cónyuges —lo mismo que ocurre en los últimos años de matrimonio— se dan mutuamente libertad, para, en el curso de un ejercicio tan afectuoso como sea posible, crear una postura básica adecuada a ambos cónyuges. Esta postura básica —más frecuentemente en los primeros años— puede ser punto de partida de diversas variaciones. Sin embargo, no podemos dar recomendación ninguna, y menos aún una regla de validez general.

La *duración de cada acto sexual* puede ser también muy distinta y depende de la personalidad de la pareja. Pero sin duda se malogrará el encuentro sexual si se acude demasiadas veces a un contacto «relámpago», como una acometida por sorpresa de efímero recuerdo, sin olvidar, no obstante, que incluso este tipo de encuentro puede estimular suficientemente a algunas parejas. Pero por regla general es el hombre no experimentado quien, al principio del matrimonio, a causa del poco dominio de sí mismo y del insuficiente conocimiento de su esposa, somete a su compañera a estos encuentros rápidos, casi fugaces. Cuanto más se haya ejercitado en las técnicas y conocimientos de que ya hemos hablado repetidas veces, más fácil será que el abrazo íntimo se convierta en una verdadera «cohabitación». En una pareja experimentada y mutuamente adecuada, el acto sexual suele durar, incluidas las maniobras amorosas previas, entre 15 y 25 minutos (por el contrario, un encuentro «relámpago» dura sólo 5 minutos). Puede alargarse hasta durar incluso varias horas, pero entonces es causa de un cansancio profundo que puede llegar a prolongarse incluso una semana.

La agradable liberación de tensiones que sigue al orgasmo va diluyéndose progresivamente en el sueño, y debiera ir acompañada de una caricia afectuosa, en señal de agradecimiento. Desde antiguo se ha dicho que un beso después del orgasmo vale más que mil besos antes. El mutuo agradecimiento afectuoso de los cónyuges, desvanecido ya el placer máximo a que les ha llevado la unión íntima, les permite encontrarse de nuevo en sus yo respectivos, será asimismo expresión de su mutua pertenencia, y fundamentalmente les preparará ya para un próximo encuentro.

Debe decirse igualmente que es muy difícil cohabitar propiamente si, al mismo tiempo, no se vive en común y bajo un mismo techo. En primer término, es de la vida en común en una misma vivienda de donde nace una preparación mutua y poderosa para establecer una verdadera comunidad íntima. Por ello entre matrimonios que deben vivir soportando fuertes separaciones de espacio y tiempo —por ejemplo, los matrimonios de fin de semana, en los que uno de los cónyuges, por su trabajo, se ve obligado a permanecer fuera de casa durante el resto de la semana—, la comunidad íntima es más fácilmente perturbable que en los demás, aunque en éstos haya que contar cada vez con el estímulo del nuevo encuentro. Pero la tensión de la espera, mantenida durante todo el tiempo de separación, les llevará más fácilmente a conseguir una satisfacción de necesidades que un verdadero orgasmo.

En este capítulo hemos expuesto toda la serie de reflejos simples en las relaciones sexuales, hasta el orgasmo y las múltiples posibilidades de encuentro amoroso, con respecto a la forma, duración y expresión del encuentro íntimo. Con todo ello se ha demostrado claramente que lo decisivo de una comunidad sexual es la disposición interna para la sexualidad, en general, y el deseo de dirigirla a un cónyuge determinado en particular. En toda la vida de los cónyuges es difícil encontrar una demostración más clara de la unidad entre el cuerpo y el alma, que la experimentada con la vida sexual. La unión íntima es mucho más que una simple unión de los órganos sexuales: es un acto eminentemente espiritual. Pero esta unión íntima no es un estado que, una vez alcanzado, pueda ser duradero; terminado el acto, los cónyuges deshacen esta unión y regresan a su individualidad. Queda vivo el recuerdo como un estímulo para un próximo y nuevo contacto. Pero ya hemos dicho que esta unión íntima sólo es posible si se mantiene intacta la esencia de cada uno de los dos cónyuges. Esta será la recompensa de preocuparse mutuamente, cada vez, por conseguirlo, y de prepararse con cordura para todo ello.

LA SEXUALIDAD EN LA VEJEZ

Se ha dicho ya en otro lugar que el hombre mantiene su capacidad de producir espermatozoides hasta una edad muy avanzada, mientras que la mujer, al llegar al climaterio, deviene estéril (véanse las páginas 171-199 y también las páginas 221-277). Esta diferencia biológica, tiempo atrás tuvo una gran importancia en la vida síquica, porque según los conceptos morales de tiempos anteriores a nosotros, la sexualidad estaba en estrecha relación con la procreación, y sólo se reconocía su legitimidad basándose en esta premisa previa. Al no ser posible ya engendrar hijos, la esposa debía considerarse como inaccesible sexualmente. Pero hoy en día sabemos que la capacidad de alcanzar el orgasmo es independiente de la fecundidad, y que la íntima unión de un matrimonio es un derecho independiente del deseo de procrear; y cuanto más se demuestre este extremo, menos consecuencias sexuales habrá que atribuir al climaterio. Las mujeres que hoy en día tienen 60 años —que hace unos diez que han entrado en la menopausia— sufren en su mayoría un importante influjo de su educación que condiciona el libre ejercicio de su actividad sexual. Pero muchas de ellas han establecido durante su vida contacto con el verdadero orgasmo y, hoy —después del climaterio—, no pueden olvidar la experiencia. Por otra parte, mujeres más jóvenes, de edades entre 35 y

50 años, declaran que después de la menopausia se sienten felices porque pueden librarse al placer sexual sin temor a quedar embarazadas, como mujeres experimentadas y capaces de una entrega total: una idea en la que sus madres no habrían podido ni pensar. El cambio que se ha producido en el concepto de la sexualidad, según hemos visto, influye de modo evidente en el comportamiento.

El efecto decisivo de la desaparición de la función hormonal del ovario no consiste en la terminación de los períodos de tiempo fecundos, sino en la del ritmo vital cíclico de la mujer. Al llegar a esta edad la mujer queda libre de las modificaciones que en su ánimo producía la secreción hormonal, y a las que desde siempre había aprendido a doblegarse, y se le hace posible vivir una vida intensa, equilibrada y constante. Ello influye no sólo en el modo general de ver la vida y en su actuación profesional —que para las mujeres que han superado la menopausia debiera ser mucho más intensa que antes—, sino que tiene también efecto estabilizador para su vida sexual.

El paso de una vida rítmica y cíclica a una vida estable es el verdadero problema del climaterio de la mujer moderna. La mujer debe enfrentarse a una situación totalmente distinta de la del hombre, porque a los 50 años debe aprender de nuevo a comportarse, y a abandonar sin condolerse muchas de las cosas que hasta entonces se había visto obligada a aceptar internamente. Pero precisamente en ello radica su fuerza con respecto al hombre. La mujer debe efectuar un cambio fundamental, y con su nueva manera de sentir la vida puede empezar de nuevo a conformar su ambiente vital. Cierto es que en esta crisis intervienen también las molestias del climaterio. En su mayoría constituyen la expresión, orgánica y funcional, de que esta transición no será total. En sí, el climaterio no es una enfermedad, pero, por sus cambios hormonales, puede provocar congestiones y otros fenómenos concomitantes. La mujer que acepte este cambio no sufrirá tantas molestias a causa del mismo. Pero si se producen trastornos en el comportamiento síquico más o menos inconscientes, pueden producirse determinadas neurosis síquicas, porque los órganos en modificación a menudo constituyen puntos inmejorables para la localización de tales trastornos (neurosis orgánicas). Por ello se comprenderá también que en lo que se sienta a causa del climaterio y en las molestias que acarree no debe haber diferencia alguna entre las mujeres casadas o solteras, ni entre las que han tenido hijos o las que no los han tenido. Lo decisivo para vencer esta situación de climaterio no es el hecho de que la sexualidad se haya ejercitado o no, ni el de que la fecundidad se haya consumado o no, sino tan sólo la postura interna con respecto al cambio.

En el hombre no se producen estos problemas de cambio basados en trastornos hormonales. Hasta edad muy avanzada es capaz de procrear, y la producción de hormonas masculinas se mantiene, aun cuando disminuye en cantidad; su capacidad para llevar a cabo el acto sexual, incluso en edades avanzadas, no puede ponerse en duda. A pesar de ello, durante un buen número de años (la mayor parte de veces entre los 35 y los 55 ó 60 años) nos tropezamos en el hombre con fenómenos semejantes a los que sufre la mujer en el curso del climaterio y que por ello han llevado a hablar de unos «años de transición en el hombre». De hecho ocurre también que determinadas alteraciones «normales» en algunos órganos se sobrevaloran y sufren como enfermedades, mientras que, por otra, se producen situaciones de conflicto en la mente. También en el hombre pueden producirse fenómenos neuróticos de tipo patológico. La causa que desencadena estos fenómenos de los llamados *años de transición en el hombre* está, la mayor parte de las veces, en relación con el conocimiento de que ya no se tiene la capacidad de trabajo de los jóvenes, en la lucha a campo abierto de la vida normal, ni su facilidad de adaptación. Si la actividad sexual quiere medirse por el número de orgasmos que, dada una imaginaria competencia consigo mismo, diera idea del esfuerzo necesario para llegar a ellos, la disminución de esta capacidad, natural y biológica a causa de la edad, puede llevar a trastornos síquicos graves que, inconscientemente, serán atribuidos internamente y disculpados a causa de la pretendida «enfermedad».

Los hombres que no sufren estos trastornos, no es que demuestren tener una vitalidad especial, sino que, en su interior no se han rebelado contra el proceso de envejecimiento. Aceptan el estadio de reposo de sus capacidades físicas, e incluso el retroceso de las mismas, y hallan un camino compensatorio en el desarrollo de sus fuerzas síquicas. Estas aumentan con la edad, según se ha demostrado en numerosos ejemplos. Sin embargo, debe también tenerse en cuenta que las ocupaciones de tipo mental no deben sobrepasar a la medida correspondiente a la edad. No obstante, la experiencia adquirida, unida al conjunto de conocimientos, puede llevar a un conocimiento de las cosas y una capacidad de juicio muy superior a la que se posee en los años jóvenes. Aparte ello, quien tenga ocasión de ejercitar sus funciones síquicas podrá equilibrar con ello la pérdida de sus fuerzas físicas, de forma que no tenga necesidad alguna de condolerse por la disminución de sus fuerzas y la pérdida de la juventud, ni sentirse condenado al tedio. Y lo que hemos dicho para el hombre vale también para la mujer.

La comunidad íntima matrimonial es menos activa sexualmente en la vejez que en los años anteriores, sin que para ello pueda darse en ningún caso cifras ni ritmos a seguir; la frecuencia depende exclusivamente de los dos cónyuges. Las demostraciones de cariño no son tan apasionadas como en los años jóvenes, pero por ello, frecuentemente, son más íntimas. El *Nosotros* que constituye el matrimonio, que al principio sólo se experimentaba con ocasión de la entrega mutua, se convierte cada vez más en una expresión de comunidad externa a la sexualidad. La experiencia de la vida deja ver claramente dónde está la verdadera importancia de las cosas. Por eso las personas de edad suelen mostrarse comprensivas e indulgentes con los jóvenes.

La investigación sexual moderna, basada en la estadística, ha demostrado que, como cifra media, la unión íntima entre el hombre y la mujer es hasta los 60 años tan frecuente como a los 45. Entre los 60 y los 75 años se produce una clara disminución cuantitativa; sin embargo, ni siquiera a partir de los 75 años se eliminan totalmente las relaciones sexuales íntimas.

Esta época será muy difícil si los cónyuges, a causa de una falta de confianza mutua acerca de sus problemas, no los comentan abiertamente, o si a causa de notables diferencias de edad (10 años o más) poseen una vitalidad biológica fundamentalmente diferente, que no es posible concordar. Aún más difícil será esta época en aquellos matrimonios en los que el hombre opina que no tiene suficiente con su mujer, la cual entretanto ha perdido su frescor juvenil, y la abandona sexualmente por completo. Desgraciadamente, hoy en día la mitad aproximadamente de las mujeres casadas de 50 años han sido abandonadas sexualmente por sus esposos y sufren notablemente por este motivo, llegando incluso a procurarse una satisfacción sexual compensatoria. Los mismos esposos se figuran que con una mujer más joven alcanzarán mayor excitación y recuperarán su capacidad sexual; pero han de acabar por reconocer que a través de tales uniones no ven en absoluto que aumente su autovaloración, sino que se habían dejado impulsar por un erróneo y egoísta afán de prestigio, olvidando con ello su verdadera obligación: aceptar y habituarse a la vejez, al lado de su esposa. La vejez no puede detenerse. Lo que debe hacerse es tratar de habituarse a ella lo mejor posible; y todo es más sencillo cuando se ha aceptado interiormente y se reconocen como ilusorios todos los sueños de juventud.

La vejez, un proceso destructivo biológico que afecta a los órganos y células del cuerpo, tiene un proceso opuesto a la madurez de la vida síquica. Por ello, es un mal servicio a la humanidad tratar de mantener al máximo posible la juventud corporal, reforzando así un miedo infantil a la muerte y deteniendo los procesos vitales de la madurez síquica. Sin duda una misión de las modernas medicina y bioquímica es la de proteger a las personas ancianas de la enfermedad y mantener su salud. Pero la salud del anciano no significa el mantenimiento de las capacidades físicas de la juventud, sino hacer posible el desenvolvimiento de todos los procesos vitales de modo que el retroceso normal de las funciones orgánicas esté medido y sea el adecuado. Lo mismo que el niño no tiene la misma capacidad ni puede vivir igual que una persona de 30 años, aunque orgánicamente sea más joven y elástico, porque sus fuerzas no están todavía suficientemente entrenadas ni formadas, igualmente los ancianos, aun estando totalmente sanos no pueden mantener la forma de vida de los jóvenes, pero pueden, sin embargo, emplear mejor y más correctamente sus energías mentales. Quien arrebata a un ser humano la posibilidad de madurar mentalmente y le proporciona la ilusión de la juventud eterna mediante píldoras y medicamentos, le arrebata también la posibilidad de llegar a conocer cuál es la misión del anciano, y le impide terminar su vida de la manera adecuada.

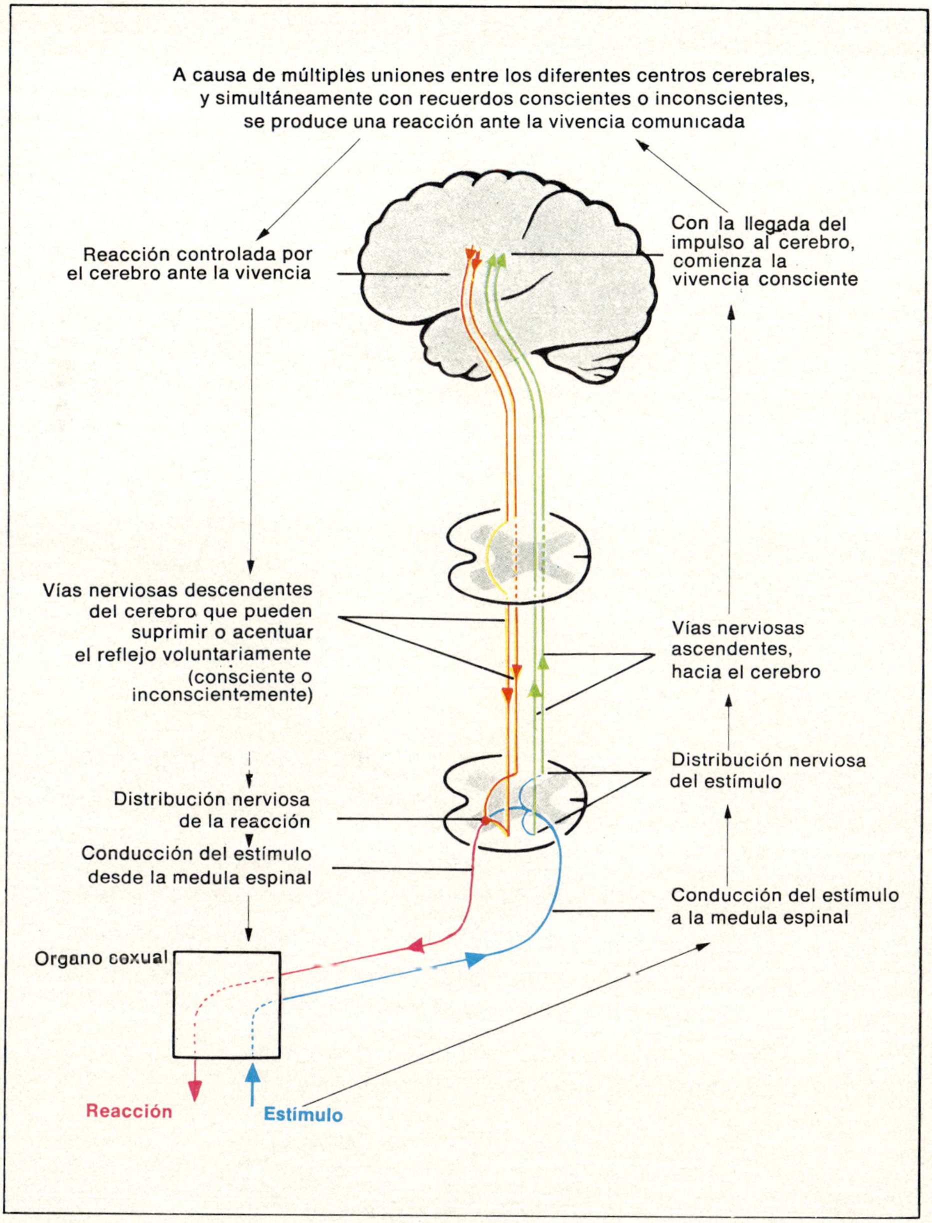

Fig. 35. Dibujo esquemático de la respuesta de un estímulo

Las vías nerviosas que descienden del cerebro (en rojo) y que conducen a los centros medulares, se cruzan en la porción inferior de la médula espinal

La reacción puede ser: 1) involuntaria (sólo a causa del arco reflejo en la médula espinal); 2) voluntaria (a causa de su paso y registro en el cerebro); y en ambos casos puede ser consciente o inconsciente

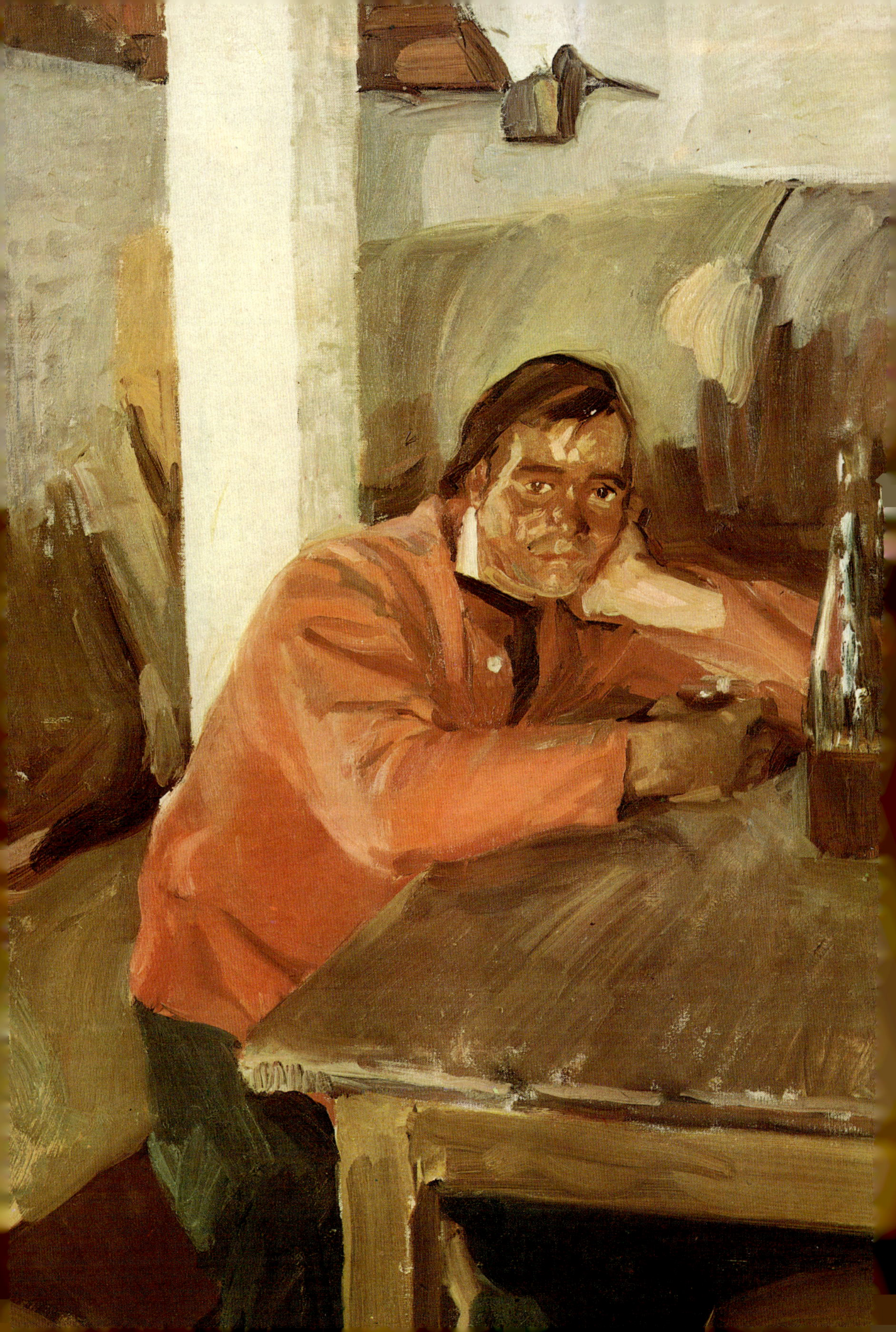

TRANSMISION HEREDITARIA

En el anterior capítulo hemos hablado de las relaciones sexuales entre el hombre y la mujer: la vida sexual. El proceso de la unión íntima va ligado siempre, durante el período fecundo de la mujer, con la posibilidad de que espermatozoide y óvulo se encuentren y engendren una nueva vida: el hijo de este hombre y esta mujer. Antes de que en los capítulos siguientes tratemos de los procesos síquicos y físicos de la concepción, el embarazo y el nacimiento, debemos ocuparnos previamente de la transmisión hereditaria y sus mecanismos.

MADUREZ DE LAS CELULAS GERMINALES Y TRANSMISION HEREDITARIA

Los hijos son más o menos semejantes a sus padres, a veces «tienen su misma cara», a veces «no se le parecen en nada», y no es raro que se parezcan a otros parientes (tío, tía, abuelos). También es corriente que una u otra característica del padre o de la madre se transmitan, respectivamente a la hija en femenino y al hijo en masculino. Y prescindamos de que muchas formas externas de comportarse se originan en una especie de imitación (por ejemplo, andar con las piernas juntas o separadas, mantener erguida la cabeza, enarcar las cejas y muchos otros) y también de que muchas formas de ser o de manifestarse responden a una adecuación a uno u otro progenitor (por ejemplo, el valor o el miedo, el ser introspectivo o extrospectivo, la decisión o la timidez), existen muchas características y formas del comportamiento que no son susceptibles de heredarse por la simple vida en común con los padres u otras personas en el curso de la vida. Esas características que pueden aprenderse proceden del padre y de la madre a través de elementos físicos portadores de estas características. A estos procesos es a lo que llamaremos transmisión hereditaria en sentido estricto; la transmisión de características por el contacto íntimo con los parientes, será, para diferenciarlo, la «transmisión hereditaria social». El hombre (padre) y la mujer (madre) producen con sus glándulas germinales células germinales (espermatozoide y óvulo). A través de la unión de estas células se origina una nueva vida (véanse las ilustraciones 40 a 48), que se va haciendo realidad según sus propios planes internos de construcción, de crecimiento; primero dependiendo sólo directamente de la madre y su alimentación (véanse las ilustraciones 46, 47, 48, 72), y más tarde independiente de los padres, en lo que respecta a los procesos de identificación descritos en el capítulo inicial. Tras la unión del espermatozoide y el óvulo, la nueva vida exige una «alimentación» externa, física y mental, que ya no se compone de sustancias del padre o de la madre, que pudieran ser activas en cuanto a una transmisión hereditaria de características físicas. Así, pues, lo que se haya transmitido como herencia tanto física como mental, debe haber estado almacenado ya en el espermatozoide y el óvulo.

Cromosomas. La investigación ha demostrado que la herencia está ligada a los núcleos celulares del óvulo y el espermatozoide, y precisamente en unos elementos portadores de características hereditarias a los que se ha denominado cromosomas (lo que significa, en griego, cuerpos coloreados, porque se hacen visibles mediante procesos de coloración en el laboratorio). Estos portadores de características hereditarias se encuentran en todas las células del cuerpo (más exactamente en su núcleo), y no sólo en las células de la reproducción.
El número de portadores de características hereditarias es igual en todos los seres humanos: 23 pares, es decir 46 elementos. Uno de los pares (dos portadores de características hereditarias) de entre ellos, determina el sexo del nuevo ser, de modo que podemos decir también que el ser humano tiene 44 portadores y además, los dos cromosomas determinantes del sexo, o cromosomas sexuales. Si cada espermatozoide maduro y cada óvulo maduro contuviera 46 cromosomas, al unirse dos de tales células, el niño tendría 92 cromosomas, sus hijos 184, etc. Pero esto no ocurre así, sino que el número de cromosomas es constante; por lo tanto, a nivel de los espermatozoides y los óvulos maduros ha debido producirse una disminución de estos portadores hereditarios. Esta disminución (reducción) se produce de una forma determinada durante las divisiones de madurez.

Genes. Antes de que nos refiramos a los procesos de esta división de madurez (meyosis) queremos pasar revista a la estructura de estos elementos portadores y a su distinta actividad. Un cromosoma es como una fibra más o menos larga que está compuesta por varios discos minúsculos, colocados uno junto a otro en una secuencia determinada (véase la figura 36). En esos pequeños discos encontramos los verdaderos portadores de las características hereditarias: los genes. Pero es inexacta la suposición de que un gen sirve para una sola característica determinada y sólo para ésta. Una característica externa no viene determinada solamente por un gen, sino, según las circunstancias, por varios genes y por la situación y unión de este gen con respecto a otros en el mismo cromosoma o en otro cromosoma. De este modo, pese a la forma de ser de un mismo gen en los padres y en los hijos, éstos pueden tener otras características físicas, porque

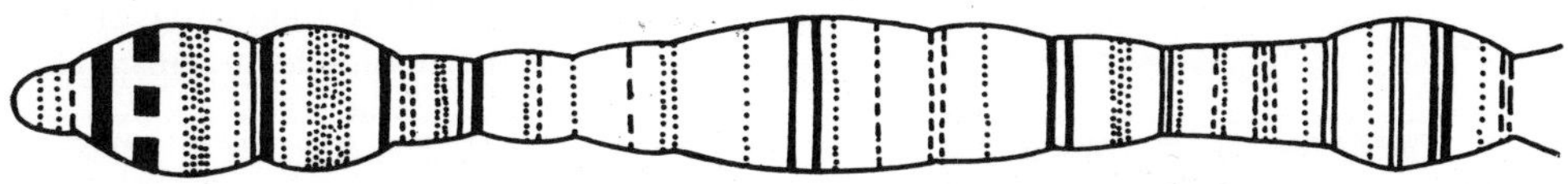

Fig. 36. Bandas del cromosoma.

en ellos, el gen en cuestión ocupe otra posición en el cromosoma. Por otra parte, los genes no siempre son activos ni siempre influyen directamente sobre la célula en que se encuentran, determinando así lo que a ésta haya de ocurrir. A través de productos químicos complejos (llamados hormonas del gen y fermentos del gen) pueden influir en la conformación del cuerpo.
Sin embargo, nuestros actuales conocimientos acerca de la estructura y los efectos de los cromosomas no son muy amplios. Debemos imaginarnos los genes como una doble cadena de moléculas de proteínas ordenadas en una secuencia determinada e inmutable, que en su estructura encierran un «código» director de la estructura del cuerpo. Esta doble cadena de proteínas (del llamado ácido desoxirribonucleico = ADN) posee la capacidad de reproducirse, utilizando como intermediarias otras sustancias proteicas obtenidas de la alimentación, logrando de esta forma doblar su número (reduplicación idéntica, véase la fig. 37); en otras ocasiones puede actuar como matriz para ordenar a otras sustancias proteicas de la alimentación, en una estructura determinada y permanente (v. fig. 38). En estas estructuras proteicas se halla también oculto el secreto de lo que conocemos como «vida» —en el grado más primario de desarrollo—, es decir la posibilidad de reproducirse y crecer utilizando otras sustancias.

División de madurez. Ahora nos falta «solamente» averiguar la forma en que estos planes estructurales del padre y de la madre se transmiten al hijo. Para simplificar hablaremos, a partir de ahora, solamente de cromosomas, como unidad mínima y máxima. De esta forma podremos indicar la especial significación de los cromosomas sexuales.

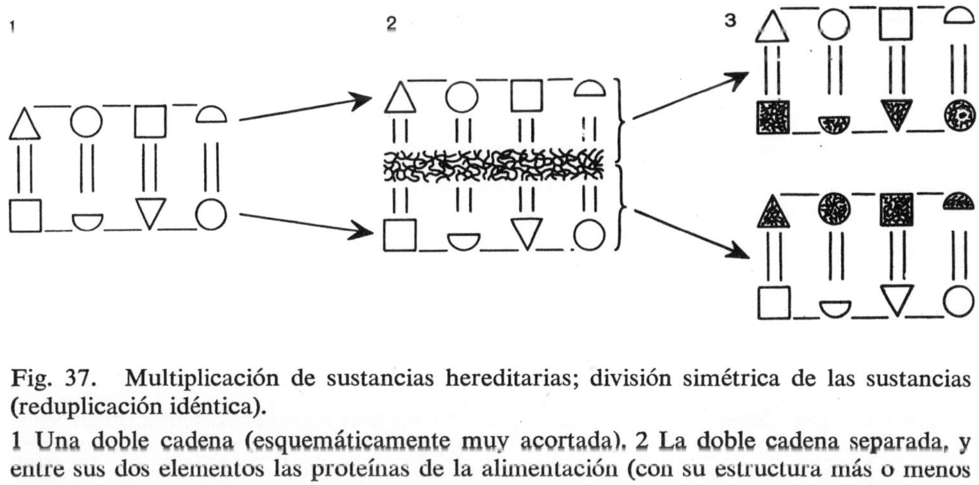

Fig. 37. Multiplicación de sustancias hereditarias; división simétrica de las sustancias (reduplicación idéntica).

1 Una doble cadena (esquemáticamente muy acortada). 2 La doble cadena separada, y entre sus dos elementos las proteínas de la alimentación (con su estructura más o menos rígida). 3 Dos dobles cadenas, uno de cuyos elementos procede de las proteínas de la alimentación.

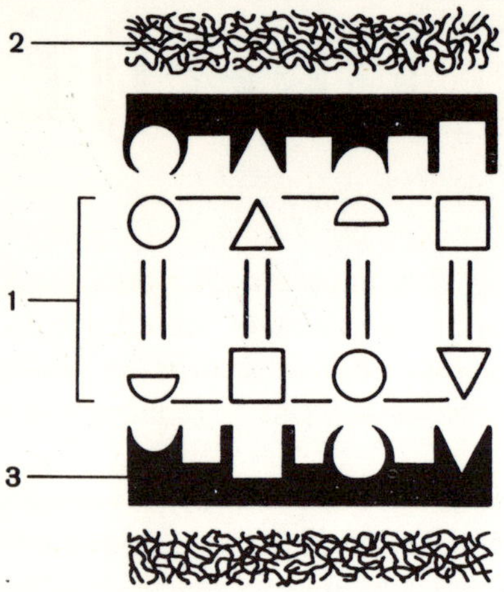

Fig. 38. Formación de las sustancias estructurales del organismo (acción de la doble cadena como matriz de las proteínas de la alimentación).

En la estructura de las moléculas proteicas unidas a la doble cadena se encierra el plan de construcción del futuro organismo.

1 Doble cadena que actúa como clave para la estructura de la sustancia del organismo. 2 Proteínas del organismo ya formadas. 3 Matriz de doble cadena.

Hemos dicho ya que en el hombre hay un total de 46 cromosomas que equivalen a 23 pares. Recordemos que de cada par un cromosoma procede del padre y otro de la madre. Para no perdernos, trataremos solamente de la división de madurez de tres pares de cromosomas cuyo origen ha sido el mismo, consecuencia de la maduración de la oogonia en óvulo y del espermatocito de primer orden en espermatozoide. En la figura 39, los cromosomas de la madre del esposo o de la esposa son rojos, los del padre del esposo o de la esposa son azules.

Al principio de la división de madurez (1.ª división de madurez) los cromosomas correspondientes se mantienen estrechamente unidos. Hablamos entonces de parejas de cromosomas (conjugación de cromosomas).

En esta situación de vecindad puede producirse un intercambio entre porciones del cromosoma procedentes del padre y las porciones correspondientes a la madre. Este intercambio de factores hereditarios se designa con el nombre de *crossing over*. De esta forma se llega a que en el interior de un cromosoma se hayan mezclado genes del padre y de la madre (en nuestro ejemplo, para que sea más fácil observarlo a través de toda la explicación, hemos supuesto que el intercambio se producía tan sólo en un par de cromosomas).

Acto seguido los cromosomas se separan de nuevo, pero se dividen longitudinalmente, de forma que los grupos son de cuatro en lugar de dos cromosomas, notablemente más cortos y gruesos (formación de tétradas).

Luego la célula se divide (el espermatocito de primer orden en dos espermatocitos de segundo orden, la oogonia en oocito y lóbulo polar). La envoltura del núcleo celular desaparece. En la sustancia celular se produce el llamado husillo de división, en cuyas fibras quedan cogidos los cromosomas y de esta forma son atraídos en sentidos opuestos, hacia las dos nuevas células. La membrana celular se cierra y en cada célula se origina un nuevo núcleo.

Con ocasión de esta partición no se ha determinado previamente cuál será el cromosoma que deba quedar en cada una de las dos células. Lo único que está predeterminado es que en ambas células debe haber el mismo número de cromosomas.

En el caso de que tras estas particiones el número de cromosomas en ambas células no fuese igual, tendrían lugar las malformaciones que todos conocemos. En la segunda división de madurez que se produce a continuación (con un nuevo husillo de división) los cromosomas, sin doblar de nuevo su número, se reparten entre las células resultantes (de dos espermatocitos de segundo orden se forman cuatro espermatozoides, de un oocito y un glóbulo polar se forma un óvulo y tres glóbulos polares).

En el ejemplo gráfico vemos claramente que en cualquiera de las dos células germinales, las características del padre y de la madre se han distribuido en formas distintas. En el caso de que previamente no se hubiera producido el intercambio de factores hereditarios, al futuro hijo sólo se transmitirían características de los abuelos.

El *crossing over* sirve, según acabamos de ver, para la mezcla de características de la herencia del padre o de la madre. Las características que el padre o la madre han heredado de sus padres adquieren actividad a consecuencia del intercambio de pares de cromosomas y con ello determinan la estructura corporal del futuro ser.

De lo que llevamos dicho se desprende claramente que la mezcla de caracteres hereditarios en el espermatozoide o el óvulo es independiente, en sí, de las características físicas del padre o de la madre; porque las características resultantes dependerán tan sólo del intercambio que se haya producido. Este es el motivo de algo que ocurre frecuentemente: que el niño se parezca a sus padres pero tan sólo muy ligeramente.

Para que la idea que damos sea completa debemos decir también que la restante sustancia celular, el citoplasma, tiene también alguna importancia para esta transmisión de características. Un carácter determinado, heredado a través de los cromosomas al encontrarse en un medio de plasma determinado, puede dar lugar a distintas exteriorizaciones de este carácter. Puesto que los espermatozoides apenas si poseen plasma en su proceso de fusión con el óvulo o impregnación (la cabeza del espermatozoide contiene casi exclusivamente sustancia del núcleo celular), este factor de plasma es sólo interesante con relación al óvulo. Las características hereditarias originarias del núcleo celular del padre y de la madre, del espermatozoide y del óvulo, y los factores procedentes de la sustancia celular del óvulo se influyen mutuamente y determinan, como resultado de esta actividad conjunta, el verdadero carácter de la herencia.

Transmisión hereditaria social. Ya hemos hablado anteriormente de que junto a la transmisión hereditaria determinada por los cromosomas existe también una transmisión hereditaria social. Esta, en sentido amplio, es decisiva con respecto a cuáles sean las partes de la herencia que habrán de desarrollarse posteriormente. Vamos a aclararlo con un ejemplo: tomemos unos guisantes de raza pura, de un tamaño determinado, y proporcionémosles distintas condiciones de alimentación, riego y sol, una vez plantados; al llegar la cosecha, se obtendrán guisantes mucho más pequeños y mucho más grandes que los que se plantaron, pero el mayor número de guisantes cosechados tendrá el mismo tamaño que los guisantes que se plantaron. Es decir que la influencia del ambiente puede determinar en las características hereditarias desarrollos bien distintos. Pero quede bien claro que no puede sobrepasarse de un tamaño determinado de los guisantes, tan-

to en menos como en más. El espacio que pueda separar estos dos tamaños límite se designa como amplitud posible de variación de la herencia. Dentro de esta amplitud de variación puede modificarse la exteriorización de las características físicas y temperamentales a través de la influencia del medio ambiente: alimentación, educación, ambiente, etc. Sin embargo, ello significa que solamente dentro de esta amplitud de variaciones pueden tener efectividad las influencias de la educación o la crianza. Dado que posteriormente estas influencias de la educación son decisivas para el temperamento, el comportamiento, la manera de enfrentarse a la vida y las relaciones entre los cónyuges, hemos ya hablado de ellas al tratar de las diversas formas de las relaciones sexuales.
El punto a que ya se ha hecho referencia en el principio de la obra, de que sobre este mundo la vida humana sólo puede existir canalizada en los sexos masculino o femenino, necesita ahora una mayor aclaración.

Multiplicación asexuada. En una observación superficial del mundo viviente que nos rodea —en oposición a la materia muerta— tenemos la impresión de que en todas partes la vida es sexuada; es decir, que se divide en un universo masculino y otro femenino. Pero ello no corresponde a la realidad. Las formas de vida inferiores, que, desde un punto de vista evolutivo debemos contemplar como formas primitivas previas a otras más altamente organizadas, sabemos que a lo largo de miles de generaciones se han reproducido asexuadamente, a través de divisiones celulares. Para ello cada una de esas células posee de modo permanente la capacidad de dividirse, de engendrar descendencia, sin que ella misma perezca, a no ser como consecuencia de algún acontecimiento externo que la destruya; por ejemplo, la digestión. Estas células, bajo condiciones favorables aparecen como «inmortales». Cuando empeoran las condiciones de vida y se corre el peligro de que toda la especie deba renunciar a la vida, observamos que dos células puras, del mismo tipo, externamente no diferenciables, se mezclan entre sí. La nueva célula que así se origina posee —en comparación con las restantes células— mayor capacidad de resistencia con respecto a los factores externos o destructores de la vida y puede —durante algunos períodos de tiempo— mantenerse sin sufrir alteración alguna (sequedad, calor, presión, aumento de la acidez). Cuando las circunstancias externas son de nuevo favorables, esta célula despierta, se divide y se multiplica ilimitadamente y asexuadamente hasta que, de nuevo, las circunstancias externas a esta forma vital amenacen de nuevo su supervivencia. La unión de dos células para formar una forma viva de mayor capacidad de resistencia es una forma simple de la vida sexual. No va dirigida a la reproducción, en el sentido de aumento de número, sino sólo al mantenimiento de la especie. A este respecto, hasta nuestros días no se ha averiguado si estas dos células que se unen pueden diferenciarse en una célula masculina y otra femenina. Es mucho más probable que tengan la capacidad de poseer ambos sexos, de ser bisexuales. Estos fenómenos, por regla general, valen para las formas vitales unicelulares. Las formas de vida pluricelulares, en las que al principio las funciones diferenciadas son pocas para después ir aumentando, con respecto a las células únicas, son en un principio mucho más receptivas de las influencias externas. Así, pues, el mantenimiento de la especie se hace más difícil. Aunque tales formas de vida pueden multiplicarse merced a la división, se originan células hijas que tienen el carácter exclusivo, dentro del grupo celular, de ser capaces de, uniéndose con otra célula del mismo tipo procedente de otra unión de células de la misma especie, formar una célula de mayor capacidad de resistencia que, posteriormente, sea capaz de originar una forma de vida completa de la misma especie.

Multiplicación sexual. Con la aparición de formas de vida más desarrolladas, a base de grupos de células (con aumento de la diferenciación de funciones de cada célula en el interior de la unión) se produce también una mayor receptividad de estas formas de vida frente a los estímulos perjudiciales procedentes del exterior y, en consecuencia, a la necesidad de especializar, dentro de cada forma de vida, la capacidad de mantener la especie de modo sexuado. Al principio, estas formas de vida, lo mismo que sus células sexuales, no pueden diferenciarse externamente en masculinas o femeninas. El progresivo aumento de la evolución de la vida sobre este mundo ha conducido a diversas formas de células sexuales, y finalmente a la vida sexual en sí. Acerca de ello debe prestarse atención al hecho de que en toda la vida animal sobre el planeta, la unión de las diversas células sexuales depende de la condición previa de que exista agua, aunque se trate sólo de una mínima humedad. Mientras que en las formas de vida inferiores, las células sexuales abandonan el cuerpo del ser vivo para así encontrarse mutuamente (casualmente o por una atracción condicionada químicamente), en los seres vivos más organizados, las células sexuales radican en órganos determinados. Su reunión se produce entonces merced a que una célula sexual de una de las formas de vida, a través de un órgano sexual, es llevada hasta la otra célula sexual situada en el cuerpo del otro ser vivo. La «célula sexual que espera» se denomina femenina, y la «célula sexual que accede» se conoce como masculina. La unión de las células masculina y femenina se denomina fecundación; las formas de vida que procrean estas células masculina y femenina, se denominan padres.
En el ser humano —en definitiva lo mismo que en otras formas animales altamente desarrolladas— la evolución hasta una nueva forma de vida se produce fundamentalmente en el órgano sexual de la mujer, porque a causa de la especialización, cada vez mayor, la nueva forma de vida, durante sus primeros meses está especialmente a merced de toda influencia externa dañina. Una vez el nuevo ser ha alcanzado una determinada autonomía, entra en contacto con el mundo exterior (nacimiento), y la mujer es liberada del hijo (parto). Sin embargo, especialmente entre los seres humanos, el hijo, después del nacimiento, sigue dependiendo básicamente de la ayuda de sus padres.

¿Niño o niña? ¿Cómo es posible que de la unión de una de las células masculina y femenina, del espermatozoide y el óvulo, nazca unas veces un niño y otras una niña? Hemos visto anteriormente que las características del nuevo ser están ligadas a unos portadores de caracteres —los genes— que se encierran en el núcleo celular del espermatozoide y el óvulo. Los espermatocitos del hombre poseen un par de cromosomas distinto de los demás (un cromosoma x y un

cromosoma *y*). En la oogonia de la mujer se hallan también un par de cromosomas especiales, pero no diferentes: ambos son cromosomas *x*. Así, para la determinación de los cromosomas existentes en cada uno de los dos sexos del ser humano, debe establecerse el siguiente esquema de cromosomas:

Hombre: 44 cromosomas corporales más el par de cromosomas *x y*
Mujer: 44 cromosomas corporales más el par de cromosomas *x x*

Vemos claramente que el cromosoma *y* determina la masculinidad y el cromosoma *x* la femineidad. Durante la división de madurez del espermatozoide y el óvulo estos cromosomas se dividen en la forma que hemos indicado en la figura número 40.

Entre los espermatozoides, los hay tanto que poseen el cromosoma *x*, determinantes del sexo femenino, como poseedores del cromosoma *y*, determinantes del sexo masculino, mientras que el óvulo siempre determina el sexo femenino. Así, pues, que el ser que nazca sea niño o niña dependerá de cuál sea el espermatozoide del padre que se encargue de la fecundación.

Según ello, debieran nacer el mismo número de niños que de niñas, pero de hecho, por cada 100 niñas nacen 106 niños. Si se tienen en cuenta los nacimientos prematuros y los abortos se produce un nuevo aumento en favor del sexo masculino, de forma que para cien posibles seres de sexo femenino habría 125 ó 150 del sexo masculino. Por ello nacen muchos más niños que niñas. Pero los embriones masculinos mueren en el seno materno con mucha mayor frecuencia, muy a menudo pocos días después de la fecundación, siendo el único signo externo una fuerte hemorragia. Pero esta hemorragia no es menstrual, sino en realidad un verdadero aborto, aunque muy prematuro. ¿Por qué se producen más fecundaciones de seres masculinos que de seres femeninos?

Sabido es que el espermatozoide que determina el sexo masculino, que porta el cromosoma *y*, es algo más pequeño que el espermatozoide con el cromosoma *x*, y tiene mayor resistencia en el medio químico normal de los órganos sexuales femeninos. Por ello existe una mayor probabilidad para que la fecundación sea realizada por un espermatozoide determinado del sexo masculino. Los fundamentos de la mayor capacidad de resistencia del espermatozoide determinante del sexo masculino son tan poco conocidos como los de la menor capacidad de resistencia del embrión masculino en el seno materno. El aumento de los nacimientos de niños en los períodos de guerra y posguerra, como en los de necesidad y penuria, tampoco se ha investigado suficientemente, aunque se hayan enunciado numerosas teorías para explicarlo.

Hermafroditas. Junto a los factores determinantes del sexo que se encuentran en los cromosomas (*x x*=femenino y *x y*=masculino), existe un segundo grupo de factores, hasta hoy desconocidos, referentes a la formación del sexo del recién nacido y que pueden ser causa de alteraciones. Igualmente los trastornos en la división de madurez pueden conducir a particiones anormales de los cromosomas *x* e *y* en espermatozoides y óvulos, que al producirse la unión de óvulo y espermatozoide puedan ser causa de anormalidades. Las consecuencias son lo que

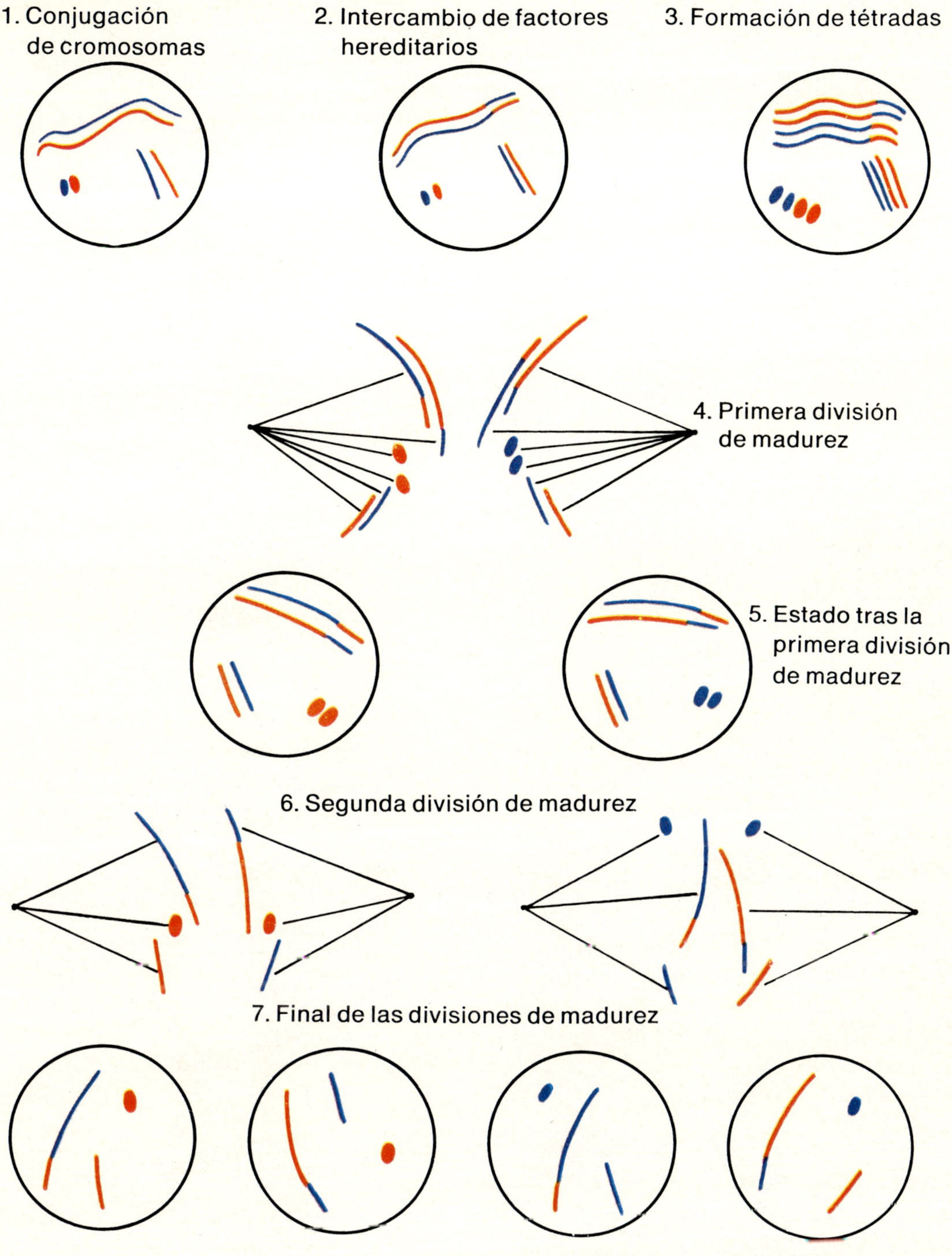

Fig. 39. Esquema de la división de madurez del óvulo y el espermatozoide

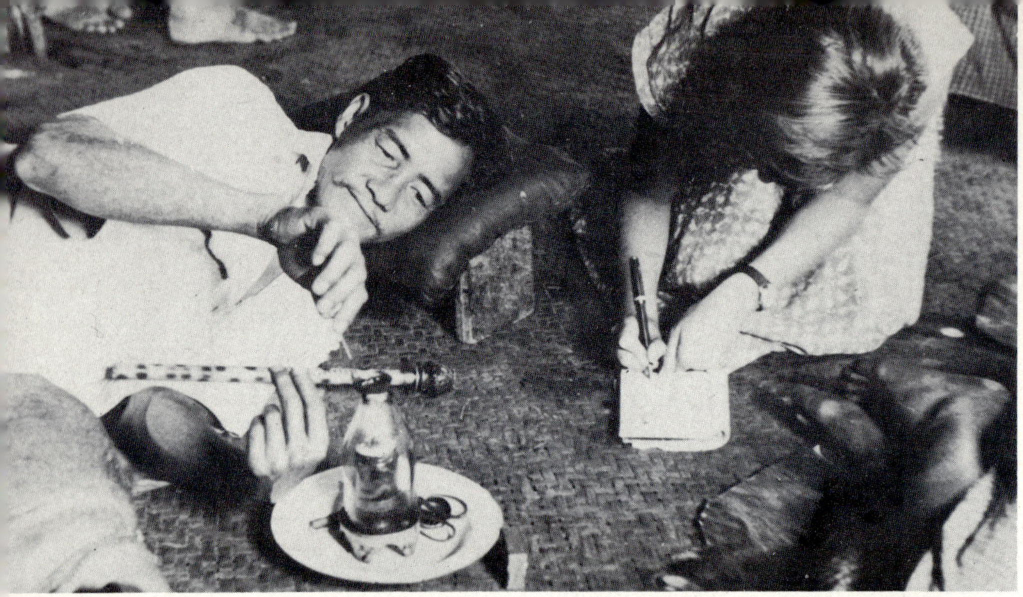

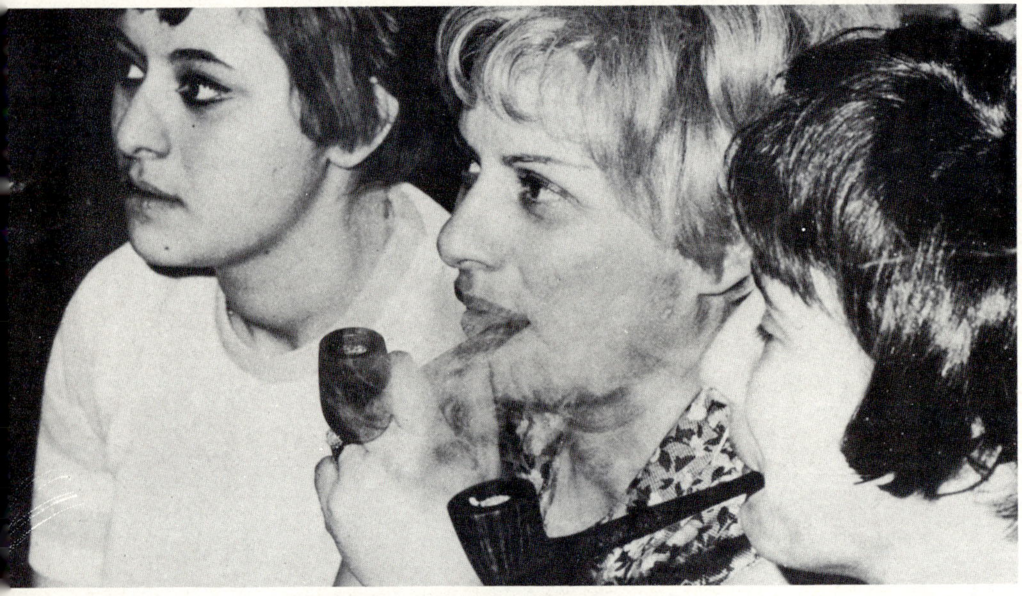

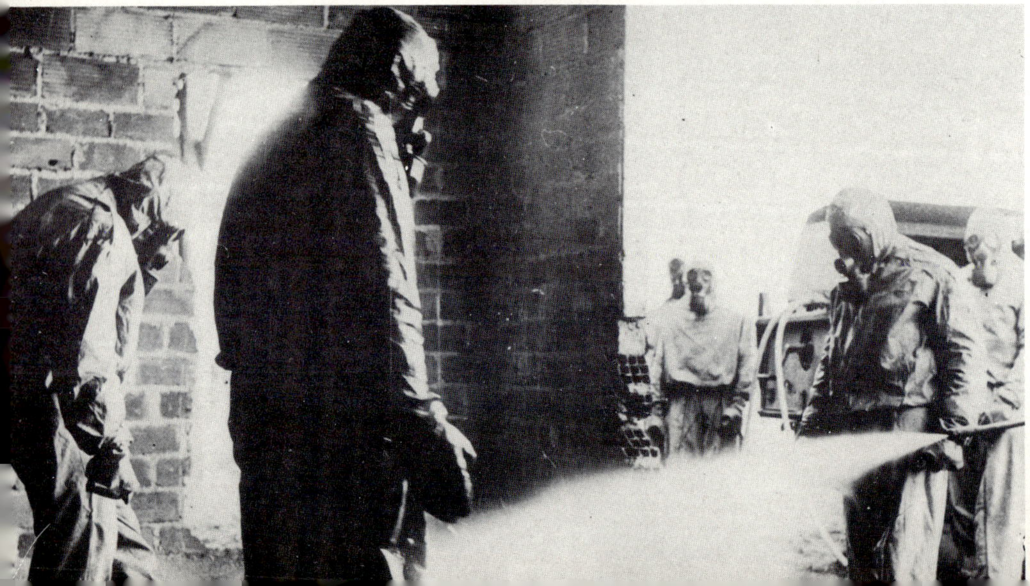

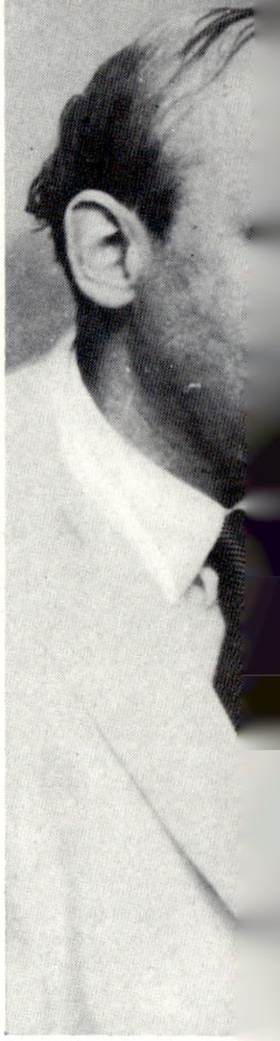

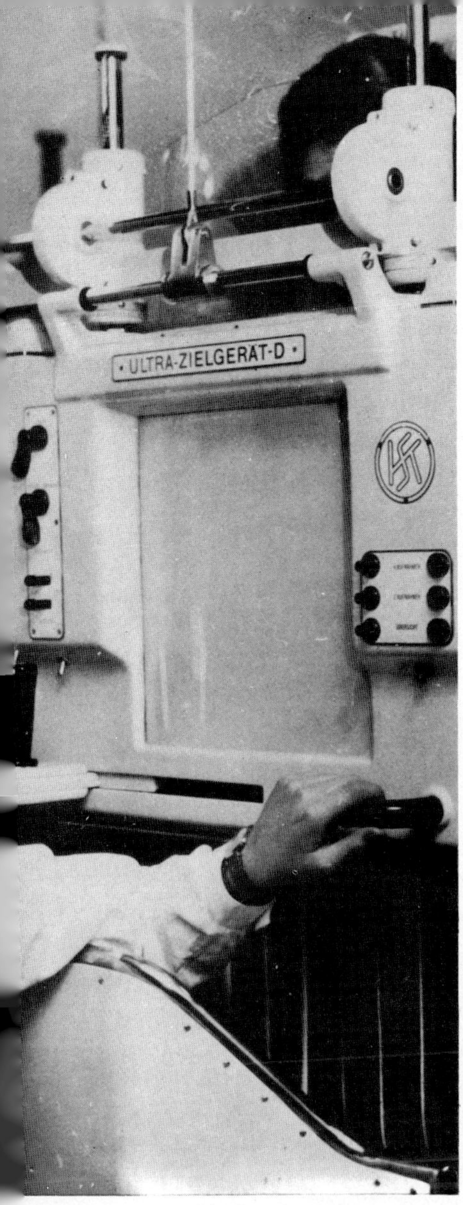

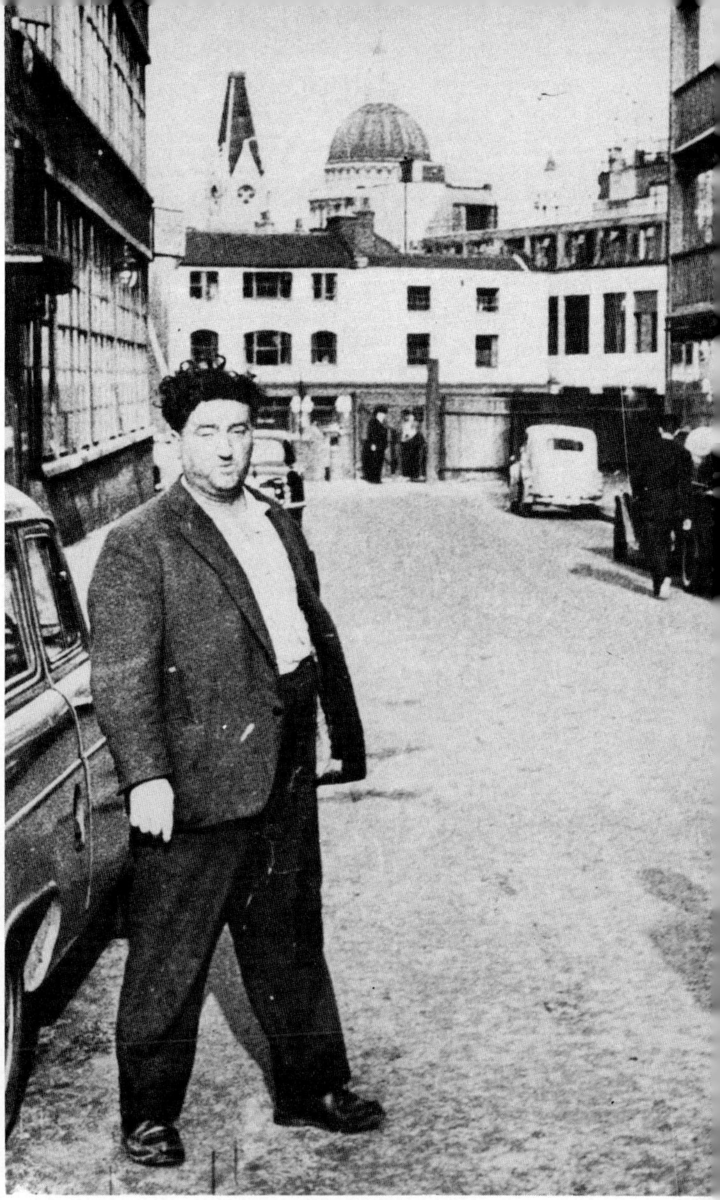

Las radiaciones atómicas y de los rayos X pueden influir sobre los genes. Son pequeñísimas partículas que atraviesan nuestro cuerpo sin que lo notemos

El consumo de drogas o el abuso del tabaco puede producir estados de gran excitación perjudiciales para las gestantes

La constante ingestión de alcohol puede dañar la sustancia germinal tanto en el hombre como en la mujer

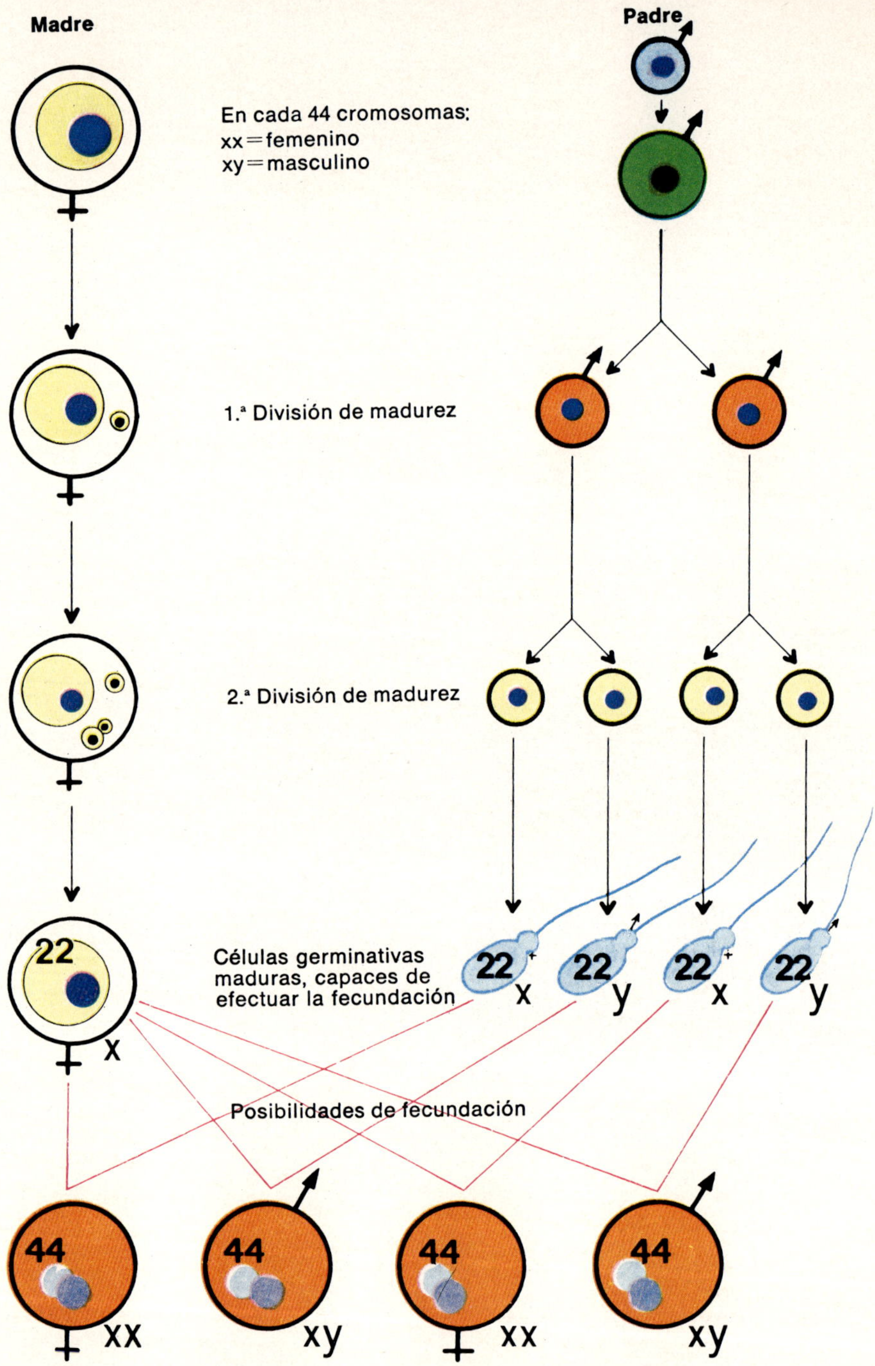

Fig. 40. ¿Niño o niña? Depende de las células seminales

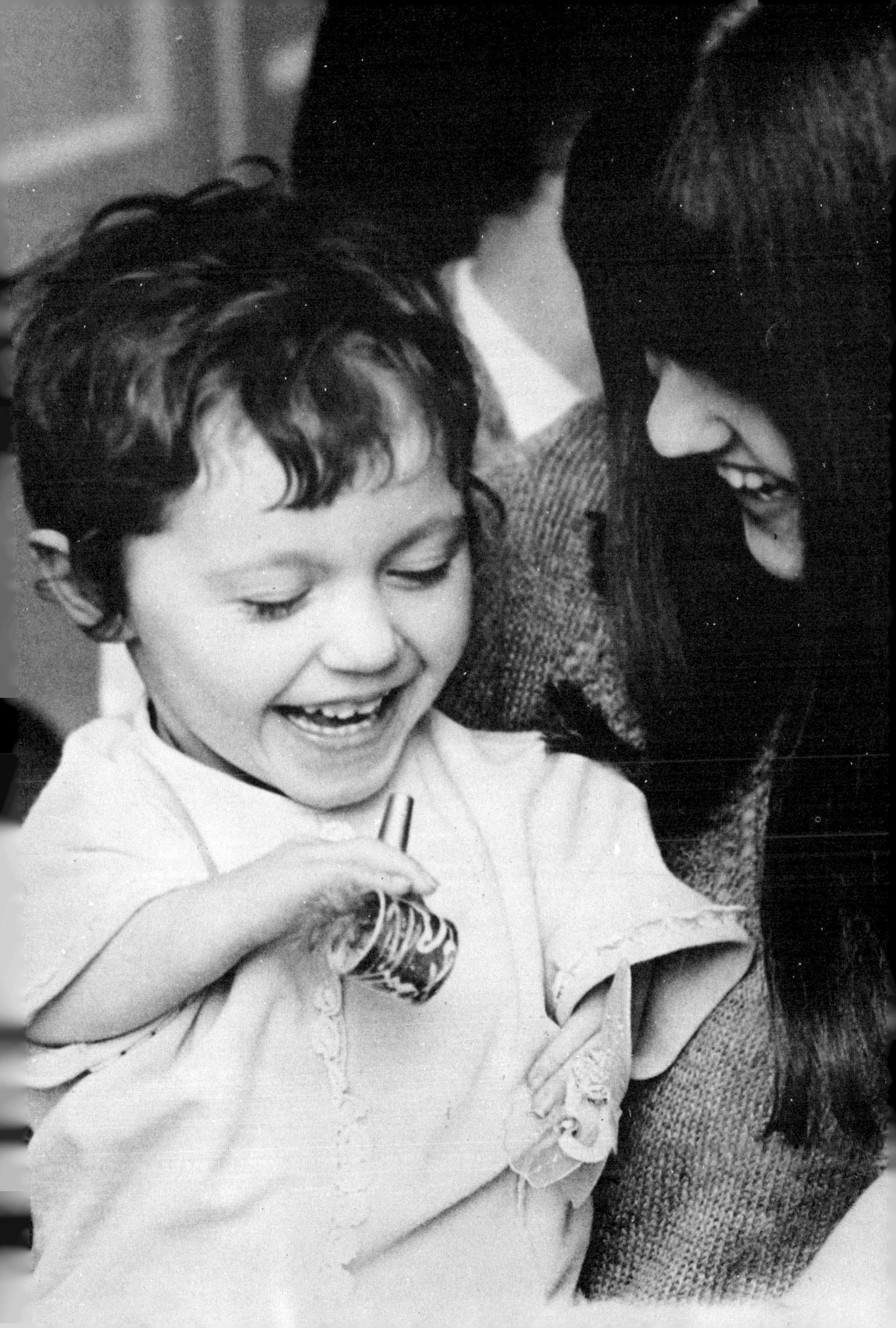

denominamos hermafroditas (de 2 a 3 por cada 1000 embarazos). Los que llamaríamos hermafroditas reales poseen siempre glándulas germinativas masculinas y femeninas, pero la autofecundación no es posible. Los hermafroditas que llamaríamos aparentes tienen sólo glándulas germinativas de un sexo (sea femenino o masculino), pero muestran una alteración importante en la apariencia externa de los órganos sexuales externos e internos, la mayor parte de las veces en el sentido de que glándulas germinativas masculinas se conforman externamente como órganos sexuales femeninos; o a la inversa. Algunas formas determinadas de hermafroditas aparentes o seudohermafroditas pueden mostrar igualmente otro tipo de malformaciones.

Puesto que para la indicación del sexo en los registros oficiales, la característica decisiva es siempre la de los órganos sexuales externos, pueden producirse errores en la conceptuación del sexo cuando las características sexuales externas no estén en absoluto de acuerdo con el sexo real de las glándulas germinativas (en los hermafroditas aparentes). Con ello, en los registros oficiales se produce una anotación errónea acerca del sexo del recién nacido. Por ejemplo, cuando el miembro de un niño es tan pequeño que más bien parece un clítoris, las dos mitades del escroto no se han unido completamente, y los testículos no han caído en el escroto y, externamente puede tenerse la impresión de estar ante un ser del sexo femenino. Y a la inversa, cuando el clítoris de una niña es tan grande como un pene y no se advierte que el meato urinario está situado por debajo del miembro, los labios parecen externamente como las dos mitades de un escroto, y la entrada de la vagina está cerrada, puede dictaminarse erróneamente que el aparato sexual es masculino. Tal error es de la mayor importancia para la educación del niño; empezando por el vestido, siguiendo por la explicación de su papel dentro de la familia y el mundo, y llegando hasta la elección de profesión. A menudo no es hasta mucho más tarde, cuando se ha realizado ya una fijación mental del papel sexual erróneo, y muchas veces no ocurre hasta la pubertad, cuando el supuesto niño, bajo la influencia de sus ovarios empieza a desarrollar sus senos, o bien una supuesta niña, bajo la influencia de sus testículos, presenta pelo en la barba, se le agrava la voz y no muestra ninguna de las características físicas de la mujer, cuando se descubre la realidad de este hermafroditismo aparente. Y, lo que es peor, muchas veces no se averigua la realidad hasta el momento en que el niño o la niña están en disposición de contraer matrimonio. Y la consecuencia de todo ello puede ser un shock síquico de la mayor importancia, porque la vida sexual desarrollada hasta el momento no había sido querida ni comprendida: el joven o la joven puede estar sometido a una permanente falsedad biológica. En la pubertad, con el aumento de actividad de las hormonas, debe revelarse esta situación, pero en el caso de que siga pasando inadvertida, puede ser causa creciente de problemas muy graves para la vida futura del afectado; porque su papel en la vida, que se le ha enseñado y ha aprendido —por ejemplo, comportarse, pensar y sentir como un varón—, resulta ser equivocado y se ve obligado a aprender, a partir de cero, una nueva vida, la vida de una mujer, radicalmente distinta. Recordemos, una vez más, que la formación del carácter y el comportamiento, en lo fundamental, termina ya a los seis años de vida; de forma que queda suficientemente demostrada la trascendencia que modificación tan fundamental puede tener para la vida futura. Para la solución de estos problemas puede ser de la máxima importancia una transformación quirúrgica de los órganos sexuales externos, adecuándolos a las glándulas germinativas, unida a tratamientos medicamentosos (hormonales); pero ello, siempre que se realice antes de la pubertad. Hay que esforzarse, en definitiva, ya desde el momento del nacimiento, por asegurarse de que no se trata de un caso de hermafroditismo —comparando con otros los órganos sexuales externos y determinando los cromosomas sexuales— y, caso de que sea así, actuar quirúrgicamente a tiempo, para proporcionar al niño o a la niña una educación correcta, adecuada a su sexo real.

MUTACION Y ALTERACIONES EN LA HERENCIA

Mutaciones en general, lesiones causadas por radiaciones, sanidad de la herencia. Hoy en día nadie discute la influencia que la radiactividad o los rayos X puedan tener sobre los genes. Estas radiaciones constan de pequeñísimas partículas irradiadas que atraviesan nuestro cuerpo sin que lo notemos; por ejemplo, cuando nos hacen una radiografía; la diversa densidad de nuestros tejidos —los huesos con respecto a las partes blandas— determina una disminución de la velocidad de penetración de las partículas: un verdadero frenado de las mismas. Hace visible la estructura interna de nuestro cuerpo cuando los rayos que abandonan nuestro organismo se hacen aparentes en una forma determinada (radiografía, pantalla). Si estas partículas irradiadas que atraviesan nuestro cuerpo alcanzan con una energía determinada y en número y frecuencia determinados, algún gen en el interior de un cromosoma cualquiera, este gen puede ver alterada su estructura molecular proteica. Puesto que la actividad del gen depende directamente de esta estructura proteica, su efectividad puede quedar notablemente modificada. Es decir, que puede originarse un carácter hereditario distinto. Esta modificación en los caracteres hereditarios condicionados por el gen se denomina mutación.

Las mutaciones no sólo están provocadas por las radiaciones y no siempre se limitan a un gen, sino que pueden afectar a una porción de un cromosoma, a un número determinado de cromosomas o a todos los cromosomas. Pueden producirse también con ocasión de la división de madurez, e independientemente de la misma. Algunas mutaciones determinadas, causantes de algunas enfermedades hereditarias, son producidas por la edad de los padres; por ejemplo, el mongolismo, provocado por la edad de las células germinativas de la madre, que consiste en una determinada malformación de los huesos y cartílagos; y también el enanismo, causado por la vejez del padre, o, más exactamente de sus espermatozoides. Hablar de otras enfermedades hereditarias nos llevaría demasiado lejos y para evitar malas interpretaciones, debemos aclarar que el mongolismo, independientemente de la edad de los óvulos de la madre, puede producirse también a causa de la colocación anormal de algún cromosoma en lugar de otro, durante las divisiones de madurez. (La llamada translocación de cromosomas.)

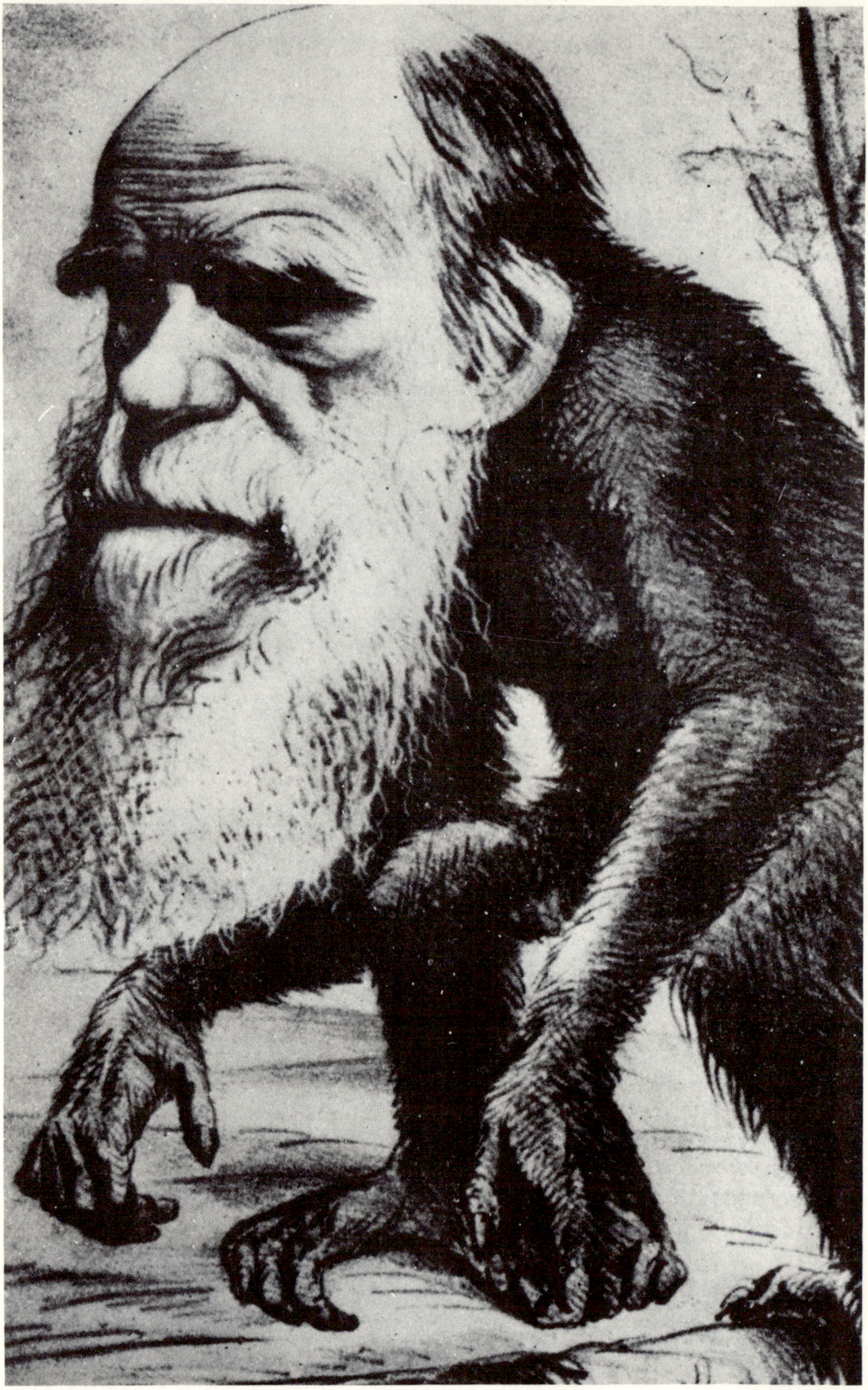

Las mutaciones no necesariamente han de tener consecuencias futuras para las células germinativas; es decir, para la descendencia futura o para las células del nuevo ser en formación. Porque, previamente a cada fecundación, en la división de madurez se produce un complicado intercambio de genes, descrito anteriormente, que puede verse alterado puesto que todos los seres humanos, de todas las épocas, están sometidos a radiaciones del cosmos y se han experimentado estas influencias sobre la herencia mucho antes de que aparecieran las radiaciones atómicas y de los rayos X; y así seguirá ocurriendo en el futuro. Así, en todos los tiempos se han producido mutaciones; es decir, cambios en los caracteres hereditarios por transformación de la sustancia hereditaria. Son éstas las que explican los cambios de la herencia en el curso de la historia de la Humanidad y de la Tierra. Puesto que las mutaciones de los caracteres hereditarios son a su vez transmisibles hereditariamente, es fácil comprender que aquellas mutaciones tendentes a mejorar la vida, procurando una adecuación de la población a las condiciones de vida del medio ambiente, se mantendrán y transmitirán, convirtiéndose en caracteres normales; por el contrario, las mutaciones que perjudiquen los procesos vitales de un ser, y en particular su capacidad de reproducción, acabarán haciendo imposible su vida o incapacitándolo para reproducirse.

Tales mutaciones pueden suceder imprevisiblemente, en familias que han gozado hasta el momento de una salud hereditaria perfecta, porque la supuesta salud hereditaria depende en realidad de lo que la sociedad actual exige de sus miembros en cuanto a aspecto externo y capacidad de trabajo y adecuación. Por ejemplo, las actuales dimensiones medias del cuerpo en la raza blanca se hubieran considerado gigantescas en tiempos de los caballeros. Por ello, consideramos hereditariamente sanos aquellos genes cuya actividad se adecua armónicamente al conjunto de los seres vivientes de su época y no desequilibra los restantes caracteres. De esta forma, con unos genes hereditariamente sanos aumenta la probabilidad de supervivencia y reproducción de su portador.

En las últimas décadas, sin embargo, se han observado muchas más mutaciones patológicas (es decir, alteradoras del equilibrio en los caracteres), porque la radiación atómica masiva es mucho más efectiva que una radiación de rayos X para producir trastornos en los genes y llegar incluso a destruirlos. Debe intentarse por todos los medios que los seres humanos estén protegidos ante un exceso de radiaciones atómicas o de rayos X.

Conocido es desde hace tiempo que aplicando voluntariamente determinadas radiaciones controladas, pueden producirse artificialmente mutaciones positivas —al menos entre los animales—, y se han formulado muchas opiniones en cuanto a que los caracteres hereditarios de los seres humanos —o al menos de algunos seres o grupos de seres determinados— pueden modificarse positivamente. En este punto, científicamente, nos enfrentamos a una utopía: tales radiaciones, por muy medidas y vigiladas que estén, provocan simultáneamente «efectos secundarios» que pueden dañar genes vecinos a los que no se deseaba afectar.

Dentro del tema, otra cuestión es la de si podría llegarse a hablar de una «limpieza» de los miembros de un grupo determinado que posean el carácter hereditario que podríamos llamar «perjudicial». Pero este pensamiento, que preocupa a muchos científicos es también utópico, a causa precisamente de las mutaciones, puesto que de hecho se producen continuamente mutaciones sin que intervenga acción externa alguna, pues continuamente se descubren caracteres hereditarios no deseados (es decir, desconocidos a lo largo de generaciones) y puesto que a menudo las enfermedades hereditarias no se manifiestan sino hasta el momento en que la conjunción de los genes del padre y de la madre se produce en una forma determinada, teóricamente cualquier miembro de un grupo de población puede ser causa de que aparezcan caracteres hereditarios no deseados. Para lograr una población sana hereditariamente en su totalidad debieran evitarse todos los casos posibles; es decir, todos los miembros del grupo debieran tener prohibida la reproducción. Por ello la herencia absolutamente pura existe sólo en teoría: en la práctica, no tiene posibilidad de realización.

Dejando a un lado estas controversias científicoteóricas, todas estas cuestiones merecen ser estudiadas también desde el punto de vista ético. A este respecto, resulta evidente que tal acción sobre la herencia de los seres humanos lesiona su dignidad personal.

No debe confundirse esa prohibición de intervenir en la herencia humana con la exigencia de que el hombre y la mujer sean consecuentes de su responsabilidad, como posibles padres, ante la herencia que van a transmitir a sus posibles hijos. Aquel de los cónyuges que sepa que en su familia hay noticia de enfermedades hereditarias, mejor será que renuncie al matrimonio; porque el amor de los cónyuges debe llevar incluido el amor a sus hijos; y el amor de los padres, poca ayuda puede representar para los hijos tarados por una enfermedad hereditaria, en cuanto a su enfrentamiento con la vida. El diagnóstico acerca de las posibles enfermedades hereditarias debe realizarse hoy en día a través de las investigaciones de los llamados laboratorios cromosónicos.

Matrimonio entre parientes. A este respecto no podemos dejar de hablar, aunque sea someramente, de los matrimonios entre parientes. Según las leyes de la probabilidad, en un matrimonio entre primos la posibilidad de que ambos cónyuges tengan en su masa hereditaria algún gen patógeno es 7,6 veces superior que en los cónyuges no parientes. Si se unen estos dos factores patógenos al producirse la fecundación, se originan enfermedades hereditarias, aunque los propios cónyuges estén sanos y lo hayan estado siempre. Sin embargo, debe cumplirse la condición previa de que estos caracteres hereditarios se encuentren precisamente en el espermatozoide y el óvulo que vayan a unirse. De esta forma, vemos que el riesgo para los hijos de matrimonios entre parientes no es demasiado grande. No obstante, entre los hijos de primos hermanos se producen más malformaciones y fallecimientos en la infancia que en el resto de los nacidos.

El riesgo de un matrimonio entre parientes depende claramente del grado de parentesco. Los matrimonios entre primos y los matrimonios entre tíos y sobrinos comportan un pequeño riesgo, que debe calibrarse. Entre los primos de segundo grado, el peligro de hijos con alguna malformación no es mayor que el riesgo general para la población media. El parentesco sanguíneo de los abuelos y demás antepasados carece de significación alguna para la salud de la descendencia de unos padres determinados.

Influencia del alcohol. La constante ingestión de alcohol puede dañar la sustancia germinal, tanto del hombre como de la mujer. Pero, ¿debe temerse, a causa de un exceso en la bebida en alguna ocasión determinada cuya consecuencia haya sido un acto sexual fecundo, que la herencia del hijo concebido pueda sufrir algún perjuicio?
Se sabe con toda certeza que el alcohol se detecta en los órganos sexuales al mismo tiempo que en la sangre, y en idéntica concentración. Determinadas concentraciones de alcohol en la sangre perjudican la sustancia de los espermatozoides (arrollamiento de la cola del espermatozoide, doblegamiento de la cabeza del mismo, hinchazón de su porción media, etc.) y trastornan su movilidad. Y se sabe con toda precisión que los espermatozoides así alterados no son fecundos, porque no pueden penetrar en el óvulo. También se supone que, por ingestión pasajera de alcohol, no por hábito, los espermatozoides y óvulos ya maduros no pueden sufrir daños en su sustancia hereditaria, aunque este último concepto es una simple suposición. No obstante, durante la maduración del espermatozoide en los conductillos testiculares y en la cabeza del epidídimo, y en las divisiones de madurez del óvulo en el ovario, estas ingestiones de alcohol no habituales pueden dañar la sustancia hereditaria. Estos procesos no se conocen de modo definitivo, y una investigación en tal sentido sería muy difícil. Pero, en lo fundamental, debe pensarse que la excesiva ingestión de alcohol por alguno de los cónyuges entraña, cuando menos, un comportamiento anormal. Incluso cuando éste no va ligado a cuestiones hereditarias, las alteraciones de carácter sí son importantes para el ambiente en que el niño crece. Al efectuarse la elección de compañero en el matrimonio, debiera pensarse también en este extremo, teniendo siempre presente que pueda ejercerse en el futuro una paternidad responsable.

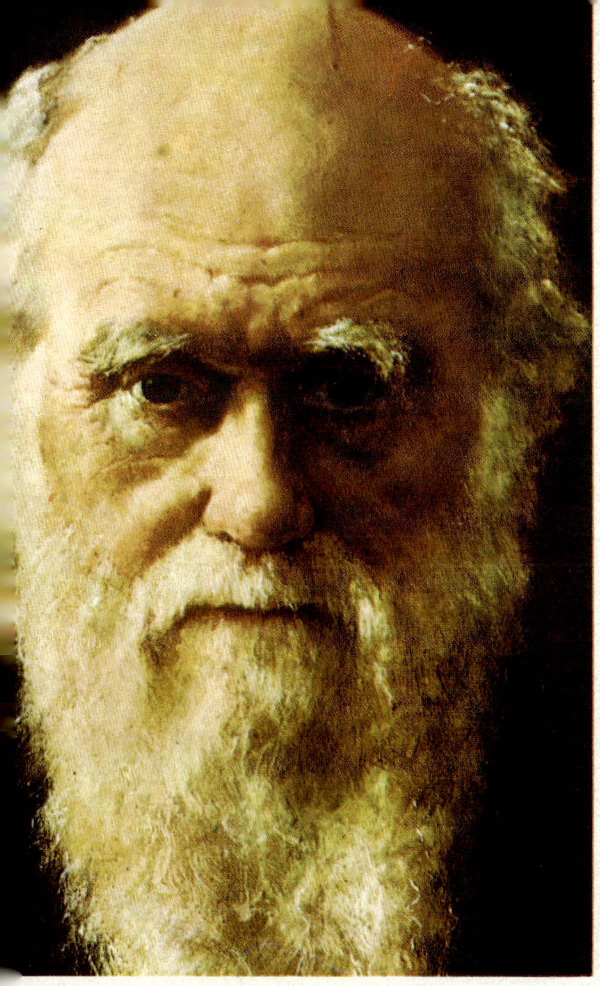

Charles Robert Darwin

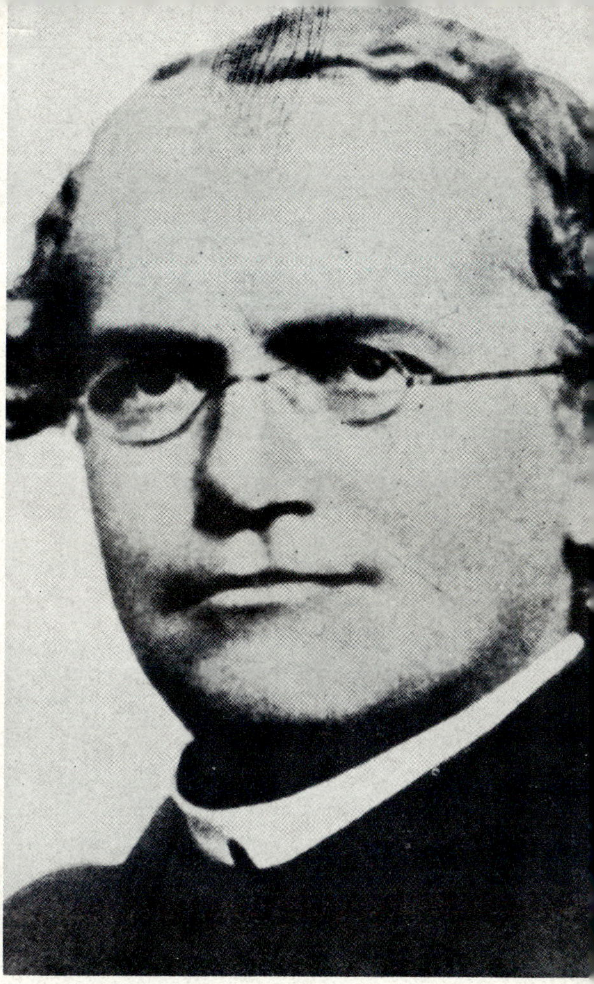

Johann Gregor Mendel

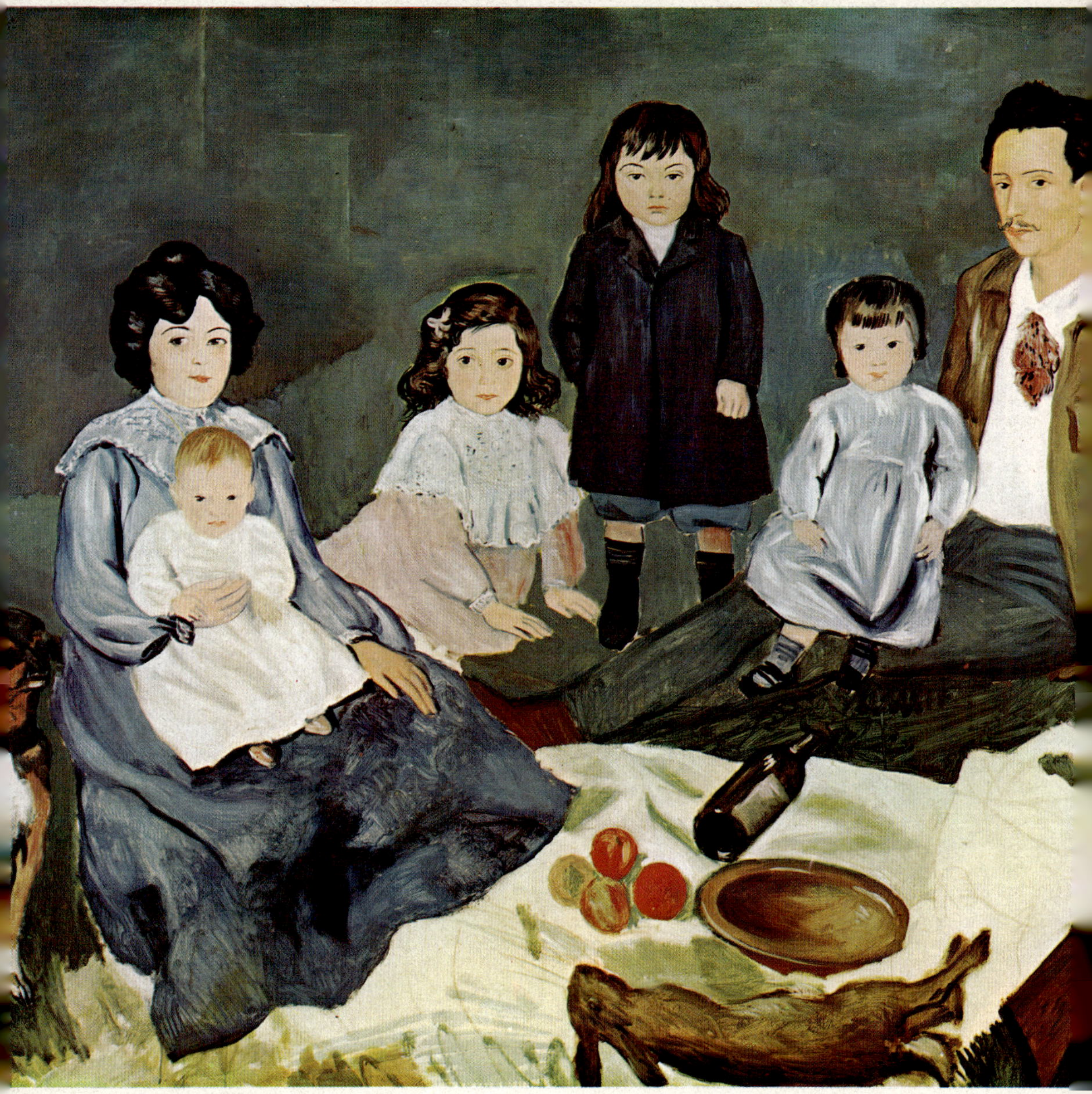

Picasso: "La familia Soler"

CONCEPCION Y REGULACION DE LA CONCEPCION

INSEMINACION Y CONCEPCION

En el punto más alto de la excitación sexual del hombre, el orgasmo, por su conducto excretor de orina y semen, la uretra, es expelido el líquido seminal segregado por sus glándulas germinativas, el cual incluye los espermatozoides. A través de los movimientos rítmicos involuntarios de la musculatura abdominal del hombre durante este proceso, el pene se introduce profundamente en la vagina. La eyaculación del semen se produce, de esta forma, inmediatamente delante del orificio externo de la matriz. Esta eyaculación de semen va dirigida a la fecundación del óvulo. Y a este proceso se le denomina concepción.

Los espermatozoides permanecen durante un período de tiempo inicial en la vagina, cuya humedad —a causa de determinados procesos bacteriales y químicos— tiene una reacción ligeramente ácida. Esta característica les permite abandonar el lugar en que han efectuado su primera estación. Desde el punto de vista químico, el tapón mucoso del canal del cuello de la matriz les proporciona las mejores condiciones de vida. Nadan a través de él, merced a un proceso de atracción química. Avanzan en la dirección de su eje longitudinal, tan rápidamente como pueden: en un segundo recorren una distancia igual a la longitud de su cuerpo. Mantienen esta velocidad en su recorrido por el interior del órgano sexual femenino. El canal del cuello de la matriz, con su tapón mucoso, es el verdadero órgano de entrada de los espermatozoides (v. fig. 41). El acto sexual es verdaderamente efectivo cuando en la trompa de Falopio se halla un óvulo capaz de ser fecundado; entonces el tapón mucoso es especialmente fluido y viscoso. Asoma ligeramente por el canal del cuello de la matriz hacia la vagina, y se acerca ligeramente a los espermatozoides, facilitándoles la entrada. Una alteración en esta modificación química del tapón mucoso en el momento del desprendimiento del óvulo puede ser causa de dificultades de fecundación (esterilidad en el matrimonio).

Los movimientos rítmicos del útero en el orgasmo de la mujer, que van ligados a una impulsión y regresión del tapón mucoso, pueden apoyar la entrada de los espermatozoides en los órganos sexuales internos de la mujer. Sin embargo, estos movimientos no son necesarios para el ingreso de los espermatozoides, ni para la fecundación; es decir, que aun sin orgasmo una mujer puede concebir. Es posible la concepción incluso cuando el semen alcanza sólo los órganos externos de la mujer. Entonces los espermatozoides pueden atravesar la vagina, abriéndose paso hasta el orificio externo de la matriz. Lo mismo vale para las actividades sexuales excitantes si en las manos puede haber quedado algún resto de semen. Por este motivo, el llamado coito interrumpido (ver la página 287) no es en absoluto un método seguro para evitar la concepción.
En el tapón mucoso del canal del cuello de la matriz los espermatozoides experimentan una especie de depuración química de las sustancias proteicas que constituyen el líquido seminal y que puedan ser perjudiciales para el organismo de la mujer. Sin embargo, la mucosidad permite el paso de los espermatozoides dejándoles penetrar en los órganos internos de la mujer. Además, en el interior de la matriz, los espermatozoides deben nadar en contra de un flujo dirigido hacia fuera y en las trompas deben avanzar contra el movimiento de los cilios vibrátiles. Sin embargo, no se produce ningún tipo de atracción química por parte del óvulo. Los espermatozoides lo encuentran casualmente, o pasan inmediatamente por su lado. El gran número de espermatozoides sirve para garantizar que al existir un óvulo fecundable, algunos de ellos lleguen realmente a contactar con el óvulo en la maraña de pliegues de la mucosa de la trompa. Algunos espermatozoides vuelven hacia atrás, otros caen por el extremo abierto de la trompa en el abdomen, quedando cogidos entre los pliegues intestinales y siendo allí destruidos.
En casos excepcionales extraordinariamente escasos, puede un óvulo ser fecundado en el extremo de la trompa, antes de ser captado por su extremo en forma de embudo. En estos verdaderos «embarazos abdominales» el huevo fecundado cae en la cavidad abdominal. Tal tipo de embarazo es peligroso para la vida de la mujer y debe ser interrumpido quirúrgicamente. Es más frecuente otro tipo de embarazo igualmente anormal, implantado en la misma trompa.

Inseminación y fecundación del óvulo. Cuando los espermatozoides se introducen en el óvulo, se habla de inseminación del óvulo. La unión que se produce poco después entre el óvulo y el núcleo del espermatozoide se denomina fecundación del óvulo. Con este proceso se inicia el embarazo. Acerca del desarrollo del óvulo fecundado nos remitimos al siguiente capítulo. La inseminación de los óvulos tiene lugar en la porción inicial de la trompa, la que ya hemos dicho repetidamente tiene forma de embudo. A partir de ahí, el óvulo fecundado es arrastrado durante 5 días, hasta su implantación en el útero, por el flujo uterino y el movimiento de los cilios vibrátiles.

Embarazo en la trompa. Si el óvulo fecundado no prosigue su avance hasta el útero, sino que permanece en la trompa, se desarrolla lo que denominamos embarazo en la trompa. Sin embargo, puesto que la mucosa y la musculatura del ovario no están preparados para soportar un embarazo, al producirse la anidación o implantación del embrión, comienza por producirse una tumefacción de la trompa que más tarde es causa de su destrucción. En las primeras semanas (de 2 a 4) un embarazo en la trompa puede permanecer casi ignorado. La mucosa del útero se transforma como en el caso de un embarazo, y la menstruación queda suprimida; la mujer es consciente únicamente de que existe un embarazo. Eventualmente se producen las llamadas hemorragias bruscas de la mucosa uterina, las cuales muchas veces son confundidas por la persona afectada con menstruaciones normales.

El médico puede diagnosticar un embarazo en la trompa ya a las dos o tres semanas de la fecundación. Por ello es muy importante —y también por otras causas— que toda mujer cuya menstruación queda suspendida y que puede suponer la existencia de un embarazo, es decir, que sostenga comercio sexual, se someta al examen de un médico especialista. Si el embarazo en la trompa no es diagnosticado en su primer estadio, el embrión crece y destruye la trompa, con lo cual se producen fuertes hemorragias que alcanzan el abdomen y que pueden ser causa de graves desmayos. En tales casos sólo puede salvarse la vida de la mujer mediante una rápida intervención quirúrgica. Por el contrario, si el embarazo en la trompa se descubre a tiempo, su vida no peligra en absoluto. No obstante, en todo caso es necesaria la intervención quirúrgica: la trompa afectada debe ser extirpada. El ovario del lado dañado puede conservarse la mayor parte de las veces. Se supone que la trompa sana restante puede también captar los óvulos del ovario opuesto, si es suficientemente larga y móvil.

Para un matrimonio, pero especialmente para la mujer que ha sufrido un embarazo en la trompa, es arriesgado provocar un nuevo embarazo. A continuación tratamos de una serie de medidas para evitar la concepción, en base a una correcta vigilancia de las relaciones íntimas matrimoniales.

Momento de la concepción. La experiencia nos ha indicado que la concepción se produce la mayor parte de veces cuando se ha mantenido contacto sexual entre los 22 y los 13 días antes de la próxima menstruación. No obstante, si atendemos solamente a la capacidad de vivir de las células germinativas, este período debe ser mucho más corto.

Los espermatozoides, tras su depósito frente al orificio externo de la matriz, cuanto más, alcanzan a conservar su capacidad fecundadora durante 48 horas. Por ello, tras un acto sexual mantenido dos días atrás, pueden encontrarse los espermatozoides en la trompa y producirse la fecundación en el mismo momento en que el óvulo abandona el ovario. En tanto conservan su vida, pueden igualmente aguardar a que un óvulo se desprenda del ovario.

El óvulo muere, si permanece sin fecundar, a las pocas horas de abandonar el ovario. En realidad, el período de posible fecundación alcanza sólo a dos o dos días y medio. Pero el momento en que se produzca lo que denominamos caída del óvulo no es susceptible de ser determinado previamente con exactitud y puede verse sometido a numerosas influencias. A través de una fuerte excitación sexual —por estímulo directo sobre el hocico de tenca del útero, en el acto sexual, especialmente con coitos frecuentes en un período de tiempo corto; o bien a causa de una fuerte secreción de hormonas activas para las glándulas germinativas, procedentes de la hipófisis, desencadenada por una excitación sexual síquica— puede producirse una rotura del folículo «prematura». En un momento en que sin este estímulo no debiera caer ningún óvulo, existe la posibilidad, según hemos visto, de que un óvulo capaz de ser madurado abandone el ovario. Pero igualmente, por causas todavía no muy bien conocidas, puede retrasarse la maduración de un folículo del ovario y con ello la caída del óvulo.

La experiencia enseña que la concepción es posible en cualquier momento entre dos menstruaciones. Si el ciclo menstrual es regular, no hay duda de que existe una mínima probabilidad de que la concepción tenga lugar durante la menstruación y en la semana anterior a la próxima menstruación esperada. Entre 22 y 13 días antes de la próxima menstruación es máxima la posibilidad de que un acto sexual sea causa de una fecundación. Acerca del cálculo previo de este plazo véase la página 283.

Por regla general también podemos decir que con la terminación de las menstruaciones no puede producirse ya ningún embarazo, porque no madura ningún óvulo; debemos salir al paso de esta afirmación, advirtiendo que también después de la menopausia puede producirse algún embarazo. Hasta nuestros días, la mujer que ha quedado embarazada a mayor edad tenía 63 años, fue aquél su séptimo hijo, y su último embarazo sucedió trece años antes: y hacía once años que entró en la menopausia. Una mujer de 59 años tuvo su primer hijo a los 9 años de producida su última menstruación.

Las estadísticas de algunas ciudades y países indican que la probabilidad, y con ella el riesgo de que una mujer de más de 50 años quede embarazada, es extraordinariamente pequeño. Sometida a circunstancias bien diversas, oscila entre el 1,75 hasta el 79 sobre un millón de nacidos vivos. Puesto que en todos estos casos son mayoría las mujeres que conciben en el primer año después de la menopausia, recomendamos seguir utilizando los medios para impedir el embarazo hasta un año después de la última menstruación. No es posible ya establecer una previsión sobre los posibles días fértiles, puesto que no existe menstruación alguna.

GENERALIDADES SOBRE LA REGULACION DE LA CONCEPCION

Responsabilidad en la comunidad sexual. La comunidad sexual formada por padres e hijos es responsable ante Dios, y una regulación de la concepción llevada a cabo conscientemente, dentro de ellas es hoy en día una de las condiciones imprescindibles de toda relación íntima entre hombre y mujer. Para ello es exigible que ambos, hombre y mujer, se informen fundamentalmente acerca de las posibilidades de regular la concepción y que lleguen a una decisión, basándose en el mutuo acuerdo. Hoy en día pertenece a los deberes irrenunciables de los cónyuges —muy superior al capricho, el gusto o la comodidad— establecer planes en cuanto a su paternidad, basándose en conceptos humanos, sociales, económicos y financieros, determinado todo ello por el espacio vital del matrimonio, la educación de los hijos y la solidez económica de la familia. Actuar

de otro modo sería poner en peligro la vida de la familia; en definitiva, la vida del cónyuge y de los hijos.
La responsabilidad por los hijos comienza con la elección de cónyuge; porque con esto se decide acerca del ambiente en que habrá de nacer el niño. Va más allá, sin embargo, hasta decidir acerca de la forma en que el hijo vivirá en la casa paterna; es decir, que padre y madre han de exigir, para sí y para sus hijos, una seguridad socialmente adecuada. Los hijos habidos prematrimonialmente a menudo no sólo son una carga económica para los padres, sino también síquica, de forma que el hijo a menudo se encuentra en el seno de un matrimonio destruido por culpa suya, en el mismo momento de nacer. Independientemente de ello, hombre y mujer necesitan, tras contraer matrimonio, un espacio para ejercitar su vida en común permanente, que se verá sin duda perjudicada por un niño nacido demasiado pronto. Y evidentemente el niño necesita para su correcto desarrollo un matrimonio intacto: resulta falso creer que un hijo puede sanar un matrimonio enfermo. Por ello, muchos consejeros matrimoniales experimentados recomiendan cada vez más que el primer hijo no nazca por lo menos hasta transcurridos dos años de matrimonio. El plazo más favorable entre dos nacimientos, tanto para la mujer como para el desarrollo síquico de los hijos, es también de dos años, contados a partir del nacimiento del hermano mayor. El número de hijos de cada matrimonio se basa tanto en las posibilidades sociales, de tipo dinerario, como en las de tipo sanitario y síquico.

Aborto y esterilización. Puesto que la nueva vida se inicia merced a la unión del óvulo y el espermatozoide, la regulación de la concepción se basa en evitar esta unión durante el tiempo en que el matrimonio en cuestión no pueda arrostrar la responsabilidad de la paternidad.
La muerte de una vida humana recién nacida (aborto, interrupción del embarazo) es condenable moralmente; además, es peligrosa para la salud física y mental de la mujer. Las sustancias y pastillas que se sitúan en la matriz equivalen de modo efectivo y real a un perfecto aborto continuado; nos referimos a todo cuanto se aplique después del acto sexual, por temor a la concepción, que vaya destinado a la destrucción del lugar de anidación del óvulo, con anterioridad a que éste penetre en el útero. Tampoco es recomendable impedir, actuando sobre los órganos, la unión de óvulo y espermatozoide (esterilización) porque será imposible acceder posteriormente a un embarazo eventualmente deseado.
Según la idea evangelista, sólo puede considerarse justa la indicación médica de aborto o esterilización en el caso de que sirva para evitar un peligro futuro de lesiones físicas o síquicas para la mujer, y las restantes posibilidades médicas para la curación no sean aplicables o suficientes, basándonos en nuestros conocimientos científicos actuales, para lograr verosímilmente una curación. Junto a ello, en sentido médico, no sólo deben ser tenidas en cuenta las enfermedades físicas, sino también todas las circunstancias, personales y sociales del afectado, de su matrimonio y su familia, para ser enjuiciado el caso por una persona competente. Según la concepción católica, ni siquiera la recomendación médica es suficiente.

Igualmente, poco puede abogarse por la necesidad social de que se permita el aborto o la esterilización. Lo que decimos no sólo es válido para cada matrimonio y familia en particular, sino para toda la sociedad. Las necesidades y desequilibrios sociales en el interior de una nación o un grupo social determinado deben ser solucionadas por medios distintos del aborto o la esterilización.

El concepto de «padres y cónyuges responsables» comprende:

1. La responsabilidad para el matrimonio. Empieza con la elección de cónyuge y se realiza con la conformación y creación de la sociedad conyugal, como medio ambiente de la casa paterna, en la que el hijo recién nacido debe crecer.

2. La responsabilidad por la seguridad de la dedicación de los padres al hijo. Consiste en el mantenimiento de la capacidad de amar y vitalidad de los padres, con lo que las posibilidades individuales, físicas y espirituales de los cónyuges —no sólo de la madre y de los hijos ya nacidos— sean mutuamente respetados. Consiste en la permanencia de la especial entrega de la madre, necesaria para la vida del hijo —de la madre y no de la tía ni de la abuela— al menos en sus primeros 6 años de vida, pero sobre todo en los dos primeros. Debe dejarse sentado que el hombre y la mujer, en su matrimonio, deben haber podido amoldar completamente sus vidas antes de que síquicamente estén en disposición de incluir en su comunidad un hijo, sea el primero o el siguiente. De otro modo, existe el peligro de que el hijo sea rechazado como amenaza para la unión conyugal o como carga para el matrimonio, y en consecuencia deba acusar este rechazo en su desarrollo. Por ello el momento de la primera concepción y los períodos de separación entre los hermanos deben ser elegidos consciente y responsablemente.

3. La responsabilidad de hacer posible el desarrollo personal y social del niño a través de la cultura y la civilización de la sociedad actual. Ello significa también la responsabilidad con respecto a cada hijo en particular y al número de ellos que puedan educarse.

4. La responsabilidad de asegurar los medios que sean necesarios para la satisfacción y aprovechamiento de todas las esperanzas y capacidades, de acuerdo con la posición social de los cónyuges.

5. La responsabilidad por el desarrollo personal del niño, por su formación, como paso previo en el camino a la madurez.

El hecho de tomar en cuenta la paternidad de una manera responsable, acudiendo a una regulación consciente de la concepción, debe considerarse éticamente correcta. La decisión acerca de la manera de llevar a cabo las relaciones íntimas matrimoniales de acuerdo con esta regulación de la concepción, es siempre cuestión personalísima del matrimonio.

Todos los métodos exigen de ambos cónyuges una observancia consciente de los presupuestos de su utilización. Ello sólo es posible cuando ambos cónyuges se informan mutuamente de las cuestiones básicas, conversan y asumen conjuntamente la responsabilidad en cuanto a la utilización correcta y en el momento correcto; con otras palabras, cuando se comportan entre sí con toda honradez. Esta honradez significa no hacer al cónyuge objeto de la propia voluntad de realizar o no algo determinado. Es decir, que la honradez no la indica solamente el comportamiento y la forma de actuar de cada uno, sino precisamente la forma de comportar-

se con el cónyuge. Honradez, en este sentido, no representa ningún valor en sí, sino en el conjunto de las relaciones. De esta virtud se hace gala cuando los cónyuges conversan acerca de sus relaciones íntimas, deciden conjuntamente los métodos de la regulación de la concepción y conjuntamente atienden a la forma consciente de ponerlos en práctica. Honradez en el matrimonio supone la conversación, el intercambio de opiniones, respetando los deseos del cónyuge, sin hacer del otro objeto de deseos egoístas ni de rechazos igualmente egoístas.
Para la información acerca de los métodos más recomendables para los matrimonios actuales, la persona idónea es el médico. La misión del médico, en la práctica y en las relaciones con matrimonios, consiste, en cuanto a la regulación de la concepción, en empezar por ayudar y dirigir a los cónyuges a ser responsables, conjuntamente, de su comportamiento; y después en solucionar sus conflictos e inhibiciones. En segundo lugar está el consejo técnico y la recomendación o imposición de métodos y medios, y la vigilancia de su efectividad; porque sin la asunción mutua de estas obligaciones, y sin la interna aceptación de estas medidas reguladoras de la concepción, tales métodos y medios, cualesquiera que sean, fracasarán aunque objetivamente sean seguros.

METODOS PARA LA REGULACION DE LA CONCEPCION

Abstinencia. Sin duda alguna, la abstinencia —mientras tanto se mantenga— es el método más seguro para evitar la concepción. Se dará en muchos matrimonios, de mutuo acuerdo, cuando en éstos la abstinencia no sólo venga determinada por una necesidad (por ejemplo 5 semanas antes y después del parto, con ocasión de una enfermedad del cónyuge, etc.), sino también sea posible gracias a la intervención de la energía espiritual del matrimonio. Sin embargo, la abstinencia como medio de regulación de la concepción puede considerarse correcta si es la única posibilidad, puesto que hace imposible durante bastante tiempo la unión íntima de hombre y mujer, e impide la realización de la comunidad íntima matrimonial, básica en sí misma. La abstinencia como método de regulación de la concepción distorsiona el matrimonio. Para evitar una sola concepción, debiera ejercitarse durante mucho tiempo, ocasionalmente durante varios años. Sobre todo en hombres y mujeres de ocupación especialmente mental, los impulsos sexuales característicos podrían sublimarse en energías espirituales o trasponerse a éstas. Pero se trata siempre de una posibilidad que sólo está al alcance de algunos. No debiera contarse con demasiada ligereza con esta renuncia al sexo. No obstante, a menudo un cónyuge rechaza a otro por sus exigencias de abstinencia. Esta exigencia unilateral es poco honrada, porque el cónyuge se ha reducido a objeto del propio y egoísta deseo de no hacer. La abstinencia en el matrimonio, como posibilidad de regulación de la concepción, no debe valorarse más que los restantes métodos o medios. Por el contrario es problemático porque moralmente suscita numerosas dudas.

La observancia de los llamados días fértiles y estériles del matrimonio. Este método exige unos cálculos previos muy exactos. No depende solamente del ciclo menstrual de la mujer (v. pág. 204), sino también de la capacidad de los espermatozoides masculinos de mantenerse vivos (v. pág. 279). Por ello, y también supuesto el postulado de que la mujer es estéril de no mediar el semen masculino, es mejor hablar de días fértiles y estériles del matrimonio, antes que de la mujer. Se comprende que estos días deben ser observados por ambos cónyuges.

Estos días se cuentan de la forma que sigue: en el calendario de menstruaciones de los últimos doce meses se tomará el ciclo más corto (C) y el más largo (L) y se establecerá la fórmula: (C—22)—(L—13).

Los días que se calcularán mediante estas cifras son precisamente aquellos días del ciclo dentro de los cuales la probabilidad de que exista concepción es mayor. Con esta forma se determinan los llamados días seguros. Por otra parte, debe ponerse especial énfasis en que esta fórmula no concede una garantía absoluta. No obstante, es utilizable por un matrimonio y puede utilizarse para regular la concepción. Por ejemplo:

Ciclo más corto (C) y más largo (L) en los últimos doce meses

Señora A (24 años) C = 21 días. L = 26 días.
(C—22) = 21—22 = —1 = 0
(L—13) = 26—13 = 13

Ello significa que desde el día primero del nuevo ciclo (= 1er día de la nueva menstruación) hasta el 13.° del ciclo la señora A tiene una gran probabilidad de concebir, superior a la que tenga en los restantes días.

Señora B (38 años) C = 26 días, L = 32 días
(C—22) = 26—22 = 4
(L—13) = 32—13 = 19

Ello significa que desde el día 4.° del nuevo ciclo (= 4.° día después de la iniciación de la menstruación) hasta el día 19 del ciclo de la señora B, existe una probabilidad mayor de concebir, superior a la de los restantes días del mismo ciclo.

Con ello puede verse claramente que los cálculos efectuados con arreglo a los datos de una mujer determinada valen solamente para esta mujer y su matrimonio, y no sirve para ningún otro. Conduce, por tanto a error, utilizar tales cálculos como datos generales para una longitud del ciclo media, para todas las mujeres, de acuerdo con las estadísticas normales. Quien confía en tales datos de orden general, fracasa la mayor parte de las veces, según se ha demostrado en la práctica. Una condición previa muy importante para el cálculo de los días fértiles —y no nos cansaremos de repetirlo— es que la mujer debe llevar un calendario de sus menstruaciones cuidadosa y regularmente (v. fig. 30). Para todos los cálculos deben utilizarse siempre las observaciones efectuadas en los últimos doce meses. De todo ello se ha hablado con mayor detalle en el capítulo dedicado a la menstruación.

Resulta importante decir aquí que la maduración del óvulo sufre una importante influencia síquica (v. fig. 32), por parte del centro director situado en el diencéfalo. A causa de algún acontecimiento alegre, por ejemplo la reunión con el cónyuge después de mucho tiempo de separación, la caída del óvulo puede producirse prematuramente, o atrasarse, de modo que es posible una concepción fuera de los días que antes hemos indicado. Del mismo modo el temor (por ejemplo a un embarazo, en algunas situaciones conflictuales, en épocas de invasión militar) puede producir un retraso que conduce a la anulación de toda maduración ovular (suspensión de la menstruación —como signo del reposo ovular— incluso durante varios años). También otros problemas mentales, o alteraciones igualmente de tipo mental, pueden producir importantes irregularidades en la maduración del óvulo, y con ello la inseguridad de los cálculos citados (por viajes, enfermedades graves, accidentes, operaciones), especialmente cuando el mantenimiento de la esfera íntima (pudor) resulta imposible a causa de las circunstancias.

Pero también después de todos los partos hay que contar, cuando menos, con algunas alteraciones de notable irregularidad en los ciclos menstruales. El período de reposo no exige precaución alguna para evitar la concepción, pero sólo si durante este tiempo no se ha producido ninguna menstruación. Es decir, que de hecho casi inmediatamente después del parto existe ya posibilidad de concebir de nuevo.

También en los años del climaterio, con sus frecuentes irregularidades en la menstruación, se hace más difícil el cálculo de los días, si no imposible (acerca de los embarazos tras el climaterio, véase la página 280). No obstante, en tanto exista menstruación, puede haber embarazo. También hay que recordar que en los primeros años, tras la primera menstruación (menarquía) son frecuentes las irregularidades del ciclo y entonces es igualmente difícil un cálculo seguro. También oscila el plazo de caída del óvulo durante la vida de la mujer. Con ello, cambia también la longitud del ciclo correspondiente.

De lo que acabamos de decir se desprende que el método basado en el cálculo de los días de imposible concepción sólo es recomendable cuando se trata de un matrimonio libre de alteraciones mentales, de vida ordenada, y en el que la esposa no sea ni muy joven (próxima a la menarquía) ni de edad avanzada (próxima al climaterio), y que no manifieste ninguna irregularidad en el ciclo, cualquiera que sea su causa. A causa de las múltiples irregularidades del ciclo, este método resulta muy limitado en cuanto a su utilización práctica. La observancia de los días fértiles y estériles determina una abstinencia periódica, precisamente en los días en que muchas mujeres tienen mayor necesidad interna y la mejor disposición para la unión íntima. Dejando aparte que la abstinencia periódica obliga a los cónyuges a una notable limitación de las necesidades nacidas de su unión matrimonial, la observancia de los días fértiles y estériles del matrimonio, como método único de regulación de la concepción, exige también una abstinencia periódica, marcada por unos datos biologicomatemáticos.

Vigilancia de la temperatura basal. Este método (v. pág. 217) se basa en el hecho de que entre uno y dos días después de la ovulación, en el organismo de la mujer se produce un aumento de la temperatura, generalmente sólo de algunas décimas de grado. Para tomar la temperatura basal, hay que actuar del modo siguiente: la esposa, cada mañana, inmediatamente después de levantarse, aún en la cama, sin haber bebido ni comido nada, debe tomar su temperatura corporal durante 5 minutos (precisamente en la boca o en el ano —las axilas proporcionan valores inexactos—) e inscribirla en una hoja especial (esta temperatura tomada en un cuerpo que está en reposo desde hace varias horas y que no se encuentra en plena digestión, recibe el nombre de temperatura basal). En la página 217 se describe un caso ideal de curva de temperatura basal.

Resulta fundamental para la regulación de la concepción la determinación del aumento de temperatura que sigue a la caída del óvulo, transcurridos uno o dos días. Puesto que el óvulo tan sólo tiene un día de vida, desde el momento en que se produce el aumento de temperatura no existe ya posibilidad de concepción.

Este método, a primera vista puede ser engañoso. En muchos casos, aunque no en la mayor parte, no es posible realizar esta curva apreciando un claro aumento de la temperatura, pese a haber realizado las mediciones con todo cuidado. Ello no quiere decir que no haya habido caída del óvulo. En un 10 % aproximadamente de las mujeres, esta curva, por sus características físicas individuales, es irregular y no puede utilizarse para estos fines. Además, puede ser modificada por conflictos mentales, intranquilidades o pequeñas enfermedades de tipo síquico, y también puede estar influenciada por infecciones de importancia mínima, como resfriados, caries dental, dolores de garganta, cortes infectados; es decir, enfermedades mínimas por las que normalmente ni se toma la temperatura ni se avisa al médico. También a causa de grandes esfuerzos físicos —por ejemplo una excursión por la montaña—, se producen aumentos de la temperatura basal. Puesto que cada mujer está siempre sometida a tales infecciones y esfuerzos, la seguridad de este método queda notablemente limitada. Por ello, si este aumento de la temperatura no puede determinarse claramente, lo mejor es no utilizar dicha medición.

Según lo que acabamos de decir, este método, para ofrecer una seguridad verdadera, debe haber estado precedido por la constante toma de la temperatura, durante años, por la mañana, antes de levantarse; de esta forma será realmente indiscutible su utilización práctica por parte del matrimonio. Pero incluso cuando existe la mejor disposición y responsabilidad para hacerlo, se presentan numerosas dificultades: ¿qué madre será capaz de no acudir inmediatamente junto a su hijo, si éste se halla enfermo o piensa que puede haberle ocurrido algo malo? ¿Cómo será posible permanecer 5 minutos inmóvil si suena el teléfono, hace ya rato que ha sonado el despertador o llaman a la puerta? Los momentos de alteración de la toma cuidadosa de la temperatura (y sólo de esta forma puede alcanzarse la seguridad) son demasiados —no sólo objetivamente sino subjetivamente— para que pueda confiarse demasiado en este método. Aquellos matrimonios a los que les agrade la exactitud por encima de todo, aquellos que viven una vida absolutamente ordenada, son los que con mayor probabilidad podrán sacar el mejor partido de este método.

Los dos métodos que acabamos de citar, pese a todas sus limitaciones, tienen una ventaja: en ambos se ofrece un período de tiempo, antes de la próxima menstruación, en el que la unión íntima puede ejercitarse ilimitadamente, prescindiendo de utilizar cualquier otro medio. Este es el motivo por el que los métodos basados en el cálculo de días han ido siendo adoptados por la mayor parte de la población. Más adelante, al hablar de los métodos combinados, volveremos de nuevo sobre este punto.

Actividades excitantes de la sexualidad. Especialmente en los círculos de formación profesional más larga y en los que el plazo de contraer matrimonio se retrasa el máximo posible, las maniobras estimulantes (v. pág. 228) son objeto de notable práctica, no tanto a causa de una prevención contra un comercio sexual prematrimonial, sino por temor a un embarazo extramatrimonial; de ahí se llega —especialmente en los matrimonios jóvenes, cuando estas maniobras se han llevado a cabo durante mucho tiempo antes de su matrimonio— a utilizar este método para regular la concepción. Ello se produce con tanta mayor frecuencia cuanto mayor sea la fuerza con que se rechacen los restantes medios. Pero también esta actuación tiene sus desventajas. Por una parte, impide llegar a la madurez de la vida sexual, y por otra existe también una inseguridad relativamente grande. En nuestro ejercicio profesional hemos conocido varios casos en los que (sin ninguna duda y existiendo un himen intacto) a causa de las maniobras estimulantes se ha producido la inseminación de la mujer (artificialmente) y el consiguiente embarazo.
Las maniobras estimulantes que conducen a la liberación de tensiones sexuales no pueden ser utilizadas por el matrimonio como métodos para la regulación, por motivos de seguridad y en prevención de alguna alteración síquica.

El llamado «coito interrumpido». Es éste un método de regulación de la concepción ampliamente difundido, y consiste en que el marido se mantiene en constante concentración, atendiendo al momento en que alcance el punto máximo de su excitación para, en el momento decisivo —no antes ni después— retirar su pene de la vagina y realizar la eyaculación fuera de los genitales femeninos.
La seguridad no es muy grande (los fallos alcanzan hasta el 60 %). Ya durante el acto sexual, imperceptiblemente, puede producirse el depósito de una pequeña cantidad de líquido espermático, con algunos espermatozoides. Si después de la separación, el semen no se eyacula lo bastante alejado de la entrada de la vagina, sino en su proximidad, o bien precisamente ante su entrada, puede penetrar igualmente suficiente número de espermatozoides en la vagina y, a través del útero llegar hasta el óvulo.
Como indica la práctica, no se trata propiamente de un coito interrumpido, sino de un coito frustrado, porque con tal interrupción brusca de las relaciones, la unión del acto sexual no puede proseguirse tras la interrupción a causa de la pérdida de rigidez del pene masculino; por ello, el coito en realidad se frustra, en lugar de interrumpirse.
No puede decirse que el comportamiento del marido sea delicado, si de todo el acto sexual priva a su esposa de la parte en que ella adivina, incluso físicamente, la máxima excitación masculina y experimenta la satisfacción, en sentido estricto y en sentido amplio, de «sentirse llena». En muchos casos, cuando no en la

mayor parte, el marido no es capaz de frenar su excitación hasta tanto la esposa haya sobrepasado su punto máximo de excitación, sino que la abandona antes de que lo haya alcanzado. Se ha dicho a menudo que precisamente en este método la misión del hombre es limitar su excitación hasta tanto su esposa haya alcanzado la satisfacción, o, cuando menos, «adecuarla previamente» con «maniobras estimulantes».

Pero, por una parte, la frustración del contacto íntimo significa siempre para la mujer un shock; por otra parte, el hombre «después» difícilmente estará en disposición de practicar maniobras estimulantes intensas, sino que más bien estará molesto por tener que excitar a su mujer. El hombre es capaz de realizar maniobras estimulantes adecuadas en tanto él también mantiene viva la esperanza de la satisfacción sexual; es decir, antes de haber llegado al punto más alto de su placer. Por ello, las maniobras estimulantes realizadas posteriormente son menos hábiles, toscas y realizadas tan sólo por obligación; finalmente, para muchas esposas estas maniobras, tras el acto sexual interrumpido, acaban por no ser ya verdaderamente estimulantes, sino más bien molestas.

Si el coito interrumpido se emplea constantemente, como método único para la regulación de la concepción, son frecuentes los trastornos en el seno del matrimonio: lo que no llena realmente a la esposa, difícilmente puede ella amarlo. Acaba despreciando sexualmente al marido. Sus tensiones no liberadas, al transcurrir los días, le producen irritación, o hacen que se sienta permanentemente cansada. El hombre —que sí ha liberado su tensión— deja de comprender a su esposa. Para la esposa, el comportamiento del marido se hace extraño, y dejan ya de entenderse.

Si los maridos que se quejan por el desinterés sexual o la frialdad de sus esposas supieran que ha sido su propio comportamiento el que las ha conducido a esta situación, no emplearían este tipo de método y demostrarían mayor comprensión hacia ellas.

Pero también para los maridos el coito interrumpido realizado durante largo tiempo puede ser causa desencadenante de alteraciones síquicas.

El método «Carezza». Bajo este concepto se comprende una forma de cohabitar (que puede llegar a durar varias horas) en la que el hombre no realiza eyaculación de semen alguna y —posiblemente transcurridas algunas horas—, a causa del cansancio, se produce un retroceso de la excitación (que tanto se ha prolongado), con la consiguiente pérdida de rigidez del pene. La esposa tampoco alcanza el orgasmo en el sentido de «muerte durante un segundo», sino que experimenta numerosos orgasmos de menor importancia, y se mantiene durante mucho tiempo en un elevado grado de excitación. Se dice que este método es una forma más elevada del arte amoroso en la que se busca menos la liberación de tensiones en el orgasmo que el incremento erótico (magnético) de la unión. Los practicantes de este método hacen especial énfasis en que el cansancio físico es mucho menor que en el acto sexual «normal». En los practicantes de este método (que también se denomina magnético), hasta el momento no se conocen alteraciones síquicas. Cristiana y éticamente, este método puede ser sospechoso cuando conduce a una dependencia de tipo seudorreligioso.

En algunas sectas, este método se ha utilizado con éxito como regulador de la concepción. No obstante, no podemos recomendarlo porque el factor de inseguridad está presente lo mismo que en el coito interrumpido, tanto por la posibilidad de fallo en el hombre (especialmente en los no muy ejercitados en el método), como en la introducción involuntaria de espermatozoides durante la unión.

Otros métodos. La inseguridad es también condición común en todos los métodos de regulación de la concepción que vamos a describir seguidamente. Es necesario hablar de ellos porque éstos, a causa de la inseguridad y preocupación unidas al desconocimiento de los restantes métodos, desgraciada e irresponsablemente, en especial por tradición oral, se han ido propagando.

Uno de estos métodos es la eyaculación del semen en la porción de entrada de la vagina, seguido de una irrigación vaginal: como vemos, un método tan inseguro como incómodo.

En otro método, la mujer, en el último momento, debe presionar con la mano el pene, de forma que el semen eyaculado vuelve atrás hacia la vejiga de la orina del marido. Este método es no sólo doloroso, sino también inseguro.

Las diversas posibilidades de modificar la postura para las relaciones físicas entre el hombre y la mujer tienen muy poca importancia en la regulación de la concepción. En muchas «posiciones», el semen se deposita en la parte anterior de la vagina, con lo que se facilita su derrame hacia el exterior. No obstante, en todos estos casos no puede darse ninguna «seguridad» de prevención de la concepción. Por ello, no resulta responsable recomendar una «elección de postura» como método para evitar la concepción.

En todo caso, actuando de un modo consciente y adecuado pueden recomendarse algunas formas, si la mujer queda embarazada difícilmente y si existe un *verdadero deseo de hijos.* Para ello sirven todas las posiciones en las que los montículos vaginales y el orificio de la matriz estén horizontales, de forma que el semen, después del orgasmo, por su propio peso se deposite frente a este orificio de la matriz. Sobre todo, debemos mencionar la posición en que la mujer está echada de espaldas, con un cojín bajo los riñones.

MEDIOS PARA REGULAR LA CONCEPCION

Preservativos. Es uno de los métodos más corrientemente usados para evitar la concepción como consecuencia del acto sexual. Su empleo data de la antigüedad y tanto pudieron haberse introducido para preservar de los contagios venéreos como más probablemente para impedir la concepción.

Puede ser considerado como un método indigno hacia la mujer por cuanto con su empleo se transforma el acto sexual en un hecho puramente injurioso, desprendiéndolo de espontaneidad y dotándolo de una consciente intencionalidad hacia lo inmoral. Por otra parte, puede argumentarse que este sistema condiciona un alejamiento en el contacto entre la pareja, transformando el acto sexual en una autosatisfacción individual en lugar de la total entrega simultánea. Por estos hechos, el empleo de preservativos puede ser origen de una serie de cargas psicológicas que pueden derivar a estados de impotencia o frigidez. La cópula así realizada no puede satisfacer plenamente a ninguno de los cónyuges por cuanto disminuye claramente la sensación de contacto y la mujer se ve privada de la recepción del semen, que contribuye a proporcionarle una más completa satisfacción.

Los preservativos pueden ser masculinos o femeninos. Los primeros suelen consistir en unas caperuzas de caucho que se colocan recubriendo totalmente el pene, de modo que al desparramarse el semen quede encerrado en su interior sin llegar a entrar en contacto con la vagina, no permitiendo, por tanto, la eventual fecundación.

La utilización por parte del hombre del preservativo, entraña, no obstante, un inconveniente de orden psicológico: cuando en el juego erótico, la pareja llega a un punto máximo de compenetración, cuando la entrega es inminente, especialmente si existe un profundo amor y respeto mutuo, resulta altamente desagradable que el varón tenga que aplicarse un preservativo. En el preciso momento en que la mente se desprende de todas las barreras de índole psicológica para sumergirse en el momento culminante del juego amoroso, debe efectuarse una pausa para un hecho material totalmente discorde con la situación psicológica del momento.

Los preservativos femeninos son preparados y medios auxiliares, a utilizar por la mujer, que deben impedir la introducción de espermatozoides en el útero. Exigen en todos los casos un previo consejo, examen e información por parte de un ginecólogo e igualmente un control médico de los órganos sexuales internos (que el médico debe determinar), especialmente a causa de que la mujer, por sí sola, no puede observar ni controlar el lugar correcto de colocación ni el tamaño del pesario o diafragma, como tampoco una ocasional presión excesiva u otras alteraciones (no muy frecuentes) de la vagina y hocico de tenca (porción del útero que penetra en la vagina). Además, la mujer, a través de los consejos del médico, debe aprender a colocarse correctamente el pesario, a quitárselo y a limpiarlo. La mayor parte de usuarias de pesario necesitan intervención médica tras cada menstruación. Cuando se trate de un deseo constante de no producir embarazo, nos parece éste el método menos perjudicial, pero presupone, de todas formas, que la mujer esté psicológicamente preparada, hecho que se desprende de la necesidad de confiarlo a un ginecólogo y de llegar a comprender que es completamente inocuo. Por otra parte, en cambio, proporciona a la mujer el poder conseguir una plena relación amorosa sin que se modifiquen prácticamente los aspectos puramente eróticos de la relación sexual, con la seguridad de no quedar embarazada, hecho que difícilmente se consigue con el empleo de preservativos masculinos.

Bajo un punto de vista puramente psicológico, el empleo de pesarios, al proporcionar a la mujer la posibilidad de protegerse o no de un embarazo, no dejando a la total iniciativa del marido tal decisión, hace que se sienta en un estado de igualdad respecto al cónyuge en cuanto al problema de la descendencia.

Existen varios tipos de pesarios o preservativos femeninos, que no vamos a describir aquí, por cuanto su empleo debe realizarse siempre bajo consejo y control médico. En conjunto, requieren que la mujer se someta a desagradables maniobras y deben ser retirados durante la menstruación y en todas aquellas afecciones genitales que cursen con flujo.

Hay, en fin, un grupo de pesarios intrauterinos, cuya utilización ha sido declarada como peligrosa por numerosas instituciones oficiales pues pueden ocasionar inflamaciones genitales que incluso lleguen a ser causa de esterilidad.

Medios inapropiados. Las irrigaciones vaginales, incluso las efectuadas inmediatamente después del coito, son evidentemente inseguras, puesto que durante el propio acto sexual pueden alcanzar el útero un número suficiente de espermatozoides. Y no puede prescindirse de que tales medidas alteran sensiblemente la liberación de tensiones que se producen después del orgasmo.

Las esponjas y tampones, conocidos ya en la antigüedad, incluso cuando se impregnan de algunos productos determinados, son inseguros, pero especialmente están contraindicados por los efectos secundarios que pueden producir.

Existen también ciertas sustancias que alteran la acidez de la vagina, haciéndose inapropiada para la supervivencia de los espermatozoides. Se presentan en forma de píldoras, supositorios, gelatinas o preparados espumosos, pero su eficacia es muy dudosa; no se tienen datos suficientes referente a su inocuidad y requieren que después del acto sexual se lleve a cabo una higiene muy rigurosa. Bajo un punto de vista de salud física y mental, estos sistemas son en modo alguno recomendables.

Medios hormonales. Existen unos productos farmacéuticos a base de hormonas, cuyo mecanismo de acción se basa en impedir la normal actividad de los ovarios creando fases de esterilidad transitoria comprendidas entre dos menstruaciones. En virtud de varios distintos mecanismos no se producen normales ovulaciones ni se facilitan los medios adecuados para la normal fecundación.

Estos medicamentos, normalmente utilizados en la terapéutica de varios desarreglos menstruales y que han resultado muy eficaces en no pocos casos de esterilidad femenina, han venido siendo utilizados como anticonceptivos dada la seguridad que ofrecen.

Por una parte, ejercen una acción frenadora sobre la hipófisis, glándula que, entre otras funciones, tiene una misión reguladora del funcionalismo ovárico. A consecuencia de ello, el ovario no forma óvulos, sin los cuales no es posible la fecundación. Por otra parte, bajo el efecto de los anovulatorios, las trompas uterinas ven alterados sus normales movimientos, con lo que el transporte del óvulo no es posible; el útero pierde sus condiciones de receptor, al no disponer una mucosa apropiada para la implantación; el cuello uterino espesa el moco que lo recubre, dificultando por tanto la entrada de los espermatozoides.

La ingestión continuada de anovulatorios produce en la mujer un estado que bajo algunos aspectos es similar a la gestación, por cuanto desaparecen las menstruaciones como tales y no hay posibilidad de embarazo. A pesar de que gracias a los estudios efectuados y a la experiencia acumulada se puede garantizar la inocuidad del producto, dado que no es aconsejable mantener la ovulación frenada demasiado tiempo (se trata de una situación anti-fisiológica), se recomienda que después de dos o tres meses de tomar el producto se realice una pausa de un ciclo menstrual para permitir al ovario una normal evolución. Durante este tiempo la posibilidad de embarazo es superior, no existiendo con seguridad períodos más o menos fértiles. Esta es la particularidad que preside la utilización de los anovulatorios en el tratamiento de la esterilidad, amén de otras consideraciones de tipo científico, basadas en la composición hormonal del producto.

En base a lo que llevamos dicho, la ingestión de píldoras de cualquier preparado de este tipo entre los días 5 a 24 ó 25 (inclusive) del ciclo menstrual será lo más correcto. De 2 a 4 días después de haber tomado el medicamento, es decir, tras el 26.° ó 28.° días del ciclo, se produce una hemorragia repentina, semejante a la menstruación, que externamente se presenta como una menstruación normal, a menudo más débil pero que ocasionalmente también puede ser más fuerte. La utilización exacta de la píldora se realiza de la forma que sigue:

La esposa espera a tener una menstruación normal. Desde el primer día de hemorragia empieza a contar, y a partir del 5.° día toma cada noche una píldora del preparado que haya escogido, independientemente de la duración de su menstruación en particular. Actúa de este mismo modo durante 20 días (o bien 21, según las marcas). Si alguna noche deja de tomar la píldora necesaria, deberá hacerlo a la mañana siguiente, sin dejar por ello por la noche de tomar la píldora correspondiente a ese día. Por consiguiente, el día siguiente al del olvido deberán tomarse dos píldoras, una por la mañana y otra por la noche. Con las 20 ó 21 píldoras del envoltorio se llega al día 24.° ó 25.° del ciclo. De 2 a 4 días después se produce una hemorragia seudomenstrual. El día en que esta hemorragia se produce es de nuevo el día primero del ciclo próximo, al llegar a cuyo 5.° día debe comenzarse de nuevo la ingestión de las píldoras de un nuevo envoltorio.

Al principio de utilizar este método puede ocurrir que transcurridos los días 26.° a 28.° desaparezca la hemorragia. Ello no debe ser causa de intranquilidad, siempre que se hayan tomado regularmente las píldoras. En tales casos, la mujer debe esperar siete días a partir del último día de toma y empezar entonces con el nuevo estuche; es decir, tomando en cuenta igualmente la pausa producida.

Todas las marcas de píldoras que se expenden en el mercado llevan unas indicaciones exactas de utilización, en las que se indica también que la mujer, si se le suspende la menstruación o caso de ocurrir cualquier otra irregularidad, debe acudir al médico especialista y solicitar su consejo. La mujer puede facilitar el trabajo del médico, y el suyo propio, si lleva cuidadosamente un calendario de menstruaciones.

Motivos contra su utilización pueden serlo algún tipo de enfermedad de hígado y algunas enfermedades arteriales.

Como efectos secundarios podemos citar: aumento de peso y, especialmente al principio, dolores de cabeza, excitabilidad, trastornos gástricos e intestinales, tensión en los senos.

El grado en que estos efectos secundarios descritos tengan una causa síquica no está todavía exactamente determinado. Puede pensarse que un rechazo inconsciente del medio conduce a disminuir la efectividad del mismo. Por otra parte, la eliminación del temor al embarazo puede conducir a un aumento de la predisposición para el acto sexual.

Los trastornos de la menstruación son frecuentes dentro del primer mes, después de comenzar a tomar las píldoras (hasta en un 35 % de los casos). Al seguirse tomando las píldoras con constancia disminuyen estos trastornos (y los efectos secundarios: véase más arriba) en la mayor parte de los casos. Caso de que llegue a eliminarse totalmente debe abandonarse por completo el empleo de anovulatorios.

No existe ninguna contraindicación para tomarlas durante la lactancia (hasta tanto hayan transcurrido de dos a tres menstruaciones normales), como tampoco respecto a su utilización en los años del climaterio (en este caso parece que resulta provechosa la ingestión de preparados para cuidar los trastornos e irregularidades de la menstruación); e igualmente frente a aquellas mujeres que deseen tener —aunque no en esta época— otro u otros hijos. Las experiencias que tenemos hasta hoy han demostrado ya que, una vez se dejan de tomar las píldoras, los ovarios, que hasta entonces han permanecido en reposo, actúan de un modo más preciso, por lo que puede lograrse un embarazo con mayor facilidad y exactitud.

Sin embargo, no puede prescindirse de un período de observación, para evitar efectos posteriores no deseados, actuando ya con absoluta seguridad o al menos con una seguridad probable. El que estas píldoras tengan un efecto de incremento o disminución en las enfermedades específicas de tipo canceroso del organismo femenino es algo imposible de determinar hasta la fecha, cosa que seguirá estancada hasta tanto no se tenga exacto conocimiento de las verdaderas causas de la iniciación de un cáncer. La posibilidad de que estos medios ofrezcan campo abonado para la generación de tejido canceroso resulta improbable, a la luz de nuestros actuales conocimientos.

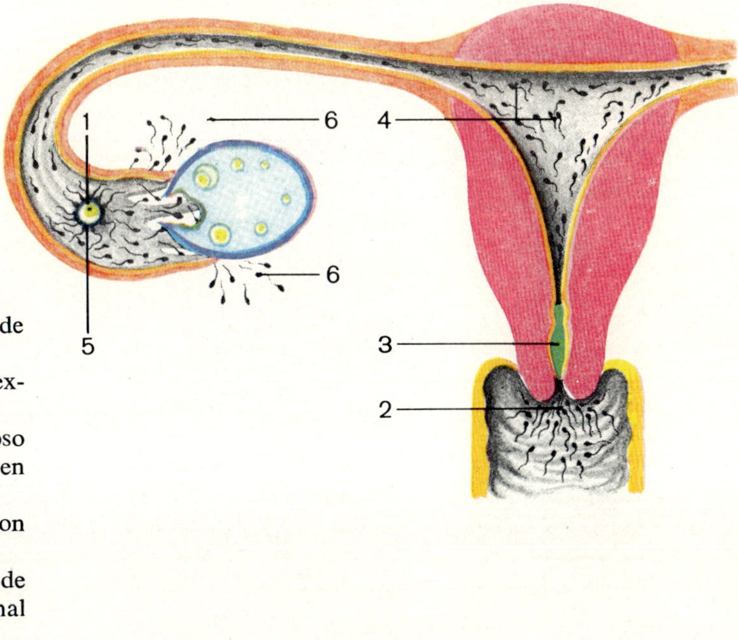

. 41. Inseminación

El óvulo en el extremo en forma de embudo de la trompa
Espermatozoides ante el orificio externo de la matriz
Espermatozoides en el tapón mucoso
Espermatozoides que se distribuyen en ambas trompas
Espermatozoides que tropiezan con el óvulo
Espermatozoides que caen fuera de la trompa, en la cavidad abdominal

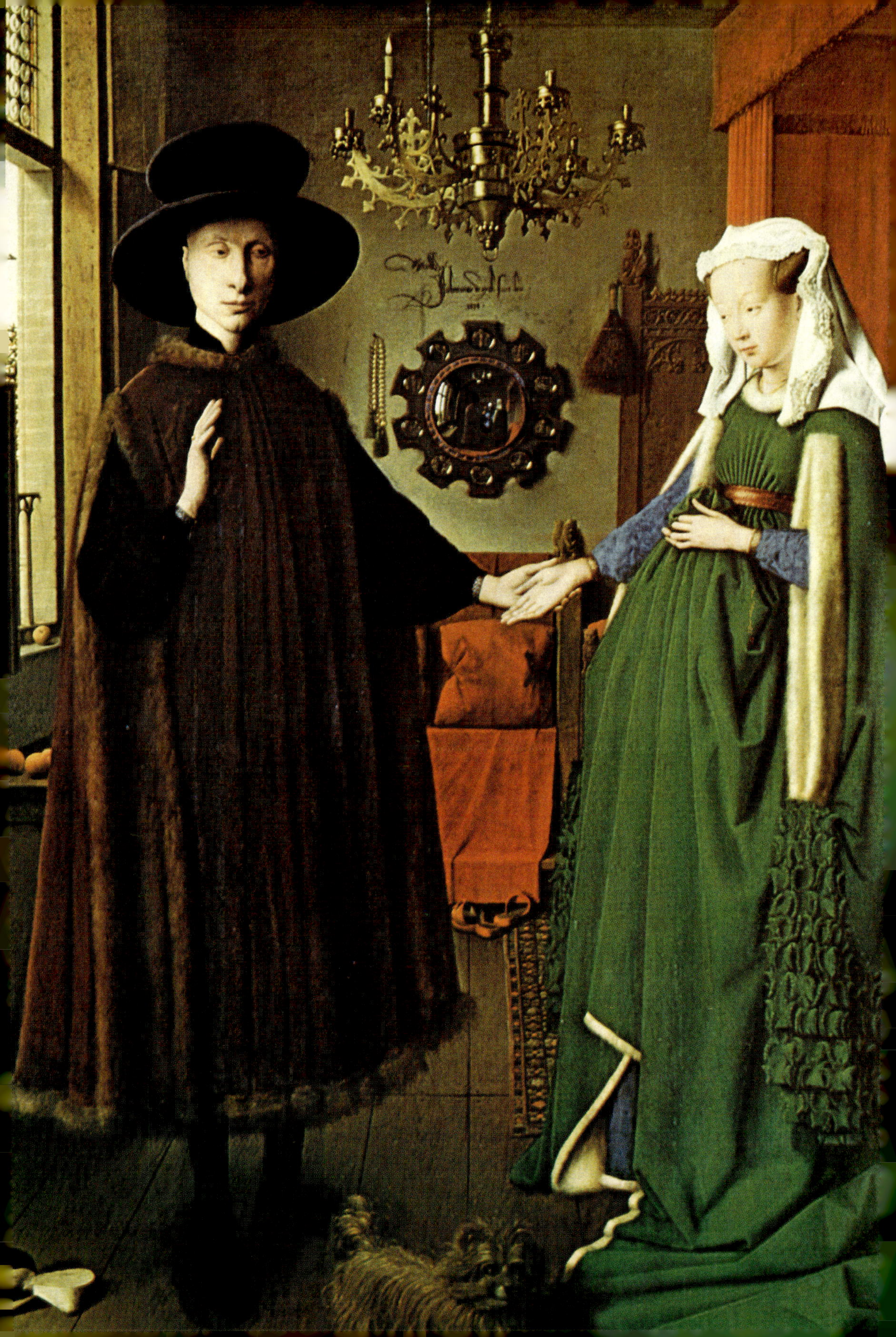

EL EMBARAZO

Una comunidad sexual conducida de modo responsable no debe excluir de modo permanente la concepción. Por el contrario, ha de aceptarla, con sus consecuencias de embarazo y nacimiento de un hijo, como expresión de la voluntad del matrimonio de ejercer la paternidad. Los siguientes capítulos informan acerca de los procesos síquicos y físicos del embarazo y el parto.

La inseminación y las primeras fases del desarrollo del embrión

Introducción del espermatozoide en el óvulo. Aquellos espermatozoides que, tras el coito y su recorrido a través de la trompa alcanzan el óvulo, tratan de introducirse en él (v. figura 42). Pero ello les es únicamente posible después de que los ácidos segregados por la mucosa de la trompa hayan disuelto las células que componen la corona del óvulo (células coronarias), de modo que en la corona celular se haya formado un agujero a través del que los espermatozoides puedan alcanzar sin trabas la verdadera superficie del óvulo.

De los millones de espermatozoides (de 120 a 540) que se introducen en la vagina tras una eyaculación, son pocos los que alcanzan el óvulo. No se produce ningún tipo de atracción química de los espermatozoides por parte del óvulo, sino que, casualmente, algunos espermatozoides se topan con el óvulo, mientras que otros pasan de largo junto a él. Los espermatozoides que chocan con el óvulo quedan pegados al mismo y se colocan verticalmente con respecto a su superficie, hasta que toda ésta queda cubierta de espermatozoides. Estos giran alrededor de su eje longitudinal, mueven con fuerza y de modo regular su cola y tratan de atravesar la superficie del óvulo, por perforación y con ayuda de una sustancia especial que se encuentra en su cabeza. En este proceso, es frecuente que el propio óvulo gire alrededor de su propio eje. Esta actividad de los espermatozoides puede durar hasta unas veinte o treinta horas (es decir, aproximadamente un día). Al terminar este proceso, varios espermatozoides se introducen, incluida su cola, en el tejido del óvulo, simultáneamente o unos detrás de otros.

El óvulo se ha mantenido inactivo durante este proceso. No es cierto que forme un abombamiento que sirva para elegir el espermatozoide que debe fecundarlo, y tampoco se cierra, impidiendo el paso de los restantes cuando el elegido lo ha atravesado ya. Los espermatozoides que han atravesado la membrana ovular nadan a través de su líquido plasmático mediante fuertes movimientos de su cola y avanzan en dirección al núcleo. Puesto que en este momento se han formado ya glóbulos polares, puede producirse una unión, con la consiguiente fecundación de estos glóbulos polares (posible causa de algunos embarazos gemelares anormales o de otras formaciones anormales). Aunque muchos espermatozoides se acercan al núcleo celular, la fecundación se produce siempre solamente entre un espermatozoide y el núcleo del óvulo. El espermatozoide que llega antes al núcleo ovular consuma la fecundación.

Unión de los núcleos del espermatozoide y del óvulo. Una vez uno de los espermatozoides que han atravesado la membrana ovular ha llegado al núcleo, lo ha rozado o se ha aproximado mucho, el núcleo del espermatozoide (cabeza del mismo) se convierte en un núcleo celular casi del mismo tamaño que el del óvulo. Los dos núcleos se aproximan hasta unirse, para formar un nuevo ser (v. figuras 42 y 43). Los restantes espermatozoides penetrados se destruyen lo mismo que los glóbulos polares, la mayor parte de veces aun cuando hayan sido fecundados.

Primeras divisiones celulares. A las 30 horas, el óvulo fecundado se ha divido ya una vez (estadio bicelular); entre 10 y 20 horas más tarde (es decir, tras un total de 40 ó 50 horas), está ya en el estadio cuadricelular. Durante el mismo, las células pueden separarse y seguir desarrollándose independientemente, hasta formar un individuo completo; es decir, que en este estadio primario de la vida las células humanas tienen la capacidad ilimitada de formar un cuerpo completo (causa de algunos embarazos gemelares). Sin embargo, muy pronto se pierde esta capacidad: a partir de este momento, las células gozarán sólo de una parte de su capacidad de vivir y desarrollarse. Dentro del todo, cada una de ellas tiene una misión específica, perdiendo la capacidad de ser en sí misma un todo para lograr una especialización cada vez mayor, una organización.

La capacidad de dividirse en dos o cuatro células, parece estar ligada a una especial característica del óvulo, evidentemente susceptible de heredarse; porque hemos observado que en determinadas familias, dentro de la línea hereditaria femenina (tatarabuela, bisabuela, madre, hija), se producen con cierta frecuencia los embarazos gemelares.

Unas 72 horas después del primer acercamiento entre el óvulo y el espermatozoide, se produce un agrupamiento celular formado por 32 unidades, adoptando una forma parecida a la de una mora (mórula). En la mórula, en un proceso posterior, se abre un orificio en su pared y va formándose la primera cavidad abierta (en parte por invaginación). Con ello, el nuevo ser penetra en el estadio que se deno-

mina blástula (empieza unas 96 horas después de la fecundación, y termina a las 120 a 140 horas). La capa celular externa, en este estadio, tiene a su cargo la nutrición del embrión (primer tejido nutricio), lo que será necesario para la anidación del embrión en la mucosa uterina, que ocurrirá muy poco después.
Hasta este estadio de desarrollo del embrión, transcurren entre **5 y 6 días.** El embrión no se ha desarrollado mucho en tamaño, puesto que no ha recibido ningún tipo de alimentación. Todo proceso de desarrollo se ha producido en el interior de la membrana externa del óvulo, todavía intacta.

Anidación del embrión. Durante el tiempo en que el embrión ha realizado los primeros pasos de su desarrollo, hasta la blástula, ha ido siendo transportado en dirección al útero, merced a los cilios vibrátiles de la trompa y al flujo que la recorre; llega al útero como blástula a los 5 ó 6 días de recorrido. En este mismo momento se produce la anidación del embrión en la mucosa uterina. Con ello cumple su misión la mucosa uterina, que ha ido almacenando sustancias nutritivas; no será ya preciso que acabe destruyéndose, como en las menstruaciones, sino que debe permanecer. El cuerpo amarillo que se ha formado en el lugar que en el ovario ocupaba el óvulo, no desaparece como ocurre en la menstruación, sino que aumenta de tamaño (al final del embarazo tiene el tamaño de medio dedo pulgar). Debe cuidar de que la mucosa uterina pueda llevar a cabo su complejo cometido de alimentar al nuevo ser (v. fig. 44).
El embrión, ya en el útero, destruye la capa superficial de la mucosa uterina y alcanza con su tejido nutricio las capas más profundas de dicha mucosa. La respectiva preparación del embrión y de la mucosa uterina se corresponden y complementan; pero en este momento, y a partir de él, se inicia una nueva vida que deberá ocupar su propio espacio vital; para ello arrebatará el de su madre y lo transformará.
Esta nueva vida depende totalmente de las posibilidades que se hayan dispuesto para su desarrollo; de hecho, esta dependencia no es sustancialmente distinta de la que se produce después del parto, cuando de feto ha pasado a ser lactante y de lactante, niño, y en cualquier caso depende de los cuidados de los padres y, ya niño más crecido, del cuidado de sus padres y de la sociedad. Sin duda, esta forma de la vida humana tan poco diferenciada tiene el mismo derecho a que se conserve su vida que un adulto, incluso cuando esta esperanza de vida no pueda mantenerse sin ayuda ni intervención de los demás.

FUNCIONES DEL OVARIO Y EMBARAZO

Como hemos visto, el cuerpo amarillo es responsable de la acumulación de sustancias nutritivas en la mucosa uterina, para poder aceptar la llegada de un óvulo fecundado. Tras la anidación del embrión en la mucosa uterina preparada de esta forma, su tejido de alimentación especial produce una hormona, semejante a la de la hipófisis y que resulta necesaria para el cuerpo amarillo. Con esta hormona del embarazo, incluso el embrión actúa como productor de hormonas activas sobre el organismo materno, y cuida de que el cuerpo amarillo no se destruya —como en la menstruación—, sino que se conserve perfectamente. El cuerpo amarillo, bajo esta influencia, aumenta de tamaño y pronto ocupa buena parte (aproximadamente un tercio) de todo el ovario, el cual también aumenta algo de tamaño. La formación de hormona del cuerpo amarillo (hormona luteínica), así aumentada, cuida de que la mucosa del útero no se destruya, sino se conserve perfectamente con el embrión anidado. No tiene lugar la próxima menstruación, y el embrión puede seguir desarrollándose, con lo que el embarazo sigue su curso (v. fig. 45).

Con ocasión de trastornos de este proceso hormonal pueden producirse partos anormales que la intervención del médico (adición de las hormonas correspondientes) puede evitar.

La gran cantidad de hormona del embarazo que se forma en los tejidos nutricios del embrión actúa simultáneamente de forma directa sobre la hipófisis e indirecta sobre la hormona luteínica, cuya producción ha aumentado por influencia de la propia hipófisis; de este modo, se impide la maduración de un nuevo folículo, con lo que en el ovario no existe ya ningún óvulo susceptible de ser fecundado. Mientras exista un embarazo en curso, no es posible que se produzca un nuevo embarazo. Es importante conocer este extremo, porque precisamente al principio de un embarazo fácilmente tienen lugar otros actos sexuales, puesto que el embarazo no es todavía conocido de los cónyuges, y la menstruación desaparecida se confunde todavía con un simple retraso.

En relación con todo ello, debe decirse que durante todo el período de embarazo es posible ejercitar la vida sexual, lo que en muchos casos es deseado por la mujer. El comercio carnal íntimo durante el embarazo, en ningún caso es perjudicial. Unicamente a partir de la quinta semana anterior al plazo previsto para el parto debe interrumpirse todo acto sexual, porque en este momento los órganos sexuales de la mujer están tan relajados como preparación para el parto, que sería posible perjudicar el proceso.

Los efectos de las hormonas del embarazo y del cuerpo amarillo sobre el organismo de la mujer van todavía más lejos: influyen en los tejidos y órganos de la mujer de forma que éstos puedan soportar las enormes alteraciones que provocará el aumento de tamaño del embrión y el proceso del parto (v. página 323).

El sobrante de la hormona del embarazo formada es eliminado por vía urinaria y puede detectarse en la misma. A ello van encaminadas las experiencias de laboratorio destinadas a reconocer prematuramente un embarazo. La prueba será ya positiva si se realiza entre 6 y 8 días después de la fecundación; es decir, entre 2 y 3 días después de que el óvulo haya alcanzado el útero. La experiencia (conocida como prueba de la rana) comienza a ser negativa a los 8 días del parto.

FASES DE MADURACION DEL EMBRION

Del séptimo al noveno día. Los primeros procesos de desarrollo del embrión humano en la mucosa uterina —correspondientes a una edad total del embrión de entre 7 y 11 días (v. fig. 46a)— son todavía poco conocidos. No puede aplicarse de un modo absoluto al desarrollo del ser humano todo lo que se sabe de los estadios primarios del desarrollo de los mamíferos. El embrión tarda 5 días en trasladarse hasta el útero, en el cual comienza a anidar a partir del sexto día, según ya hemos visto. El proceso de anidación consiste en una relación íntima entre los tejidos del hijo y de la madre, con el objetivo de alimentar el embrión. El tejido nutricio del embrión penetra en la capa celular de la mucosa uterina, se introduce en la cavidad de los vasos sanguíneos y comienza a asegurarse la absorción de sustancias nutritivas.

Con ocasión de enfermedades u otras modificaciones inesperadas de la mucosa uterina, el embrión puede fracasar en su anidación. Entonces su tejido de alimentación no ejerce sus funciones, y el embrión muere. A este proceso va dirigida la efectividad de las espirales intrauterinas y la de aquellas pastillas que se introducen en la vagina femenina tras un acto sexual. Mediante estas pastillas, se altera la mucosa uterina al tiempo que se interrumpe de modo duradero la ovulación. Estos medios, al alterar el tejido uterino materno causan un verdadero aborto, aunque muy prematuro.

En este momento (del séptimo al noveno día) se sabe que la estructura del embrión es la siguiente: una hoja germinal y dos pequeñas cavidades tapizadas de células: la cavidad amniótica y la llamada cavidad blastodérmica primaria.

De la hoja germinativa procede, a través de un proceso de desarrollo complicadísimo, el verdadero organismo del ser humano, y de todas las restantes porciones del embrión, el amnios y los sistemas de nutrición y unión del niño al seno materno.

A las tres semanas. Tres semanas después de la fecundación (a los 21 días), este desarrollo ha avanzado todavía mucho más (v. fig. 46b). El tejido nutricio se ha diferenciado en una especie de prolongación digital que se ha insertado en la mucosa del útero (que entretanto también se ha hipertrofiado), y de esta forma el intercambio de sustancias entre madre e hijo aumenta y se intensifica. Otra parte se ha convertido en una masa gelatinosa, en el interior de la cual la cavidad amniótica se va abriendo paso cada vez más, hasta que finalmente alcanza las paredes externas. Una parte del tejido nutricio permanece unida al embrión (cordón de unión). Este será el origen del cordón umbilical, que todavía es gelatinoso en el momento del parto. Por otra parte, a partir de este tejido nutricio prolifera una serie de uniones celulares de forma que en síntesis, el embrión humano consta de tres hojas germinativas, de las que las uniones celulares formadas por el tejido nutricio constituyen la llamada hoja germinativa media o mesodermo.

En el tejido nutricio se produce también la primera formación de vasos sanguíneos. Finalmente se diferencia una parte, que queda unida a la hoja germinativa media: el corazón (al principio todavía en forma de tubo pulsátil).

Mediante numerosas y diferentes transformaciones, a partir de la hoja germinativa interna se forma el canal intestinal que termina ya en un intestino inicial y otro terminal en forma de tubo, y también una invaginación en el interior del cordón de unión, que más tarde será de importancia para el desarrollo de los tejidos del cordón umbilical.

El vitelo (que con el nombre de cavidad vitelina secundaria está en estrecha relación con el canal intestinal) va haciéndose cada vez más estrecho (en los seres humanos no tiene la importancia que tiene en las aves, por ejemplo: alimentación del embrión); finalmente, del vitelo queda tan sólo un estrecho canal, limitado a la porción del cordón umbilical, que desaparece casi por completo.

A partir de la hoja germinativa externa (ectodermo) previo su engrosamiento, se forma el sistema nervioso y el cerebro, al principio de forma aplanada, durante cuyo proceso el embrión forma una clara prominencia (visible en la fig. 46b, en la porción de la cabeza, arriba).

Del mismo modo que el embrión, en su rápido crecimiento, va formando protuberancias que rebasan la línea límite de la cavidad vitelina, ésta va reduciendo su tamaño, se adosa al cordón de unión y se adhiere a él; este cordón de unión, al principio se halla en la porción de «cola» del embrión, pero después, como cordón umbilical, queda en su zona abdominal.

Así, pues, el embrión, en un estadio primario (al final de la tercera semana) consta ya de tres hojas germinativas —interna (endodermo), media (mesodermo) y externa (ectodermo)—, de una membrana o amnios, que contiene el líquido amniótico y de un tejido nutricio. La unión del embrión en sentido estricto y el tejido nutricio se realiza mediante el cordón de unión. Y cuanto hemos enumerado procede de unas células que, a través de repetidas divisiones, derivan del óvulo fecundado. En este instante es ya posible reconocer las formas y funciones de los grupos de células, merced a la serie de agrupaciones, uniones, separaciones, escisiones y nacimiento de cavidades y tabiques que se han producido. En tal estadio, las células (según sabemos desde hace mucho tiempo a partir de investigaciones comparativas con animales de estructura simple; por ejemplo, el erizo de mar o el anfioxo) no pueden ya cambiarse entre sí, por haberse especializado en sus funciones. Su especial situación y conformación determina ya un desarrollo posterior inalterable. Probablemente esta inalterabilidad es ya irreversible para muchas células en un estadio muy anterior; para algunos grupos determinados de células, se sabe con seguridad que esto ocurre al final del cuarto día tras la fecundación. Es decir, que las células se organizan muy tempranamente, sin que hasta el momento se haya podido localizar al elemento organizador, en forma de órgano. Lo único seguro es que en un estadio posterior, aproximadamente a partir del séptimo día, la organización de un grupo celular (incluso en el interior de las uniones celulares que hasta este momento habían resultado indiferenciables) tiene un efecto también organizador sobre algunos grupos celulares vecinos, los cuales, a partir de este momento, se organizarán para siempre en esta misma forma y no en otra ninguna. La vida, la multiplicación de las células después de la fecundación y su organización, se realiza de acuerdo con un «plan estructural innato», de una forma maravillosa que seguirá siendo maravillosa incluso después que la investigación haya logrado descubrir todos los mecanismos que se producen en cada uno de los días.

Todos los órganos posteriores son exclusivamente resultado de las múltiples relaciones y modificaciones de los sistemas de organización primitivos, que finalmente se agrupan en unidades funcionales.

De modo simple, podemos determinar las hojas germinativas de que proceden algunos órganos importantes: *hoja germinativa externa:* cerebro, médula espinal, sistema nervioso, órganos de los sentidos, piel y formaciones relacionadas con la misma (como pelo, glándulas sudoríparas y uñas); *hoja germinativa media:* huesos, tendones, ligamentos y articulaciones, aparato circulatorio, corazón y sangre, aparato sexual y urinario; *hoja germinativa interna:* aparatos digestivo y respiratorio, con todas sus formaciones anejas (estómago, intestino, hígado, glándulas intestinales, tráquea, pulmones, etc.).

Las espermatogonias y las oogonias (que agrupamos bajo el nombre común de células germinativas) poseen un desarrollo propio. Proceden de un estadio muy primario, a partir de la especialización de las restantes células corporales y, como células germinativas, mantienen inalterada la capacidad de reproducir los procesos de creación de la vida, en el momento en que se encuentran en las circunstancias adecuadas, con una célula afín del sexo opuesto. Los órganos sexuales son tan sólo puntos de almacenaje y multiplicación en los que esperan la completa maduración del organismo, a fin de iniciar su cometido propio.

Las células germinativas han podido ser encontradas ya en embriones humanos de tres semanas de edad (en el límite entre la cavidad vitelina secundaria y la prolongación del canal intestinal primigenio). Desde allí emigran hacia las glándulas germinativas primarias, y a partir del cuarto mes se encuentran ya en las mismas.

Desde la cuarta a la octava semana. La forma externa del embrión humano depende del desarrollo de sus órganos y aparatos. El desarrollo de éstos viene determinado, por una parte, por el valor de su función en la vida del embrión. Pero también se inicia antes el desarrollo de aquellos aparatos que poseen una estructura interior especialmente complicada (v. fig. 46c a 46e).

Al principio predominan los órganos de la nutrición; el propio embrión retrocede en su desarrollo. El aparato circulatorio, con el corazón, funciona ya a partir de la cuarta semana de vida, al principio como un circuito limitado al vitelo, después ampliado a los tejidos nutricios, y finalmente a todo el cuerpo. En la parte posterior están los órganos primigenios del sistema nervioso, bajo éstos los del esqueleto, y hacia adentro los del intestino. En las paredes del tórax se originan —cerca de los nervios primitivos— fuertes músculos, que al principio, aparecen como simples protuberancias.

Los puntos originarios del sistema nervioso, en la parte posterior, y el desarrollo de la cabeza, son causa de que se produzca una gran protuberancia posterior, con la curva de la nuca. En la cabeza se encuentran los órganos originarios del cerebro, lo mismo que los de los ojos, los maxilares y los oídos. La porción cerebral de la cabeza, durante mucho tiempo es muy superior en tamaño a la ocupada por la cara. El corazón va adquiriendo potencia y se abomba hacia adelante. Igualmente ocurre con el hígado que es el órgano más importante para la formación de sangre durante el período embrionario (a partir del parto, este cometido es desempeñado por la médula ósea). Ambos (corazón e hígado) son causa del abombamiento del abdomen en el embrión joven, y con su hipertrofia equilibran la gran curvatura posterior. Las porciones de la pelvis y la cola quedan algo retrasados al principio del desarrollo, de forma que el intestino no tiene ningún lugar para desarrollarse, y pasajeramente es interceptado por el cordón umbilical.

Las extremidades son ya visibles en el embrión de tres o cuatro milímetros de longitud, algo antes los elementos primitivos de los brazos que los de las piernas. A partir de una forma aplanada y unas líneas transversales que corresponden a los puntos de las articulaciones mayores (codo y rodilla) acaban por originarse las formaciones planas de manos y pies, a partir de las cuales crecen los dedos, en forma radial. Viendo lateralmente el cuerpo, a causa del desarrollo masivo de los órganos abdominales, los brazos quedan situados por encima de la prominencia del corazón y el hígado. La porción de cola del embrión no quedará incorporada al cuerpo sino mucho más tarde, con el desarrollo de los órganos de la pelvis y del bajo abdomen; las piernas se desarrollan entonces hacia abajo, separándose del cordón umbilical. De esta forma, también el ombligo se desplaza desde las porciones inferiores del cuerpo hacia arriba, hasta ocupar la parte media del abdomen.

En el tercer mes de desarrollo del embrión aparecen los primeros pelos en las cejas. Entre el cuarto y el quinto mes se ha formado ya una buena cantidad de cabello.

Ya en el segundo mes son posibles movimientos propios por parte del embrión, aunque al principio sean muy simples; primero proceden de los músculos situados en la porción posterior, y después de los músculos de las extremidades. Al final del segundo mes, el embrión tiene ya una forma casi humana que cada vez más claramente irá desarrollándose y fijándose.

Malformaciones. Los complicadísimos procesos de desarrollo de cada uno de los elementos primitivos de los órganos y de los aparatos, indican claramente que precisamente al principio del embarazo (del desarrollo del embrión) determinadas causas sin importancia para el adulto (la madre) pueden conducir a graves alteraciones del desarrollo. Por estas alteraciones, los órganos o los aparatos pueden quedar perjudicados, y la importancia del hecho radica en que el trastorno se produce en una fase del desarrollo muy temprana y por lo tanto vital. Las malformaciones basadas en ello conducen a menudo a una rápida suspensión del posterior desarrollo, y de ahí a una incapacidad del embrión para vivir (su muerte) y a un parto anormal. Otras malformaciones conducirán a posteriores trastornos para la vida: muerte o parto prematuro, o muerte del feto en el mismo momento del parto. No obstante, estas lesiones pueden conducir igualmente a la muerte, en un período más o menos largo después del nacimiento (eventualmente años después), cuando los órganos o aparatos anormales dejen de acomodarse a las necesidades del ser humano en crecimiento. Tales malformaciones de órganos pueden ser corregidas quirúrgicamente hoy en día, aunque siempre son algún riesgo importante para la vida de la persona en cuestión.

El tipo de alteraciones que conducen a las malformaciones es muy variado. Su sola enumeración nos llevaría demasiado lejos. No obstante, debemos citar como no indicada la ingestión de nicotina y alcohol, y también de algunas bacterias que pueden ser incorporadas por la madre al organismo en formación (v. pág. 312). También pueden ser causa de lesiones las radiaciones atómicas y de rayos X.

El sexo del recién nacido. El sexo del recién nacido depende del momento en que se unen el óvulo y el espermatozoide. Los órganos sexuales externos del niño

Fig. 42. Fecundación

A Ovulo rodeado de espermatozoides, que tratan de penetrar en él; otros espermatozoides (1) no llegan a tocar al óvulo y pasan junto a él

B Con ayuda de su cola, varios espermatozoides se introducen en el óvulo

C Contacto entre el núcleo del óvulo y el núcleo del espermatozoide; fecundación de un glóbulo polar (2)

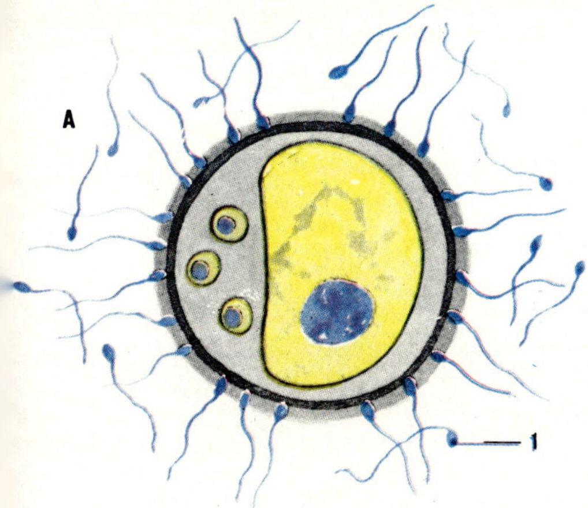

Fig. 43. Concepción y división celular

1 Núcleo del óvulo
2 Núcleo del espermatozoide dilatado (cabeza del espermatozoide)
3 Otros espermatozoides muertos
4 Glóbulos polares muertos
5 Unión de los núcleos germinativos masculino y femenino
6 Primera división celular
7 Estadio cuadricelular
8 Mórula
9 Blástula con:
   a) primer tejido nutricio del embrión
   b) restante tejido

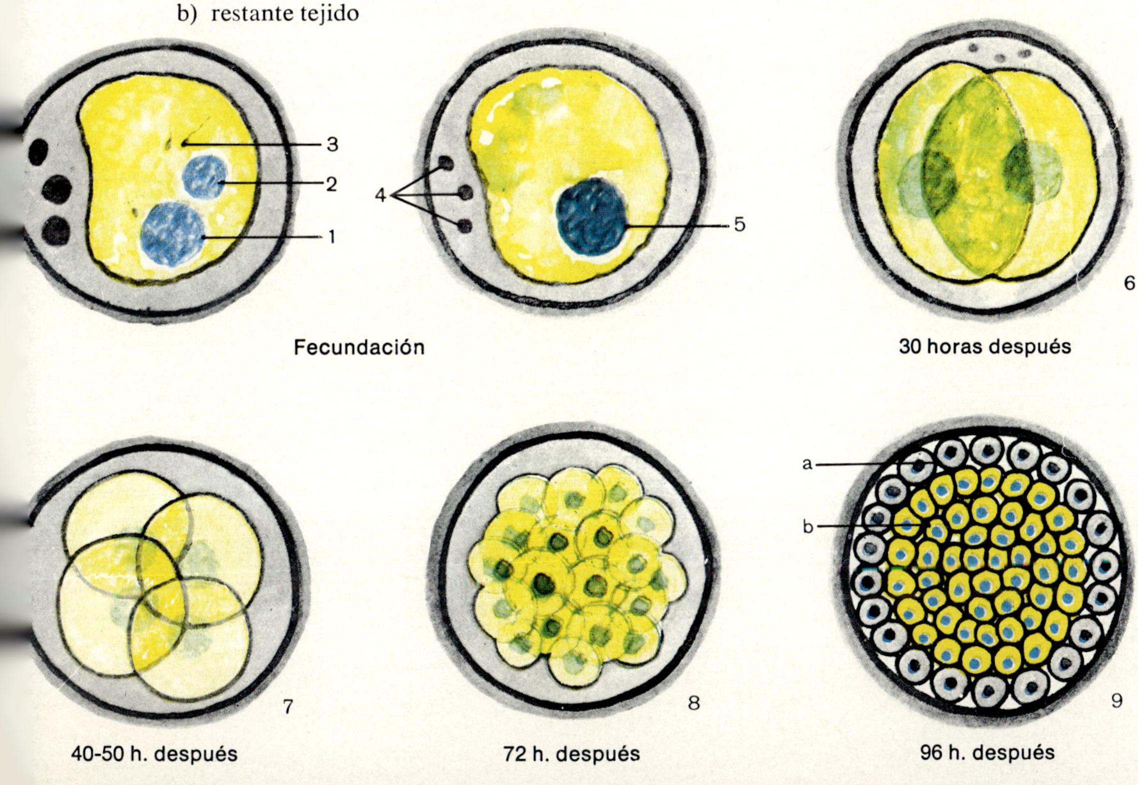

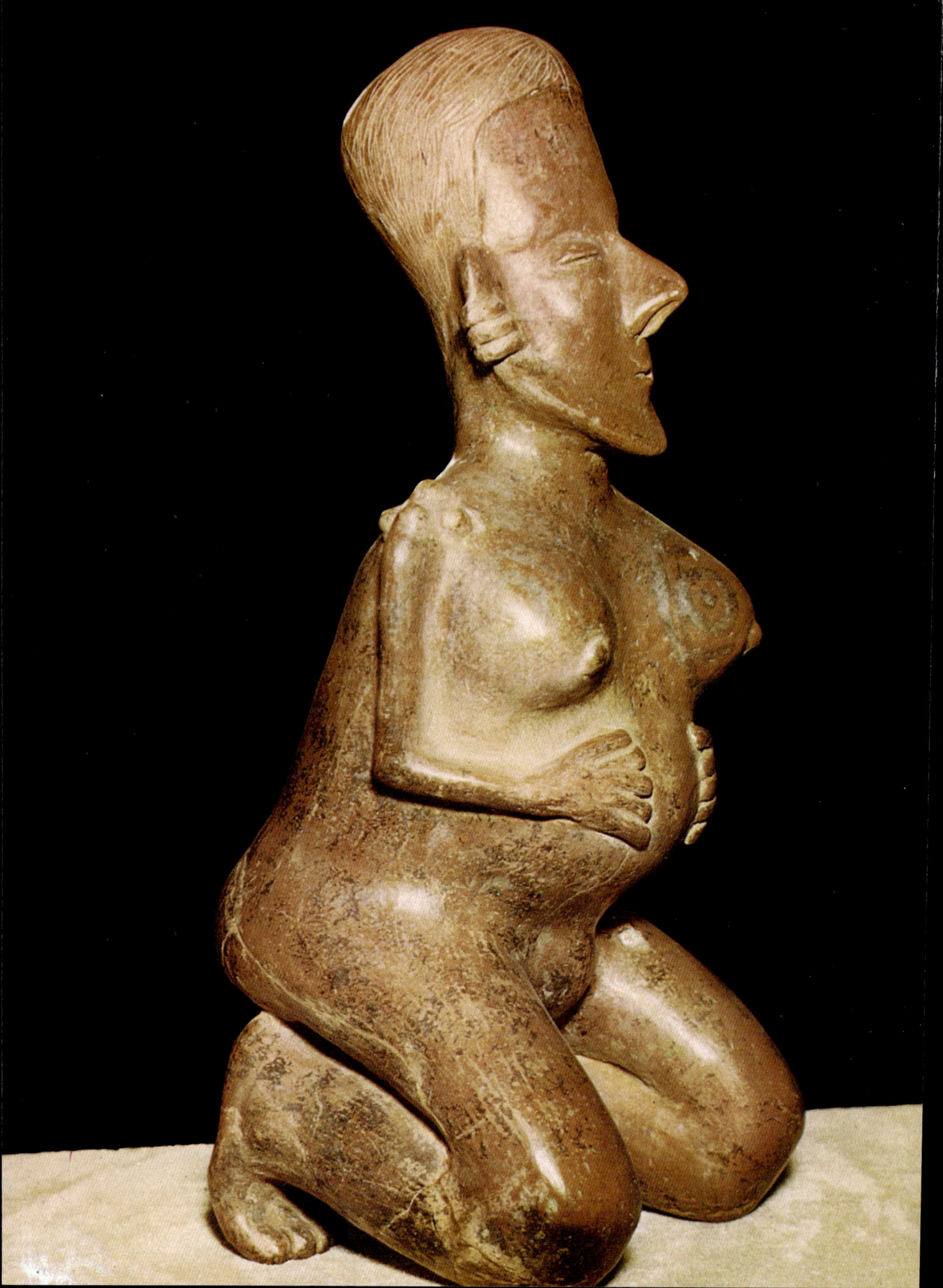

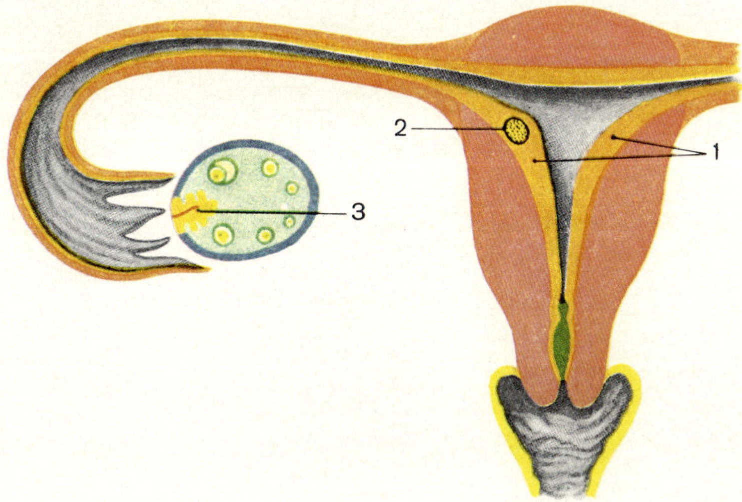

Fig. 44. Comienzo del embarazo

1 Mucosa uterina preparada
2 Embrión anidado
3 Cuerpo amarillo del embarazo

Fig. 45. Función del ovario y embarazo

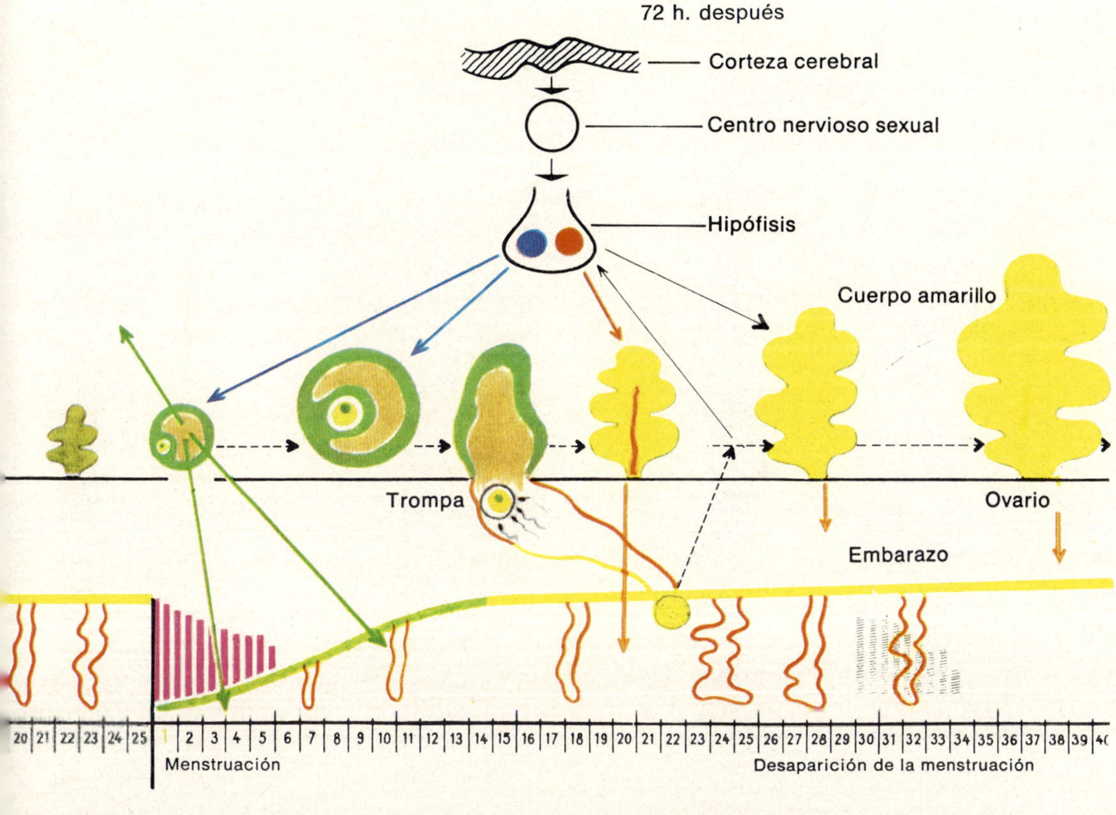

tatuilla mejicana de una mujer
ıbarazada

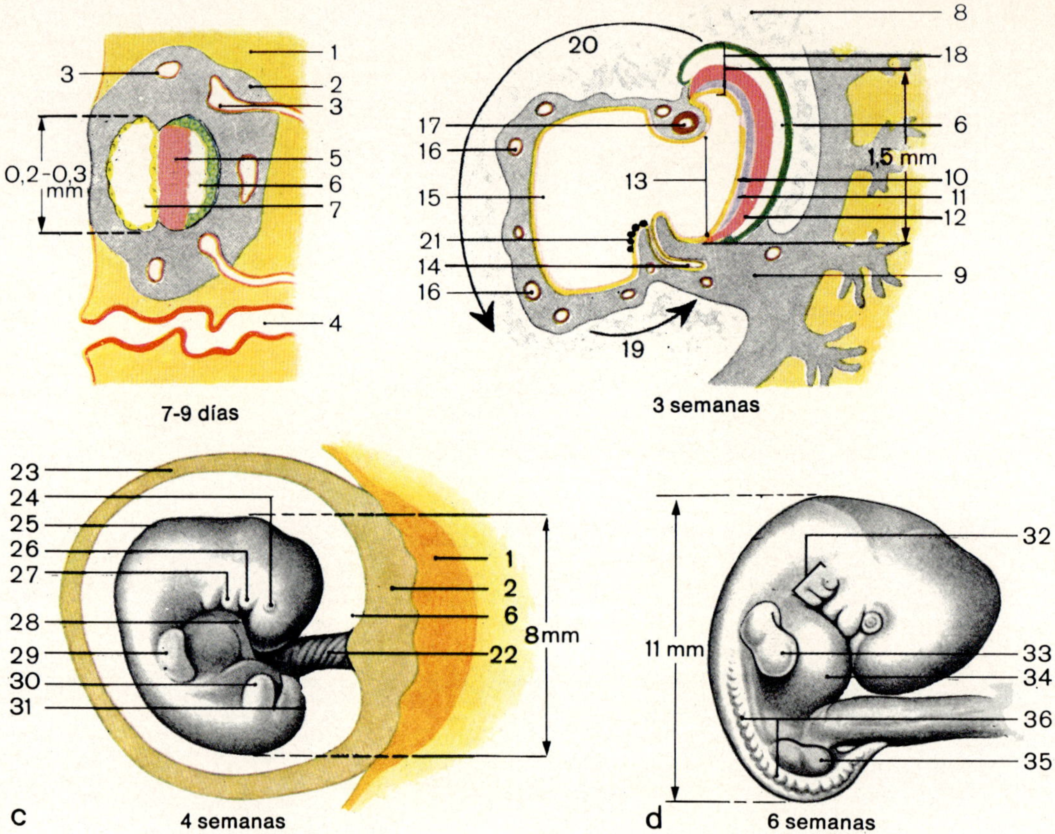

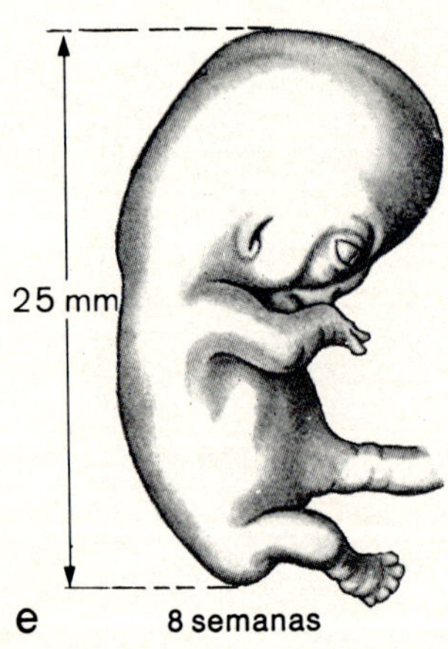

Fig. 46. Estadios de maduración del embrión

1 Superficie de la mucosa uterina 2 Tejido nutricio del embrión 3 Vaso sanguíneo materno abierto 4 Glándula de la mucosa materna 5 Hoja germinativa 6 Cavidad amniótica 7 Cavidad vitelina primaria 8 Masa gelatinosa del tejido nutricio 9 Cordón de nutrición 10 Hoja germinativa interna o endodermo 11 Hoja germinativa media o mesodermo 12 Hoja germinativa externa o ectodermo 13 Canal intestinal 14 Investigación del canal intestinal en el cordón de unión 15 Cavidad vitelina śecundaria 16 Vasos sanguíneos del hijo 17 Corazón 18 Prominencia de la cabeza 19 Dirección de avance de la cavidad blastodérmica 20 Dirección de giro del embrión y el cordón de unión 21 Células germinales primarias 22 Cordón umbilical 23 Alantoides 24 Ojos 25 Curva de la nuca 26 Prominencia maxilar superior 27 Prominencia maxilar inferior 28 Prominencia del corazón 29 Brazos 30 Piernas 31 "Cola", extremo de la columna vertebral 32 Oídos 33 Manos 34 Prominencia del corazón y el hígado 35 Pies 36 Músculos

y de la niña son diferenciables con alguna seguridad a partir de mediado el tercer mes de embarazo. La cuestión acerca de que una mujer embarazada va a traer al mundo un niño o una niña ha interesado siempre a la humanidad. Existe una gran cantidad de formas seudocientíficas de penetrar en este secreto, pero ninguna de ellas es capaz de soportar una experiencia verdaderamente científica o basada en la estadística. Ultimamente es posible, mediante la determinación de la secreción hormonal del embrión en el líquido amniótico a fines del embarazo, afirmar con seguridad el sexo del hijo. Sin embargo el procedimiento (perforación con una aguja de inyectar a través de la pared abdominal de la mujer y a través del útero, hasta introducirse en la cavidad amniótica) no está exento de peligro, de forma que lo mejor será que los padres soporten su impaciencia de saber si lo van a ser de un niño o de una niña, hasta el momento del parto.

Desarrollo del embrión. El tamaño del embrión humano depende de la edad, pero especialmente al principio puede estar sujeto a importantes variaciones, se-

d del embrión ías, o s de embarazo	*Longitud total*	*Formación*	*Funcionamiento*
s, aún en la trompa	apr. 0,1 mm	Tejido nutricio	–
días, anidación		–	–
s	0,2-0,3 mm	Alantoides cav. amniotica	Tejido nutricio
ías	1,5 mm	Canal intestinal	Corazón y vasos sang.
s	apr. 5 mm	–	–
5 días	apr. 8 mm	Ojos, princ. del desarrollo de los pulmones	Corazón y circulación, hígado
s 8 semanas al del es	25 mm	Ojos, hend. ocular, brazos y antebrazos, placas de las manos y pies, articulac. del codo, rodillas dedos de manos y pies forma gral. del cuerpo	Primeros movimientos por estímulos externos, los músculos y el sistema nervioso empiezan a reaccionar
es	9 cm	Cejas, form. del pelo	Comienza la formación de jugos gástricos y orina
es	16 cm	Organos sexuales fácilmente diferenciables	Movimientos enérgicos del niño que la madre nota claramente
s	25 cm	–	
s	31 cm	Comienza la osificación	
s	37 cm	Desde los 35 cm de longitud, el niño es capaz de nacer y seguir viviendo	
s	43 cm	–	
s	49 cm	–	
es	55 cm	–	

gún el individuo. Puesto que el momento en que se inicia la nueva vida (unión del óvulo y el espermatozoide) no puede ser determinado exactamente en cada caso, suele contarse la edad del niño según el embarazo de la madre. Pero también en ello es posible caer en una inexactitud, porque el momento de comenzar el embarazo sólo puede contarse basándose en el primer día de la última menstruación. El embarazo dura, por término medio, 282 días; es decir, unos 10 meses lunares de 28 días cada uno. Este cálculo suele ser entre 10 y 18 días demasiado largo, puesto que la caída del óvulo se ha producido entre dos menstruaciones, y no en el momento en que se inició el nuevo ciclo menstrual.

La longitud del niño en el momento del parto, por término medio, es hoy en día de 50 cm.; y tiende a seguir aumentando. Las causas de ello no se han determinado claramente. Se discute si este aumento está condicionado por la alimentación múltiple y más abundante de nuestras generaciones.

El peso medio del embrión, al final del segundo mes de embarazo, es de poco más de 4 g., y al término del embarazo es por término medio de entre 3500 y 4000 g.

Si se comparan los desarrollos en longitud y en peso del no nacido con los de las personas después de su nacimiento, se aprecia un enorme crecimiento en los primeros meses de vida, en el interior del útero. El cuadro que exponemos a continuación expresa esta cuestión claramente.

	Longitud	*Factor de multiplicación*	*Peso*	*Factor de multiplicaci*
Ovulo fecundado	apr, 0,1 mm		apr. 2 mg (?)	
		250		2 000 (?)
Embrión de 2 meses	apr. 2,5 cm		4-5 g	
		20-22		800
Recién nacido	50-55 cm		3,5-4 kg	
		3-3,5		20
20 años	165-180 cm		apr. 70 kg	

Es decir, que el óvulo fecundado aumenta su longitud hasta el nacimiento entre 5000 y 5500 veces, y su peso entre 1,75 y 2 millones de veces. Ello nos demuestra la enorme energía acumulada en el óvulo fecundado y la inmensa capacidad de desarrollo y multiplicación que hace falta para llegar hasta el momento del parto. A partir de éste, el aumento en longitud y peso, siendo importante, es comparativamente muy pequeño. Ya en la niñez se experimenta una clara sensación del enorme crecimiento a que quienes se hallan en la misma se han visto sometidos. Cuando a un niño se le enseñan fotografías de él mismo cuando era un bebé no puede creer que sea él mismo, que antes hubiera sido tan pequeño (ello tiene, naturalmente, mucho que ver con que los niños de esta edad dependen mucho menos del pasado que del presente, cosa que no ocurre en tan alto grado con los niños de mayor edad y con los adultos).

Relaciones entre la madre y el niño no nacido. La cuestión de si el niño no nacido tiene alma y, caso de que la tenga, del momento en que se le infunde, ha sido profusamente discutida. Médicamente carece de interés, y teológicamente permanece en realidad sin solución, porque Dios, con la unión del óvulo y el espermatozoi-

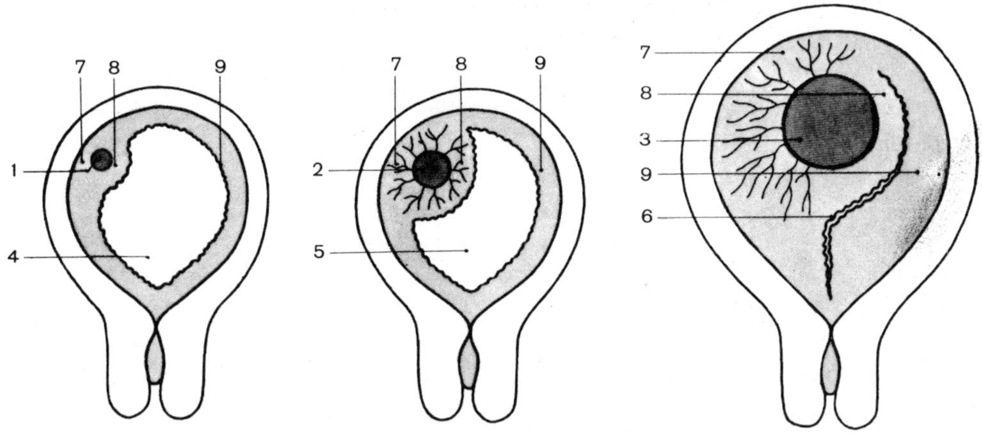

Fig. 47. Desarrollo del tejido nutritivo (formación de la placenta) en el útero.
1 Embrión anidado, implantado bajo la mucosa. 2 Embrión con prolongaciones nutricias en todas direcciones. 3 Embrión con prolongaciones nutricias en una sola dirección. 4 Cavidad uterina. 5 Cavidad uterina en descanso. 6 Cavidad uterina reducida. 7 Mucosa uterina: base. 8 Mucosa uterina: cápsula. 9 Mucosa uterina de la pared opuesta.

de ha permitido la realización de esta nueva vida humana, y no de otra cualquiera, y a esta nueva vida humana le ha infundido cierta parte de su divinidad.

La otra cuestión relativa a las relaciones humanas entre el niño y la madre es muy interesante sicológicamente. En el primer tercio de nuestro siglo se decía con respecto a este extremo, que sólo era posible tal tipo de relaciones a partir de los primeros tres meses de vida, después del nacimiento. Hoy en día son numerosas las investigaciones que ponen en duda esta afirmación, empezando por los nacimientos prematuros; y en los nacimientos ocurridos a término se han comprobado relaciones personales entre hijo y madre, pero también entre hijo y padre. Puesto que el hombre es un ser vivo, depende de su capacidad de reacción, de su capacidad de dialogar, es decir, de preguntar y recibir respuestas (no sólo con palabras); es también de esperar que el ser humano sea capaz de preguntar y pueda responder, aunque al principio lo haga en una forma que los adultos (padres) han olvidado ya, pero que resulta ser un idioma que la mujer recién convertida en madre conoce y comprende.

La relación entre la madre y el hijo durante el embarazo viene aumentada por los movimientos intrauterinos del niño. El niño puede moverse ya a partir de finales del segundo mes de embarazo, pero estos movimientos apenas si los capta la madre. Los primeros que resultan perceptibles se producen en el quinto mes, en la pared abdominal. La embarazada que lo esté por segunda o posterior vez será capaz de notar estos movimientos del niño incluso un mes antes porque no le pasarán desapercibidos movimientos de menor intensidad. Para las relaciones de un niño ya en camino, con sus futuros hermanos, es de importancia que éstos experimenten estos movimientos en el vientre de la madre, dejándoles poner su mano sobre el mismo. Una conversación acerca de ello, advirtiéndoles que ellos, antes, estaban de la misma forma en el vientre de su madre, conduce a que se identifiquen con su hermano o hermana futuros. Por otra, tal conocimiento sirve

de mucho para lograr la aceptación del niño que va a nacer por parte de su hermano (además de una mejor comprensión de las relaciones entre crianza y nacimiento, aclarará sus ideas acerca del origen de los niños).
Por tanto, cuando la madre note los movimientos de su hijo, deberá ya empezar a buscar un nombre para el mismo. Padre y madre, conjuntamente, deberán preocuparse por hallarlo, puesto que a menudo los nombres de niño y niña entre los que deba elegirse se han hablado, pensado y quizá decidido mucho antes. Este hecho de dar nombre al que aún no ha nacido, no sólo es un acto basado en la necesidad de darle nombre al hijo, porque éste lo necesita, sino que es también un acto de extraordinaria significación para las relaciones entre los seres humanos. El hecho de dar nombre es también en este caso un proceso de introducción de una situación de hecho extraña en los propios sistemas de pensamiento, de relación, y de imaginación. Ello es ocasión de una toma de confianza que puede servir de base para establecer unas relaciones e igualmente para expresarlas. Al dar nombre al hijo, el no nacido entra a formar parte de los seres humanos, como una persona más.

ALIMENTACION DEL EMBRION EN EL UTERO

El desarrollo del embrión en el útero, naturalmente, es posible solamente si se asegura su alimentación. Ya en la figura 46 (a y b) se ha efectuado una clara delimitación del futuro tejido nutritivo, dentro del embrión. En la figura 46a cuantitativamente predomina el tejido nutricio, y de la figura 46b, que muestra sólo un corte, se desprende el enorme desarrollo del tejido nutricio. El propio desarrollo físico del embrión se inicia cuando las sustancias y medios de transporte que aseguran el acceso de sustancias nutritivas y estructurales, están en condiciones de ejercer sus funciones, lo mismo que las dedicadas a la eliminación y retirada de las sustancias de desecho.
Mientras que el óvulo fecundado, durante su recorrido por la trompa, se nutre de las sustancias alimenticias que lleva en su propio vitelo, inmediatamente después de la anidación se alimenta con las sustancias nutritivas acumuladas en la mucosa uterina, en un proceso de traspaso simplísimo, de célula a célula. Pero muy pronto se forma un primer conato de circulación sanguínea en el niño (v. fig. 46b). Entretànto la porción externa del tejido nutricio, auxiliado por el nuevo material tisular formado por el niño en crecimiento, y auxiliado por los vasos sanguíneos del niño, se produce un contacto más íntimo con la mucosa uterina. Comienzan por insertarse en el tejido materno una serie de formaciones digitales, que en un estadio posterior se retiran y se mantienen solamente en el costado en que el embrión está en íntimo contacto con la capa más profunda de la mucosa uterina (v. fig. 47).
Cuando el embrión en crecimiento se hace tan grande que la cápsula mucosa que lo rodea toca la mucosa de la pared opuesta del útero, pueden producirse roturas de la mucosa de mayor o menor importancia, que pueden ser causa de hemorragias que alguna mujer puede confundir con menstruaciones; esta confusión puede ser causa de un cálculo erróneo del momento en que deberá producirse el parto.

La placenta. El crecimiento del tejido nutricio del niño y su introducción en el tejido materno es causa de que éste, por su parte, sufra modificaciones en su estructura tisular, hasta que el tejido de la madre y el del hijo formen una verdadera unidad funcional que haga posible la alimentación del niño y la eliminación de las sustancias de desecho. Esta unidad funcional se conoce con el nombre de placenta (v. fig. 48).

El niño está unido a la placenta mediante el cordón umbilical. Dos vasos sanguíneos (arterias umbilicales) van del niño a la placenta, a través del cordón umbilical, y se ramifican en la porción superficial de la placenta, formada con tejido procedente del niño, y también en las prolongaciones en forma de dedo, hasta convertirse en finísimos capilares. De estos capilares fluye la sangre, para reunirse después en vasos sanguíneos mayores, y finalmente en un vaso importante (vena umbilical) que regresa al niño a través del cordón umbilical. Las prolongaciones digitales dejan entre ellas unas finas hendiduras en las que fluye la sangre materna, llevada hasta allí por los vasos sanguíneos de la madre. La mayor parte de esta sangre es recogida de nuevo por otros vasos de la propia madre.

Toda la placenta mantiene su estabilidad merced a una especie de «columnas», mediante las cuales las prolongaciones digitales del niño se fijan en el tejido materno.

No hay ningún punto en el que la sangre materna fluya en los vasos del niño, o a la inversa. Por otra parte, la sangre del hijo y de la madre están separadas únicamente por los capilares del niño y por la delgadísima membrana de sus prolongaciones digitales. Esta membrana consta de una capa celular finísima, en la cual algunas células envían una enorme cantidad de prolongaciones diminutas hacia la sangre materna. Esta pared dispuesta entre la sangre materna y la del niño, en la placenta «madura» (al final del embarazo) mide solamente entre 0,002 y 0,005 mm. (de 2 a 5 micras). A través de esta membrana, siguiendo las leyes de la física y la química, y también por el esfuerzo activo de esta membrana, se produce el intercambio de sustancias entre los organismos del hijo y de la madre.

Las sustancias alimenticias de la sangre de la madre (moléculas de proteína, azúcar, oxígeno y grasas) escapan de ella y, atravesando esta capa celular, penetran en la sangre del hijo. Las sustancias de desecho del hijo (productos eliminados, como moléculas de anhídrido carbónico, orina y otras) recorren el camino inverso.

Finalmente son eliminadas por la piel, los pulmones, los riñones y los intestinos de la madre.

Acerca de ello, debe hacerse especial mención de que la entrada de sustancias alimenticias sirve para la formación de la sustancia corporal del hijo. No son sustancias del organismo materno arrebatadas por el hijo, sino sustancias nutritivas que los órganos de la madre reciben en menor cantidad y que finalmente la sangre materna transporta, sirviendo finalmente para la construcción del organismo del hijo; por ejemplo, la estructura proteica del hijo es distinta de la estructura proteica de la madre. La estructura proteica del hijo se rige según el código encerrado en sus propios genes, que proceden de los de la madre y del padre, mezclados, por lo que necesariamente deben ser distintos de los de la madre. Cuando, ocasionalmente las agrupaciones de proteínas del hijo y la madre son iguales, se debe únicamente a que, por casualidad, el hijo tiene en sus genes el mismo código que la madre.

Sin embargo, muchas otras sustancias del organismo materno suelen pasar a la circulación sanguínea del hijo a través de la placenta. Los analgésicos, los anestésicos y los barbitúricos alcanzan también al hijo en el seno materno; el alcohol y la nicotina producen grandes efectos en el sensible organismo del hijo. Pero también los agentes infecciosos pueden llegar por esta vía hasta el niño, lo mismo que los medios terapéuticos contenidos en la sangre de la madre. Estos medicamentos no sólo pueden tener sus efectos conocidos, sino que en estadios del desarrollo prematuros pueden afectar algunos órganos o aparatos que estén todavía en fase de desarrollo. Por este motivo, con ocasión de enfermedades infecciosas de la madre pueden producirse desarrollos anormales (malformaciones del hijo).

Por ello, una mujer que desea un hijo, una vez la falta de la siguiente menstruación sea índice de que se han completado sus deseos, y especialmente cuando sabe que está embarazada, debe procurar evitar todo tipo de analgésicos, anestésicos, estupefacientes y medicamentos —éstos deben ser sólo administrados cuando el médico lo ha ordenado así—; y lo mismo vale para el alcohol y la nicotina.

El factor Rh. Una cuestión numerosas veces planteada a este respecto es la incompatibilidad de factores sanguíneos entre la madre y el hijo, y las consecuencias que de ello pueden derivarse.

Antes que nada, debemos indicar que tal incompatibilidad entre la sangre de la madre y del hijo puede darse con relación a todos los grupos y factores sanguíneos (entre otros, conocemos los siguientes: el sistema *AB-O,* el factor *Rh,* el sistema *B-N* y *S-s,* los factores *p, fy, tj,* etc.). Sin embargo, en nuestra época sólo es de interés general, por lo que hace referencia a la incompatibilidad entre los factores sanguíneos de la madre y el hijo, la referente al factor *Rh,* cuyo nombre proviene de que se observó por primera vez en un género de monos Rhesus, en los cuales se estudió su efectividad.

Condición previa para la apreciación de los efectos de esta intolerancia, o incompatibilidad, es la entrada de glóbulos rojos del niño en la circulación sanguínea de la madre, y la entrada de sustancias maternas en el hijo. Ambos fenómenos se producen en cantidades muy exiguas, pero suficientes para desencadenar reacciones de incompatibilidad.

En los procesos de que estamos hablando es necesario efectuar algunas aclaraciones especiales acerca del mecanismo de la herencia y de su efectividad. Nos limitaremos al factor *Rh,* denominado también *D* o *d,* que en la práctica es el que conduce a un mayor número de intolerancias. También se denomina al factor *D* como *Rh*-positivo y al factor *d* como *Rh*-negativo.

El carácter de los glóbulos rojos de ser *D* o *d* es susceptible de heredarse. No sólo puede ser determinado de un modo simple (a través del espermatozoide o el óvulo), sino doble (a través de ambos). El espermatozoide y el óvulo pueden, en las divisiones de madurez (v. pág. 257 y fig. 38) tener tanto el carácter *D* como el *d.*

Según lo que llevamos dicho, al unirse íntimamente óvulo y espermatozoide, son posibles las siguientes combinaciones: *D/D, D/d, d/D, d/d* (v. fig. 49).

Puesto que el carácter *D* es más fuerte que el carácter *d,* su manifestación en el niño, es decir, la índole efectiva de sus glóbulos rojos, depende de la presencia o ausencia de *D*. Sólo cuando falta *D,* el carácter hereditario *d* puede manifestarse de forma efectiva.

Ello significa que un ser humano que tenga el carácter *d* en sus glóbulos rojos, debe proceder necesariamente de una fórmula hereditaria *d/d*. Pero este carácter *d/d* genera sustancias de defensa *(anti-D)* contra el carácter *D,* lo cual constituye la verdadera causa de las incompatibilidades.

En el caso más simple, puede hacerse evidente esta característica mediante una prueba sanguínea en la que a una persona con el carácter *d* se le inyecta una cantidad de sangre comparativamente pequeña, con el carácter *D*. En este caso, las sustancias defensivas *(anti-D)* destruyen la sangre extraña. Es decir, que el efecto positivo esperado de la transfusión sanguínea queda totalmente anulado.

Con ocasión de un embarazo, las cosas se complican mucho más. Por otra parte, es sólo importante esta situación cuando la madre tiene el carácter *d/d* (es decir, que el carácter dominante en su sangre es el *d*) y el hijo que lleva en su seno porta el factor *D* (si el niño tiene también el carácter *d/d=d,* no puede producirse ningún tipo de problema; igualmente, tampoco ocurre nada si la madre tiene el carácter *D* y el hijo *d/d* o el *D/d,* porque —como antes hemos indicado— el carácter *D* no genera ningún tipo de sustancias defensivas contra el *d*).

La figura 50 constituye un cuadro en el que se muestran todas las combinaciones posibles y efectivamente realizables, y se indica comparativamente la frecuencia con que todas las posibilidades de incompatibilidad se dan en la población real. De hecho, sólo en un 11 ó 13 % de todos los matrimonios existe diferencia entre los factores *Rh*. La incompatibilidad entre las sangres materna y del hijo, sin embargo, se produce sólo en una cantidad que oscila entre el 2 y el 6 por mil; es decir, de cada mil matrimonios entre 2 y 6 sufren de incompatibilidad. Vemos que si el padre tiene un carácter mixto *(D/d),* sólo el 50 % de todos sus posibles hijos con una mujer *d/d* pueden padecer incompatibilidades. Esto en teoría, porque en la práctica, el que se dé una combinación capaz de producir una incompatibilidad no significa que necesariamente haya de tener lugar.

La incompatibilidad entre los glóbulos rojos de la madre y el hijo no siempre conduce de modo directo e inmediato a manifestaciones de intolerancia. Cuando los caracteres sanguíneos *D* del hijo penetran en la circulación de la madre *d,* el organismo de la mujer debe aprender antes que nada a formar estas sustancias defensivas que citábamos. El tiempo que ello requiera depende de la importancia de la invasión de glóbulos del niño y de la capacidad de reacción individual del aparato defensivo de la madre, lo cual puede causar diferencias sensibles. Si, finalmente, se forman sustancias defensivas, destruirán inmediatamente las sustancias extrañas ingresadas en el organismo de la madre, pero para introducirse en el del hijo deberán atravesar previamente la pantalla de la placenta materna, que opone unas dificultades distintas también según el individuo. De esto puede deducirse que no es hasta fines del embarazo cuando algunas sustancias defensivas de la madre penetran en el organismo infantil y causan en él algún perjuicio, de escasa importancia (v. fig. 51).

Con referencia al ejemplo 6.° del cuadro, debemos decir que pueden producirse tanto embarazos problemáticos como embarazos absolutamente normales. En cambio en el ejemplo 4.° del cuadro es imposible que se produzca ningún embarazo normal.

En el caso poco frecuente de que se produzca un nuevo embarazo con incompatibilidad entre los glóbulos rojos de la madre y del hijo, el organismo materno no necesita ya aprender a formar las sustancias defensivas, sino que, acudiendo a los planes de fabricación ya previstos anteriormente, reacciona inmediatamente y se lanza a la inmediata producción de sustancias defensivas. Entonces, la formación e ingreso de estas sustancias de defensa en el organismo infantil es mucho más rápida (v. fig. 52). Las consecuencias del ataque contra los glóbulos rojos del hijo por parte de las sustancias defensivas de la madre pueden ser:

a) La anemia del recién nacido (en un 10 % de todos los casos de incompatibilidad de grupos sanguíneos).

b) La ictericia grave del recién nacido (en un 80 % de todos los casos de incompatibilidad de grupos sanguíneos, con posible lesión grave del cerebro embrionario, si no se trata correctamente).

c) Una deshidratación general grave del hijo, cuya consecuencia puede ser la muerte, en el seno materno o bien a las pocas horas del parto (en un 5 % de todos los casos de incompatibilidad de grupos sanguíneos).

En los casos *a)* y *b)*, la solución puede estar en una transfusión denominada «exsanguino-transfusión»; significa que toda la sangre del hijo, perjudicada por el ataque de las sustancias defensivas, es eliminada por etapas y sustituida por otra del mismo grupo sanguíneo pero sin las sustancias defensivas de la madre. Puesto que durante esta transfusión general constantemente en el organismo del niño existe una mezcla de sangres enferma y extraña, es necesaria una gran cantidad de sangre para la transfusión hasta lograr que toda la sangre enferma del niño haya sido eliminada.

Para que esta transfusión, que debe ser realizada inmediatamente después del nacimiento del niño, pueda efectuarse en el momento apropiado, hoy en día se considera necesario, y se practica generalmente, un análisis de sangre de toda mujer embarazada en los primeros meses, para determinar sus grupos y factores sanguíneos. Si posee el factor *Rh-D,* no es preciso efectuar ningún otro tipo de medidas; si, por el contrario, su factor *Rh* es el *d,* debe procederse a analizar la sangre del marido. Si igualmente él posee el factor *Rh-d,* tampoco hace falta ningún tipo de intervención. Sólo se hará ésta precisa en el caso de que el marido posea el factor *D,* lo que determinará una vigilancia continua de la futura madre y hará necesario el desarrollo del parto en una clínica, en la cual inmediatamente después del nacimiento (o ya durante el parto), se determinará el grupo sanguíneo del hijo. De los resultados de este análisis de los grupos sanguíneos del niño dependen todas las restantes medidas a tomar.

Si se confirma la posibilidad de incompatibilidad *Rh,* en algunas circunstancias especiales se hará necesario interrumpir el embarazo a las 37 ó 40 semanas de embarazo, interviniendo quirúrgicamente (cesárea) para obtener un nacimiento prematuro y artificial de un feto con una amplia capacidad de resistencia, en el que se practica inmediatamente la transfusión general citada. El motivo es que las lesiones definitivas del feto se producen en las últimas semanas de embarazo,

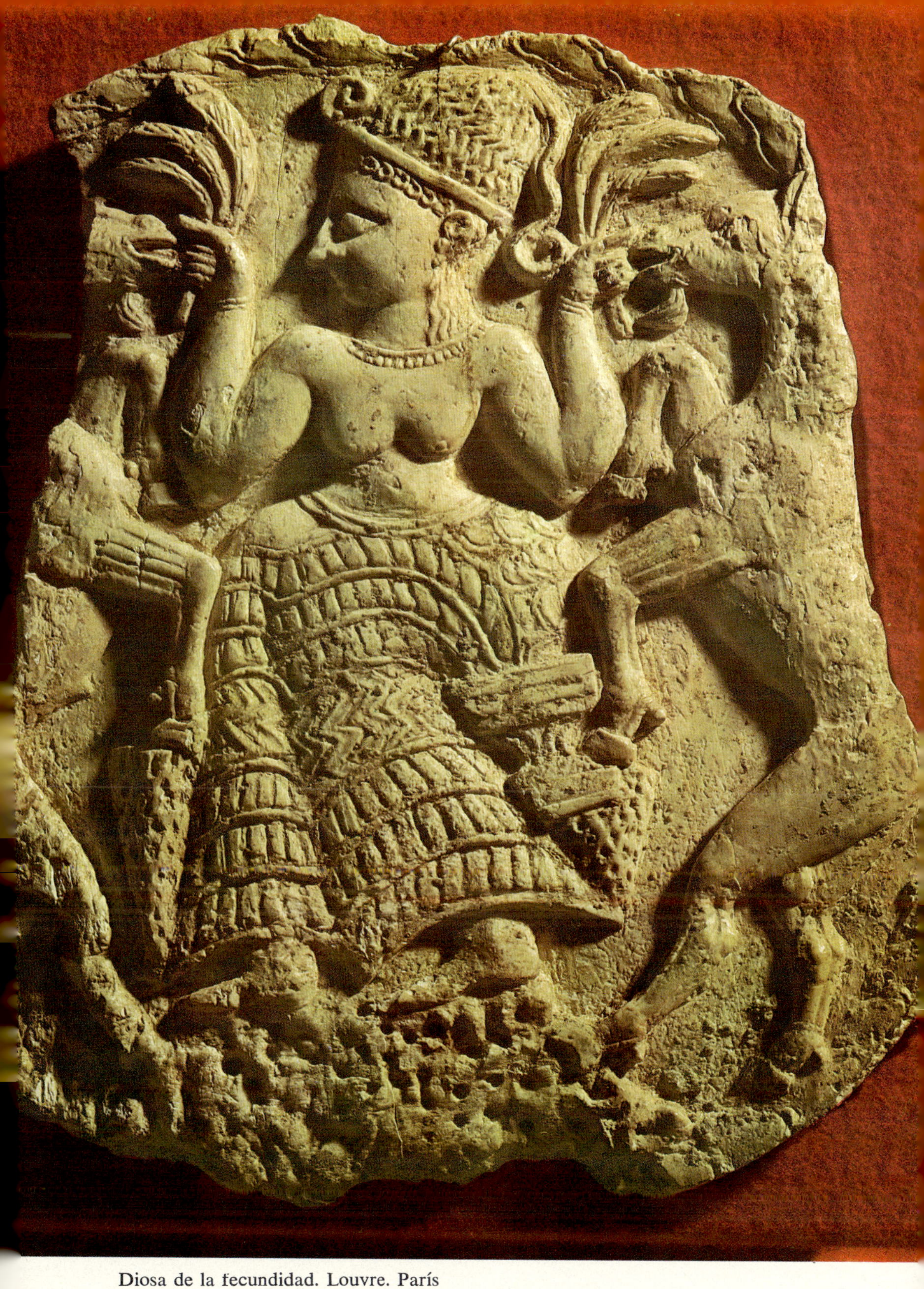

Diosa de la fecundidad. Louvre. París

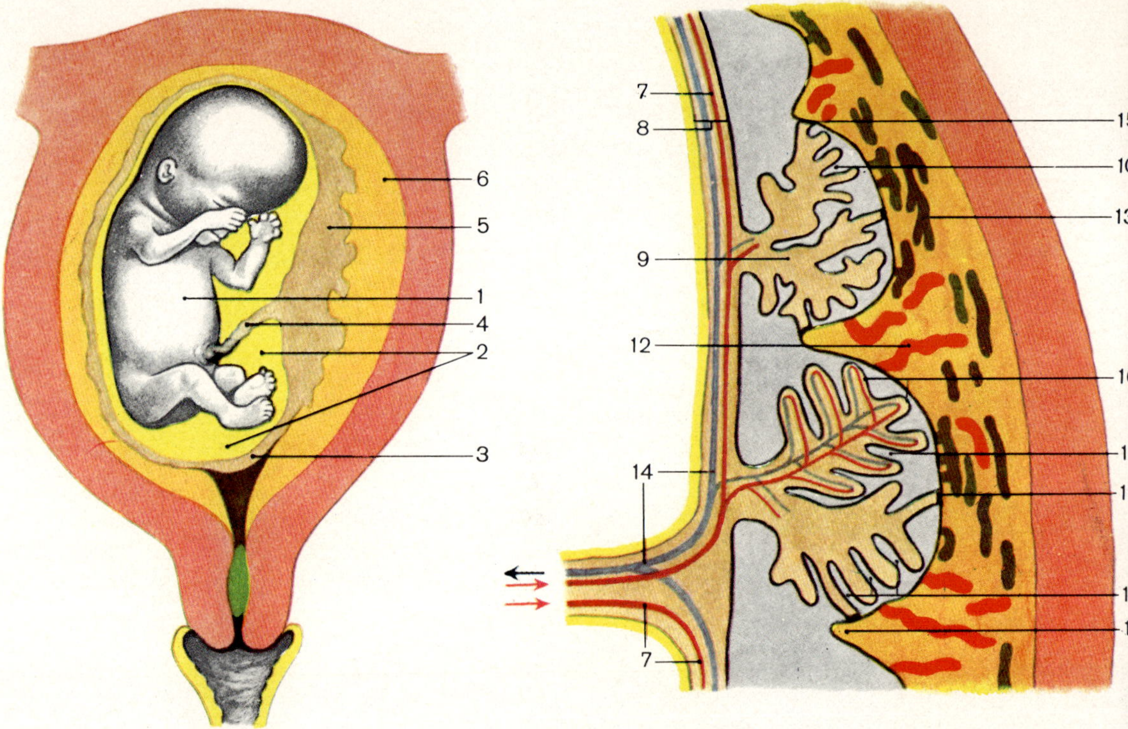

Fig. 48. Alimentación del niño en el útero (estadio tardío). Entre la placenta y el tejido arterial umbilical hay una pared de sólo 2-5 micras, al término del embarazo

1 Feto
2 Amnios
3 Alantoides
4 Cordón umbilical
5 Porción de la placenta correspondiente al hijo
6 Porción de la placenta correspondiente a la madre
7 Vasos arteriales umbilicales (sangre del niño a la madre, con las sustancias de desecho)
8 Porción plana de la placenta, correspondiente al hijo
9 Prolongaciones digitales con vasos sanguíneos correspondientes al hijo
10 Hendidura con sangre materna
11 Columna de la placenta correspondiente a la madre
12 Vasos arteriales maternos: sangre aportada
13 Vasos venosos maternos: sangre retirada
14 Vasos venosos del hijo (procedentes del corazón del hijo)
15 Placas de limitación en los puntos de contacto entre los tejidos de la madre y del hijo
16 Membrana de separación entre la sangre de la madre y la del hijo

cuando la pantalla placentaria entre los lagos de sangre materna y los vasos capilares del hijo es más delgada y por ello más fácil de atravesar.
La propuesta de algunos de que ya los novios se hagan analizar sus respectivas sangres, para determinar sus grupos sanguíneos y eventualmente romper sus relaciones, parece ser algo exagerada, aunque una incompatibilidad *Rh* puede llegar a significar para el matrimonio una renuncia obligatoria a tener varios hijos.
En el futuro, mediante nuevos métodos, probablemente podrán arbitrarse medidas para evitar todas estas consecuencias, a base de medicamentos del tipo de las vacunas que produzcan una inmunización que elimine en algunos o en todos los casos de incompatibilidad *Rh* los efectos de ésta sobre el hijo.

INDIVIDUALIDAD Y DEPENDENCIA DEL NIÑO

Cuando hemos hablado de la alimentación del niño en el útero, hemos aclarado ya que éste está determinado a ser una nueva vida, pero en extremo dependiente de la madre y de sus órganos.

Pretensiones equivocadas de la madre. Por todo lo que llevamos dicho, queda claro que es falso y equívoco que una madre dramatice diciendo que su hijo está hecho «de su propia carne y de su propia sangre».
Pero esta afirmación no se hace corrientemente por un deseo consciente de decir una falsedad sino que responde a un deseo inconsciente. Tras una declaración de tal tipo suele ocultarse una reivindicación dirigida a tres objetivos distintos: 1.° «Debo amar a mi propia carne y a mi propia sangre»; 2.° «Puedo hacer lo que quiera de mi propia carne y mi propia sangre»; 3.° «Mi propia carne y mi propia sangre no pueden volverse contra mí». Tras la primera reivindicación (dirigida a sí misma) radica una defensa contra un eventual y temido rechazo del hijo por parte de ella misma. Tal reivindicación, sin embargo, de que a cualquier precio y para siempre debe amarse al hijo, puede acabar resultando peligrosa, porque con ocasión de un rechazo cualquiera puede generarse un sentimiento de culpabilidad que la madre puede soportar tan mal como el propio rechazo. La consecuencia es, entonces, que no pocas veces se mima al niño en exceso, como un acto inconsciente de desagravio, quizá tratando de disculparse por sus sentimientos.

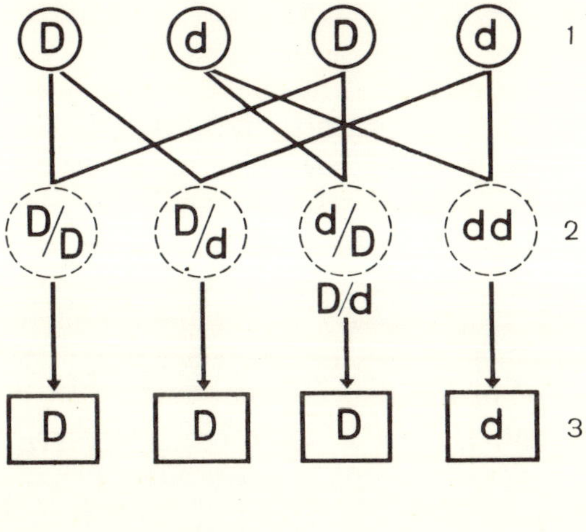

Fig. 49. Mecanismo hereditario simple de los factores Rh.
1 Caracteres hereditarios de las células germinativas. 2 Unión de óvulo y espermatozoide: par hereditario. 3 Caracteres del futuro hijo. El par d/D que debe conducir al factor D, puede escribirse también D/d.

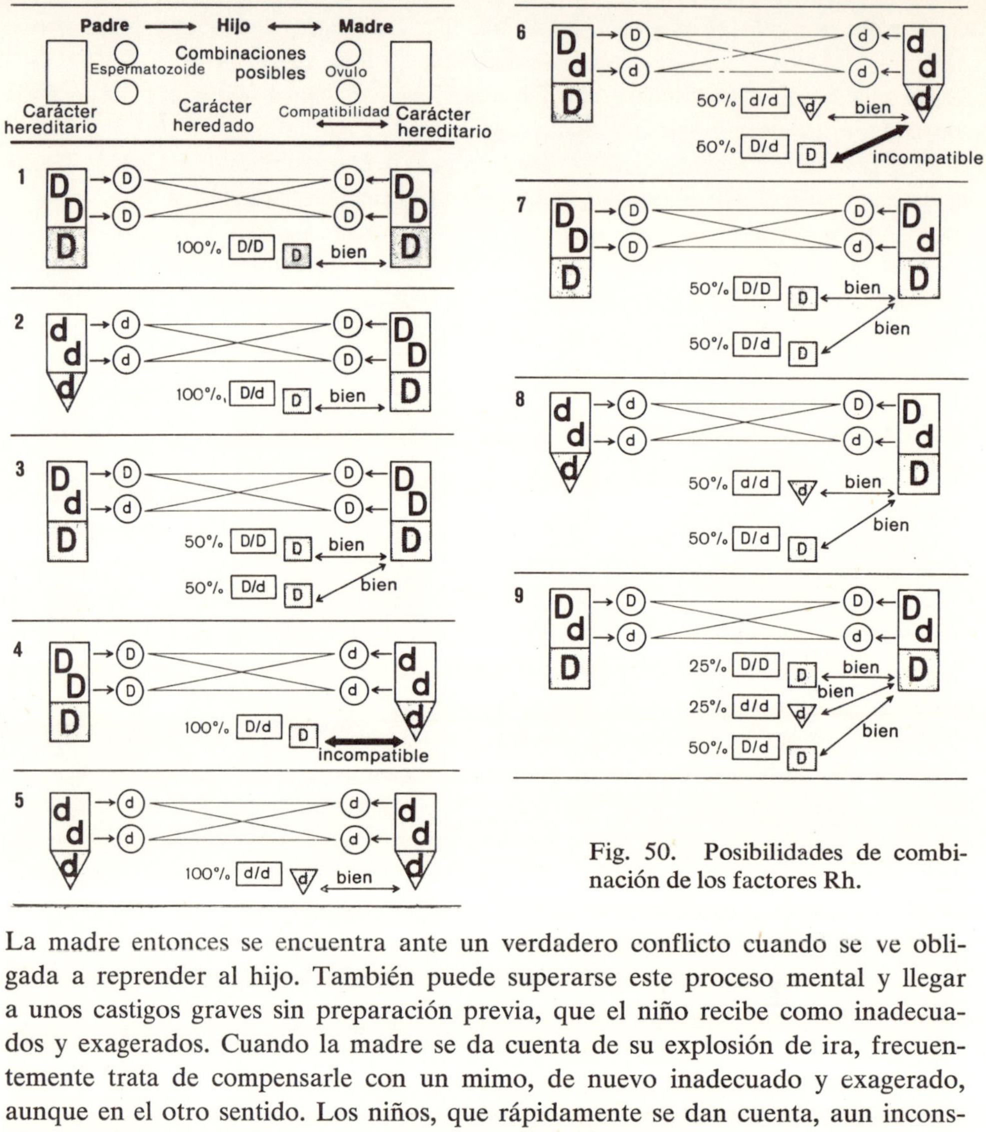

Fig. 50. Posibilidades de combinación de los factores Rh.

La madre entonces se encuentra ante un verdadero conflicto cuando se ve obligada a reprender al hijo. También puede superarse este proceso mental y llegar a unos castigos graves sin preparación previa, que el niño recibe como inadecuados y exagerados. Cuando la madre se da cuenta de su explosión de ira, frecuentemente trata de compensarle con un mimo, de nuevo inadecuado y exagerado, aunque en el otro sentido. Los niños, que rápidamente se dan cuenta, aun inconscientemente, de este juego compensatorio, lo utilizan muy pronto en favor suyo cuando desean recibir el mimo o el premio de la madre; en tal caso, se arriesgan gustosamente a sufrir el primer castigo duro que provocan a propósito con su comportamiento. Quizá tal tipo de comportamiento por parte de la madre no fuera perjudicial si el niño, cuya mente es terriblemente plástica, no hiciera de este comportamiento un esquema general de su propio comportamiento ante la vida (la felicidad va precedida de un castigo, de una autodenigración), sin el cual no pueda vivir después felizmente; porque, para este niño (y para el adulto que será más tarde) la mayor felicidad consiste en la entrega personal.

En nuestra civilización, en la que casi cada mujer, antes y al principio del matrimonio ejerce una profesión que debe abandonar a causa de cada embarazo, parece importante la siguiente consideración: puesto que dejar la profesión o el trabajo significa siempre una pérdida de independencia, de la afirmación del propio

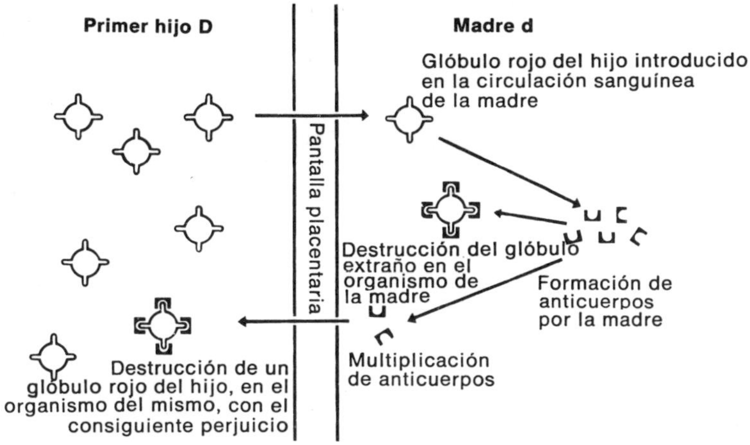

Fig. 51. Primera formación de anticuerpos Rh de la madre, que tiene consecuencias para el hijo.

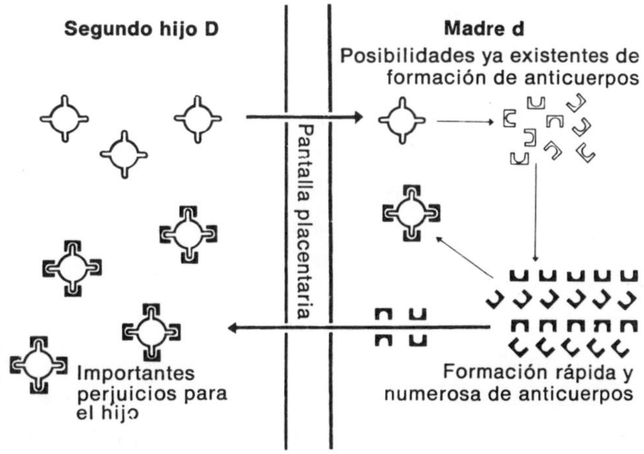

Fig. 52. Formación de anticuerpos Rh en la madre ya sensibilizada, que causa lesiones de importancia en el hijo.

valor y de la propia estimación que ni siquiera aceptando la fórmula «en lugar de todo esto voy a ser una madre feliz» puede aceptarse como suficientemente compensatorio, supuesto que el embarazo haya sido conscientemente provocado.

La reivindicación de amar en el hijo las propias carne y sangre llega todavía a mayores profundidades. En realidad, es amor hacia uno mismo: no ama al hijo, sino que la madre se ama a sí misma a través del hijo. Mucho orgullo materno expresa en realidad el orgullo de sí mismo. Esta es la causa de que se ponga en el hijo un amor exagerado, cuya consecuencia trágica reside en que el hijo se quiere tan pegado a las faldas de su madre que luego es incapaz de desenvolverse por sí mismo: sólo sabe moverse utilizando a su madre como bastón, y sólo se siente bien en su proximidad y bajo su dependencia.

Este comportamiento reivindicatorio coincide con otra reivindicación: la de poder hacer lo que se desee con la carne y la sangre propias. También en este caso el hijo está dominado, pero no a causa de una entrega afectuosa exagerada que ahoga el desarrollo mental del hijo, sino por un comportamiento arbitrario que lleva su influencia hasta mucho después en el tiempo, incluso durante el posterior desarrollo del adolescente. Incluso la elección de profesión y cónyuge van a depender de la madre. Y si a pesar de todo el niño logra liberarse de esta dependencia mental, necesariamente deberá oponerse a las reivindicaciones y exigencias de su madre. La madre considera este comportamiento del niño como una ofensa personal y trata por todos los medios, tanto mediante súplicas como mediante amenazas y protestas de ingratitud —y frecuentemente mediante una enfermedad más o menos fingida—, de forzar al hijo a permanecer junto a ella.

Si la madre actúa en esta forma, el hijo sin duda pensará que debe mantenerse siempre al amparo del calor materno, el cual, siempre según la opinión de la madre, es mucho mejor que el mundo, en el que él deberá luchar y valerse por sí mismo.

El capítulo acerca de la nutrición del niño en el útero debiera demostrar a las madres que desde el punto de vista físico, el hijo depende en su crecimiento de su útero, de un órgano suyo, pero que dentro de él se desarrolla y estructura con total independencia. El útero proporciona al feto sus posibilidades de vida, pero la madre no debiera por ello tratar de poseer a su hijo como a un objeto, sino ayudar a que éste, además de llegar al mundo, se introduzca y viva en él. Para todo ello debe enseñar al hijo y acompañarle, pero no mantenerle pegado a ella. El parto, y más propiamente el acto posterior al mismo del corte del cordón umbilical, no debe ser en ningún caso interpretado como la rotura de relaciones entre la madre y el hijo, sino como eliminación de un órgano propio del hijo que le ha mantenido íntimamente unido al organismo materno. Luego tendrá importancia en este sentido la lactancia materna, pero éste es un proceso fundamentalmente distinto, al que nos referiremos más adelante.

Pretensiones inadecuadas del padre. Pero también el padre, basándose en un comportamiento egoísta, puede adoptar una postura equivocada y actuar con respecto al hijo de un modo totalmente anormal.

Cuando el hombre, hace miles de años, descubrió que su semen es el elemento productor del hijo en el seno materno, y no alguna fuerza secreta y misteriosa; cuando supo con seguridad de la relación entre el acto sexual y el embarazo, quedó preocupado al darse cuenta de que era efectivamente el padre de su hijo. Hubo a partir de entonces un especial interés en la exclusividad de sus relaciones íntimas con una mujer determinada y finalmente quiso también que la mujer no hubiera tenido ningún otro hombre antes que él. Su semen, imprescindible para lograr descendencia, era merecedor de su cuidado y protección. Fue tanto el principio del patriarcado como el de la preocupación por la virginidad de la mujer hasta el matrimonio y también el de la exigencia y exclusividad en el matrimonio, la monogamia.

La reivindicación máxima del hombre se dirige tanto sobre la mujer como sobre el hijo. Lo que originariamente fue sólo preocupación porque la mujer que escogía estuviera libre —aunque hubiera ya mantenido contacto carnal previamente— se ha ido convirtiendo posteriormente en una exigencia de virginidad, de que no haya ejercitado en absoluto la sexualidad. En cambio el hombre se permite dar su semen con anterioridad al matrimonio y posteriormente, durante el mismo, relacionándose con otras mujeres (moral doble). Por otra parte, se sentía obligado en el caso de mantener contacto sexual prematrimonial y originarse del mismo algún hijo, a casarse con esa mujer (obligación caballeresca), pero no propiamente por la mujer en sí, sino por asegurar protección y cuidado a su semen (su hijo). De

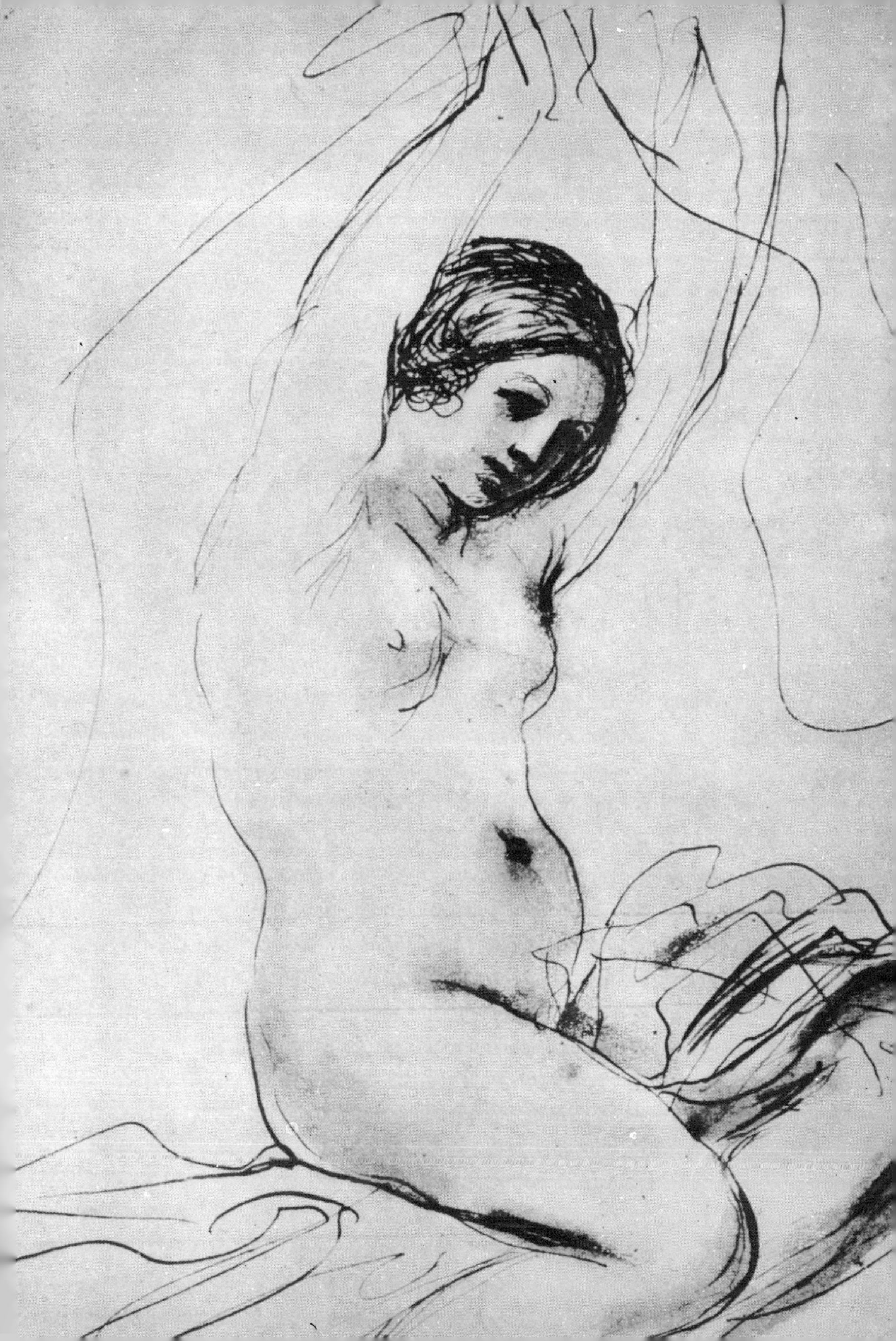

esta forma, debe también comprenderse que hoy en día todavía haya hombres que luchan por la posesión de su hijo aun cuando no deseen o no puedan casarse con la madre de éste.

La reivindicación del padre acerca de su hijo está fundada en su derecho primario y se expresa en su reivindicación de proteger esta posesión suya. En ello se basa el principio jurídico antiguo de que el padre tenía el derecho de decidir acerca del destino de sus hijos.

El reconocimiento de la efectividad del semen para dar el ser a un hijo condujo —lo mismo que el orgullo de la madre acerca de su hijo— a la preocupación conjunta de los padres acerca del futuro de su hijo; es decir, la de tomar sobre sí la responsabilidad consciente y total de cuidar de él, criarlo, enseñarle, etc.; en otras palabras, constituir la verdadera base de lo que hoy en día denominamos familia. Sin embargo, todavía hoy, muchos padres caen en el error de educar a sus hijos de un modo absolutista, olvidando completamente sus puntos de vista; opinan que deben hacer siempre para su semen (su hijo) lo que consideren mejor para él. Es por lo tanto tan orgulloso de sí mismo el padre que así actúe como la madre de que antes hemos hablado (aun cuando él diga que de quien está orgulloso es de su hijo), y piense, lo mismo que la mujer, que puede exigir agradecimiento y forzar al hijo a la dependencia y la dominación. Ocurre, frecuentemente, que cree en estas exigencias de una forma mucho más rígida que la madre.

Posteriormente al logro de la independencia de la mujer contra la tutela del marido, se ha hecho evidente también la personal individualidad del hijo.

Por otra parte, las protestas de la mujer han ido dirigidas a conseguir los mismos derechos que el hombre se había dado a sí mismo. De esta forma la mujer discutía todo el desarrollo de la civilización actual. Por ello, hoy en día, podemos esperar que el matrimonio monogámico y la familia como primera salvaguardia del comportamiento humano correcto, que son dos verdaderas realizaciones a agradecer a la civilización, se mantengan perfectamente. Pero los postulados previos no pueden ser ya los mismos: la mujer experimenta, con todo derecho, sus propias necesidades sexuales, pero debe aprender a actuar responsablemente en el marco de las relaciones humanas, con el prójimo. Para lograr un mismo objetivo, el hombre debe estipular las mismas condiciones; pero ambos deben aprender que sus cuidados con respecto al hijo deben influir el mínimo posible en la evolución de su personalidad y no deben intervenir ni influir en sus decisiones personales. Deben saber que el hijo les ha sido concedido como un don y como una misión, pero no deben albergar ningún tipo de reivindicación posesiva o de dependencia.

Todo ello exige de los hombres modernos una cantidad mucho mayor de entrega que en tiempos anteriores, en los cuales en la base de todo estaban las necesidades económicas, porque «siempre había sido así».

Con todo, no se ha dicho todavía que las prácticas educativas primitivas fueran equivocadas de raíz, incluso cuando a partir de nuestros conocimientos actuales sabemos que partían de postulados equivocados. Con seguridad fueron formas correctas para aquellos tiempos y condujeron a lograr inteligencia y salud en las familias. En cambio, hoy en día estas formas si resultan incontroladas a causa de la negligencia, son equivocadas en sí y conducen a una falta de inteligencia y a la enfermedad.

MUSCULATURA UTERINA Y EMBARAZO

La función del útero si le consideramos como órgano cavitario de los órganos sexuales femeninos, es bien poco importante, ya que dura sólo algunas horas. En cambio, el útero como cavidad en la que recoge y desarrolla el embrión y luego el feto, ejerce una función de mucho mayor duración. Desde este punto de vista, conforme crece el hijo el útero va aumentando su tamaño enormemente (de unos 8 cm. a unos 30 cm. de longitud). En el punto más alto de esta dilatación empieza a actuar la función muscular cuya actividad será básica para el parto. Sin embargo, tras éste el útero debe quedar de nuevo preparado para un posible nuevo embarazo, es decir, que debe recuperar su tamaño originario. Este proceso sólo es posible merced a una especial estructura de sus músculos (v. fig. 53).

Estructura y modificaciones de la pared del útero. Todas las fibras musculares del útero dibujan espirales que, envolviendo este órgano longitudinalmente, forman sus paredes musculares dirigiéndose de fuera a dentro, lo mismo que una espiral de reloj, que en lugar de ocupar un solo plano estuviera extendida (v. fig. 53b). En la figura 53a podemos ver de un modo simplificado esquemáticamente la existencia de una serie de unidades funcionales musculares de dibujo espiral. Puesto que cada dos sistemas espirales se entremezclan, y sus ángulos de inclinación están en dirección a la abertura de las trompas, es decir, por encima del cuerpo del útero, se aprecia claramente que en aquel punto en que el óvulo fecundado anida y aumenta de tamaño se dan las posibilidades máximas de dilatación del útero. Si cualquier órgano cavitario estuviera sometido a esta dilatación,la consecuencia sería su total pérdida de tono muscular. Pero si ocurriera lo mismo con el útero, este órgano perdería totalmente su función muscular activa; porque un órgano dilatado y de paredes delgadas y sin tonicidad no puede ejercer ya ningún tipo de contracción fuerte. El mantenimiento de su funcionalismo, pese a la enorme dilatación se consigue por el hecho de que las espirales (fibras musculares) que recorren la masa del útero entre su luz y su pared externa, se separan como las vueltas de un ovillo. Ambos extremos de la espiral se mueven en sentidos opuestos, de forma que disminuyen el número de vueltas que dan al útero. El resultado de ello es que las fibras musculares no necesitan aumentar de longitud para que aumente de tamaño el útero (fig. 53 b y c). Lo único que hacen es engrosar de tamaño a causa de la contracción, logrando de este modo aumentar la fuerza total de la pared muscular. De esta forma es posible que el útero pueda adecuarse sin consecuencias para su integridad, a lo largo de todo el embarazo, al crecimiento rapidísimo del niño.

Alteraciones dimensionales del útero (fig. 55). Al principio del embarazo el útero no toca la cinta ósea del pubis. Al final del cuarto mes —un mes de embarazo tiene 28 días—, es decir a las 16 semanas, está ya a dos dedos de distancia de este hueso. Al final del quinto mes (20 semanas) supera ya en altura al hueso púbico y está entre éste y el ombligo. Al final del sexto mes (24 semanas) alcanza la altura del ombligo. Al final del séptimo mes (28 semanas) está unos tres dedos por encima del ombligo. Al final del octavo mes (32 semanas) está aproximadamente entre el ombligo y los senos. Al final del noveno mes (36 semanas) alcanza el arco de las costillas.

Durante el último mes el útero desciende ligeramente, porque adopta una forma esférica y porque la cabeza del niño se introduce ya en la pelvis menor de la madre. Además las paredes abdominales, a causa de la distensión a que se ven sometidas, no sujetan ya con la misma fuerza el útero y por eso, al final del décimo (40 semanas), tras unos 280 días de embarazo queda aproximadamente situado un dedo por debajo del arco de las costillas. La penetración profunda de la cabeza del niño en el último mes de embarazo, es sólo posible si durante este tiempo el alargamiento de las fibras musculares ha alcanzado también el cuello del útero.

Tras el parto, en el que las fibras musculares han recuperado parcialmente su colocación espiral, el útero tiene sólo unos 15 cm. de longitud y está situado algo por debajo del ombligo. Durante el puerperio, o período que la madre debe pasar en cama, el útero recupera rápidamente sus dimensiones originarias. A los 5 días del parto se halla situado entre el ombligo y el pubis. Nueve días tras el parto está algo más por encima del pubis.

Esta contracción rápida solamente es posible merced a la disposición en espiral de las fibras musculares. A las 5 semanas se alcanza el tamaño que tenía el útero antes del embarazo, momento en que las fibras musculares han recuperado también su potencia anterior. Esta contracción resulta favorecida (por vía hormonal) por la lactancia.

DURACION DEL EMBARAZO Y MOMENTO DEL PARTO

La duración media del embarazo —contada a partir del primer día de la última menstruación— comporta 282 días (en los datos que se utilizan generalmente se han simplificado estos números, hablando siempre de 10 meses de 28 días = 40 semanas de 7 días). Podemos anunciar una regla, a partir del primer día de la última menstruación, para determinar la fecha del parto: de este día deben restarse tres meses de calendario y sumarle siete días y un año (regla de Naeguel mejorada). A causa del diferente número de días de cada mes del calendario resulta que el período de embarazo medio es de 281 y 282 días.

La verdadera duración del embarazo, contada a partir del día en que se realizó el acto sexual que culminó en la fecundación del óvulo, es mucho más corto y dura 266 días, por término medio. Estos valores medios, sin embargo, se alcanzan en casos individuales muy rara vez (de hecho, en un 3,9 % de todos los embarazos). Por regla general el momento del embarazo real suele ser diferente del tiempo calculado (entre 1,5 antes y 1,5 semana después).

Los niños procedentes de embarazos que hayan terminado entre el primero y el séptimo mes (después de entre 1 a 28 semanas de embarazo), no pueden vivir (abortos). Por el contrario, los niños que nacen después del séptimo mes de embarazo (es decir, dentro de las semanas 29 a 39) pueden vivir, sometidos a cuidados médicos especiales. Los nacidos durante este período se denominan prematuros.

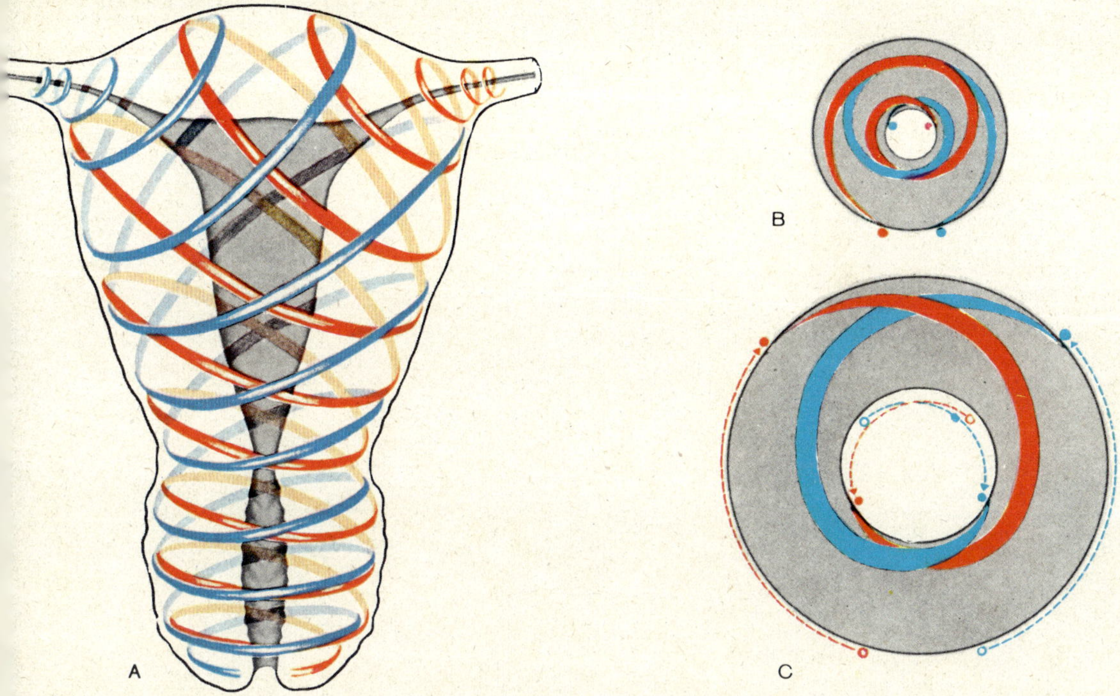

Fig. 53. Estructura de la musculatura uterina

A Esquema tridimensional de la musculatura uterina
B Fibras musculares del útero, en reposo: luz mínima
C Fibras musculares del útero, durante el embarazo: luz muy aumentada, al estirarse las fibras en espiral. Las fibras musculares no aumentan en longitud: sólo en grosor

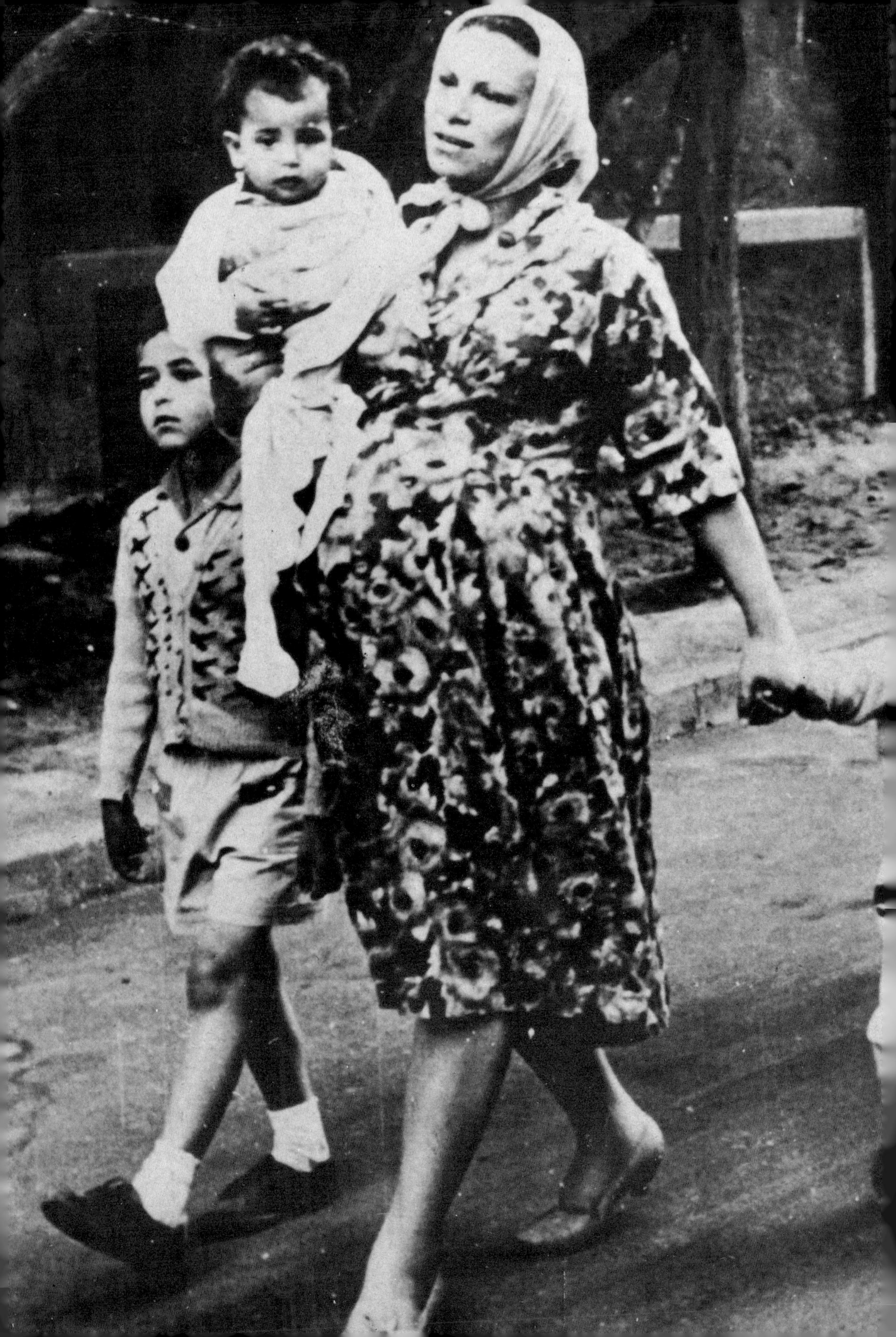

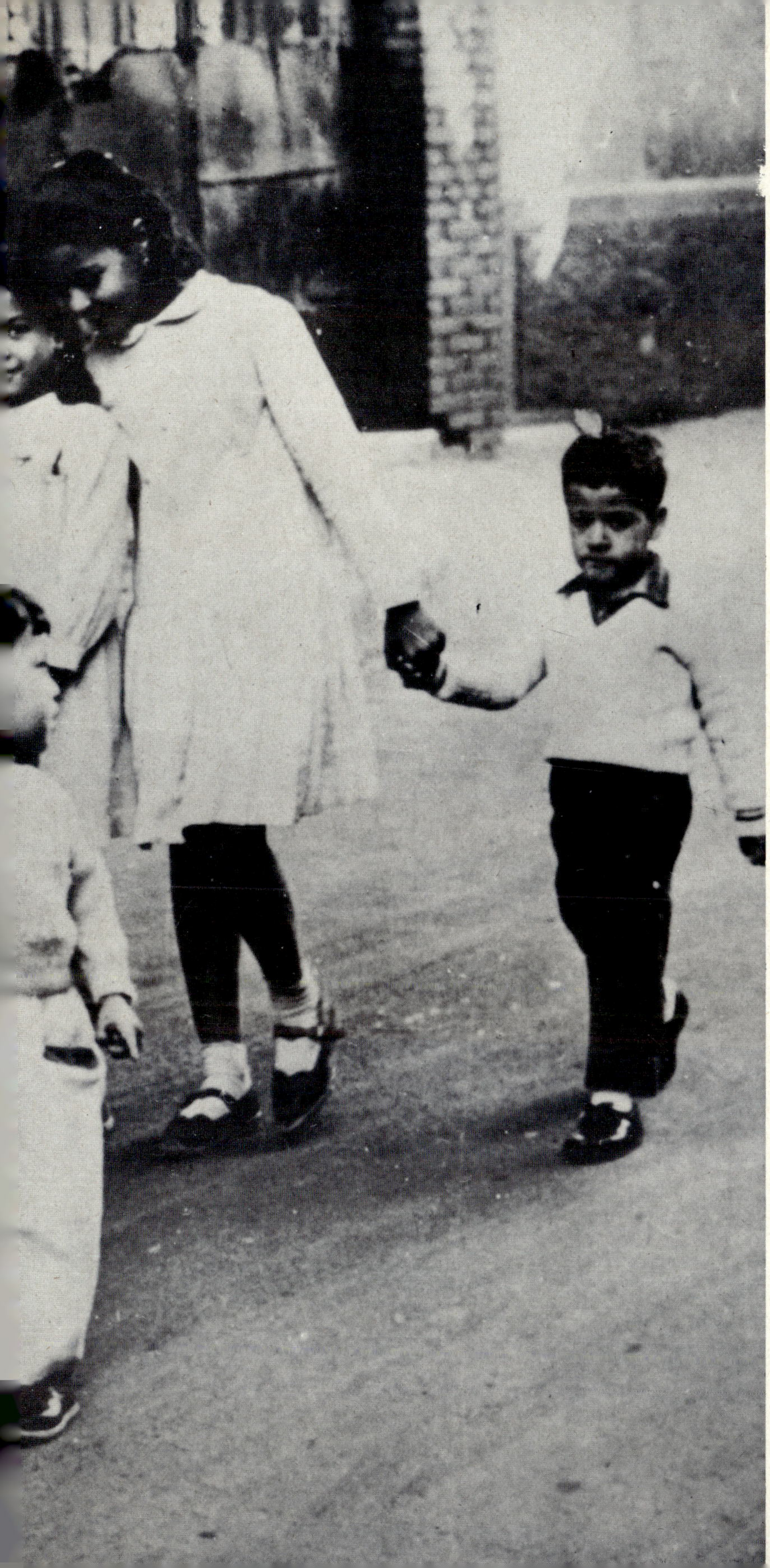

Los partos ininterrumpidos en una madre pueden llevar no sólo a una familia numerosa sino también a un agotamiento, a veces extremadamente peligroso, si además debe realizar los quehaceres domésticos

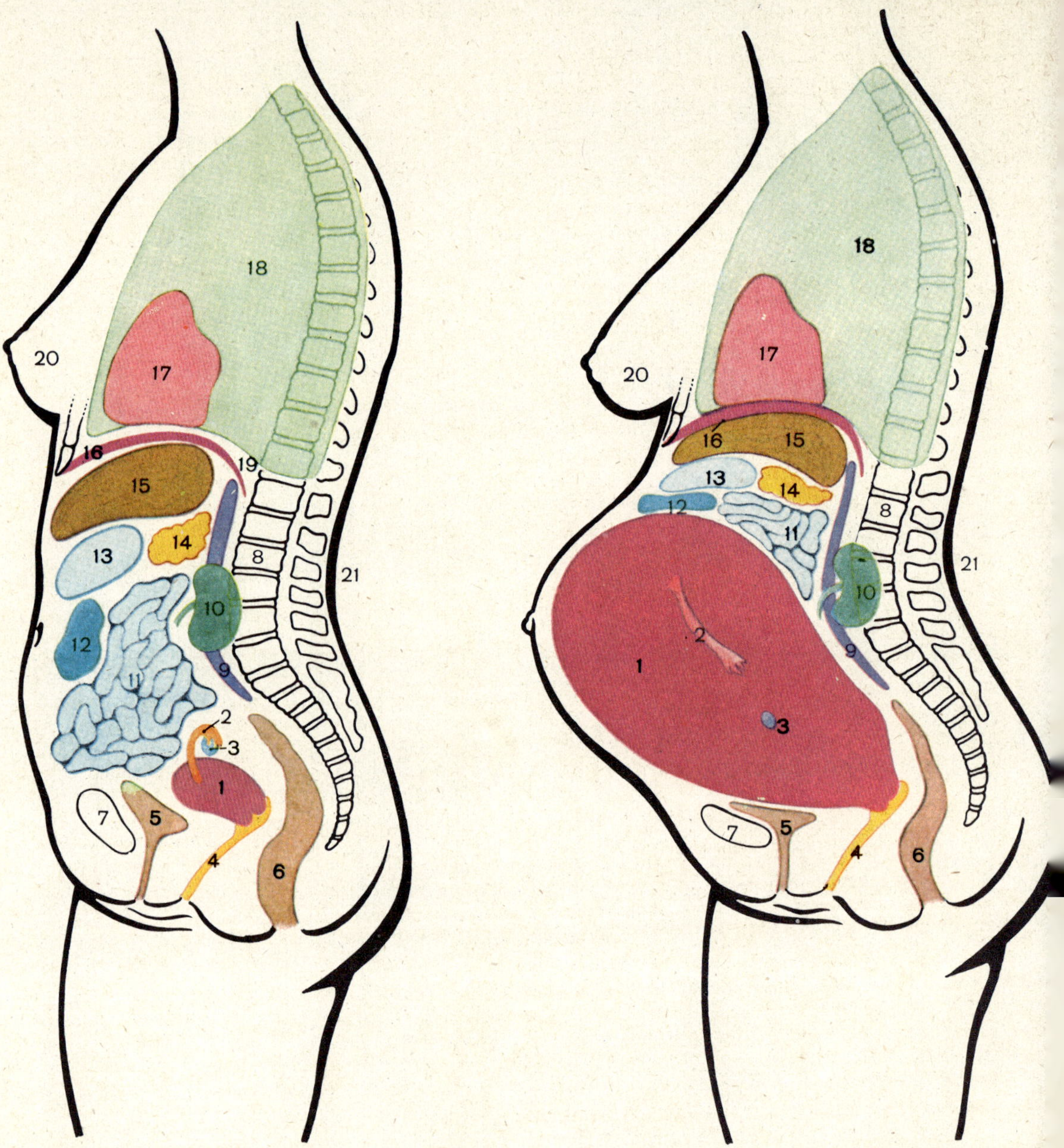

Fig. 54. Desplazamientos y modificaciones de los distintos órganos durante el embarazo

1 Utero
2 Trompa
3 Ovario
4 Vagina
5 Vejiga de la orina y uréter
6 Ciego
7 Pubis
8 Columna vertebral
9 Vena cava inferior
10 Riñón
11 Intestino delgado
12 Colon
13 Estómago
14 Páncreas
15 Hígado
16 Diafragma
17 Corazón
18 Pulmón
19 Espacio vacío
20 Seno
21 Curvatura lumbar

ALTERACIONES PROVOCADAS POR EL EMBARAZO

En el organismo de la mujer, con la anidación del óvulo fecundado en su útero, se produce una transformación fundamental que afecta a todos los tejidos de su cuerpo. Ninguna célula de su organismo se libra de estas alteraciones. Incluso, el ánimo, el comportamiento síquico de la mujer resulta afectado por alteraciones importantes. La meta de estas transformaciones de la mujer es su conversión en madre, su preparación para el embarazo y el parto.

Esta conversión en madre es un proceso dirigido por vía hormonal y nerviosa, al que ninguna mujer puede sustraerse. El hecho posterior de ser madre (igualmente como el de ser padre) es un esfuerzo espiritual y mental, no ya hormonal, es decir, que no está regido por las leyes físicas. Al final de este libro hablaremos de nuevo de este tema.

Estos fenómenos se desencadenan desde el punto de vista hormonal a través de la hormona del embarazo, formada en el tejido nutricio del hijo. Esta hormona influye directa e indirectamente sobre casi todas las hormonas de la mujer, segregadas en el ovario y la hipófisis, y en casi todas las restantes glándulas de secreción hormonal. Esta fuerte alteración conduce a modificaciones en los tejidos, en el sistema nervioso y en los procesos mentales. El proceso de crecimiento del hijo, que necesita cada vez mayor espacio, exige al mismo tiempo un engrosamiento y alargamiento de los órganos, y al propio tiempo de casi todos ellos un trabajo y esfuerzos adicionales.

Alteraciones físicas (v. fig. 54). De carácter mínimo, pero que afecta a casi todos los tejidos del cuerpo, se produce un aumento general de la cantidad de agua fijada en el organismo. Con ello los tejidos se hacen más blandos, flexibles y relajados. De los siete a trece kilos de aumento de peso desde el principio al final del embarazo, tan sólo cinco o seis radican en el útero y su contenido. El resto es agua fijada y depósito de grasa. La cantidad de agua encerrada en el organismo de la mujer embarazada determina también la tersura de su piel y con ello la desaparición de las pequeñas arrugas, con lo que la embarazada parece más joven. Puesto que después del parto se produce una pérdida de agua, este efecto no es duradero.

El acopio de grasa, condicionado hormonalmente, sobre caderas, pechos y hombros conduce a un fuerte redondeamiento de las formas corporales, que la mayor parte de las veces se mantiene después del embarazo. Por delgada que sea la mujer, con el embarazo aumenta de peso y adquiere mayores redondeces, de forma que una vez concluido, su aspecto es nuevo y más maduro. Se dice popularmente que el primer embarazo hace más hermosa a la mujer.

Desgraciadamente, a menudo el acopio de grasa normal, condicionado por el embarazo, resulta incrementado por el aumento en la alimentación. A causa de las condiciones de intercambio de sustancias que se produce al principio del embarazo, se tienen dificultades de evacuación que pueden determinar una falta de apetito, náuseas y vómitos matinales. Contra estos vómitos matinales puede ser de alguna ayuda el tomar el desayuno en la cama, o bien, acostarse inmediatamente. Más adelante, conforme avanza el embarazo, aumenta la necesidad de comer —que puede llegar a ser hambre famélica— y que a menudo está acompañada de una sed también muy imperiosa. Sin embargo, en este aspecto la futura madre no debe perder el control de sí misma. Puede y debe comer, pero prescindiendo de lo que pueda perjudicarla; en ningún caso debe comer por dos y en los últimos dos o tres meses de embarazo debe también dominar fuertemente su sed. De otro modo puede llegar a modificar totalmente su organismo por la fuerte acumulación de grasa, lo que no sería ni normal ni sano.

En la piel se producen muchas otras alteraciones. La mayor parte de mujeres observan durante el embarazo que les crece el cabello y se les hace más dócil, disminuyendo la formación de caspa. Sin embargo, este efecto no es permanente. Casi siempre revierte al término del embarazo, aumentando la caída del cabello, de forma que pronto se adquiere nuevamente la apariencia anterior. A menudo aumenta también el vello del rostro, especialmente sobre el labio superior; el pelo se hace más fuerte y largo. En algunos casos puede mantenerse después del embarazo.

En los senos, en la areola, en la línea central del bajo abdomen, en los órganos sexuales externos y en el ano suele producirse una coloración oscura de la piel, y muchas veces es toda la piel del organismo la que oscurece. A menudo en el rostro se forman también manchas oscuras que tras el parto desaparecen.

Un incremento en la actividad de las glándulas seborreicas determina frecuentemente un mayor olor corporal. Por ello, y también para fomentar la circulación periférica son muy recomendables los baños diarios de todo el cuerpo con agua (no siempre con jabón para evitar una posible pérdida de grasa de la piel). Los baños calientes, si se tiene la precaución de limpiar cuidadosamente la bañera, pueden permitirse hasta el momento del parto pero hay que evitar siempre el agua muy caliente, así como el agua muy fría. Entre los cuidados de la piel hay que contar la limpieza diaria de los senos y los pezones que deben ser frotados, mediante esponjas suaves, con agua y jabón.

La piel de las paredes abdominales se dilata tanto como lo exigen las necesidades de espacio del útero en su aumento de tamaño. Por ello la mayor parte de mujeres presentan en los últimos tres meses especialmente en el bajo vientre y algunas veces en las caderas, una serie de distensiones de la piel, que tras el parto presentan una forma blanquecina y que pueden mantenerse de modo permanente.

Hacia el final del embarazo la cavidad del ombligo alcanza el mismo nivel que la pared abdominal o aparece como una prominencia. Este es un proceso de adecuación al espacio que una vez terminado el embarazo regresa a su posición normal.

Los órganos sexuales externos de la mujer resultan igualmente afectados por el aumento de la elasticidad de los tejidos. Tanto el vestíbulo vaginal como la mucosa del mismo se hacen más blandos, suaves, como de terciopelo, y adquieren una tonalidad violeta (a causa de la proliferación de los vasos sanguíneos, lo cual por otra parte es uno de los primeros signos externos del embarazo). A causa de esta elasticidad, que también afecta al periné y a todo el intestino, estos órganos adquieren una tal capacidad de dilatación que durante el parto pueden permitir el paso del niño.

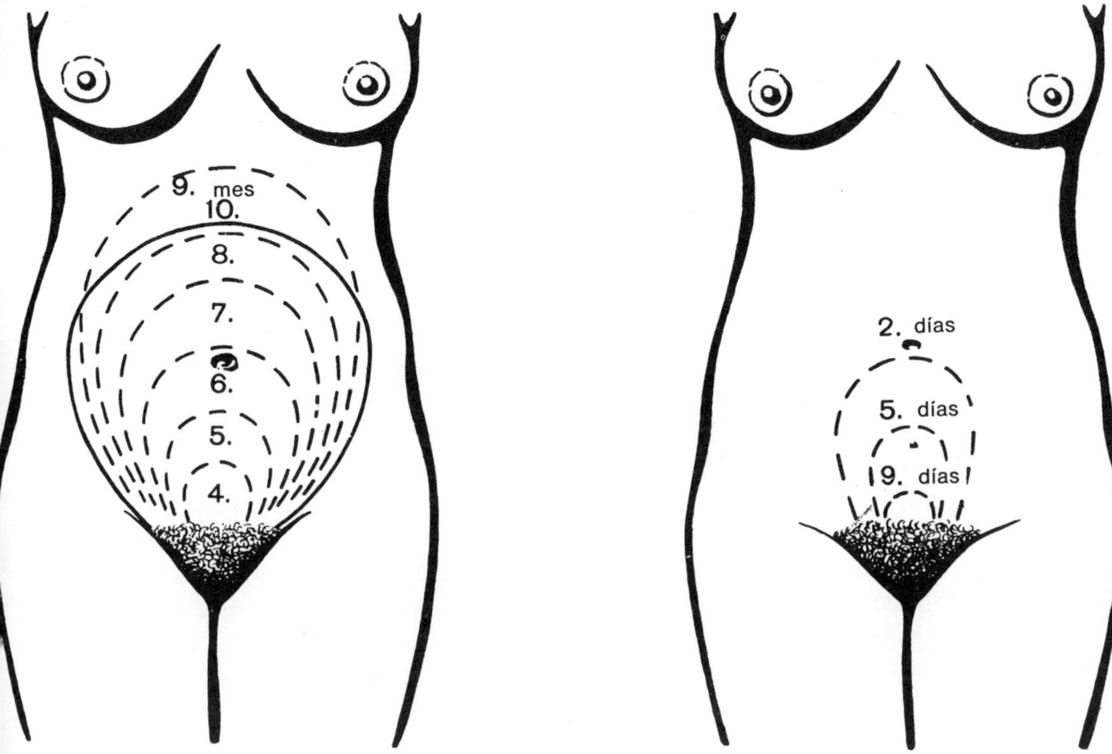

Fig. 55. Alteraciones dimensionales del útero durante el embarazo.

Igualmente los elementos de fijación de la vejiga de la orina y del intestino ciego se hacen más blandos, con lo cual se pliegan ante la presión efectuada por el útero y el feto que está en su interior. En el último período del embarazo la vejiga de la orina está totalmente aplastada, de forma que la mujer se ve obligada a orinar con mucha frecuencia. También pueden producirse alteraciones en la evacuación del intestino ciego.

El intestino delgado, el colon, el estómago, el páncreas, el hígado, las vías biliares, los riñones y el uréter resultan aplastados unos contra otros, y su musculatura trabaja poco. Ello conduce, —especialmente al final del embarazo— a que la mujer deba comer poco y a menudo, y a que, casi de modo regular, sufra estreñimiento (para cuidar estos trastornos intestinales, deben emplearse solamente medicamentos suaves, preferiblemente vegetales. Es el médico quien debe decidir y en ningún caso debe acudirse a los medicamentos caseros para otras ocasiones). El páncreas, el hígado y los riñones no ven alteradas sus funciones en lo fundamental, aunque especialmente el hígado y los riñones están sometidos a un esfuerzo más considerable que de ordinario.

Para permitir el paso del niño a través del anillo óseo de la pelvis, todas las articulaciones pelvianas se hacen más elásticas durante el embarazo. Puesto que esta elasticidad también afecta a las articulaciones de la columna vertebral, las mujeres con tendencia a sufrir de ciática o lumbago suelen sentirse mejor durante el embarazo. Por otra parte, la elasticidad de las articulaciones de la pelvis y de la columna vertebral, junto con el aumento de peso y su situación desequilibrada, a causa del útero que va aumentando de tamaño y que finalmente —en las últimas cuatro semanas— avanza directamente hacia adelante, ocurre que la mujer, a finales de su embarazo, debe modificar su posición normal erguida o sentada para mantener el equilibrio de su peso. Consigue equilibrarse mediante una fuerte curvatura de la columna vertebral en su zona lumbar, echando hacia atrás la cabeza y elevando ligeramente los talones. Este es el origen de la majestuosa forma de andar de las embarazadas. El incremento en la utilización de los músculos necesarios para este proceso conduce fácilmente a dolores de fatiga lumbares y dorsales. Por ello debemos recomendar evitar, en lo posible, una sobredilatación de las paredes abdominales llevando en los últimos meses —especialmente en el segundo y restantes embarazos— una faja especial a medida.

El acopio de grasas en el seno —unido al aumento de tamaño normal que se inicia inmediatamente después de la concepción— es paralelo al aumento de las glándulas mamarias. Por ello es necesario que los sostenes se adecuen durante el embarazo al aumento de tamaño del seno; porque mantenerlo sujeto a una presión excesiva puede ser perjudicial para la futura lactancia.

La fuerte elevación del diafragma, por la presión que sobre él ejercen los órganos abdominales, dificulta la respiración de la mujer embarazada y hace que la profundidad de su respiración sea menor, debido a haber disminuido también el espacio de reserva de aire.

Esta misma situación del diafragma determina una modificación del corazón, en cuanto a su colocación en el tórax, y hace que éste se vea presionado fuertemente contra la pared torácica. Por regla general, sin embargo, ello no es causa de dolores ni punzadas cardíacas. No obstante el exceso de trabajo a que se ve sometido el corazón durante el embarazo, resulta significativa la cantidad total de sangre de la mujer; al final es entre medio y un litro superior a la normal (ello significa entre un 15 y un 20 % de incremento). Este aumento, junto a la necesidad de proporcionar una mayor cantidad de sangre (oxigenada) al útero, lleva a que cada latido cardíaco debe aumentar la cantidad de sangre lanzada en un 50 %. Por otra parte, los vasos que conducen la sangre al corazón se hallan dilatados, de forma que la velocidad de circulación de la sangre disminuye precisamente en las partes inferiores del cuerpo, en las cuales la sangre «encharca». Ello determina la formación de varices en la mitad inferior del cuerpo, especialmente en las piernas, las nalgas, el vestíbulo vaginal y los labios menores, como también en la vagina y en no raras veces en el ano (hemorroides). Debido a esto, las embarazadas no pueden estar mucho tiempo de pie y no es extraño que a causa del encharcamiento de sangre en las piernas se desmayen con facilidad.

Para evitar la aparición excesiva de varices, que por regla general suelen desaparecer después del parto, y para impedir que puedan pasar a grados más graves y quedar como varices permanentes y determinar complicaciones en el embarazo y en el puerperio, la embarazada no debiera llevar en ningún caso ligas que aprieten excesivamente las piernas (las modernas medias para embarazadas tienen muy en

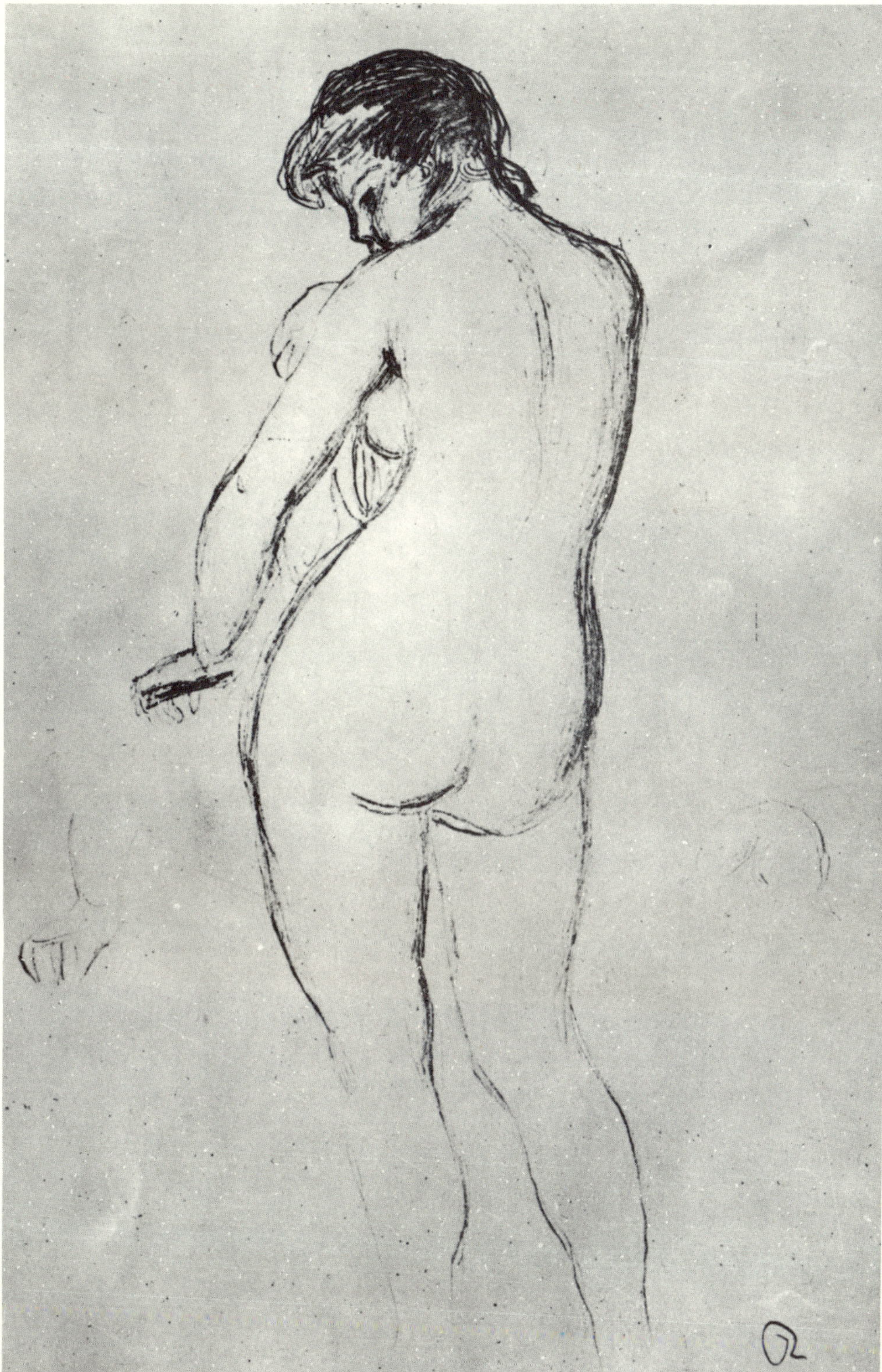

cuenta esta exigencia). Para caminar deben emplearse zapatos con un tacón no demasiado alto (también a causa de la regulación del equilibrio en el peso). Como ya se ha dicho debe evitarse estar demasiado tiempo de pie. La actividad más sana es el caminar y pasear llevando los zapatos adecuados. Bañarse y nadar constituye un ejercicio de movimiento y elasticidad adecuado, si bien deben de evitarse los esfuerzos excesivos (deportes). Hay que evitar los baños de oleaje porque —lo mismo que los esfuerzos— tal tipo de baños y los deportes de estación (equitación, remo, esquí, tenis, atletismo, etc.) pueden desencadenar un parto prematuro. Los viajes en coche no son recomendables; solamente si la mujer está ya acostumbrada a ellos. Como es lógico, los viajes en moto deben evitarse por completo.
La gimnasia para el embarazo bien aprendida y correctamente realizada no sólo mejora el regreso de la sangre al corazón, sino que refuerza la musculatura del abdomen y de la espalda. Los trabajos domésticos normales constituyen una actividad adecuada.
Solamente debieran realizarse viajes entre el cuarto y sexto mes de embarazo. De otro modo el traqueteo rítmico de un viaje largo en automóvil o en ferrocarril, podría resultar un motivo para una aceleración del parto. Contra los viajes en avión, en los modernos aparatos que aseguran el mantenimiento equilibrado de las presiones dentro de la cabina de pasajeros, no hay ninguna contraindicación.

Por lo demás, debemos recomendar especialmente, que la embarazada se someta regularmente a examen médico y siga los consejos de éste, incluso en aquellas cosas que puedan parecerle sin importancia. El primer examen debería realizarse cuando la menstruación ha dejado de presentarse una o dos veces. A partir de este momento y hasta el cuarto mes la visita debería ser mensual, y a partir del cuarto mes hasta el parto, quincenal.

Alteraciones síquicas. Las alteraciones en la mente de la mujer, ligadas a estas modificaciones físicas son todavía mucho más variadas, de modo que difícilmente pueden describirse de una forma abreviada las alteraciones más regulares que afectan a las mujeres en este estado.
Podemos empezar diciendo que, sin duda alguna, el embarazo determina una carga síquica profunda para la mujer, que no siempre ni necesariamente queda compensada por la alegría de la maternidad. Sí, la maternidad puede sentirse como un modo feliz y liberador de llenar la vida de una mujer, y la alegría por el hijo que espera hace que la mujer se halle en lo que denominamos estado de «buena esperanza», en esta situación la mujer lo soportará todo con mayor facilidad, incluidas las incomodidades físicas. Está tranquila y liberada, se concentra intensamente en su papel de futura madre, sin preocuparse apenas de nada más. Pero también es posible que el embarazo le haya afectado en su espíritu tan profundamente que se haya excitado y desorientado en gran manera y se incline a comportarse de un modo explosivo y brusco. Si se produce además un rechazo, consciente o inconsciente, del hijo, o bien una contradicción de sentimientos, las incomodidades no serán solamente físicas, sino que también se producirán importantes alteraciones síquicas, cuya causa está casi siempre en el

pasado, posiblemente en su primera infancia, y que eventualmente puede originar enfermedades graves.

En esta situación es decisiva la intervención del marido, el cual en nuestra civilización no necesita proteger o defender a su esposa de factores externos, como ocurría en los tiempos antiguos, pero que con su presencia y su comportamiento, con palabras y hechos, debe hacerle saber que está a su lado y que debe sentirse segura bajo su protección; debe hacerle comprender que, como madre de su hijo, ella sigue teniendo todo su amor y afecto.

Lo mismo que en la cuestión sexual, el amor exige una elevada predisposición a mantener el respeto mutuo. La necesidad que tenga la mujer de contacto íntimo y de afecto y caricias puede ser muy distinta, y cualitativamente puede ir desde un deseo superior a lo normal, hasta un rechazo profundo. Desde el punto de vista médico, la vida sexual matrimonial no debe ser limitada ni durante el embarazo, con excepción de las últimas cinco semanas anteriores al parto. Durante este tiempo (y también durante las cinco semanas posteriores) debe evitarse el contacto sexual, porque ello podría provocar un serio peligro para la salud de la mujer (enfermedades febriles durante el puerperio).

Si bien en nuestra civilización la mujer busca compañero para su vida en igualdad de condiciones que el hombre, y no ya como simple objeto a poseer; si bien es cierto que también ella debe compartir sus preocupaciones y sus necesidades, en este tiempo de embarazo en el que la mujer se prepara para ser madre, necesita especialmente la protección y confianza en la energía del hombre, necesita su comprensión y su ayuda. Bueno será que la mujer haga saber al hombre estas necesidades suyas, porque de esta forma el hombre aprende también a ser padre.

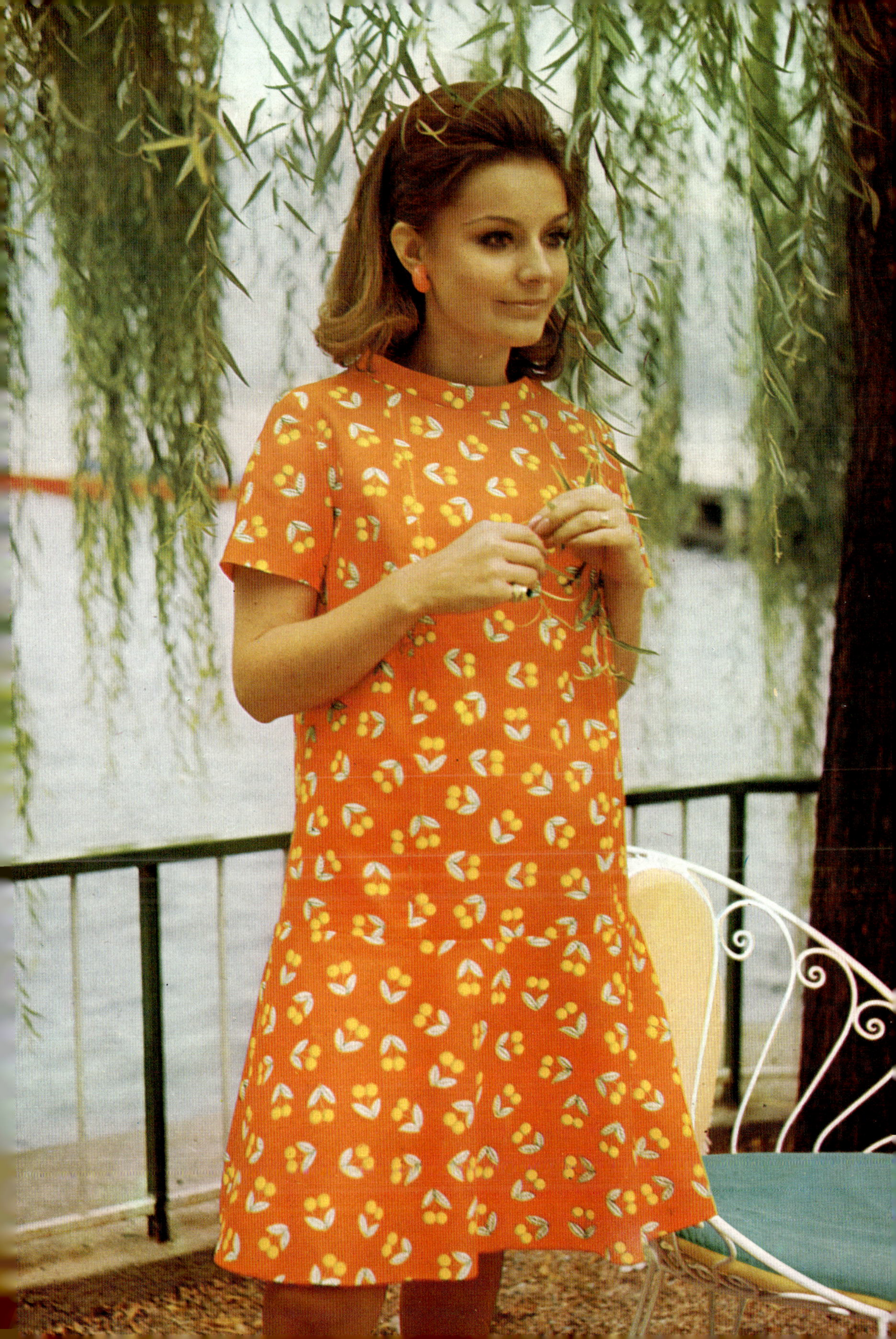

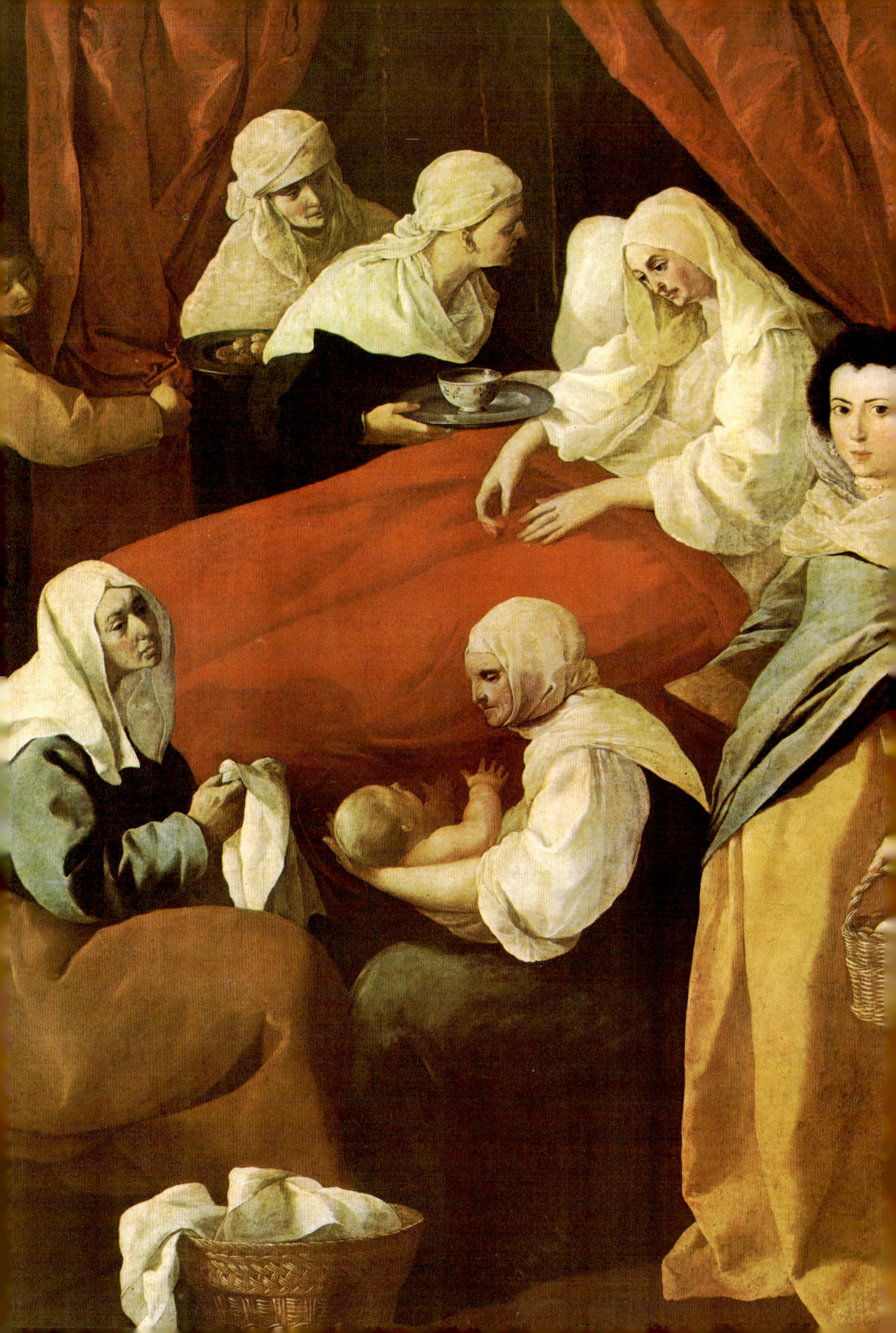

EL PARTO

FASES DEL PARTO

Dentro de la palabra parto se incluye una serie de procesos que están dirigidos a conseguir la expulsión del niño del organismo materno.

Iniciación del parto. Por término medio, tras 282 días de embarazo se llega al parto. En este momento el niño es expulsado; es decir, que su desarrollo ha llegado tan lejos que es necesario separarlo ya de la madre para que pueda seguir viviendo. La causa de que en este momento se produzca el parto reside en una alteración de la secreción hormonal.
Durante el embarazo la placenta de la madre, además de la hormona del embarazo, y precisamente en una cantidad incrementada, segrega hormona folicular, una hormona que también se origina en el ovario, en la maduración del folículo. Esta hormona folicular, al final del embarazo, coloca al útero en un estado de elevada predisposición para la contracción muscular. Sin embargo, hace falta una hormona que de hecho desencadene las contracciones musculares y que es segregada por la hipófisis (la llamada oxitocina). Pero su efectividad no puede demostrarse en tanto se estén segregando hormona del embarazo y hormona del cuerpo amarillo. Cuando faltan estas hormonas de freno, precisamente cuando, a causa de la vejez de la placenta estas hormonas dejan de segregarse, puede la oxitocina demostrar su efectividad sobre el útero. Este reacciona con una serie de contracciones musculares, los «dolores», y trata de presionar sobre el feto, para hacerlo avanzar. Pero para ello deben haberse dilatado previamente las vías del parto formadas por una serie de órganos sexuales de la mujer (el cuello del útero, el orificio externo del útero, la vagina, el vestíbulo vaginal, el periné y la base de la pelvis). Ello se produce simultáneamente, y por regla general conforme se incrementa la actividad de las contracciones del parto.

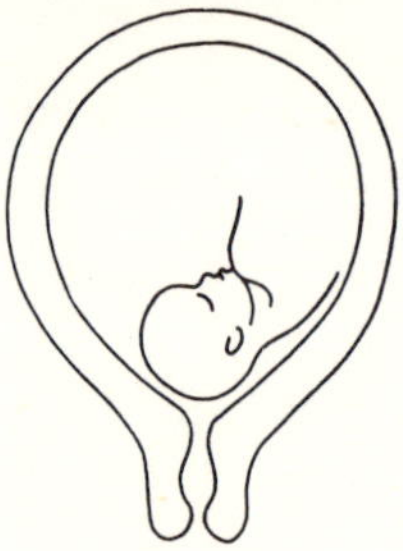

Fig. 56. Situación de la cabeza del feto

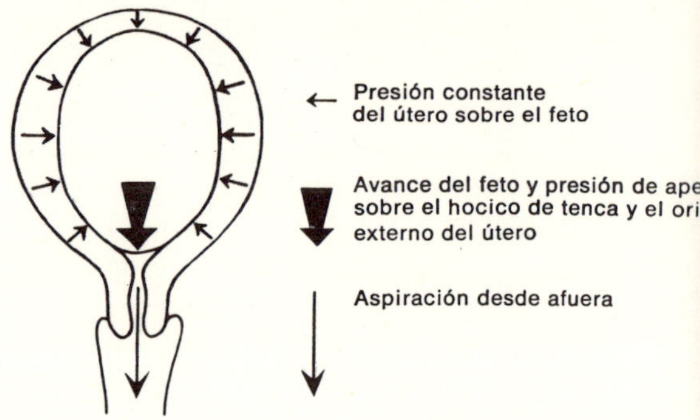

Fig. 57 **Principio de la apertura de las vías del parto**

Situación del feto durante el parto. A menudo la mujer nota los primeros dolores ya una semana antes del momento fijado para el parto; experimenta contracciones débiles, más o menos rítmicas en su abdomen, ligadas a dolores lumbares y ocasionalmente puede experimentar únicamente estos dolores lumbares. A menudo la pausa entre estos dolores puede llegar a ser de varios días. Su utilidad fundamental es la de colocar al feto en su posición definitiva. Para ello, el útero, que a fines del embarazo se ha ido inclinando hacia delante, sitúa al feto en forma vertical, tanto que adquiere un volumen casi perfectamente cilíndrico. De esta forma se cumplen las mejores condiciones para que el feto pueda soportar la enorme presión del parto y tenga las máximas posibilidades de pasar por las estrechas vías. En un 96 % de los partos la cabeza del niño es lo primero que sale del seno materno (presentación de cabeza); de tal porcentaje, en un 94 % lo que aparece en primer lugar es el occipucio y en un 2 % cualquier otra porción de la cabeza. En un 3 % lo que aparece antes es la pelvis del feto (presentación de pelvis) y sólo en el 1 % de todos los partos se producen las dificilísimas presentaciones oblicuas o laterales. En esta obra hablaremos en todo caso, al tratar de los procesos del parto, de la presentación de occipucio.

Apertura de las vías del parto. Una vez terminado el proceso de colocación del feto (v. fig. 56) se inicia la apertura de las vías del parto, con los llamados dolores de apertura. Estos dolores al principio suelen ser irregulares y, ocasionalmente, pueden pasar inadvertidos en los primeros tiempos en que se producen. Con ocasión de esta apertura, sin embargo, se produce la caída del tapón mucoso del útero, mezclado con algo de sangre. Este hecho difícilmente pasará inadvertido por la mayor parte de mujeres. Eso es lo que popularmente se denominan señales: en la ropa íntima de la mujer quedan restos de esta sangre y de esta mucosidad, como indicación de que se aproxima el momento del parto. Al desaparecer el tapón mucoso, el útero se pone en relación directa con el mundo exterior. Con ello aumentan para madre e hijo los peligros de enfermedad. Entre las señales que acabamos de citar y el parto, pueden pasar varios días pero la embarazada no debe perder momento cuando se encuentre ante este hecho y debe ponerse en manos del personal médico especializado que haya escogido, sea en su hogar o en la clínica. Lo mismo vale en el caso de que se produzca una serie de dolores regulares y rítmicos. La apertura de las vías del parto es un proceso que comporta varias facetas:

1. Mediante la especial situación de las fibras musculares en el útero, al producirse la contracción de éstas se provoca una presión igual desde todos los puntos sobre el feto. Este transmite la presión hasta el punto de menor resistencia, es decir en dirección al orificio externo del útero, hacia afuera, presiona contra este punto y lo dilata al mismo tiempo que el canal del cuello del útero. De esta forma, la menor presión exterior al útero actúa como una aspiración que tira del feto hacia afuera, una vez hecha la presentación (corrientemente de cabeza) (fig. 57). A ello se debe el llamado hematoma del parto (véase también la figura 62); puesto que la piel del feto es todavía muy elástica, al producirse la aspiración, la piel se deja llevar por la succión y se separa de la capa que está inmediatamente debajo. Seguidamente este espacio es ocupado por una sustancia intersticial. El hematoma del parto, evidente en el recién nacido, desaparece inmediatamente después de éste.

2. Puesto que la contracción muscular del útero no es absolutamente simultánea, sino en forma ondulante desde arriba a abajo, y la ordenación de los músculos en la porción del cuello del útero, al contraerse las espirales musculares conducen a que esta parte también se dilate activamente, colaborando en el proceso descrito en el número 1.

3. La inserción del útero, elástica pero muy resistente en la pelvis ósea determina simultáneamente que este proceso de apertura esté siempre dirigido hacia afuera.

Bajo la influencia de estas fuerzas (de 1 a 3) el proceso de aperturas se realiza en diversos grados. Al principio se dilata el canal del cuello del útero y pasa a formar parte de la cavidad uterina (v. fig. 58). A continuación se abre el orificio externo del útero (v. fig. 59). La apertura del orificio externo del útero la realiza propiamente la porción del feto que es alumbrada en primer lugar. Esta estará cubierta por el alantoides, que encierra el líquido amniótico. En cuanto la cabeza penetra en las estrechas vías del parto, éstas se cierran herméticamente a modo de válvula de forma que una parte del líquido amniótico queda separada del resto. Esta porción anterior del alantoides, bajo la presión de la cabeza que avanza, actúa a modo de cojín elástico y dilata las vías del parto con anterioridad a que lo haga el propio feto (v. fig. 60).

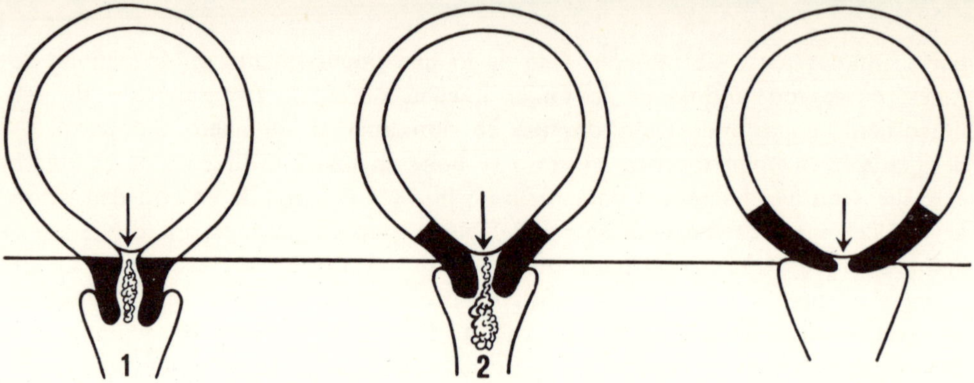

Fig. 58. Apertura del canal del cuello del útero

1 Tapón mucoso en su sitio. 2 Tapón desprendido junto con sangre a causa de la dilatación del cuello del útero (aparecen "señales").

Si la presión interna en la porción del líquido amniótico que avanza es demasiado grande, el alantoides se rompe y esta porción de líquido amniótico fluye hacia afuera. En lenguaje popular a este hecho se le denomina *romper aguas*. Este signo debe servir a la embarazada como indicación de que debe avisar inmediatamente a la comadrona o trasladarse a la clínica. Incluso cundo el alantoides se rompe por otros motivos que los descritos (quizás el parto no esté tan adelantado como hemos dicho) es preciso que la embarazada busque en seguida auxilio médico, porque el feto en este momento está directamente en contacto con el mundo exterior.

En muy pocos casos —especialmente en niños de poco peso, y a través de vías del parto que tengan una resistencia muy pequeña— puede ocurrir que durante todo el parto el niño permanezca encerrado en el alantoides que se ha mantenido intacto. Popularmente esto se considera signo de buena suerte. En tales casos el alantoides debe ser abierto quirúrgicamente para que el recién nacido pueda respirar.

La apertura de los órganos externos de la mujer se realiza con una salida del feto en el llamado período de expulsión (con los dolores de expulsión o de presión).

La figura 61 muestra esquemáticamente el resultado de esta porción del proceso del parto, la apertura total del orificio externo de la matriz y el final del período de expulsión, en el que la dilatación del suelo de la pelvis forma un tubo de salida que termina en la vagina.

Fig. 59. Apertura del orificio externo del útero

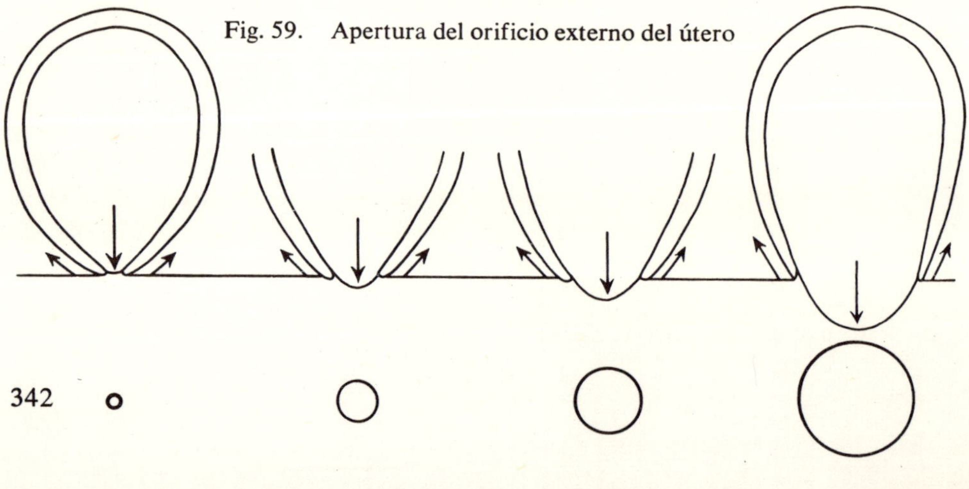

En la figura 62 se muestra el paso de la cabeza del niño a través del canal del parto y se aprecia claramente el hematoma.

La pelvis en el parto. Antes de que nos refiramos a la última fase del parto, el período de expulsión, queremos dedicar nuestra atención a la pelvis ósea (ver figura 63).

El espacio que queda entre los diversos huesos que constituyen la llamada pelvis menor tiene una forma complicada, de manera que aquí no podemos entrar en detalles. La entrada de la pelvis (vista desde arriba, es decir en la dirección que seguirá el feto) tiene su punto de anchura máxima, medida oblicuamente, en unos

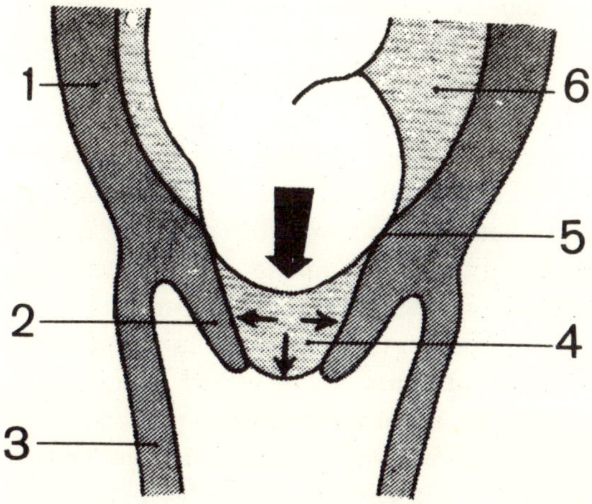

Fig. 60. Dirección de las fuerzas ejercidas en el momento de la apertura del orificio externo del útero por el descendimiento de la bolsa amniótica.

1 Utero. 2 Hocico de tenca. 3 Vagina. 4 Parte anterior de la bolsa amniótica. 5 Cierre hermético a modo de válvula. 6 Restante líquido amniótico.

13 a 13,5 cm. La cavidad pelviana, que se abre hacia abajo, tiene una forma básicamente redondeada y se va estrechando hacia abajo en forma de maceta. Su diámetro máximo tiene una longitud de entre 12 y 12,5 cm. En la porción de salida de la pelvis el diámetro máximo se halla a lo largo del eje longitudinal y durante el parto alcanza los 11 cm. (Al final del embarazo, merced a la intervención de determinadas hormonas, se produce una elasticidad de las articulaciones de la pelvis y de la columna vertebral, de forma que es posible una distensión de la porción inferior de la columna vertebral, el coxis, y en consecuencia el orificio interóseo pasa de las dimensiones normales de 9 cm a medir 11 cm.) Si tenemos en cuenta que estas medidas no son de hecho de las que el feto dispondrá en el momento del parto, porque el canal óseo está recubierto de partes blandas que, por delgadas que sean sus paredes, en el momento del paso del feto ocuparán buena parte de la luz, y si también comparamos la medida de la cabeza del feto, la cual en el momento del parto puede deformarse muy ligeramente (el diámetro entre la frente y el occipucio suele ser de 11,5 cm), se verá claramente que el feto puede pasar por la mínima anchura de la pelvis ósea a base de disminuir su grosor estirándose a lo largo de su eje longitudinal. La figura 63 muestra esquemáticamente que el feto que se halla en esta situación —puede observarse un corte de la pelvis ósea— no puede atravesar el canal óseo, sino que debe girar sobre sí mismo (es esta una fase primaria del período de apertura). Además, los hombros y la pelvis del niño no son menos

anchos que la cabeza, pero son mucho más deformables y pueden pasar mejor por las porciones más estrechas de la pelvis materna. Por otra parte, la adecuación de los hombros y las caderas del feto al diámetro máximo (longitudinal) del canal del parto, conduce a que la cabeza del niño, ya fuera del seno materno, gire sobre su eje (v. fig. 68 y 69). Resulta interesante decir con relación a este extremo que la forma de la cabeza heredada por el feto (alargada o corta) es de importancia para todo el curso del parto.

Período de expulsión. Para el último período del parto, propiamente la expulsión del feto (v. fig. 64) —que empieza cuando el orificio externo del útero está totalmente abierto— se hace precisa la intervención activa de la partera, apoyando el esfuerzo de la musculatura uterina con los restantes músculos del cuerpo. La exigencia de esta colaboración se basa en que los dolores toman un carácter distinto después de la apertura. Son causa de una sensación que recuerda el tenesmo, y fuerzan a que la mujer colabore en las contracciones. Las piernas buscan apoyo y las manos asidero; se produce una fuerte tensión en la musculatura abdominal. El diafragma, mediante inspiraciones profundas es forzado a descender y se mantiene en este punto, proporcionando una presión continua que se extiende a toda la cavidad abdominal y contribuye a apoyar las contracciones involuntarias del útero. Es importante en este punto que simultáneamente se produzca una gradual elasticidad y distensión de la musculatura de la pared abdominal, porque el alantoides presiona con fuerza contra dicha pared abdominal y debe dilatarla. La mayor parte de mujeres de nuestras civilizaciones avanzadas no saben ya realizar por sí mismas esta distensión. No son pocas las que acusan una tensión excesiva, causada por el miedo, y con ello no sólo actúan en contra del avance del parto, sino que aumentan también sus dolores, lo que les hace sentir todavía más temor ante la proximidad de la siguiente contracción. Desde hace varios años, médicos y gimnastas se han preocupado de dar cursos de gimnasia para el embarazo, en los que se practican ejercicios de relajación, respiración y tensión. Con la simultánea preparación síquica de la mujer embarazada puede enseñársele a hacer más fácil el parto dirigiendo voluntariamente sus movimientos musculares contrayendo rítmicamente las paredes abdominales en el momento oportuno y, en cambio, manteniendo elástica la musculatura del suelo de la pelvis. Estos métodos, conocidos con el nombre de *partos sin dolor* gozan de general aprecio y hacen innecesario, en la mayor parte de casos, cualquier anestesia local o general. Con ello se permite además a la mujer experimentar conscientemente el momento de ser madre, en la fase decisiva. Debemos también decir que esta técnica, para lograr sus mejores efectos, debe ejercitarse entre el cuarto y sexto mes de embarazo, y que los ejercicios deben repetirse en casa hasta casi el final del embarazo.
La figura 65 muestra el momento en que la cabeza fetal se presenta; es decir, comienza a abandonar el seno materno.

Ultimo período del parto. Una vez ha aparecido la cabeza, le siguen rápidamente y por lo general fácilmente los hombros y el resto del cuerpo. Con ellos fluye el líquido amniótico.

Las figuras 66 a 69 —dibujadas a partir de una película— muestran el último y decisivo período del parto de un niño, de una forma muy natural, que sólo suelen contemplar quienes asisten a un parto. En la figura 68 la caja torácica en el punto en que está siendo comprimida. La mucosa que llena las vías respiratorias del niño es expelida por la nariz. La cabeza está a punto de girar, dirigiendo la cara hacia el muslo derecho de la madre, para que los hombros puedan pasar a través de la porción más estrecha de la pelvis. En la figura 69 el abdomen se halla en el punto más estrecho del canal del parto y también es comprimido. La mucosa del estómago y del esófago es expulsada hacia afuera y sale por la boca del niño. Se aprecia con especial claridad la enorme distensión de los órganos sexuales externos de la mujer y su función como tubo blando en el canal del parto.
Pensamos que precisamente esta exposición puede facilitar la comprensión de lo que acabamos de describir y también proporcionar a la mujer una idea mucho más exacta de lo que ocurre durante su parto. Muchos hombres expresan el deseo de estar junto a su esposa en el momento del parto. Junto a numerosos motivos humanos y sicológicos en favor de ello, existe también una serie de puntos de vista que llevan a rechazarlo, que no creemos éste el momento más adecuado de citar. Precisamente las ilustraciones referidas a la decisiva fase de conclusión del parto pueden proporcionar información —mejor que en el propio parto— aun cuando la emoción que produce la visión del nacimiento del propio hijo en ningún caso pueden proporcionarla estas imágenes.

Dilaceración del periné. Este momento en que la cabeza del feto asoma por la vagina es de mucha importancia para el periné de la mujer que se ha visto obligado a dilatarse con los procesos del parto, y en su virtud ha ido haciéndose más y más delgado. Si la vigilancia del parto no es correcta por parte del médico o la comadrona, con ocasión de algún dolor, puede excederse de su límite de dilatabilidad y rasgarse. Este desgarro, especialmente para la posterior curación de la herida y la recuperación de la función normal del periné, puede ser perjudicial. Por ello, si previamente se aprecia que la cabeza del feto no podrá deslizarse con la necesaria facilidad fuera de la vagina, es preciso seccionar quirúrgicamente el periné, para evitar su dilaceración o excesiva distensión. Para la partera este corte es totalmente indoloro, porque los nervios sensitivos, a causa de la gran distensión, han perdido toda sensibilidad. El corte cura mucho más de prisa y con muchas menos complicaciones que el desgarro. La sección perineal se realiza hoy día en una de cada tres primerizas y en una de cada 15 parturientas en general. El que en varios partos haya habido que realizar en una misma mujer distintas secciones perineales no es en absoluto perjudicial para el siguiente embarazo, y mucho menos cuando es un hecho que conforme la mujer va aumentando en edad, su periné se va haciendo más duro y rígido, y por ello corre mucho más peligro de dilacerarse.

Cesárea. Cuando la estrechez pélvica es imposible de superar, y el médico mediante medición de sus longitudes máximas se ha enterado de ello con anterioridad al parto, el embarazo puede terminar con la llamada operación cesárea, con lo que el niño viene al mundo sin atravesar el canal del parto (esta operación se practica también cuando hay determinadas complicaciones, o cuando existe la necesidad de terminar prematuramente un embarazo, por ejemplo cuando se produce una intolerancia de factor *Rh*).

Para la cesárea se anestesia en primer lugar el abdomen, y después se abre el útero por su parte inferior, y por la vía practicada se extrae el feto, el alantoides y la placenta. A continuación se cierran de nuevo útero y pared abdominal. Tras el retroceso del útero (al final del puerperio), y tras un período de espera prudencial, es perfectamente posible que se produzca y tolere un nuevo embarazo. En general, sin embargo, el número de veces máximo en que a una misma mujer puede practicársele esta operación no debiera exceder de tres, porque después de eso la resistencia y capacidad de dilatación del útero es muy inferior en el punto que se ha abierto y cosido quirúrgicamente. Por regla general, después de la tercera cesárea debiera acudirse a la esterilización (v. pág. 203), con lo que se evitaría de modo definitivo cualquier nuevo embarazo.

Contracciones. Las contracciones rítmicas del útero, a principio y a finales del parto cada vez más fuertes, se denominan también dolores. Una vez el niño colocado en su posición definitiva en el interior del útero, el objetivo de estas contracciones es facilitar el parto abriendo las vías de éste, empujando al feto, y finalmente expulsar el alantoides y la placenta. Según sean sus diversas misiones en cada momento, las contracciones, en el curso del parto, tienen una energía, una frecuencia y una duración diferentes. La figura 70 da una visión general acerca del curso de las contracciones. Sin embargo, no debemos olvidar que los datos que en él se indican son sólo estadísticos, y su producción efectiva puede variar mucho según cada persona. En cada paso de este curso, por motivos internos o externos puede producirse una interrupción de la actividad de las contracciones, que ha de ser vigilada por el médico (la altura de las líneas, que en la figura 70 expresan las contracciones, intenta únicamente diferenciar claramente las distintas energías de las contracciones).

La primera respiración del niño. Una vez el cuerpo del niño ha abandonado por completo el seno materno, el recién nacido queda entre las piernas de su madre y debe ser recogido rápidamente, tomándolo cabeza abajo. Para facilitar la primera respiración del niño debe producirse una aspiración profunda de las mucosidades que queden todavía en su boca y nariz y en las vías respiratorias.

Al modificarse las condiciones de presión en el mundo exterior la circulación sanguínea en el gelatinoso cordón umbilical se interrumpe; además, la placenta lesionada por las contracciones, no puede ya seguir cumpliendo su papel nutricio. La respiración refleja del niño ensancha sus pulmones y pone en movimiento real la circulación sanguínea. De esta forma cambian las condiciones de presión y circulación en el corazón y en la caja torácica del niño, de forma que a partir de este momento debe cuidar por sí solo, a través de la respiración, de subvenir a sus necesidades de oxígeno.

Sección del cordón umbilical. Una vez que se ha formalizado el proceso de respiración, el niño debe depositarse una vez más entre las piernas de la madre

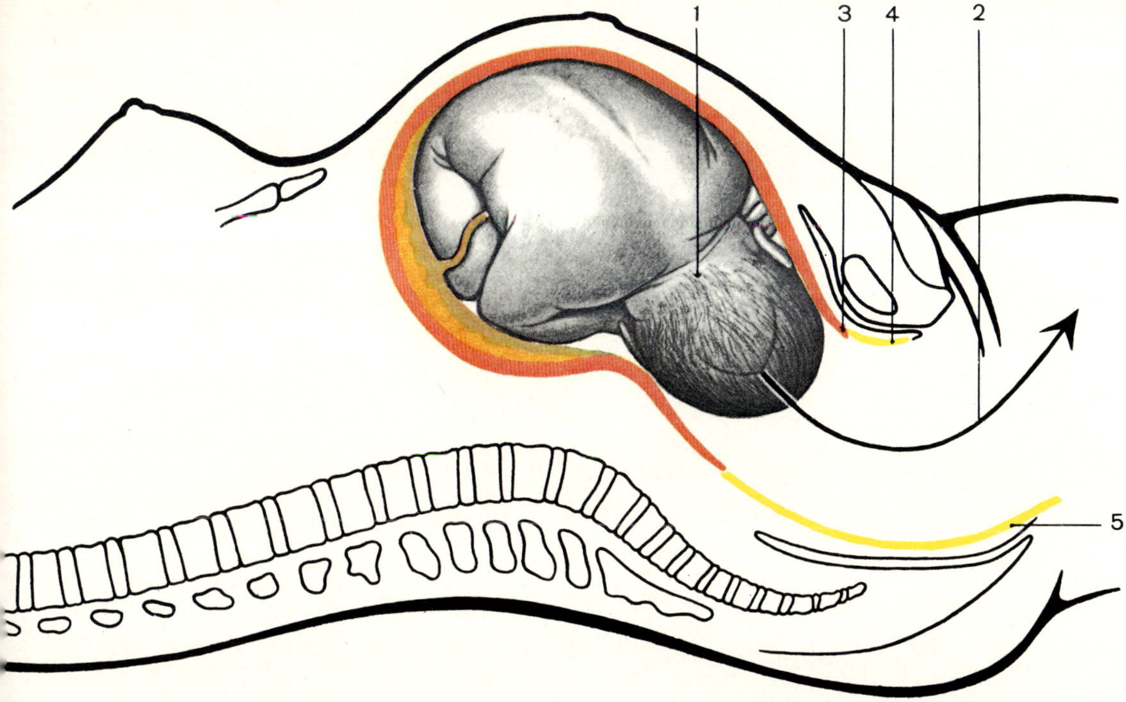

Fig. 61- Esquema del canal del parto, con la vía formada por las partes blandas
1 Feto 2 Recorrido de la cabeza fetal, eje de la pelvis 3 Máxima apertura del orificio externo del útero 4 Vagina dilatada 5 Suelo de la pelvis distendido

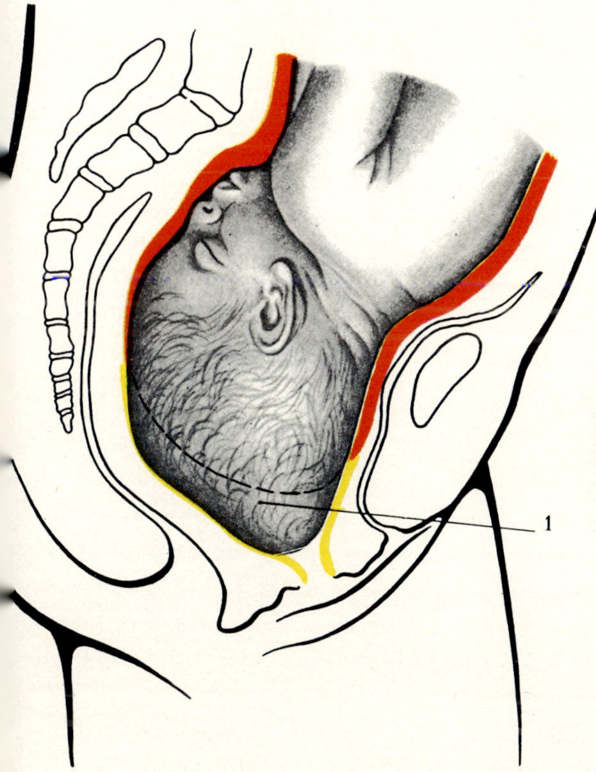

Fig. 62. Protrusión de la cabeza del feto en el canal del parto

1 Hematoma del parto

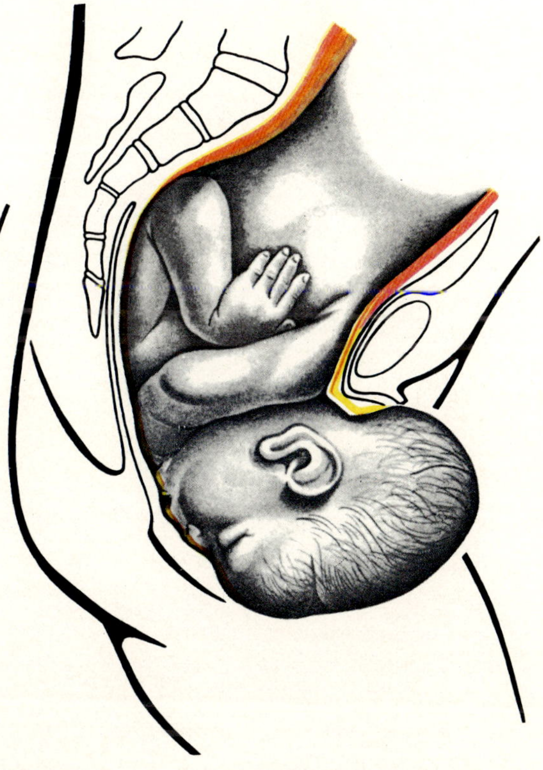

Fig. 63. Paso de la cabeza del feto por las partes blandas. La región occipital ya asoma

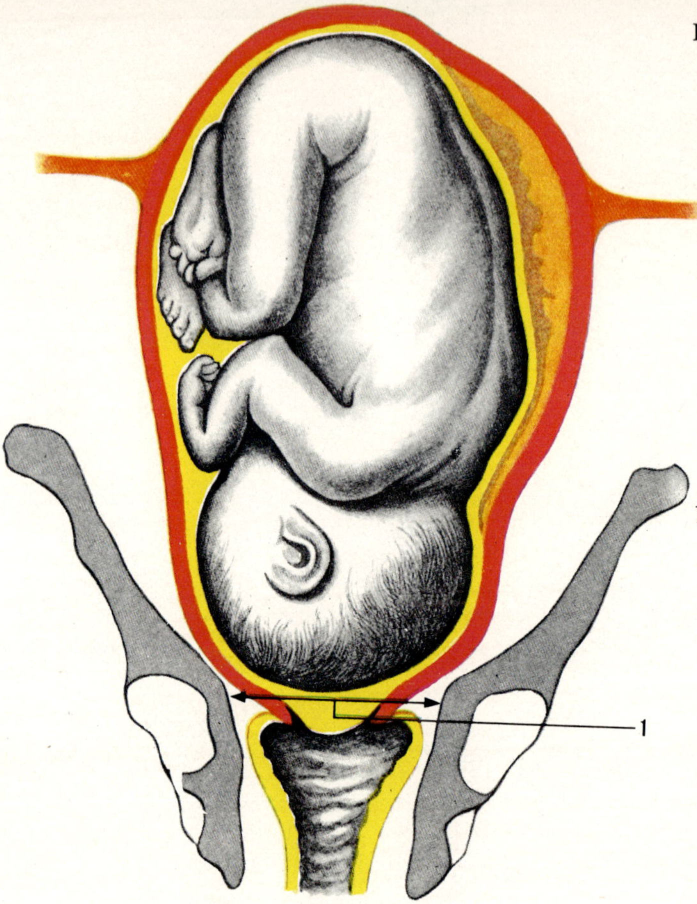

Fig. 64. La pelvis en su punto más estrecho (1), en el momento del parto

Fig. 65. Comienzo del período de expulsión (presiones ejercidas por los músculos)

A Pubis B Vejiga de la orina y uretra C Periné D Intestino ciego y ano E Columna vertebral (coxis) 1 Utero con contracciones musculares ("dolores") 2 Distensión de los músculos de la pelvis ("partos sin dolor") 3 Prensa abdominal 4 Prensa diafragmática

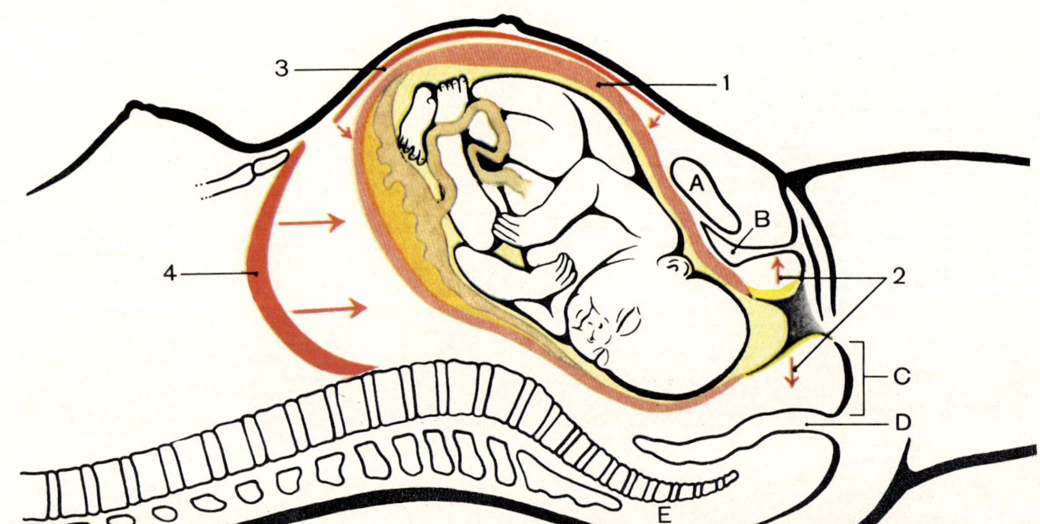

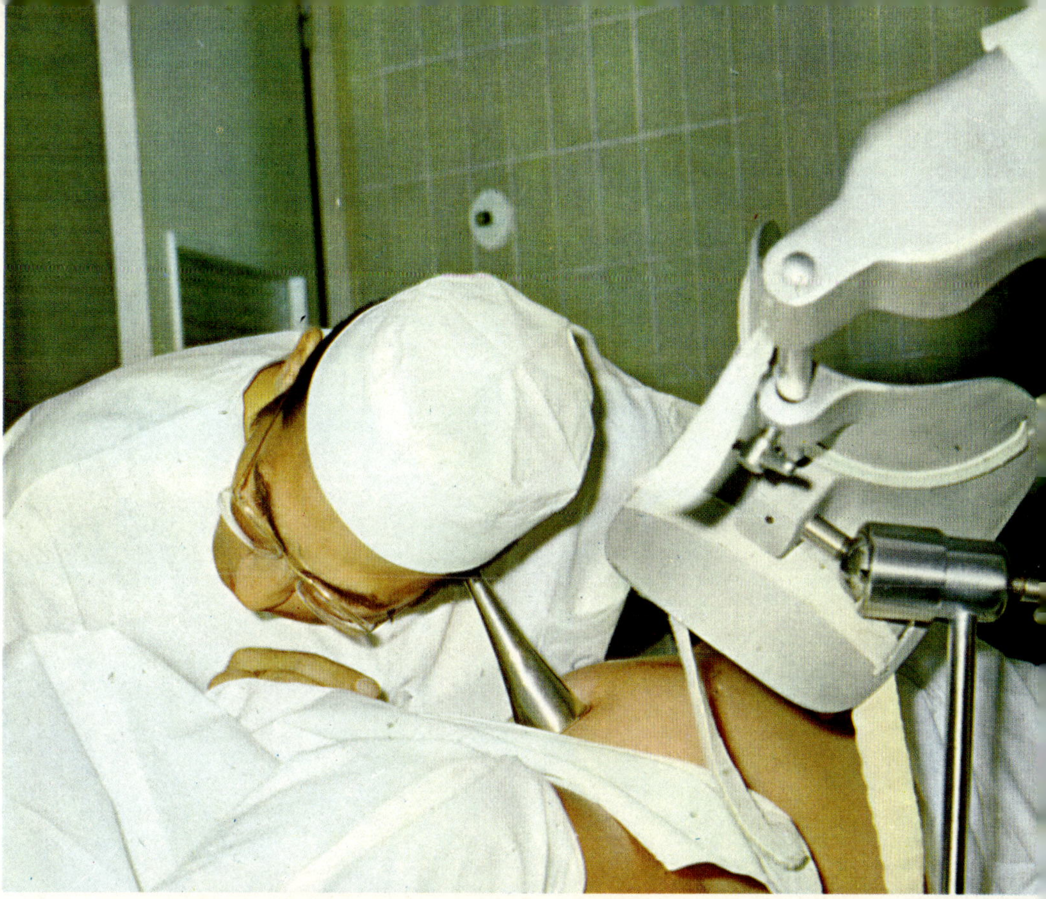

ción del parto

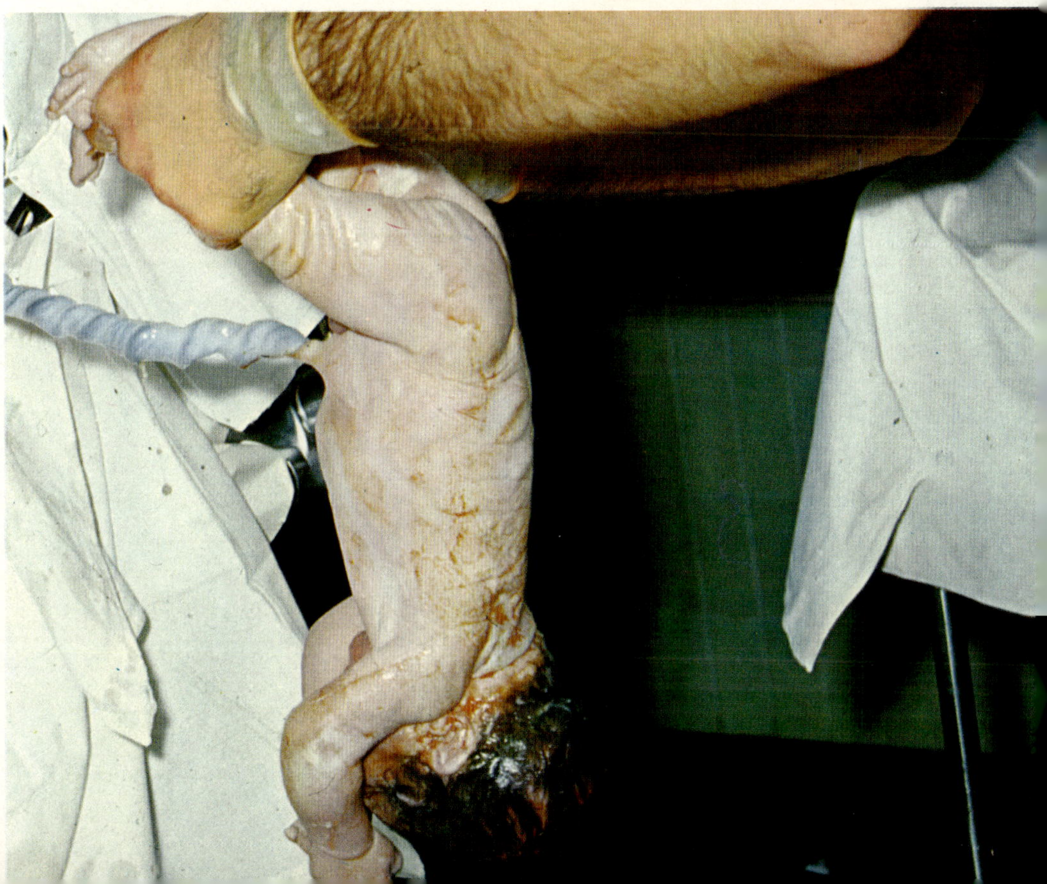

primera
spiración del
ño

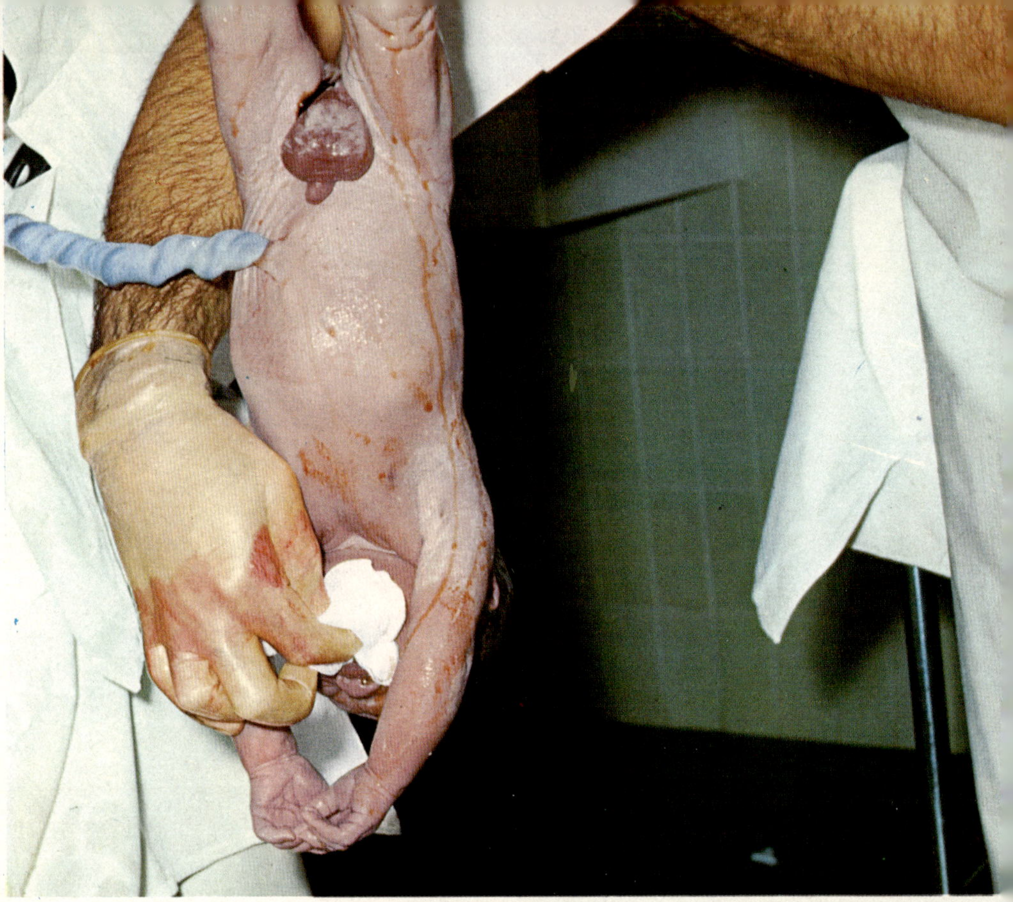

Extracción de las mucosidades

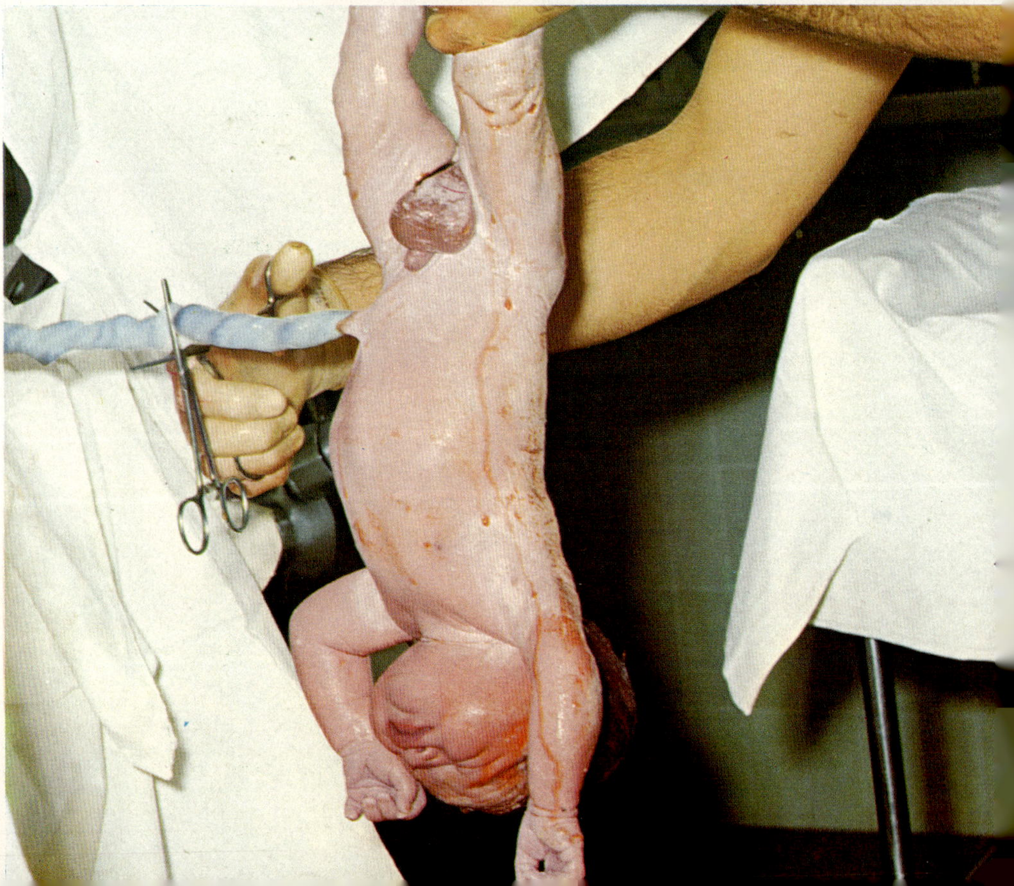

Sección del cordón umbilical

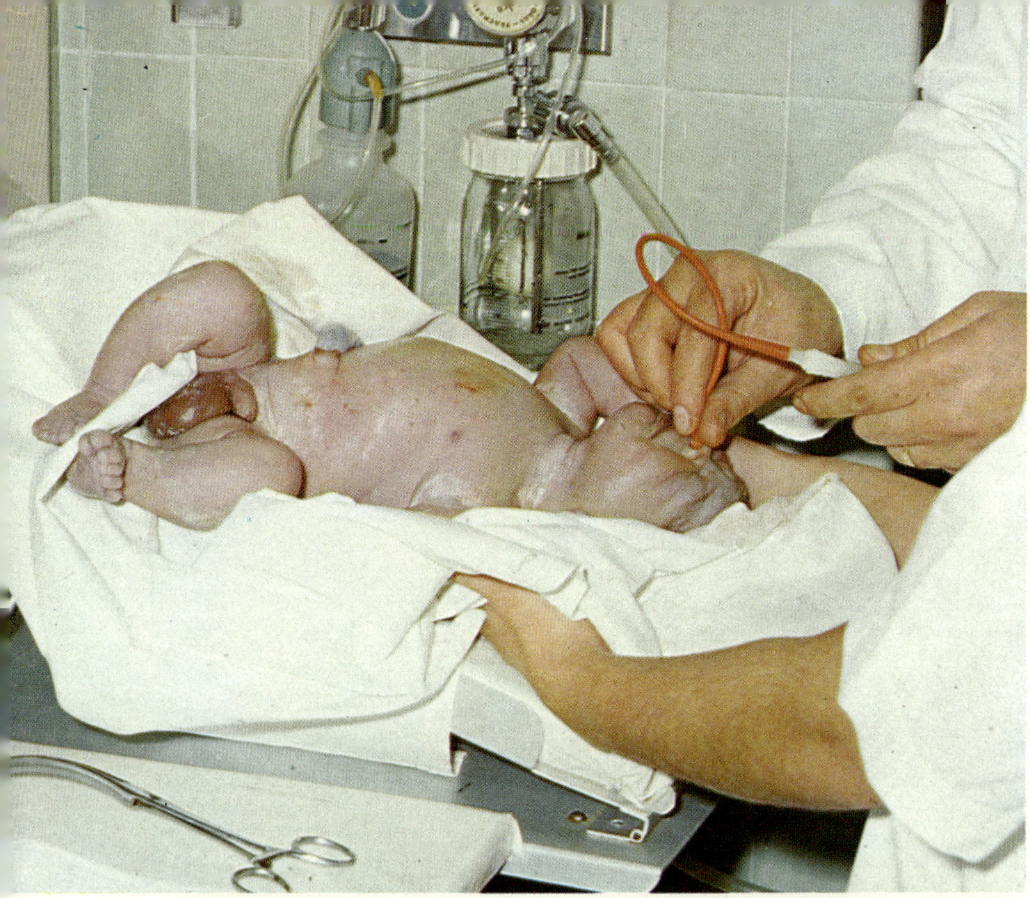

Aspiración profunda de las mucosidades

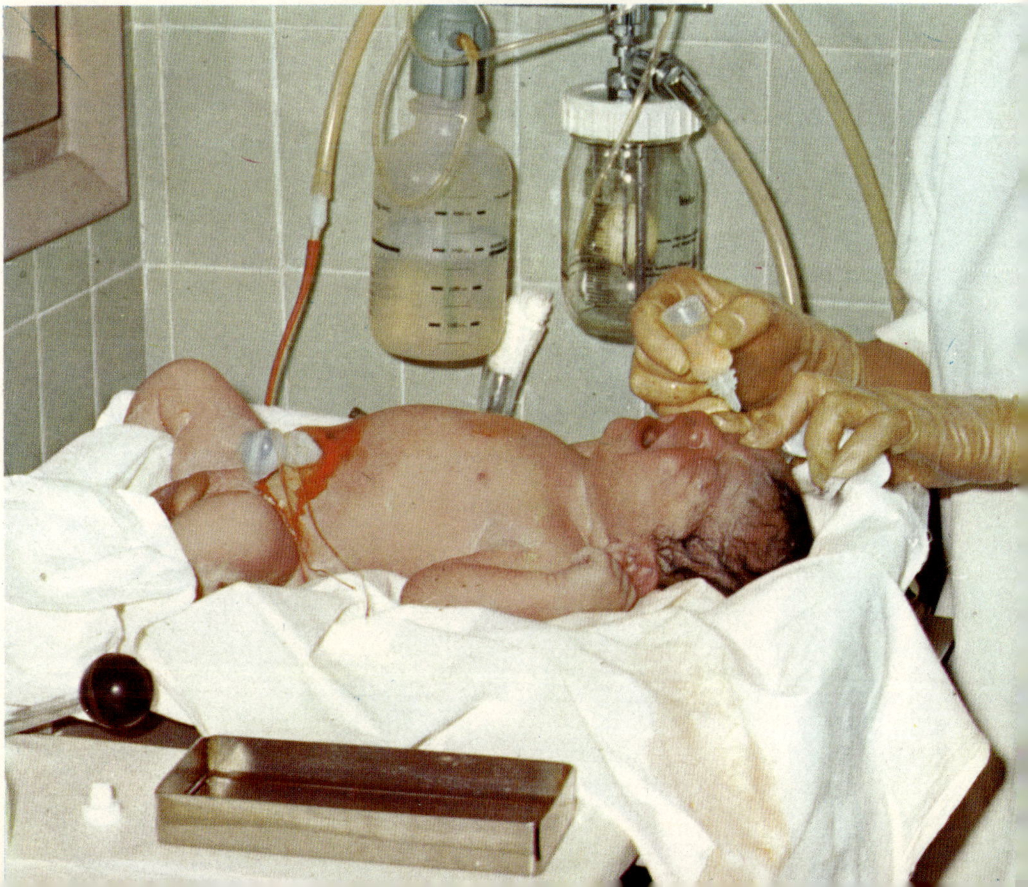

Cuidado de los ojos

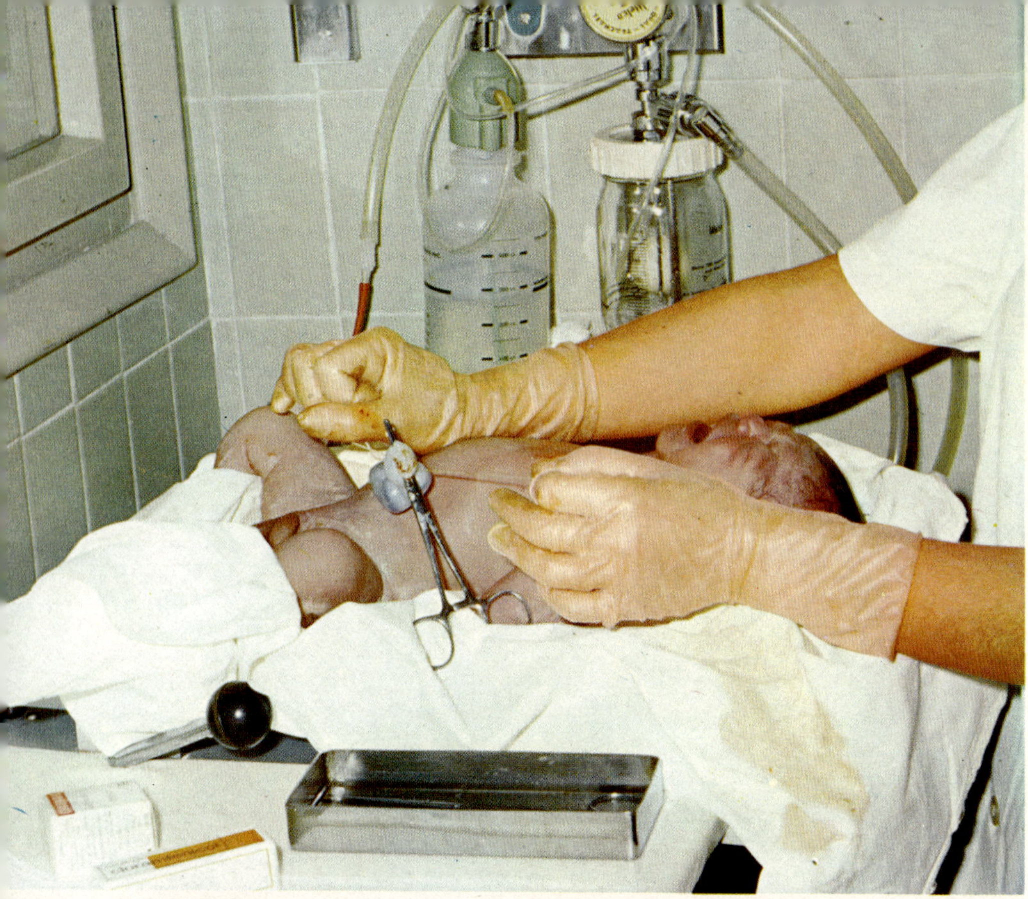

Cura del ombli

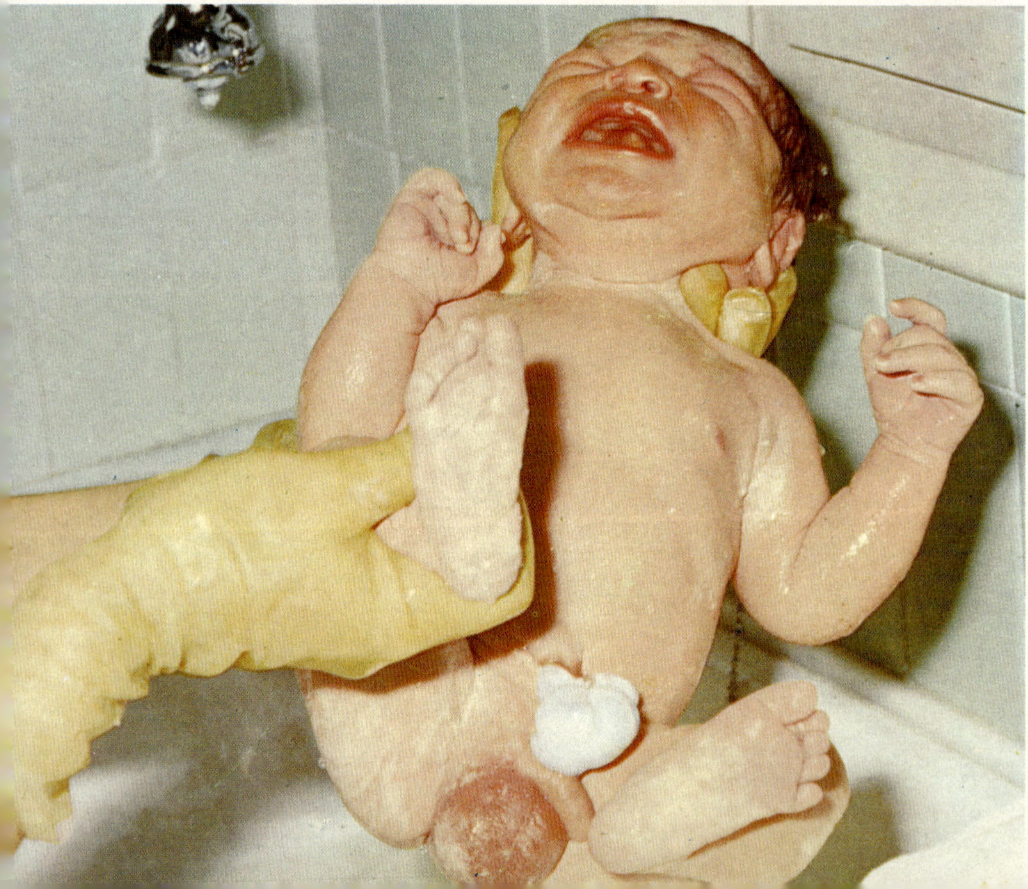

Limpieza del re
nacido

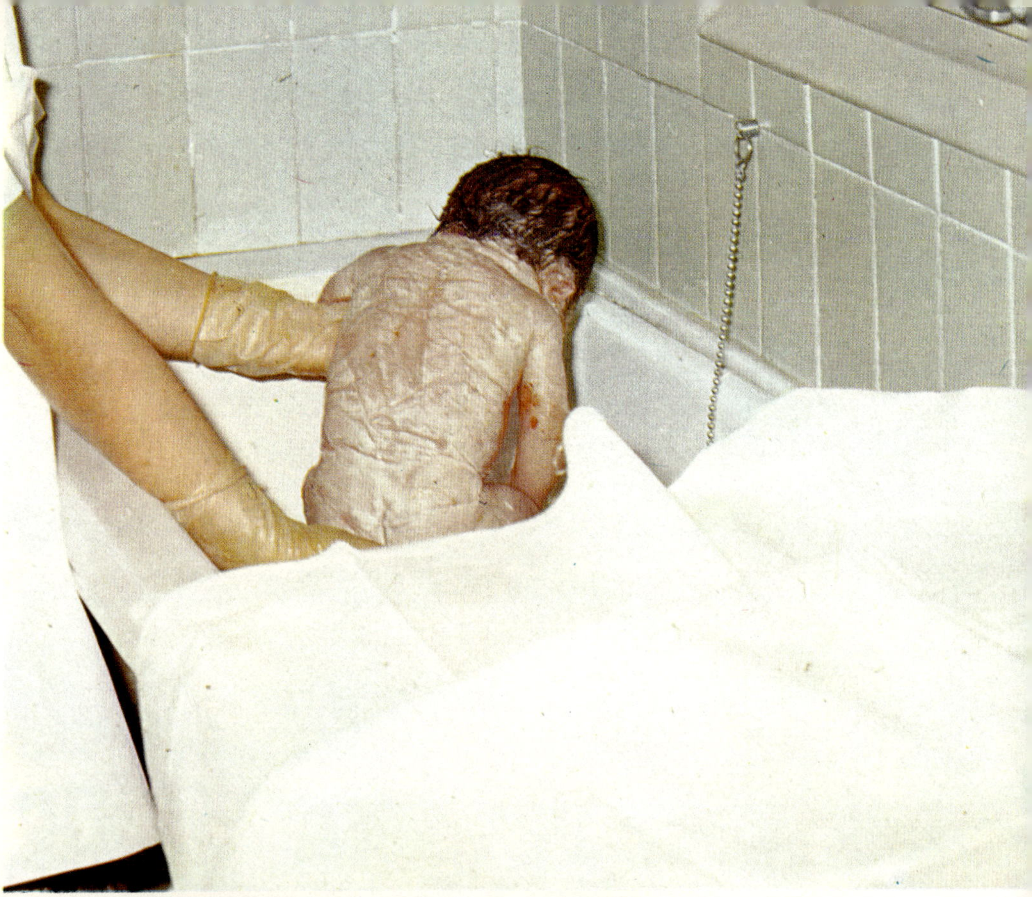

ieza del recién
do

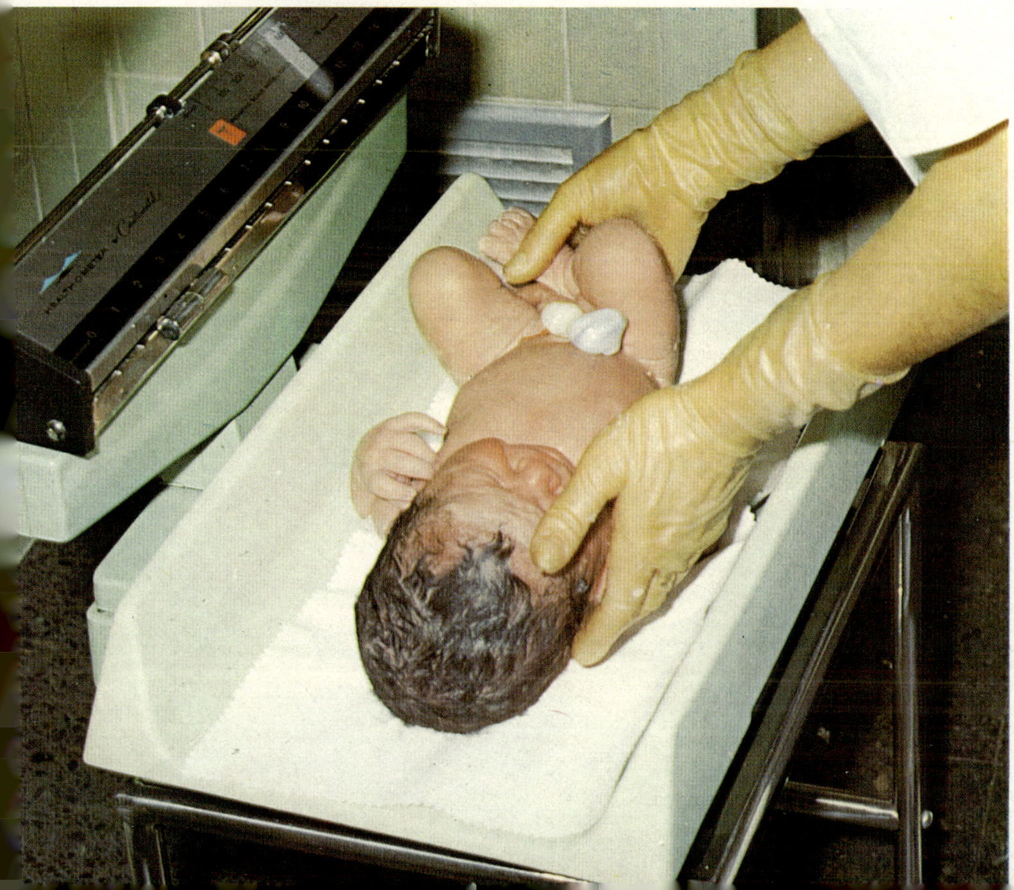

Pesaje
del bebé

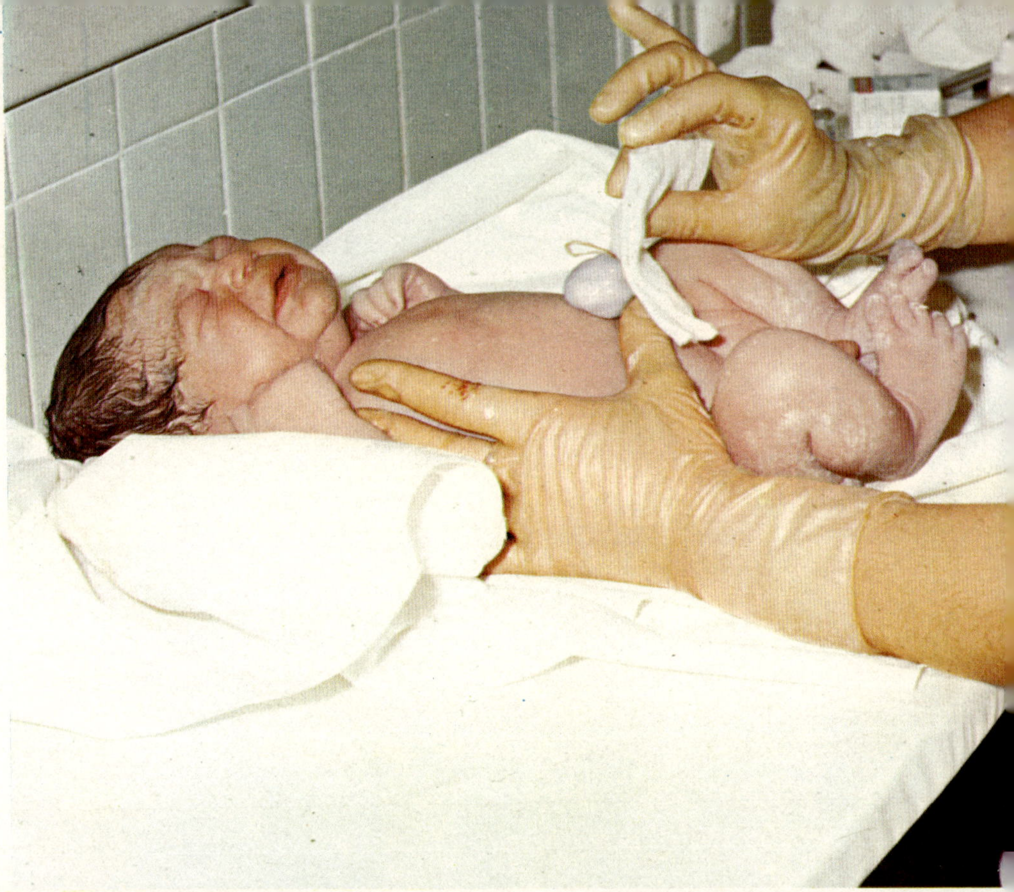

Colocación
de un apósito

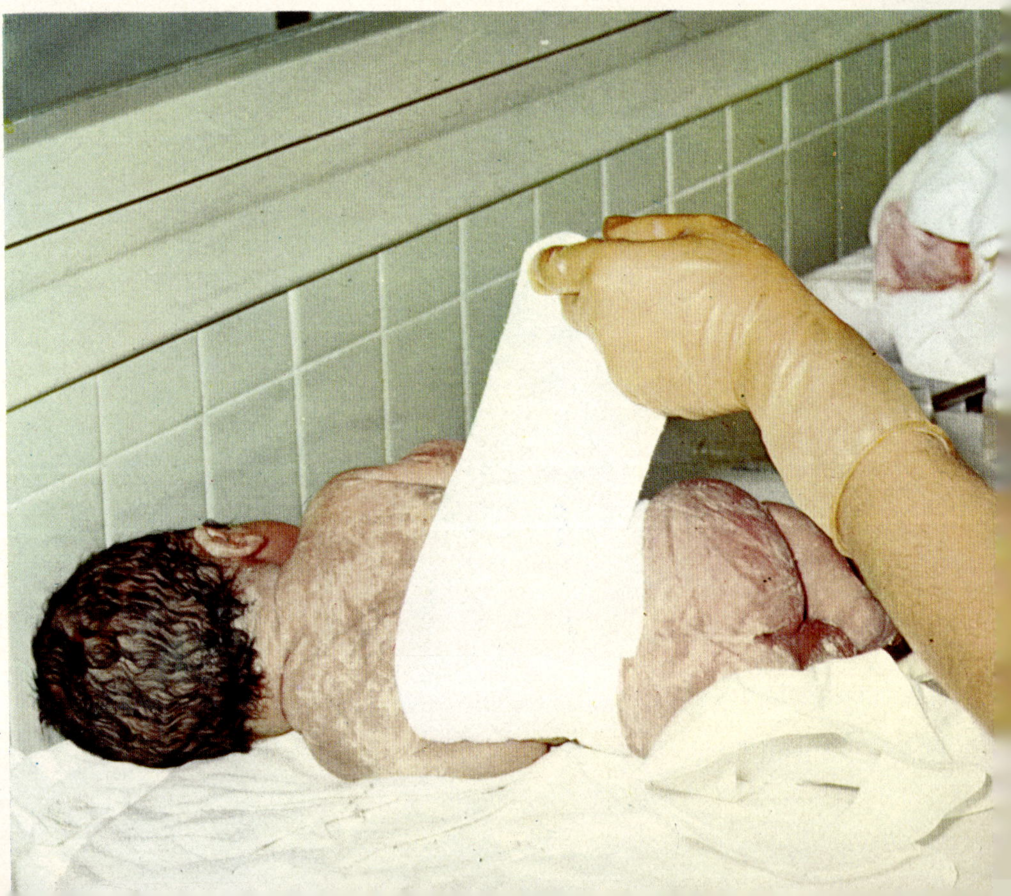

Colocación
de la faja

para proceder a la sección de su cordón umbilical. Después de este corte, el niño deja ya de estar en contacto con la placenta, y a través de ella indirectamente con su madre. El cordón umbilical debe cortarse a unos cuatro dedos del ombligo del niño. Previamente el cordón debe pinzarse y ligarse (pinzarse en un punto más cercano a la madre y ligarse en un punto más cercano al niño) por dos puntos entre los cuales se procederá al corte; de esta forma se impide el paso de sangre de la placenta o del ombligo del niño. El cuidado del ombligo del niño (vendándolo y descubriéndolo) puede ser realizado posteriormente por la comadrona. Es importante que el niño inmediatamente después de haber terminado con todas las maniobras del parto, sea tapado convenientemente. La figura 71 muestra a la madre e hijo después de la sección del cordón; el niño con su porción ligada y la madre con la suya pinzada.

Secundinas. En el útero se halla todavía el resto de la cubierta fetal, la placenta y la porción restante del cordón umbilical. Estas porciones se denominan secundinas. Unos minutos después del parto del niño, el útero comienza a contraerse, para recuperar su tamaño originario (son las denominadas contracciones del alumbramiento). De esta forma se reduce de tamaño la capa de fijación de la placenta al útero, con lo que ésta acaba por desprenderse. Con ello quedan en abierta comunicación con el exterior los lagos sanguíneos de que habíamos hablado, situados inmediatamente debajo de la placenta. Se produce inmediatamente una hemorragia que no suele representar una pérdida de sangre superior al cuarto de litro. Inmediatamente, la contracción de la musculatura uterina suele ser suficiente para detener la hemorragia, al ejercer presión sobre los vasos sanguíneos abiertos. Un pequeño resto de la mucosa uterina permanece en el interior del útero y no es expulsado hasta el puerperio. Arrastrado por la desprendida placenta y ahora con ayuda de la presión abdominal de la mujer que impulsa hacia afuera, se desprende también el alantoides o cubierta fetal, de forma que, finalmente la placenta, la porción restante del cordón umbilical y el alantoides son expulsados un cuarto de hora después del nacimiento del niño. La persona que asista al parto debe comprobar que la placenta ha salido en su totalidad. De no ser así, lo mismo que con ocasión de cualquier otra alteración del alumbramiento exige intervención médica.

Duración del parto. Es muy distinta porque depende de la energía y efectividad de las contracciones, y también de la colaboración de la mujer durante el período de expulsión. Además depende también del tamaño del niño y de la dilatabilidad de las vías del parto y no menos de la resistencia a la distensión por parte de la musculatura del suelo de la pelvis en el periné.

Se ha demostrado claramente que las mujeres ejercitadas en el apoyo voluntario a las contracciones de su musculatura uterina, es decir de aquellas que durante su embarazo han aprendido a ejercer tensión con sus paredes abdominales y al mismo tiempo mantener laxa la musculatura del suelo de la pelvis, necesitan menos tiempo para la terminación del parto. Con ello se evitan también los posibles perjuicios que para el niño puede representar. Por otra parte, en la duración intervienen también diferencias muy importantes de origen racial.

En general, la mujer que no da a luz por primera vez lo hace más aprisa, porque sus vías del parto que ya se han dilatado una o más veces anteriormente, oponen mucha menor resistencia al proceso de expulsión. Además, especialmente en las primerizas, la edad de la mujer tiene influencia en la duración del parto, porque conforme aumenta la edad, disminuye la elasticidad y capacidad de reblandecimiento de los tejidos. A las mujeres que tienen su primer hijo cuando han cumplido ya los treinta años, podemos considerarlas «primerizas de edad madura». Vamos a exponer en un cuadro una serie de datos generales acerca de la duración del parto, pero no debe olvidarse que, tanto si es primero como segundo o posterior, puede durar menos de una hora pero también más de 48:

Duración del parto	*Primíparas*	*Multíparas*
Valor más frecuente	9 horas	4,30 horas
La mitad de todos los partos han terminado después de	12,30 horas	7,30 horas
Valor medio	14 horas	9 horas

En las primerizas, el período propiamente de expulsión dura una hora. En las multíparas, basta con unas contracciones para terminar la expulsión.
En el caso de que la futura madre no se halle preparada en el momento del parto, puede producirse la caída del hijo, con la posible rotura del cordón umbilical. En nuestra civilización este tipo de parto es un signo de desconocimiento completo por parte de la mujer acerca de sus procesos (especialmente de lo que debe hacerse ante la inminencia del parto), o bien el resultado de haber intentado ocultar un embarazo y el subsiguiente parto. No debe confundirse este parto con el que se produce con tanta rapidez —frecuente en las multíparas, en las cuales unas pocas contracciones bastan para la expulsión del feto— que impide prepararse suficientemente. Sin embargo, aun en estos casos la mujer tiene siempre tiempo suficiente para tenderse e impedir de esta forma la caída del niño, y esperar así la llegada de ayuda especializada.
La terminación del embarazo conduce a una nueva alteración hormonal del organismo femenino. La producción de hormona del embarazo se suspende de modo repentino, lo que afecta a todo el restante sistema hormonal. Esta alteración influye necesariamente en la actitud mental de la mujer.

CONSECUENCIAS SIQUICAS DEL PARTO

Por muy sana que esté la mujer embarazada, al final de su embarazo, a causa del aumento de peso y tensiones en su organismo, experimenta el deseo de desprenderse de este peso —mediante la expulsión del feto— lo cual en determinados casos puede ser perjudicial para la armonía síquica de relaciones entre la madre y el hijo no nacido. A menudo, inconscientemente se produce una lucha entre las dos tendencias opuestas: mantener al hijo junto a sí y lanzarlo al mundo. Esta dualidad se expresa a través de numerosos temores y supersticiones acerca del propio parto, lo cual lleva a menudo a estorbar su mismo proceso. Mientras que la mujer en las dos primeras fases —colocación del feto y apertura de las vías—

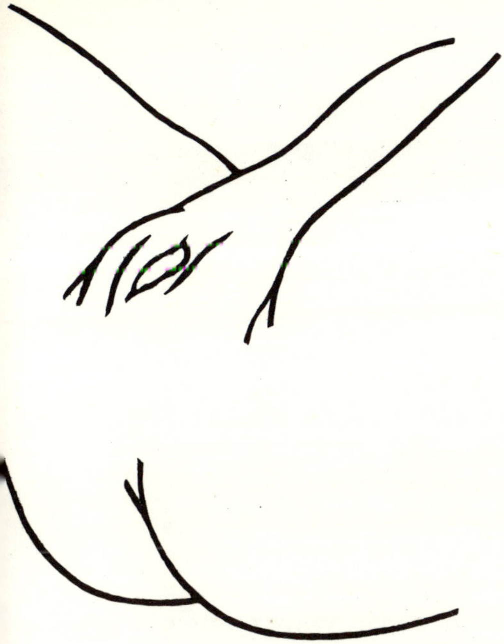

Fig. 66. La cabeza del feto aparece en el vestíbulo vaginal.

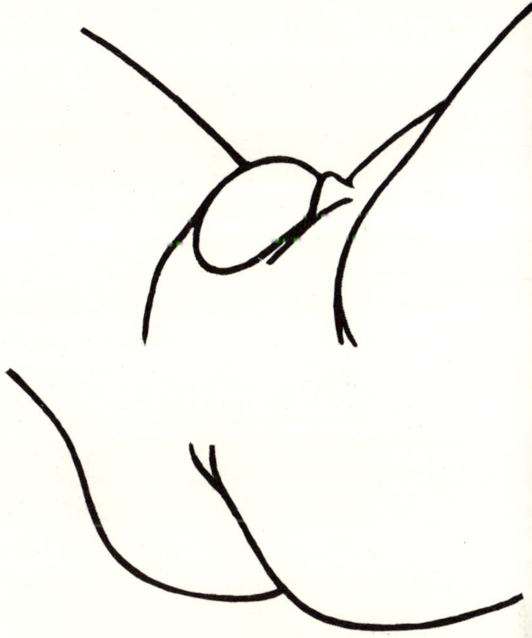

Fig. 67. Entrada de la totalidad de la cabeza del feto en el vestíbulo vaginal.

Fig. 68. La cabeza del feto asoma hasta el maxilar.

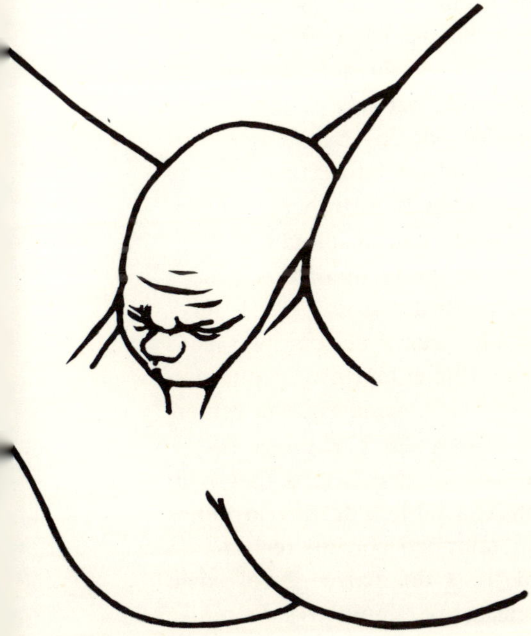

Fig. 69. Asoman los hombros.

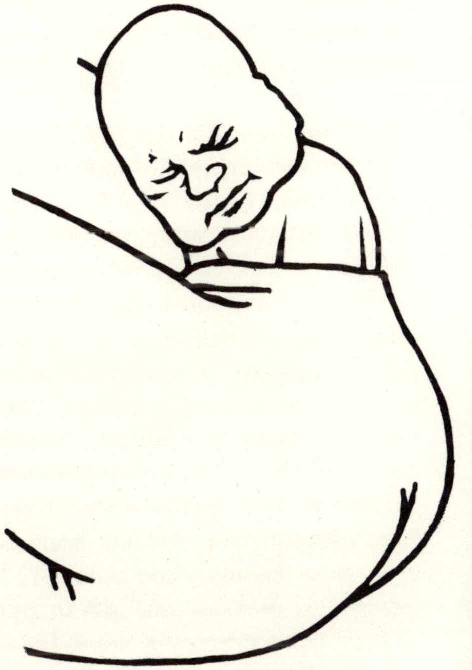

puede limitarse a aceptar los acontecimientos, en la última —expulsión del feto— debe llevar a cabo una actuación tanto mental como física que no admite una expresión únicamente física medida en kilogramos o en centímetros. La superación del dolor (causado por la dilatación) y el miedo, necesita un gran esfuerzo y un enorme dominio de sí misma.

Para la mujer cada parto exige un notable esfuerzo, en ambos sentidos físico y mental. No puede ya oponerse a este proceso una vez se ha llegado al momento del parto (anteriormente, con medios para evitar la concepción o con la eliminación de todo acto sexual, le es posible evitarlo). Si acepta voluntariamente este cometido, experimenta el parto como un esfuerzo y una tensión enormes, pero no considera los dolores como algo irresistible. Sin embargo, si acepta esta misión como un destino fatal de la mujer, necesario para ser madre, el parto se le presentará mentalmente como un acontecimiento muy doloroso, y como consecuencia lo será también sin duda alguna físicamente; porque su comportamiento interno de rechazo de su destino de mujer embarazada, fatalmente conduce a acciones musculares de rechazo. Sabemos que un estímulo fuerte sobre un músculo en tensión es mucho más doloroso que el mismo estímulo sobre un músculo distendido y suelto. El avance de la cabeza fetal a causa de las contracciones y su fuerte presión contra los músculos de la base de la pelvis, puede esquemáticamente compararse con este tipo de estímulo o golpe. Si los músculos están sueltos, y se distienden aún más al producirse la contracción para permitir al feto un paso fácil y cómodo, la mujer logrará la completa distensión del anillo muscular pelviano; a ello unirá una decidida colaboración a las contracciones con su prensa abdominal, y síquicamente se sentirá reconfortada al experimentar el avance del parto.

Este proceso, en las últimas fases —dura sólo unos minutos—, es un verdadero estado de excepción mental y físico, que los hombres difícilmente pueden imaginar. En este punto máximo de la entrega, se llega a un estado que recuerda en algo al orgasmo. La mujer se halla dominada de un modo progresivo por la alegría de haber cumplido perfectamente con su obligación, de la cual debe sentirse orgullosa. Y este orgullo conduce también a un olvido relativamente rápido del esfuerzo realizado; por ello no debe perderse de vista la extremada importancia que tiene el que una mujer traiga su hijo al mundo con absoluta consciencia. Este es el motivo de que los esfuerzos, todavía bastante dolorosos pese a lo que hemos explicado, que lleva consigo el parto, constituyen una parte necesaria del mismo; porque sin esta experiencia, el orgullo acerca del cumplimiento de la propia misión, femenina, puede no despertarse suficientemente, y que con ello se difumine el recuerdo y la experiencia del parto y la relación entre el esfuerzo y el resultado (el hijo) quede alterada.

Queremos decir, para que no haya malentendidos, que lo que hemos dicho no tiene nada que ver con una dramatización de la condena bíblica de que la mujer debe tener sus hijos con dolor (1. Moisés 3, 16), ni tampoco con un rechazo de los medios médicos que sirvan para aligerar los dolores del parto. Pero existe una evidente diferencia entre las narcosis y anestesias que impiden a la mujer hacerse idea de este importante acontecimiento, cosa que no ocurre con las gimnasias preparatorias del parto que ayudan a la mujer física y síquicamente a colabo-

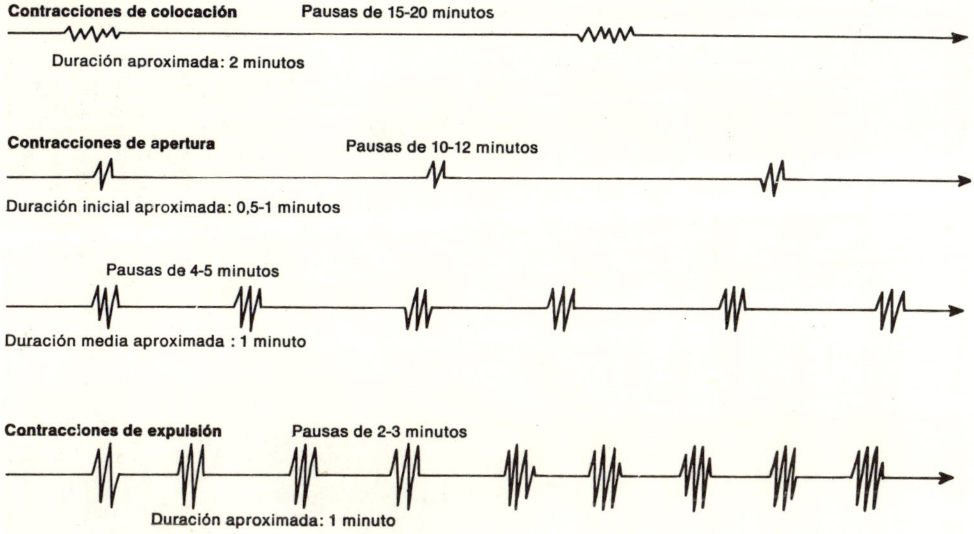

Fig. 70. Esquema de las contracciones.

rar en el momento oportuno. La preparación para el parto sin dolor libra a la mujer de un círculo innecesario y dañino entre el miedo y los dolores innecesarios a él ligados.

No puede eliminarse completamente, pero con esta técnica se proporciona ayuda para vencerlo a través de una colaboración adecuada y consciente en el momento del parto. Los dolores normales no se pueden eliminar completamente (no es en sí un parto sin dolor), sino que se enseña a aceptarlos como necesarios y a saber evitar los dolores innecesarios. Esta forma hace posible que la mujer experimente de modo consciente su maternidad y la acepte. De esta experiencia consciente del parto nace una mejor preparación de la mujer para entregarse completamente al hijo recién nacido y brindarle por primera vez —algo que será decisivo para la vida posterior del niño—, su aceptación, todo su amor y toda su entrega.

La errónea dramatización de la sentencia bíblica, con ocasión de la expulsión del Paraíso, ha sido causa en el occidente cristiano de una equivocada concepción del parto que se ha mantenido durante siglos. En su traducción correcta, la palabra utilizada en el texto bíblico original, *etzev,* significa que la mujer ha de tener sus hijos «con esfuerzo, trabajo y preocupación». La traducción de *etzev* por dolor procede exclusivamente de la escala de valores propia del traductor y general en su época. Pero en ningún otro punto de la Biblia en el que la palabra *etzev* aparece de nuevo se le ha dado la significación de dolor. La condenación bíblica significa únicamente que la madre tendrá sus hijos con esfuerzo y trabajo, es decir, que el parto no va a ser algo «especial», sino correspondiente a toda la condena que pesa sobre el hombre de subvenir a todas sus necesidades aplicando su trabajo y su esfuerzo.

Este esfuerzo y fatiga del parto, en momentos de máxima tensión síquica y física se manifiesta en una expresión del rostro alterada. De esta forma el rostro de la mujer, en el punto de máximo esfuerzo dentro del parto, resulta alterado (recuér-

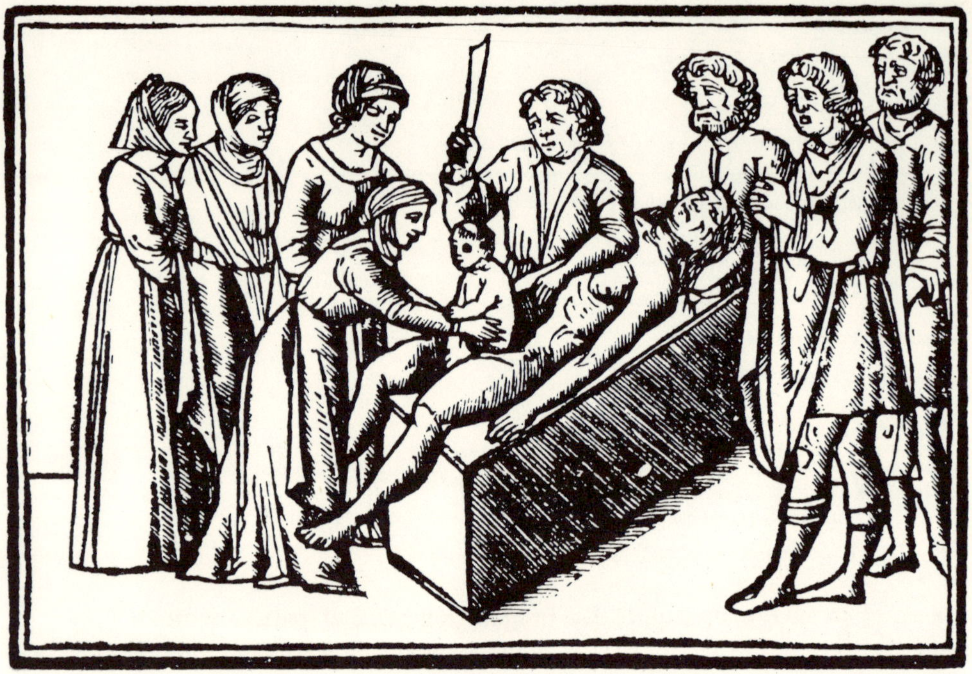

dese el paralelo que esto representa con el orgasmo). Este es también el fundamento inconsciente por el que la mujer ve con desagrado que su marido esté presente en el momento del parto. Porque sólo una confianza profunda, que al principio de un matrimonio es infrecuente que se haya ya conseguido, está en disposición de resistir tal manifestación desencajada de la persona amada. Por ello, muchas mujeres temen que su marido no se muestre igualmente afectuoso si ha estado presente en sus esfuerzos durante el parto. Las cuestiones estéticas que a menudo se mencionan son sólo motivos secundarios.

EL PUERPERIO

Con la terminación del parto se inicia el puerperio. Es un período que comprende el tiempo en el que las alteraciones del embarazo van desapareciendo completamente, y suele durar entre cuatro y seis semanas. En primer lugar las manifestaciones de contracción y retroceso del útero, que en los primeros días del puerperio se contrae rápidamente mediante poderosos movimientos de contracción. La lactancia favorece este retroceso. Durante esta época, cicatriza también la mucosa uterina. El resto de las porciones de la placenta que quedan en el organismo materno —con algunos islotes sanguíneos y de líquido intersticial— son expulsados. Ello es causa de un flujo vaginal que al principio fluye notablemente y es sanguíneo y muy líquido, y que pronto toma una coloración parda; disminuye en cantidad y al final de la segunda semana tiene un color amarillo sucio. En cuatro o seis semanas se ha ido haciendo cada vez más claro, líquido y escaso, y finalmente deja de aparecer. Paralelamente se produce un nuevo crecimiento de la mucosa uterina. Esta no llega a realizarse completa y perfectamente sino en el momento en que las paredes de la cavidad uterina se han cicatrizado completamente y todos los vasos que resultaron seccionados al final del embarazo se han formado de nuevo. Todo esto suele ocurrir unos tres meses después del parto.

La nueva formación de la mucosa depende de la actividad del ovario, ahora reemprendida, que pronto inicia de nuevo la realización de su ciclo. En muchas mujeres la menstruación no se manifiesta durante la lactancia, pero no en todas ellas. Incluso sin menstruación, a causa de que la formación de la mucosa no se ha realizado de un modo completo (v. pág. 280), puede producirse la caída de un óvulo capaz de ser fecundado, de forma que tras cada parto el matrimonio debe recordar que todo acto sexual realizado después de la quinta semana, momento en el que ya médicamente está permitido hacerlo, puede producirse un nuevo embarazo. Por regla general, la primera menstruación es más larga y fuerte, y los primeros ciclos tras el parto son irregulares. No es raro que tras un parto cambie el ritmo periódico de la menstruación, de modo que los días de fecundidad calculados con anterioridad al embarazo no puedan ya volver a utilizarse. La formación del tapón mucoso en el canal del cuello del útero, como, de modo principal, la contracción de esta parte del útero y del orificio externo del mismo se normalizan rápidamente. Este es el motivo de que el comercio sexual pueda ser reanudado tan pronto. El orificio externo del útero —antes del embarazo de forma redondeada— es oblicuo después del parto.

De todas las restantes alteraciones producidas son pocas las que se mantienen. La hendidura vaginal cierra menos perfectamente; el acopio de agua efectuado por los tejidos retrocede, y el líquido ingresado durante el embarazo se expulsa a través de los riñones (orina) y la piel (sudor). La gran dilatación de la musculatura abdominal desaparece; junto al progresivo endurecimiento de la pared abdominal, ayuda a este proceso la llamada gimnasia del puerperio, y un tipo determinado de faja.

En general, la mujer durante este período debe procurar evitar los esfuerzos físicos excesivos. Tras un parto sin complicaciones, por regla general puede abandonar la cama por primera vez, a las 8 ó 10 horas. Si ha habido necesidad de efectuar una sección perineal, no podrá levantarse hasta que se haya cicatrizado la herida, es decir a las seis semanas. En el parto realizado en una clínica, suele ésta abandonarse a los ocho o diez días del parto.

La fiebre puerperal, anteriormente tan temida, causada por la inflamación en las paredes de la cavidad uterina, gracias a la cuidadosa higiene actual y a los métodos de tratamiento de la medicina moderna, ha perdido toda su importancia e incluso suele aparecer en muy pocas ocasiones. Las hemorragias e inflamaciones venosas causadas por las varices del embarazo, pueden cuidarse hoy con toda garantía de éxito. Sin embargo, se hace precisa la observación del estado general físico y examen completo realizado por el médico.

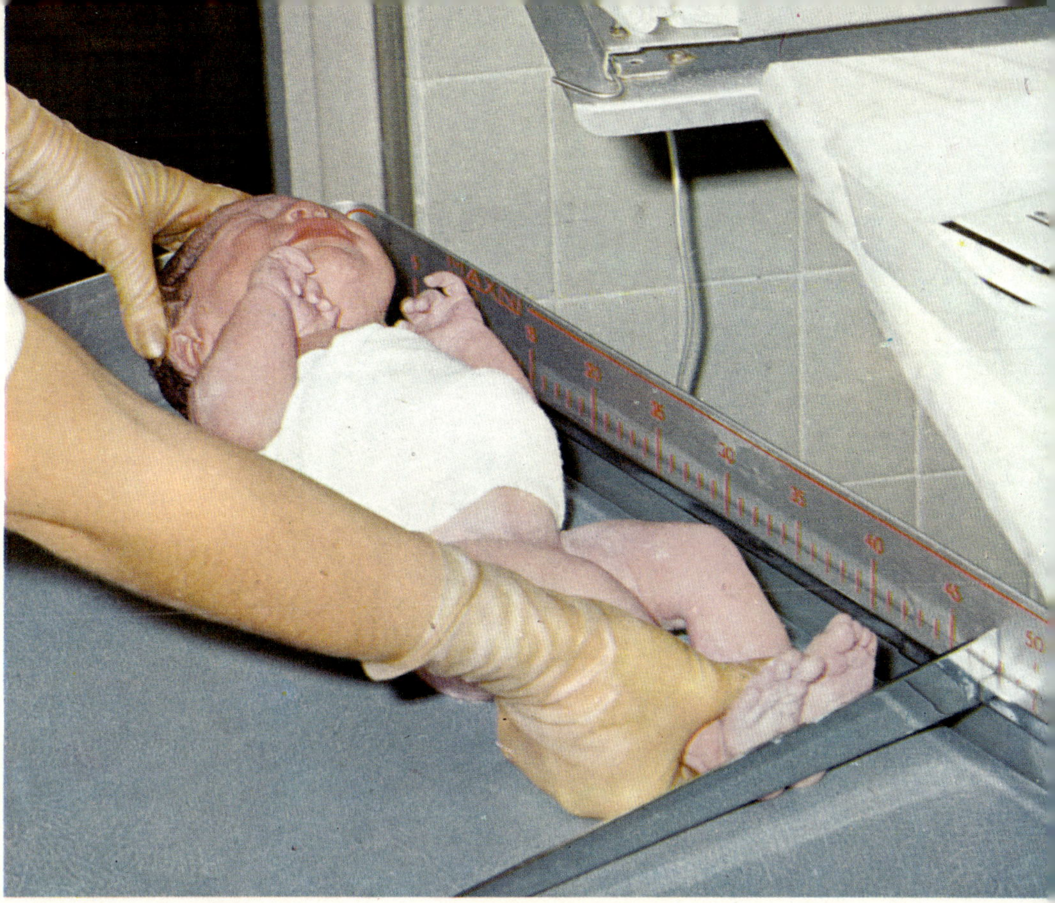

Medición

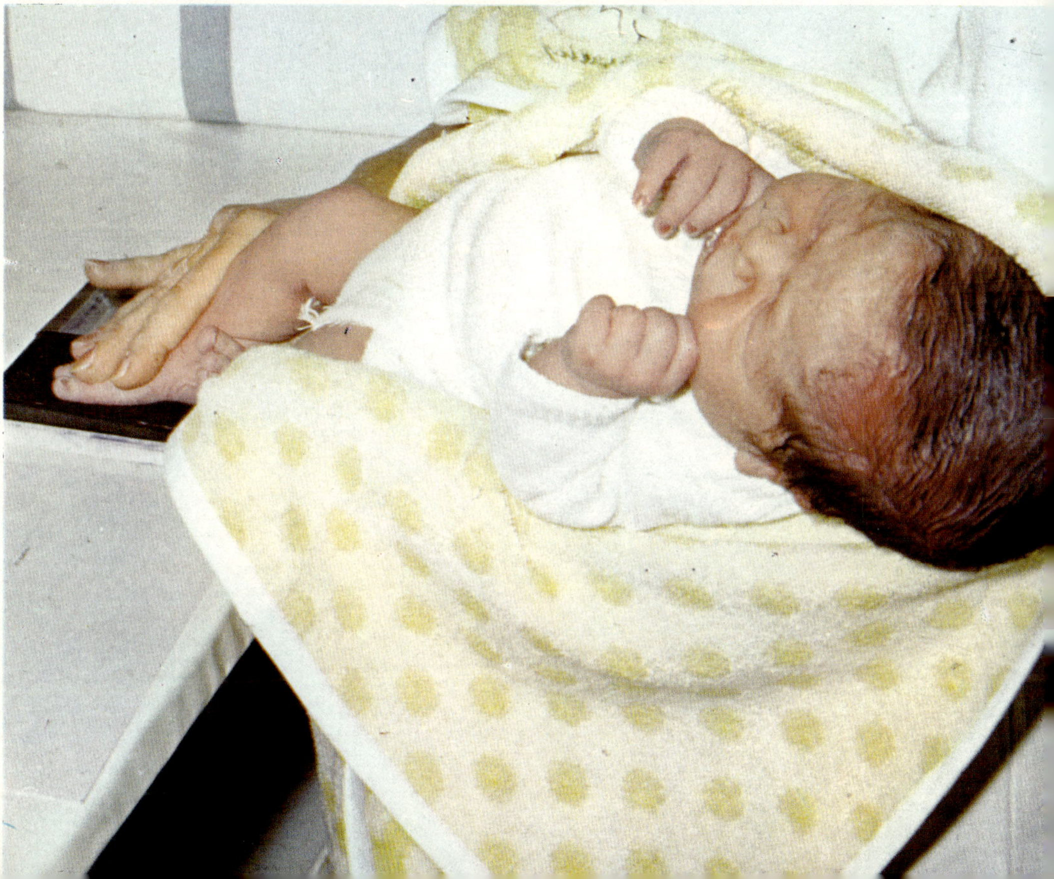

le huellas
lantas de los

o ficha del
acido

CLINICA NTRA. SRA. DEL PILAR

BARCELONA

HABITACION N.º 602

TOCOLOGO DR. Manuel Puig Mestre

COMADRONA DÑA. Montserrat Salanich Valls

PEDIATRIA DR. Juan Vallés Miret TEL. 321 14 63

NIÑO/NIÑA: Prats — Milá

1.er Apellido — 2.º Apellido

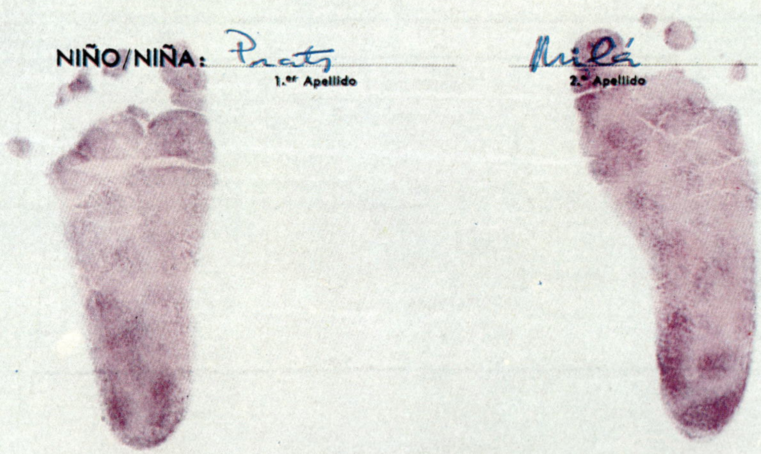

Fig. 71. Corte del cordón umbilical

1 Porción fetal del cordón umbilical, ligada
2 Porción materna, pinzada; todavía está unida a 3 y 4
3 Placenta unida a un útero ya contraído
4 Alantoides

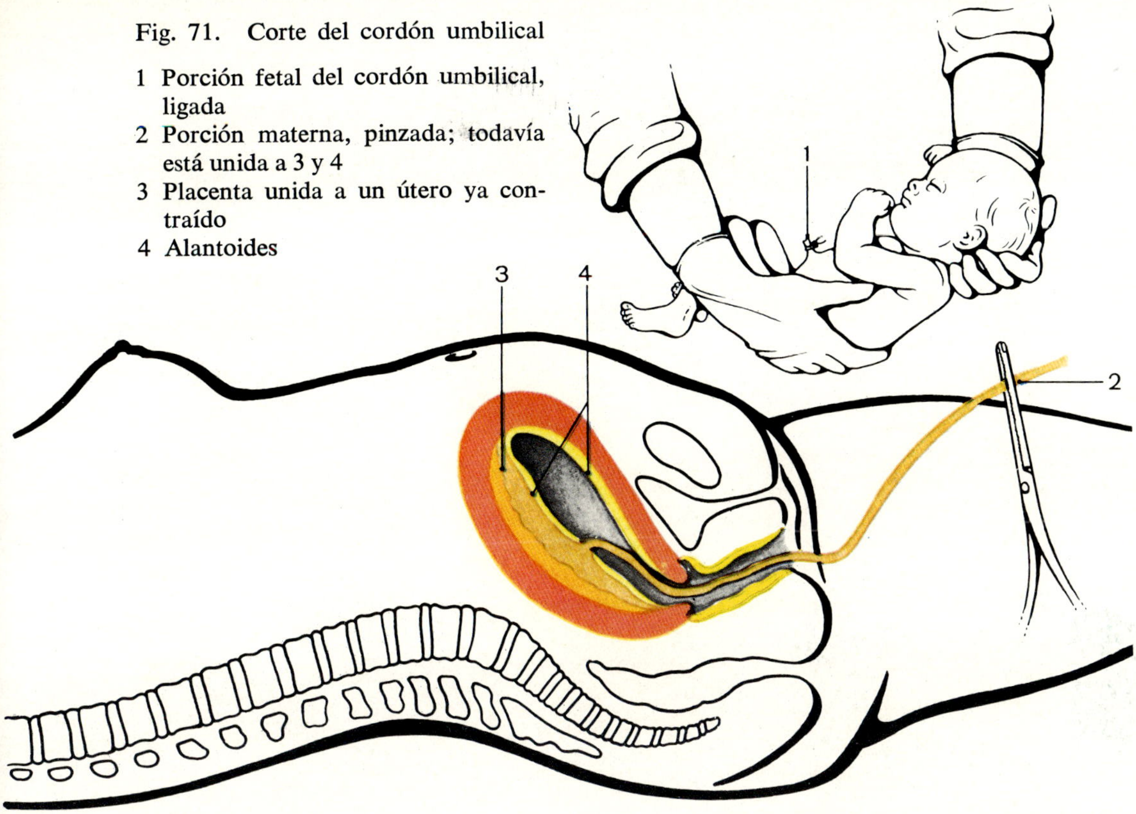

Fig. 72. Los senos

1 Pezón 2 Aréola 3 Grasa de la piel (tejido celular subcutáneo) 4 Glándula mamaria 5 Lóbulos (en total 15-24) 6 Lobulillos 7 Grasa de relleno 8 Conductos excretores (galactóforos) 9 Ampollas o senos galactóforos 10 Conductos excretores terminales 11 Glándulas sebáceas

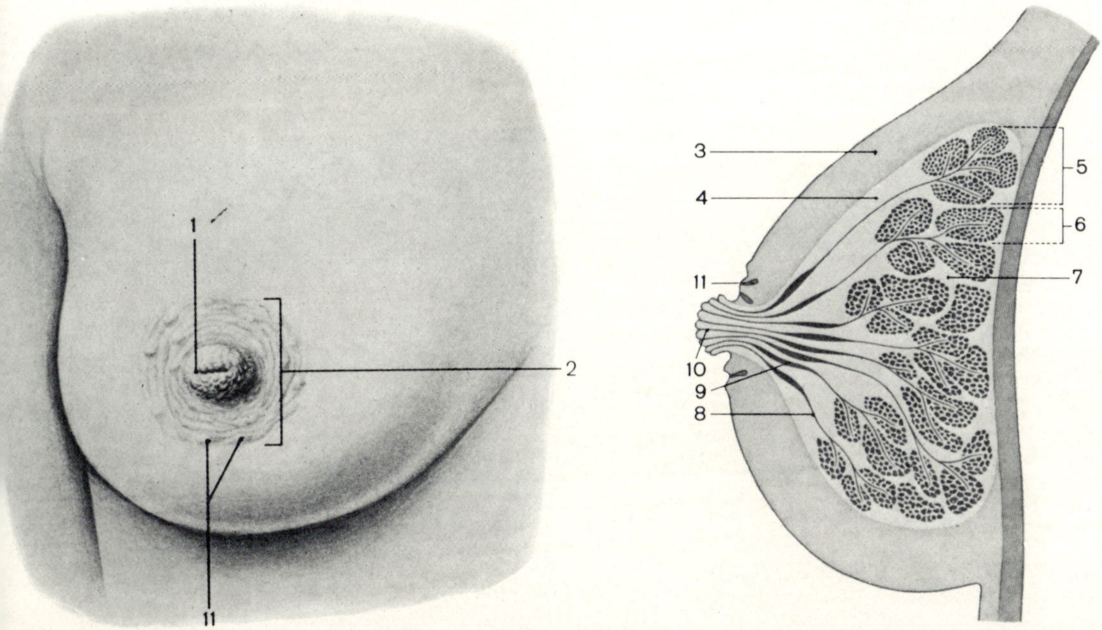

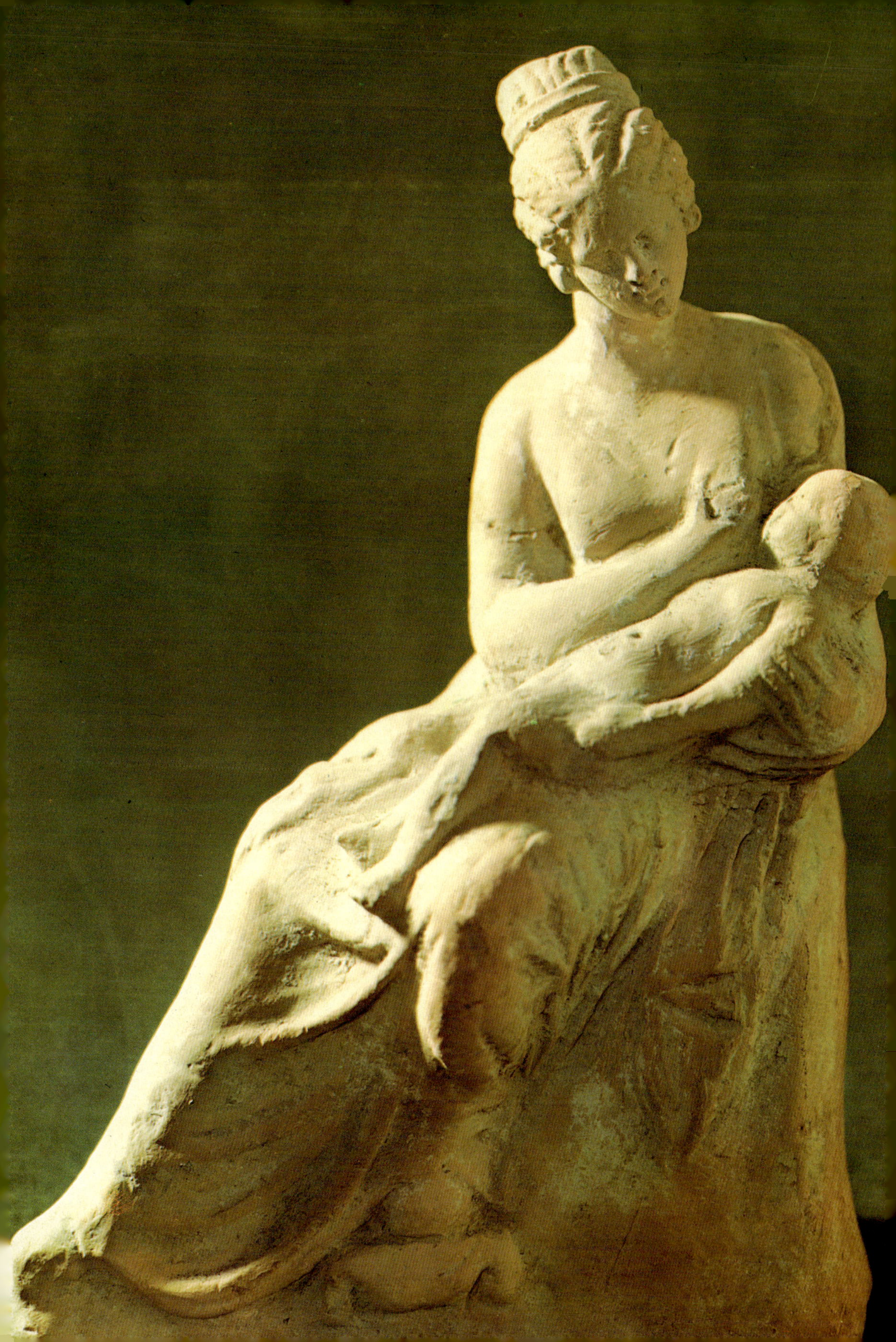

LA LACTANCIA

DEDICACION DE LA MADRE A LA LACTANCIA DE SU HIJO

Cuando comienza a librarse la madre de la fatiga causada por los esfuerzos del parto comienza para ella un período de entrega total al hijo y a sus necesidades. Un elemento fundamental de esta entrega es el destinado a aplacar su hambre.

El recién nacido recibe su primera alimentación natural procedente del seno materno. Antiguamente el seno se consideraba como un evidente símbolo de este cometido: las jóvenes con un seno notablemente desarrollado se suponía que habían de procurar a sus hijos una lactancia perfecta. Hoy en día sabemos que entre el tamaño externo del seno y su capacidad de producir leche no hay ninguna relación directa. En nuestro tiempo el seno adquiere más bien el valor de una zona altamente erógena para la mujer. No es éste el capítulo adecuado para tratar de ello, puesto que se ha hecho ya anteriormente (v. pág. 246).

Bajo el concepto de lactancia del niño, comprendemos no sólo la alimentación del niño a partir del seno materno, sino también la entrega síquica especial de la mujer y el especial contacto físico entre madre e hijo en el momento de la lactancia. Con esta unión incluso la madre experimenta una satisfacción que le proporciona placer. Ya estos primeros contactos importantes entre madre e hijo resultan de una importancia que no debe olvidarse, por lo que no es conveniente confiar el niño a un personal especializado en su cuidado. En los primeros capítulos de este libro hemos hablado ya acerca del tema.

La alimentación del niño, si es posible, durante los tres primeros meses debiera efectuarse exclusivamente a base de la leche materna. La duración de la lactancia debe limitarse, como máximo, a nueve meses, porque el niño, pasado este tiempo, necesita para su crecimiento otras sustancias nutritivas que las incorporadas a la leche materna.

Glándula mamaria. El seno de la mujer sexualmente madura consta fundamentalmente de una glándula mamaria, semiesférica y aplanada (v. fig. 72) que consta de quince a veinticuatro glándulas simples, unidas por tejido graso y conjuntivo intersticial, más o menos íntimamente; estas glándulas constan de numerosos lobulillos glandulares unidos. Cada una de estas glándulas tiene su propio conducto excretor (conducto galactóforo), que poco antes de su extremo final forman una especie de ensanchamientos (ampolla o seno galactóforo) y comunican con el exterior en el pezón en forma de estrechos conductillos. Su número (de 15 a 24) corresponde al número de glándulas existentes. La glándula mamaria está incluida en la grasa de la piel (tejido celular subcutáneo) y se halla unida al músculo pectoral mayor, por lo cual al respirar y al levantar o descender los brazos se modifica la situación y forma del seno.

El pezón y la areola. El pezón se halla en la parte central de la areola, y su color va del rosado claro (en las mujeres que no están embarazadas) hasta el pardo oscuro. Durante el embarazo, en toda mujer, se produce una coloración oscura del pezón y la areola. El pezón, merced a un sistemá elástico muscular, está en condiciones de ponerse en erección con motivo de estímulos externos (o síquicos). De esta forma quedan abiertos los conductos galactóforos.
En la areola se halla un número indeterminado de pequeñas prominencias o tubérculos que son en realidad glándulas sebáceas. La forma y tamaño externo del seno no da idea alguna del tamaño y la capacidad funcional de la glándula mamaria, porque ésta puede estar aumentada en su tamaño por la cantidad de grasa y de tejido conjuntivo albergado en su interior.

Desarrollo de la glándula mamaria. El desarrollo apropiado de la glándula mamaria (v. fig. 73) se inicia bajo el influjo de la hormona folicular del ovario, es decir, que depende de la maduración del óvulo (principio de la madurez sexual). La hormona folicular y del cuerpo amarillo, conjuntamente, son activas sobre el desarrollo del sistema de la producción láctea. Por ello el seno crece por primera vez en las jóvenes cuando éstas entran en la pubertad. Sin embargo, cada ciclo de maduración ovular influye sobre la glándula mamaria, y algunas mujeres lo notan como un aumento de tensión en sus senos, precisamente después de la caída del óvulo, al comenzar a formarse la hormona del cuerpo amarillo.
Puesto que durante el embarazo se forma una gran cantidad de hormonas sexuales en la placenta y el ovario, aumenta también de tamaño la glándula mamaria. Al principio del embarazo, muchas veces a las dos o tres semanas de la fecundación —es decir, a menudo antes de que sea puesta de manifiesto la suspensión de la menstruación— puede experimentarse un sentimiento de repleción y tensión en los senos, lo cual constituye una pista para percibir las restantes circunstancias que anuncian un embarazo.
Los senos aumentan objetivamente en tamaño y extensión durante el embarazo, pero no se realiza todavía una efectiva formación de leche. No es hasta el momento en que se suspenden los estímulos de crecimiento (es decir, entre dos

o tres días después del parto, cuando la restante hormona del embarazo —producida en la placenta— se ha consumido), cuando se hace efectiva una hormona especial de la hipófisis, hormona que se ha ido preparando en esta glándula durante todo el embarazo y que no se hace activa hasta este momento: la prolactina. Esta hormona desencadena de modo definitivo la producción de leche auxiliada por hormonas producidas en el tiroides y en las cápsulas suprarrenales.

Lactancia. La correcta formación de leche durante la lactancia depende fundamentalmente de la succión efectuada por el niño en el seno materno y de la predisposición de la madre a dar el pecho a su hijo (v. fig. 73).
Si se interrumpe el estímulo del seno procurado por la succión del niño, o bien la mujer —consciente o inconscientemente— no está dispuesta a seguir amamantando a su hijo, se suspende rápidamente la producción de leche.
Al principio de este proceso, inmediatamente después del parto, la mayor parte de mujeres notan lo que se ha dado en llamar «subida de la leche». Los senos están en tensión, se hinchan y endurecen. Esta situación está causada por el repentino aumento de la sangre que llega a la glándula mamaria. El incremento de la propia producción de leche empieza algo después. Ya durante el embarazo la glándula mamaria forma una sustancia, denominada calostro, amarillenta y muy nutritiva, que inmediatamente después del parto sirve para procurar al recién nacido sus primeras comidas hasta que se inicia al tercer día la verdadera producción de leche; esta producción se mantendrá en aumento durante las primeras semanas y meses, en tanto el niño siga mamando.
El niño se pone por primera vez al pecho a las 24 horas después del parto. La madre notará que el niño empieza a sorber rápidamente, si se le introduce con bastante profundidad en la boca el pezón, entre las dos encías. Este reflejo de succión, es innato en el niño. El proceso es complicado; consta de los siguientes pasos: primero, el niño aplica sus labios en la areola y de esta forma separa el pezón del ambiente externo quedando éste introducido en su boca; entonces con la lengua crea en su cavidad bucal un espacio de presión menor a la externa (acto de succionar). Finalmente el niño presiona con sus encías en la porción posterior del pezón y vacía los senos galactóforos a que antes nos hemos referido, recibiendo la leche en su cavidad bucal. Para el siguiente acto de succión, el niño no suelta el pezón, sino que dirige la lengua de nuevo hacia adelante, roza y humedece el pezón y empieza de nuevo. Es decir, que el recién nacido es propiamente un mamífero.
Cuando es la propia madre quien cría al niño, éste debe mamar cinco veces entre las 7 y las 21 horas, cada tres horas y media; alternando el seno derecho y el izquierdo. En el primer día debe ingerir 10 gr de leche cada vez y después, en los siguientes 10 días, 10 gr más por tetada. La cantidad de leche que ingiera posteriormente dependerá del apetito de cada niño. En general, el lactante normal necesita entre 130 a 150 gr de leche por kilogramo de peso. En los primeros 5 minutos el niño succiona más de la mitad de lo que conseguirá durante toda la tetada y en los otros 10 minutos el resto. En todo caso, el tiempo que el niño debe estar al pecho no debe exceder de los 20 minutos. Sobrepasar este plazo puede ser perjudicial para el pezón y hacerlo sensible a posibles infecciones;

además, el niño se cansa. Si el lactante no es capaz de vaciar un seno, debe conseguirse artificialmente para evitar que la leche se estanque y provoque inflamaciones. Al principio del quinto mes debe comenzar a comer papillas de verduras. El destete debe realizarse entre el octavo o noveno mes.

Destete y retracción del seno. Si el niño deja de tomar el pecho (destete), la producción de leche, al faltarle estímulo, se suspende rápidamente. Los lobulillos glandulares se vacían, de forma que la glándula mamaria alcanza rápidamente casi el mismo estado en que estaba antes del embarazo. El espacio que ahora queda libre en el interior del seno se rellena casi siempre por un número indeterminado de capas de grasa y tejido conjuntivo intersticial.
En los años de la menopausia, puesto que se suspenden los incrementos cíclicos de hormonas que actúan sobre los ovarios, se hacen visibles otros procesos de retracción de la glándula mamaria, que al principio resultan equilibrados por la acumulación de grasa y tejido conjuntivo, pero que más tarde no se compensan y que finalmente en la vejez, determinan la caída del seno.

SEPARACION DEL NIÑO Y LA MADRE

Cuanto mayor sea la importancia que tenga la lactancia y la estrecha relación entre la madre y el hijo que a ella va ligada, mayor será la significación de la separación del niño del seno materno que se produce con el destete. Es éste propiamente el segundo paso del niño para adentrarse en el mundo. El destete enseña de nuevo a la madre que su hijo está separado de ella, para completar su desarrollo y para emprender su propio camino individual.
Este proceso nos indica una vez más lo que significa ser padre o madre. Todo hijo que ha nacido en el seno de un matrimonio altera las relaciones dentro de este matrimonio. Al principio esto apenas si se nota, porque el niño atrae hacia sí la atención de los padres. Pero con el incremento de la individualidad del niño, ello se hace evidente. Lo que desea, lo que reivindica, choca con lo que desean los padres para ellos mismos y para la forma en que han establecido sus relaciones. El hombre y la mujer, el padre y la madre deben cada vez más claramente aceptar esta limitación de su forma de vida personal. Esto se produce con mucha menor intensidad en el segundo y tercer hijos, porque existe ya experiencia en el planteamiento de este problema. Sin embargo, es siempre un acontecimiento presente el que toda la vida de este hombre y esta mujer, como padres, ha quedado modificada por la presencia de sus hijos, cualquiera que sea la edad de éstos. Incluso cuando los hijos han abandonado la casa paterna y ellos mismos se han convertido en padres y madres esta limitación sigue haciéndose evidente y necesita una aceptación consciente.
El hecho de ser padre o madre supone, cada vez más, la entrega al hijo para ayudarle, la preocupación por su desarrollo, y también una creciente renuncia a los propios deseos y conceptos.

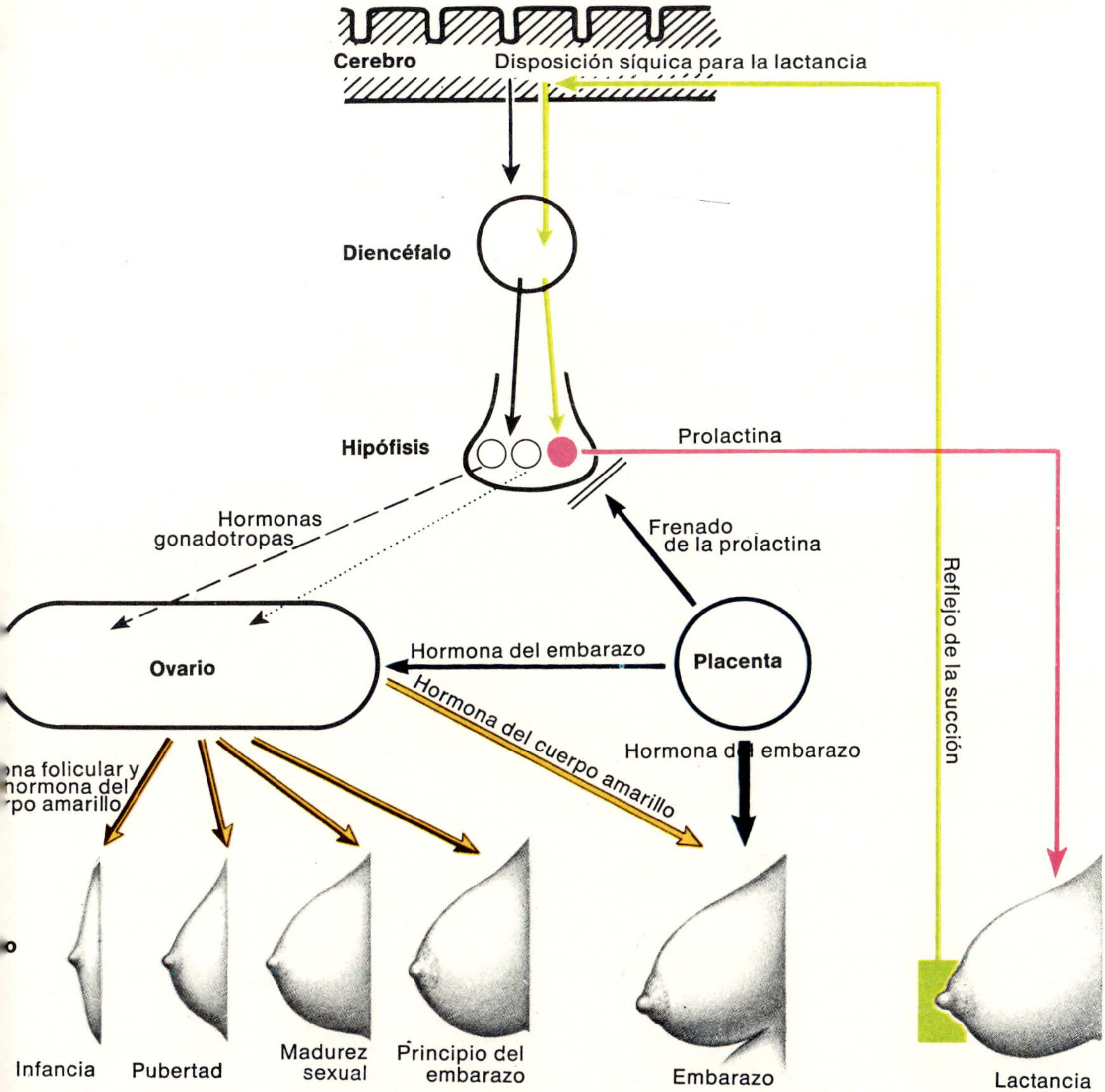

Fig. 73. Desarrollo de la glándula mamaria y proceso de la lactancia

CONCLUSION

Hemos visto que el matrimonio y la paternidad se influyen mutuamente y que en todo caso constituyen variaciones de un camino común. Dejando aparte los cometidos de la paternidad, el matrimonio constituye una comunidad de vida permanente del hombre y la mujer dentro del orden social. Según el concepto bíblico, el matrimonio constituye un cuerpo que crece, se fortalece, enferma y sana. En las mutuas preocupaciones diarias acerca de la salud mental y física de su matrimonio, radica la misión de los cónyuges, también en interés de su paternidad. En todo matrimonio se producen crisis: su superación constituye una de las misiones que hombre y mujer deben llevar a cabo, cuando deciden contraer matrimonio. La sociedad humana y sus instituciones, sin embargo, suelen ofrecer soluciones para ayudar a superar las dificultades del matrimonio, porque ella misma depende de la existencia de matrimonios sanos, intactos y normales.

INDICE DE LAMINAS